〈アクチュアル 脳・神経疾患の臨床〉

[総編集]

辻　省次　東京大学

[編集委員]（五十音順）

宇川義一　福島県立医科大学

河村　満　昭和大学

吉良潤一　九州大学

鈴木則宏　慶應義塾大学

祖父江元　名古屋大学＊

髙橋良輔　京都大学

西澤正豊　新潟大学

水澤英洋　東京医科歯科大学

＊本巻担当編集

シリーズ刊行にあたって

　近年，さまざまな診療ガイドラインが提供されるようになり，診断の進め方，治療法の選択などにおいて大変参考になるようになっています．このようなガイドラインの作成にあたっては，Evidence-based medicine（EBM）という考え方が積極的に取り入れられ，それがどの程度の根拠に基づくものか，という点が十分に吟味された上で診療ガイドラインに反映されています．このような資料は非常に有用であり，日々の診療に欠かせないものとなっていますが，一方で，一定のマニュアル的な位置づけになりやすく，診断の組み立て，疾患の成り立ち，治療法の機序などについて深く理解するという，本来，プロフェショナリズムの観点から求められることが，十分には達成しにくいという面もあります．

　同じ疾患であっても，患者さん一人一人は，その症状一つを取ってみても多様であるように，必ず特徴（variance）があり，それは，病態に関連する背景因子の個人差などを反映していると考えられます．すなわち，それぞれの患者さんが持っている病態の本質と，その特徴をよく把握して診療にあたることが求められるのです．EBM が group-oriented medicine と言われることもあるように，患者集団の平均的なところを把握して診療を進めるような考え方となっているのに対して，実際の診療の場では，患者さん個人の持つvariance をよく把握して最適な診療を進めることが望まれることになります（individual-oriented medicine）．このような考え方は，医師の裁量部分に適切に反映されるため，われわれは，疾患の症候，病態，診断，治療についての深い理解と，それぞれの患者さんの持つ特徴をよく把握した上で，診療を進めることが必要になります．

　シリーズ《アクチュアル 脳・神経疾患の臨床》は，このような考え方に立って，神経内科医ならびに神経内科専門医を目指す方々，さらには神経内科専門医取得後の生涯教育に役立つシリーズとして企画したものですが，他の診療科の方々でも神経内科疾患の診療に際して参考となるような内容となっています．各巻でテーマを絞り，その"take-home-message"が何であるかを読者にわかりやすいものとして発信するように努め，巻ごとに編集担当者を決めて専門編集体制をとるとともに，随時編集委員会を開催してその企画内容などを十分に吟味検討し，充実した内容を目指しています．各テーマの"focus"としては，できるだけ最新の動向を反映したものとするようにし，特に，"神経内科医としてのプロフェショナリズムを究める"，という立場を重視して，そのような視点に立つ記述を少しでも多く盛り込むようにしました．

構成にあたっては，最新の進歩・知識の全体をバランスよく理解できること，実地診療に役立つように検査，診断，治療などの診療上のノウハウをできるだけ盛り込むことに留意し，さらに必要に応じてその科学的根拠について簡潔に記述するようにしました．冒頭に述べましたように，同じ疾患であっても，患者ごとの病態の特徴をどのようにして把握・理解するか，という視点を記述に含めるようにし，さらに，本文での記載に加えて，「Column」「Case Study」「Lecture」「Memo」「Key words」などの項目の活用やフローチャートやイラストを積極的に取り入れることで，読者が理解を深めやすいように工夫しています．

　本シリーズが，神経内科医のプロフェショナリズムを目指す方々に座右の書として活用されるものとなることを編集委員一同祈念しています．

2011年10月吉日

東京大学大学院医学系研究科 神経内科学教授
辻　省次

序

　筋萎縮性側索硬化症（ALS）・運動ニューロン疾患は，神経変性疾患の中でも治療やQOLという点で最も厳しい疾患群であると考えられる．ALSを中心に多くの治験が行われてきているが，まだ有効な治療には至っていない．しかし一方では，非侵襲型人工呼吸療法や人工呼吸器の進歩，また新しい介護ケアの考え方は患者のQOLの改善に役立っている．さらに病因遺伝子や病態分子の発見やそれに基づく病態理解は急速な進展を見せており，近い将来には運動ニューロンの変性そのものを抑止する disease-modifying therapy が実現できるのではないかとの予感も出てきている．

　本書ではALS・運動ニューロン疾患を基礎，臨床を問わず，できるだけ多面的にとらえ，その現状の全体像と将来への展望を見据える企画に心がけた．この領域のわが国のリーダーで，かつ世界の動向を見通せる研究者にそれぞれ最も得意な分野をご執筆いただいた．これだけ網羅的にALSと運動ニューロン疾患を論じた書は初めてではないかと考える．読者は，本書によってALSと運動ニューロン疾患の現状を把握するとともに，将来何を目指すべきかを是非考えていただきたいと思う．その意味で提言の書でもあると考えている．

　ALS・運動ニューロン疾患研究には大きなエポック的な流れが見られる．病因遺伝子発見の流れは，最近の次世代シークエンサーの導入によってその速度をさらに増そうとしている．ALSと前頭側頭葉変性症（FTLD）との関連が明らかになってきて，従来は別の疾患と思われていたものが同一の病態の中で考えられ始めている．iPS細胞などを利用した病態解明や治療法開発への進展が見られる．さらに球脊髄性筋萎縮症や脊髄性筋萎縮症についても病態理解とそれに基づく治療への試みは，大きな進歩である．一方では，緩和医療，災害医療，呼吸・栄養管理など新しい考え方に基づく進展が見られる．本書では，これらの問題につきその重要性や発展の流れが理解できるように記述が進められている．また付随して知っておいてもらいたい点などは適宜Columnとして取り上げ解説を加えていただいた．是非利用していただきたい．

　一方で，C9ORF72遺伝子，変異蛋白質のプロパゲーション説（これはColumnで取り上げられている），治験の新たなストラテジー，HGF（肝細胞由来成長因子）治療，ブレインマシンインターフェースによる治療開発など，いくつかの重要な項目が今回は積み残しになった．急速な進展を示す領域ではやむを得ない面もあるが，今後の改訂などの折にできれば加えていきたいと考える．

　本書が，ALS・運動ニューロン疾患に関心を持つ多くの人にとって日常診療，研究，介護ケアを実践するうえで，また現状理解と将来の展望を描くうえで役立つことを期待するものである．

2013年5月

名古屋大学大学院医学系研究科神経内科教授
祖父江 元

アクチュアル 脳・神経疾患の臨床
すべてがわかる ALS（筋萎縮性側索硬化症）・運動ニューロン疾患

Contents

I. 運動系の構造と機能

運動ニューロンの構造と機能 ……………………………………………………… 松井利康, 小林 靖　2

II. ALSの臨床像と診断

ALSの神経症候と鑑別診断 ………………………………………………………………… 佐々木彰一　14
　Column ALSと頚椎症との鑑別のポイント　20

ALSの診断基準と疫学，自然歴 ……………………………………………………………… 熱田直樹　23
　Column ALSの診断基準をめぐる問題点　28

ALSの電気生理学的検査 ………………………………………………………… 野寺裕之, 梶 龍兒　31

ALSにおける運動ニューロン軸索興奮性の変化 ……………………………………………… 桑原 聡　41

ALSの画像所見 …………………………………………………………………… 岩田信恵, 宇川義一　49
　Column 拡散テンソルのパラメータ　53

ALSにおける高次脳機能障害 …………………………………………………… 市川博雄, 河村 満　57
　Column 病識の欠如・無関心　60
　Column 本邦初の失語症症例報告　61
　ディベート ALS / MNDと書字障害　62

III. ALSと関連運動ニューロン疾患

孤発性 ALS ……………………………………………………………………………………… 中野今治　66
　ディベート 蓄積蛋白の prionoid 仮説　73

ALSとFTLD ………………………………………………………………………… 豊島靖子, 高橋 均　75
　Column FTLDとPLS　76
　Column ポリグルタミン病（SCA 2）とALSの関係　78
　Column 球麻痺？ 偽性球麻痺？ それとも失語？　81

広汎性ALSの病理 ………………………………………… 村山繁雄, 高尾昌樹, 今福一郎, 齊藤祐子　83
　ディベート プリオノパチー仮説について　92
　Column c9ALS / FTD　92

家族性 ALS ……………………………………………………………………… 渡辺保裕, 中島健二　94

原発性側索硬化症 ………………………………………………………………… 岡本幸市, 藤田行雄　100

  ディベート 原発性側索硬化症（PLS）は独立した疾患か，ALS の亜型か　102
下位運動ニューロン障害型運動ニューロン疾患・・熱田直樹　105
球脊髄性筋萎縮症・・坂野晴彦，勝野雅央，祖父江元　109
  Column SBMA と BSMA —さまざまな呼称　110
脊髄性筋萎縮症・・斎藤加代子，久保祐二　116
紀伊・グアムの ALS ・・・葛原茂樹　125
平山病（若年性一側上肢筋萎縮症）・・・得丸幸夫　135
Asidan の臨床的特徴・・阿部康二　140

IV. ALS の病態関連遺伝子と遺伝子変異

SOD1・・・森田光哉　150
  ディベート 変異 *SOD1* トランスジェニックマウスは ALS の動物モデルといえるか　154
ALS2 / Alsin・・・・・・・・・・・・・・・・・・・・・・・・・・・・・・・・・・・・・大友麻子，白川健太郎，宮嶋裕明，秦野伸二　157
TDP-43・・・横関明男，西澤正豊，小野寺理　166
  Column ALS10 変異は TDP-43 の機能や量に関与しているか　170
  ディベート ALS 発症は，TDP-43 の gain of toxic function か？
      それとも loss of normal function か？　171
FUS / TLS・・・青木正志，鈴木直輝，割田 仁　173
Optineurin・・丸山博文，川上秀史　181
  Column 劣性遺伝性疾患の原因遺伝子の同定　182
ALS の関連遺伝子解析—ゲノムワイド関連解析の
 発展と現状を中心に・・曽根 淳，田中章景，祖父江元　188
ALS の分子疫学と遺伝子解析の展望・・・高橋祐二　194

V. ALS の病態

グルタミン酸受容体の RNA 編集異常・・郭 伸　204
  Column 加齢と ALS　209
軸索輸送障害・・・池中建介，田中章景　214
ALS と酸化ストレス・・・阿部康二　224

すべてがわかる ALS（筋萎縮性側索硬化症）・運動ニューロン疾患
Contents

グリア関連病態 ……………………………………………………… 山中宏二，小峯 起　233

RNA 結合蛋白質（TDP-43, FUS） ……………………………… 山下万貴子，長谷川成人　239
 Column 神経変性疾患の propagation theory　240
 Column 異常 TDP-43 の生化学的特徴　242

オートファジー ……………………………………………………………… 佐々木彰一　245

ALS の動物モデル …………………………………………………… 横田隆徳，阿部圭輔　252
 Column TDP-43 の霊長類モデル　257
 ディベート ALS 動物モデルの今後　258

ALS のバイオマーカー ………………………………………………… 立石貴久，吉良潤一　260

VI. ALS および関連運動ニューロン疾患の治療と介護

運動ニューロン疾患に対する再生医療の展望 ……………………… 江川斉宏，井上治久　268
 Column 人工多能性幹細胞（induced pluripotent stem cells : iPSCs〈iPS 細胞〉）　269

ALS におけるワクチン・抗体療法の開発 ………………………………………… 漆谷 真　275
 ディベート 孤発性 ALS における SOD1 の関与は？　279

グリアを標的とした運動ニューロン疾患の治療戦略 ……………………………… 錫村明生　282
 ディベート ミクログリアのサブタイプは存在するか　286

球脊髄性筋萎縮症に対する分子標的治療法の開発 ………… 勝野雅央，足立弘明，祖父江元　288
 Column SBMA における非細胞自律性神経変性　292

ALS の治療の現状と展望—臨床治験のレビューを含めて：米国を中心に ……… 三本 博　295

ALS に対する緩和医療 ……………………………………………… 宮川沙織，荻野美恵子　306
 Column その他オピオイドについて　308
 Column terminal sedation について　312

ALS の介護・呼吸器装着・栄養管理 …………………………………………… 成田有吾　314
 Column 制度の問題点と対応—介護職員等によるたんの吸引等　316

ALS に対するリハビリテーション ………………………………… 佐藤裕康，加藤丈夫　323
 Column ALS と運動負荷　325

災害医療における難病対策 ………………………………… 和田千鶴，豊島 至，青木正志　329

Case Study

CASE 1 　緩徐進行性の舌萎縮と四肢の運動・感覚障害，
　　　　起立性低血圧を呈する68歳男性 ……………………………中村勝哉，吉田邦広，池田修一　336

CASE 2 　進行性の構音・嚥下障害，失語および書字障害を呈する
　　　　70歳女性 ……………………………………………………………大久保卓哉，水澤英洋　341

CASE 3 　2か月前から飲み込みにくさ，呂律困難が出現した35歳男性 ………………吉田眞理　346

CASE 4 　頸椎症とALSの鑑別診断が問題の両上肢筋力低下の69歳女性 …安藤哲朗，稲垣智則　351

CASE 5 　幼少時から凹足があり，その後，四肢筋力低下，感覚障害，
　　　　排尿障害が出現し，緩徐進行性の経過を示した41歳男性 ……………雑賀　徹，吉良潤一　356

付録

ALS関連Webサイト …………………………………………………………………………………362

索引 ………………………………………………………………………………………………………364

【読者への注意】

本書では，医薬品の適応，副作用，用量用法等の情報について極力正確な記載を心がけておりますが，常にそれらは変更となる可能性があります．読者には当該医薬品の製造者による最新の医薬品情報（添付文書）を参照することが強く求められます．著者，編者，および出版社は，本書にある情報を適用することによって生じた問題について責任を負うものではなく，また，本書に記載された内容についてすべてを保証するものではありません．読者ご自身の診療に応用される場合には，十分な注意を払われることを要望いたします．

中山書店

執筆者一覧（執筆順）

松井利康	防衛医科大学校解剖学講座	岡本幸市	公益財団法人老年病研究所所長
小林　靖	防衛医科大学校解剖学講座	藤田行雄	群馬大学大学院医学系研究科脳神経内科学
佐々木彰一	東京女子医科大学神経内科	坂野晴彦	名古屋大学 PhD 登龍門推進室／名古屋大学大学院医学系研究科神経内科
熱田直樹	名古屋大学医学部附属病院神経内科	勝野雅央	名古屋大学大学院医学系研究科神経内科
野寺裕之	徳島大学病院神経内科	祖父江元	名古屋大学大学院医学系研究科神経内科
梶　龍兒	徳島大学病院神経内科	斎藤加代子	東京女子医科大学附属遺伝子医療センター／同大学院先端生命医科学系専攻遺伝子医学分野
桑原　聡	千葉大学大学院医学研究院神経内科学	久保祐二	東京女子医科大学大学院先端生命医科学系専攻遺伝子医学分野
岩田信恵	国際医療福祉大学三田病院神経内科	葛原茂樹	鈴鹿医療科学大学保健衛生学部医療福祉学科
宇川義一	福島県立医科大学医学部神経内科学講座	得丸幸夫	得丸医院院長
市川博雄	昭和大学藤が丘病院脳神経内科	阿部康二	岡山大学大学院医歯薬学総合研究科脳神経内科学
河村　満	昭和大学医学部内科学講座神経内科学部門	森田光哉	自治医科大学医学部内科学講座神経内科学部門
中野今治	東京都立神経病院院長	大友麻子	東海大学医学部医学科基礎医学系分子生命科学
豊島靖子	新潟大学脳研究所病態神経科学部門病理学分野	白川健太郎	浜松医科大学内科学第一（消化器・腎臓・神経内科学分野）講座
高橋　均	新潟大学脳研究所病態神経科学部門病理学分野	宮嶋裕明	浜松医科大学内科学第一（消化器・腎臓・神経内科学分野）講座
村山繁雄	東京都健康長寿医療センター神経内科・バイオリソースセンター（高齢者ブレインバンク）	秦野伸二	東海大学医学部医学科基礎医学系分子生命科学
高尾昌樹	東京都健康長寿医療センター研究所神経病理学（高齢者ブレインバンク）	横関明男	新潟大学コア・ステーション医歯学系附置臓器連関研究センター
今福一郎	横浜労災病院神経内科	西澤正豊	新潟大学脳研究所臨床神経科学部門神経内科学分野
齊藤祐子	国立精神・神経医療研究センター病院臨床検査部	小野寺理	新潟大学脳研究所生命科学リソース研究センター分子神経疾患資源解析学分野
渡辺保裕	鳥取大学医学部脳神経内科学分野	青木正志	東北大学大学院医学系研究科神経内科学／東北大学病院 ALS 治療開発センター
中島健二	鳥取大学医学部脳神経内科学分野	鈴木直輝	東北大学大学院医学系研究科神経内科学

割田　仁	東北大学大学院医学系研究科神経内科学 / 東北大学病院 ALS 治療開発センター	錫村明生	名古屋大学環境医学研究所神経免疫分野
丸山博文	広島大学大学院医歯薬保健学研究院脳神経内科学	足立弘明	名古屋大学大学院医学系研究科神経内科
川上秀史	広島大学原爆放射線医科学研究所分子疫学研究分野	三本　博	コロンビア大学神経内科 / ALS 研究センター
曽根　淳	名古屋大学大学院医学系研究科神経内科	宮川沙織	北里大学医学部神経内科学
田中章景	横浜市立大学大学院医学系研究科神経内科学・脳卒中医学	荻野美恵子	北里大学医学部神経内科学
髙橋祐二	国立精神・神経医療研究センター神経内科	成田有吾	三重大学医学部看護学科
郭　　伸	東京大学大学院医学系研究科疾患生命工学センター臨床医工学部門 / 国際医療福祉大学臨床医学研究センター	佐藤裕康	山形大学医学部内科学第三講座（神経内科）
池中建介	名古屋大学大学院医学系研究科神経内科	加藤丈夫	山形大学医学部内科学第三講座（神経内科）
山中宏二	名古屋大学環境医学研究所病態神経科学分野	和田千鶴	国立病院機構あきた病院神経内科
小峯　起	理化学研究所脳科学総合研究センター運動ニューロン変性研究チーム	豊島　至	国立病院機構あきた病院副院長
山下万貴子	東京都医学総合研究所認知症・高次脳機能分野	中村勝哉	信州大学医学部附属病院遺伝子診療部
長谷川成人	東京都医学総合研究所認知症・高次脳機能分野	吉田邦広	信州大学医学部神経難病学講座分子遺伝学部門
横田隆徳	東京医科歯科大学大学院医歯学総合研究科脳神経病態学（神経内科学）分野	池田修一	信州大学医学部内科学第三講座（脳神経内科, リウマチ・膠原病内科）
阿部圭輔	東京医科歯科大学大学院医歯学総合研究科脳神経病態学（神経内科学）分野	大久保卓哉	東京医科歯科大学大学院医歯学総合研究科脳神経病態学（神経内科学）分野
立石貴久	飯塚病院神経内科	水澤英洋	東京医科歯科大学大学院医歯学総合研究科脳神経病態学（神経内科学）分野
吉良潤一	九州大学大学院医学研究院神経内科学	吉田眞理	愛知医科大学加齢医科学研究所
江川斉宏	京都大学 iPS 細胞研究所	安藤哲朗	安城更生病院神経内科
井上治久	京都大学 iPS 細胞研究所	稲垣智則	安城更生病院神経内科
漆谷　真	滋賀医科大学分子神経科学研究センター神経難病治療学分野	雑賀　徹	済生会福岡総合病院神経内科・脳血管内科

本書で用いられる主な略語

ALS	amyotrophic lateral sclerosis	筋萎縮性側索硬化症
DRPLA	dentato-rubro-pallido-luysian atrophy	歯状核赤核淡蒼球ルイ体萎縮症
FALS	familial ALS	家族性 ALS
FSP	familial spastic paraplegia	家族性痙性対麻痺
FTD	frontotemporal dementia	前頭側頭型認知症
FTLD	frontotemporal lobar degeneration	前頭側頭葉変性症
FUS/TLS	fused in sarcoma/translated in liposarcoma	
GWAS	genome wide association study	ゲノムワイド関連解析
HSP	hereditary spastic paraplegia	遺伝性痙性麻痺
LMN	lower motor neuron	下位運動ニューロン
MJD	Machado-Joseph disease	マシャド・ジョセフ病
MND	motor neuron disease	運動ニューロン疾患
MSA	multiple system atrophy	多系統萎縮症
NPPV	non-invasive positive pressure ventilation	非侵襲的陽圧式人工換気
PDC	parkinsonism-dementia complex	パーキンソン認知症複合
PEG	percutaneous endoscopic gastrostomy	経皮的内視鏡的胃瘻造設術
PLS	primary lateral sclerosis	原発性側索硬化症
sALS	sporadic ALS	孤発性 ALS
SBMA	spinal and bulbar muscular atrophy	球脊髄性筋萎縮症
SMA	spinal muscular atrophy	脊髄性筋萎縮症
SNP	single nucleotide polymorphism	一塩基多型
SOD1	superoxide dismutase-1	
TDP-43	transactive response DNA binding protein of 43kDa	
TIV	tracheostomy invasive ventilation	侵襲的人工換気
TLR	Toll-like receptor	トル様受容体
UMN	upper motor neuron	上位運動ニューロン

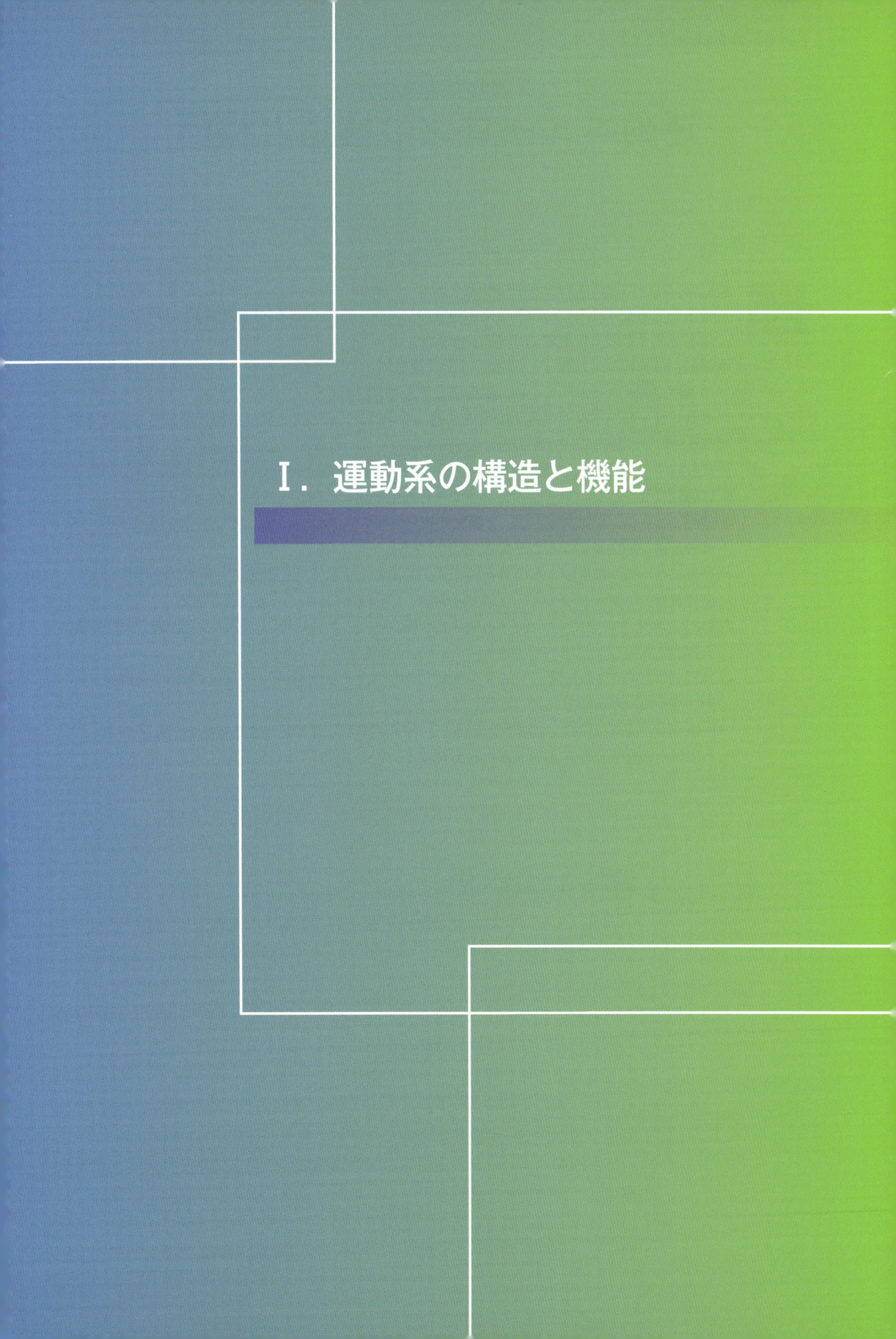

Ⅰ．運動系の構造と機能

I. 運動系の構造と機能

運動ニューロンの構造と機能

> **Point**
> - 運動ニューロンには，①末梢に軸索を送って効果器を駆動するニューロンを指す場合と，②骨格筋を駆動するニューロンを指す場合の2系統の定義がある．本稿では特に断らない場合，定義②のうちの下位運動ニューロンを指す．
> - 運動ニューロン（定義①）の軸索は伝導速度によって分類される．骨格筋支配の軸索は伝導速度が速く，平滑筋・心筋・腺を支配する軸索は遅い．
> - 運動ニューロン（以下定義②の下位運動ニューロン）のうち，錘外線維支配のものをα運動ニューロン，錘内線維支配のものをγ運動ニューロンと呼ぶ．
> - 同じ筋や機能的に近い筋を支配する運動ニューロンは集団をつくる傾向にある．脊髄前角では運動ニューロンの集団が複数あって，それらが異なる筋群を支配している（筋局在）．
> - 運動ニューロンには，筋，腱，皮膚など末梢からの入力が伝えられて反射路を形成する．筋伸張反射，屈曲反射などがその反射の例である．
> - 運動ニューロンには脳からの下行路の入力もある．主な下行路として①網様体脊髄路，②前庭脊髄路，③間質核脊髄路，④赤核脊髄路，⑤視蓋脊髄路，⑥錐体路がある．
> - 神経管の発生の際に，sonic hedgehog（SHH）による背腹のパターン化が起こり，脊髄の運動ニューロンはすべてpMNドメインから発生する．
> - 神経管はさらに*Hox*遺伝子による吻尾方向のパターン化を受けて，各レベルに特徴的な運動ニューロンが分化する．
> - 四肢筋を支配する前角外側部の運動ニューロン群は屈筋支配と伸筋支配の群に分かれ，さらに個々の筋を支配するプールへと分化する．

運動ニューロンとは

　運動ニューロンには2系統の定義がある．第1の定義では，末梢に軸索を送って効果器を駆動するニューロンのことを指す（**1**の赤枠）．この場合の効果器には骨格筋，心筋，平滑筋，腺が含まれる．骨格筋を支配する運動ニューロンのことを体性運動ニューロン，それ以外を支配するものを臓性運動ニューロンと呼ぶ．臓性運動ニューロンはすなわち自律神経系ニューロンのことである．体性運動ニューロンはすべて中枢内（脊髄と脳幹）に細胞体があるが，臓性運動ニューロンには中枢内に細胞体がある節前ニューロンと，末梢の神経節内に細胞体がある節後ニューロンが存在する．

　体性運動ニューロンと中枢内の臓性運動ニューロンとは，異なるカラムを構成して配列する．体性運動ニューロンは脊髄においては前角に，脳幹においては中心管や脳室の腹側で正中近くに位置する．臓性運動ニューロンは脊髄においては胸髄から上部腰髄の側角，ならびに仙髄の前角背外側部に位置

1 運動ニューロンの定義

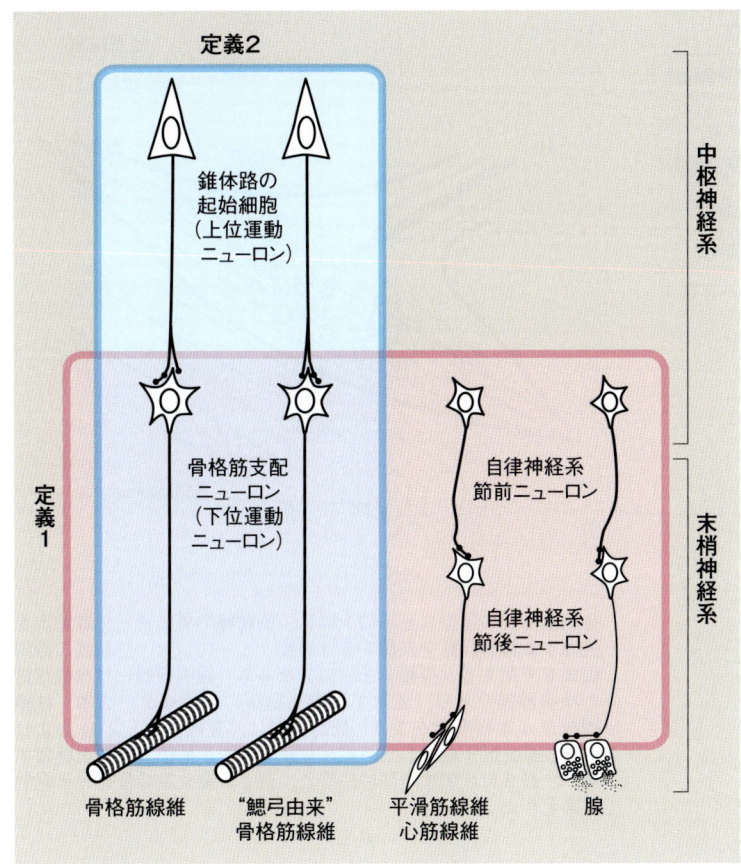

運動ニューロンの定義には，①末梢に軸索を送り効果器を支配するニューロンとするものと，②骨格筋を支配するニューロン（下位運動ニューロン）とそれを支配する錐体路の起始細胞（上位運動ニューロン）とするものがある．

し，脳幹では体性運動ニューロンよりも外側に位置する．脳幹にはこれらと異なるカラムを形成する一群の運動ニューロンがある．これらは鰓弓神経（V, VII, IX, X, XI）に軸索を送って骨格筋（皮筋も含む）を支配する．鰓弓が臓性器官と解釈されていたことから，古典的にこれらのニューロンは特殊臓性運動ニューロンと呼ばれた．臓性器官を支配するが，効果器は骨格筋であり，細胞体が網様体の外側部に位置するという特殊性を表している．ただし，これらのニューロンは体性運動ニューロンと同じく錐体路の支配を受けるので，機能的には体性運動ニューロンと異なるところがない．

運動ニューロンの第2の定義は，骨格筋を駆動するニューロンを指すものである（**1**の青枠）．したがって，前述の体性運動ニューロンと特殊臓性運動ニューロンの両方が含まれる．さらに錐体路の起始細胞も運動ニューロンに加え，末梢に軸索を送るものを下位運動ニューロン，錐体路の起始細胞を上位運動ニューロンと呼ぶ．下位運動ニューロンに影響を与えるのは錐体路の起始細胞だけではないのでこの定義はやや一貫性を欠くが，運動ニューロン疾患における変性を考えれば臨床上有用な概念といってよい．本稿ではこの定義に従い，特に断らない場合は下位運動ニューロンを指すこととする．

2 脊髄神経の遠心性線維の分類

分類	伝導速度	支配器官
Aα	60～100 m／秒	骨格筋支配（錘外線維）
Aβ	40～60 m／秒	
Aγ	25～40 m／秒	（錘内線維）
B	2～10 m／秒	自律神経 節前線維
C	0.5～2 m／秒	自律神経 節後線維

Aδ線維（10～25 m／秒）は求心線維にのみ存在する．
(Erlanger J, et al. Electrical Signs of Nervous Activity. 1937[1] より)

3 骨格筋の神経支配

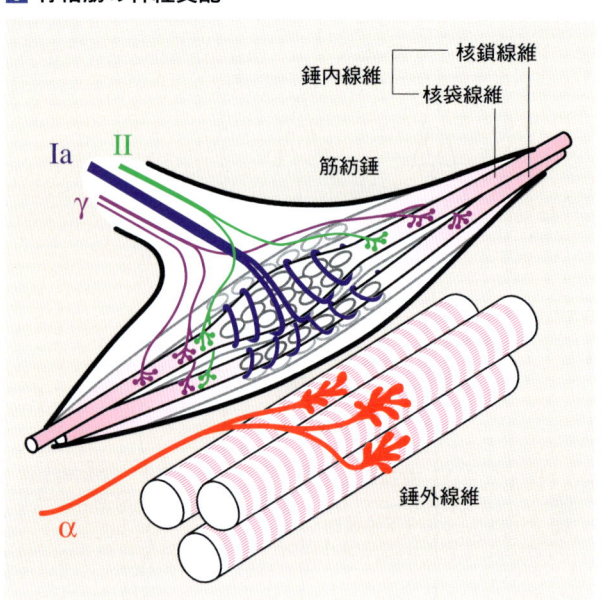

骨格筋支配の運動ニューロンには，筋紡錘の外にあって収縮力を発揮する錘外線維を支配するα運動ニューロンと，筋紡錘の錘内線維を支配するγ運動ニューロンがある．錘内線維には核袋線維と核鎖線維があり，通常1つの筋紡錘に核袋線維が2本，核鎖線維が4本程度存在する．筋紡錘には感覚線維としてIaおよびII求心線維が分布する．いずれも錘内線維が伸張されると興奮するが，長さに反応する静的応答と，長さの変化率に反応する動的応答とがある．

運動ニューロンの分類

骨格筋支配の運動ニューロンの軸索は伝導速度が速い．ErlangerとGasserはイヌなどで伝導速度を解析し，10 m／秒以上のものをA線維，2～10 m／秒のものをB線維，0.5～2 m／秒のものをC線維と分類した[1]（2）．遠心性線維の中では，A線維が骨格筋支配の線維，B線維が自律神経系の節前線維，C線維が節後線維に相当する．その後A線維の中で伝導速度の速いもの（α線維；60～100 m／秒）は通常の骨格筋線維（錘外線維）を，遅いもの（γ線維；25～40 m／秒）は筋紡錘内部の線維（錘内線維）を支配することが明らかになった（3）．錘外線維支配の運動ニューロンをα運動ニューロン，錘内線維支配の運動ニューロンをγ運動ニューロンと呼ぶ．一部に錘外線維と錘内線維両方を支配するものがあり，β運動ニューロンと呼ばれる．

α運動ニューロンは脊髄前角ならびに脳神経運動核（体性運動性と特殊臓性運動性）に分布し，大型の多極型細胞である．1個の運動ニューロンは通常，複数の骨格筋線維（細胞）に神経筋接合部あるいは神経筋終板と呼ばれるシナプスをつくる．

ある運動ニューロンが活動電位を出すと，それが支配する筋線維はすべて収縮する．そこで，1個のα運動ニューロンに支配される骨格筋線維全体を

運動単位（motor unit）と呼ぶ．1つの運動単位に属する筋線維の数は，同じ筋の中でもさまざまである．ある筋が弱く収縮する際には小さな運動単位が活動し，収縮が強くなるにつれて大きな運動単位が活動する．小さな運動単位は遅筋線維の割合が高く，大きな運動単位は速筋線維の割合が高い．こうした機構によって，弱い収縮における持続的で精細な張力の制御と，強い収縮における瞬間的で高い張力の発生とを，ともに可能にしている．

γ運動ニューロンはα運動ニューロンの近傍に位置し，α運動ニューロンより小型である．γ運動ニューロンの軸索は筋紡錘の錘内線維の両端部にシナプスをつくり収縮させる．

運動ニューロンの筋局在

運動ニューロンには，同じ筋や機能的に近い筋を支配するものがまとまって集団をつくる傾向がある．脊髄を例にとると，前角の運動ニューロンはいくつかの細胞集団に分かれており，それらが異なる筋群を支配している．

体幹の筋は固有背筋とそれ以外の筋に区分される（ **4** ）．固有背筋は脊髄神経後枝支配，それ以外の筋は脊髄神経前枝支配である．前枝支配の筋はさらに，斜筋系，直筋系，長筋横筋系などに区分される．胸髄では，固有背筋支配の運動ニューロンは前角の最腹側部，それ以外の筋を支配する運動ニューロンはそれより背側と外側に分布する．

前枝支配の筋群でさらに比較すると，斜筋系は前枝運動ニューロン群の中では腹外側寄りに，直筋系は背内側寄りに，互いに重なり合いながらも異なる局在を示す．上下肢の筋は斜筋系から分化する．したがって，頸膨大と腰膨大の前角が外側に張り出しているのは，この斜筋系を支配する運動ニューロン群が発達した結果である．膨大部の前角外側部の運動ニューロン群（外側運動カラム）では，体幹の斜筋を支配するものが最も腹側に分布し，次いで上下肢帯を動かす筋を支配するもの，上下肢の近位筋，遠位筋を支配するものという順に背側に局在が移る[2]．また，それぞれの中で伸筋支配のニューロンは屈筋支配のものより外側に位置する．

運動ニューロンを含む反射路

筋紡錘の錘内線維の中央部にはIa求心線維が接している．骨格筋が引き伸ばされたときに錘内線維が受動的に伸張すると，Ia求心線維が興奮する．Ia求心線維の細胞体は脊髄神経節（後根神経節）に存在するが，その軸索は後根から脊髄内に入って同じ筋のα運動ニューロンに直接興奮を伝える（ **5**-A）．そのため，引き伸ばされた筋が収縮して長さが一定に保たれる．これを筋伸張反射と呼ぶ．感覚情報から運動出力まで，ニューロンを2個介するだけで得られる，最短の反射路である．その代表例が膝蓋腱反射である．逆に筋が短縮すると，Ia求心線維とα運動ニューロンの活動が低下して筋が弛緩する．

この反射路があると，α運動ニューロンが他の刺激によって興奮した際に

4 運動ニューロンの筋局在

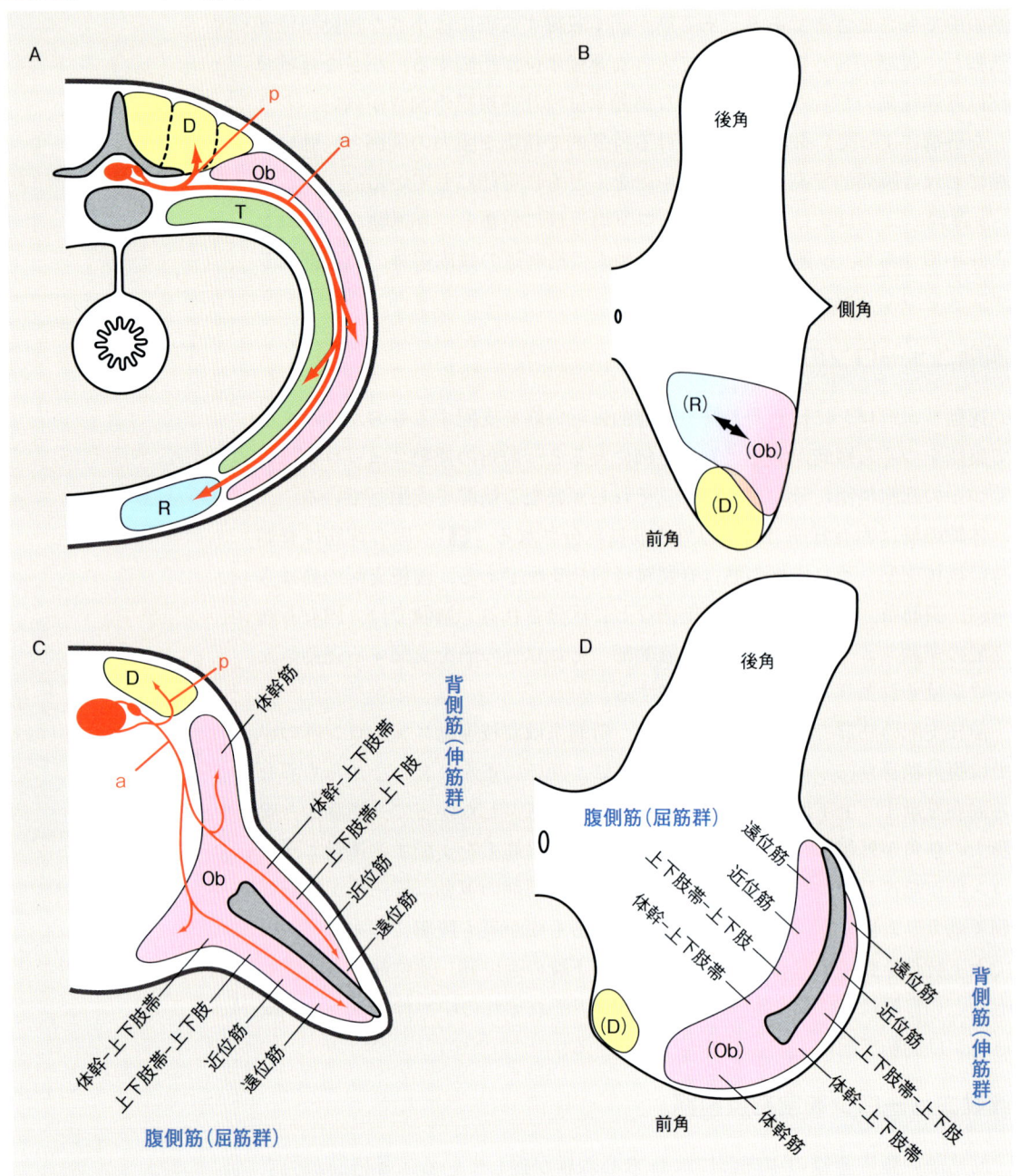

A：体幹の横断面と筋系の分類．筋は脊髄神経後枝（p）で支配される固有背筋（D）と，前枝（a）で支配される斜筋系（Ob），直筋系（R），長筋横筋系（T）に分類される．
B：胸髄の前角において，固有背筋支配の運動ニューロンは最腹側部に，斜筋系はその背外側に，直筋系はそのさらに背内側に分布する．長筋横筋系の局在は明らかでない．
C：上下肢の分化．上下肢の筋は斜筋系から分化する．
D：脊髄膨大部において，斜筋系支配の運動ニューロンは前角外側部（外側運動カラム）に位置する．その中で，近位を支配するものは腹側に，遠位を支配するものほど背側に位置する．また，屈筋支配のものは内側，伸筋支配のものは外側に局在する[2]．

も，フィードバックがかかって筋の長さの変化を妨げることになる．そのため，α運動ニューロンと同時にγ運動ニューロンにも刺激が入力される（5-B）．錘内線維は中央部に筋原線維がないため，γ運動ニューロンの活動に

5 運動ニューロンと反射路

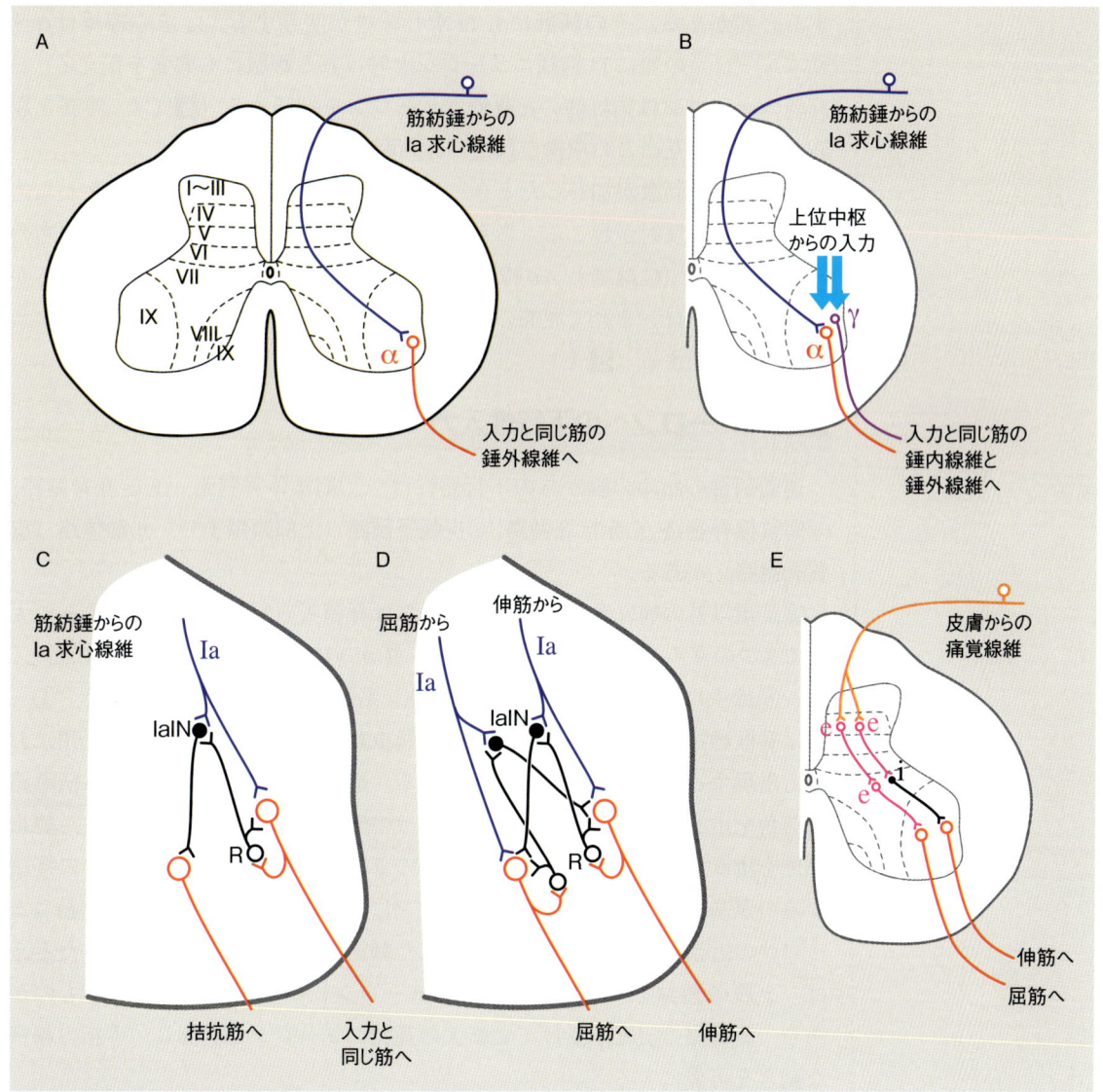

A：筋伸張反射の経路．B：α運動ニューロンとγ運動ニューロンの連関．C：Ia抑制ニューロンとレンショウ細胞の連絡．D：Ia抑制ニューロンとレンショウ細胞がつくる伸筋−屈筋間の相互作用．E：屈曲反射の経路．黒で表示したニューロンは抑制性．その他は興奮性．CとDは前角外側部のみ拡大して示す．
e：興奮性介在ニューロン，i：抑制性介在ニューロン，IaIN：Ia抑制ニューロン，R：レンショウ細胞．

よって錘内線維が収縮すると中央部のみ引き伸ばされる．筋全体の収縮によって筋紡錘の長さが短くなった分をこの錘内線維の収縮が相殺するので，筋伸張反射のループに影響されずに筋が収縮できる（α-γ連関）．

α運動ニューロンの軸索側枝は前角内でレンショウ細胞と呼ばれる抑制性ニューロンに接続している（5-C）．レンショウ細胞はグリシン作動性で，自らに入力を与えたα運動ニューロンを抑制（反回抑制）して筋の過剰な収縮を防ぐほか，他のレンショウ細胞や後述するIa抑制ニューロンを抑制する．

ある筋が収縮すると，その反対の作用を持つ筋（拮抗筋）が伸張する．こ

のとき拮抗筋に筋伸張反射が起こると運動が妨げられるので，拮抗筋を抑制する必要がある．その制御にも Ia 求心線維が関与する．Ia 求心線維はα運動ニューロンの他に Ia 抑制ニューロンと呼ばれる細胞にも興奮を伝える．Ia 抑制ニューロンは拮抗筋のα運動ニューロンを抑制する（**5**-C）．伸筋と屈筋の間では相互にこの機構がはたらく（**5**-D）．

皮膚に痛み刺激が加わったときには，その部分の四肢を縮めて刺激から逃れようとする反射が起こる．これを屈曲反射という．この反射は皮膚からの一次求心線維（C 線維と Aδ 線維）が脊髄後角に痛みの情報を伝え，そこから介在ニューロンを経て屈筋の運動ニューロンを興奮させ，伸筋の運動ニューロンを抑制する（**5**-E）．

運動ニューロンへの下行性入力

運動制御のための脳からの下行路には，①網様体脊髄路，②前庭脊髄路，③間質核脊髄路，④赤核脊髄路，⑤視蓋脊髄路（上部頸髄まで），⑥錐体路（皮質脊髄路）がある．

霊長類以外の哺乳類をみると，これらは脊髄灰白質の終止部位によって大きく2つのグループに分けられる．①〜③がⅦ〜Ⅸ層に終止するのに対し，④〜⑥は主にⅤ〜Ⅶ層に終わる（**6**）．系統発生の観点からみると，①〜③は脊椎動物に広く存在するが，④は爬虫類において，⑤と⑥は哺乳類において出現する比較的新しい伝導路である．進化の過程で早く出現する伝導路は前角を中心に，遅く出現する伝導路は中間帯から後角基部を中心に，終止部位を棲み分けているらしい．これらの下行路は脊髄介在ニューロンに接続するのが基本型である．介在ニューロンには，すでに述べたような運動ニューロンの近傍に位置するものと，離れた髄節に位置するものがある．たとえば，上肢の運動をつかさどる介在ニューロンにはC3〜5に位置するものがあり，錐体路の支配を受けて頸膨大の運動ニューロンを制御し，手指の精密な動きを可能にする[4]．

錐体路の起始細胞は，古典的には一次運動野Ⅴ層のベッツの巨大錐体細胞とされていたが，ベッツ細胞は錐体路の線維よりはるかに少なく，実際にはその他のⅤ層錐体細胞も起始となっている．また，起始細胞の分布域は一次運動野だけでなく，運動前野や一次体性感覚野などにも及んでいる．これらの領域からは脳神経運動核を支配する線維も起こる．脳幹に終わるが，これらも広義の錐体路として扱われる．

錐体路の線維には，延髄下部の錐体交叉で対側に渡って側索を下行する錐体側索路（外側皮質脊髄路）と，交叉せずにそのまま同側の前索を下行する錐体前索路（前皮質脊髄路）が古くから知られている．ヒトでは錐体側索路の線維が全体の75〜90％，前索路の線維が10〜25％とされてきた．アカゲザルにおける最近の研究では，一次運動野からの線維はL4レベルでみると同側側索に10.1％，対側側索に87.9％，同側前索に1.0％で，対側前索と両側後索にも少数認められたという[5]．

6 下行路の終止部位

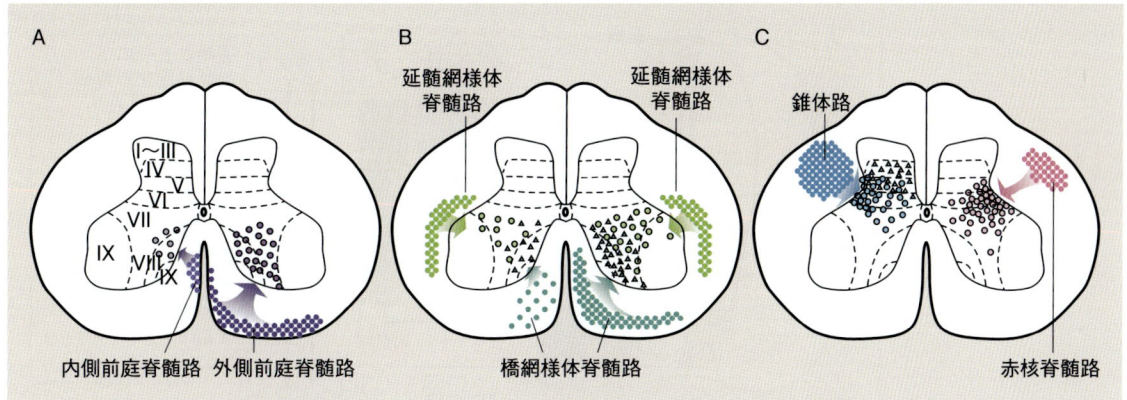

ネコの前庭脊髄路（A），網様体脊髄路（B），錐体路（皮質脊髄路）と赤核脊髄路（C）．系統発生上早くから発達する前庭脊髄路や網様体脊髄路はⅧ層を中心にⅦ層やⅨ層にも終止し，遅く発達する錐体路や赤核脊髄路はⅤ〜Ⅶ層を中心に終止する．錐体路のうち，一次運動野からの線維はⅤ〜Ⅶ層を中心に（○），一次体性感覚野からの線維はⅣ〜Ⅴ層を中心に（△）終わる．ヒトでは赤核脊髄路の起始をなす大細胞性赤核が痕跡的で，赤核脊髄路の発達も悪い．各図ともに，図の右側に起始細胞がある場合の脊髄白質内の経路と灰白質内の終止部位とを示す．

（Brodal A. Neurological Anatomy in Relation to Clinical Medicine, 3rd ed. 1981 [3]）より）

　錐体路の終止部位として哺乳類全体に共通してみられるのはⅤ〜Ⅶ層であるが，霊長類になると前角へ侵入する線維が増加し，運動ニューロンに直接接続するようになる．対側に終止する線維が大部分を占めるが同側への終止もみられ，前述のアカゲザルでの所見では全体の軸索のうち約11％が同側に終止している．

運動ニューロンの発生と分子マーカー

　体性運動ニューロンと中枢内の臓性運動ニューロンは，神経管腹側に位置する2つの領域から産み出される．脳幹では，臓性運動ニューロン（特殊臓性も含む）は底板に隣接したp3ドメインに，体性運動ニューロンはp3の背側に位置するpMNドメインに，それぞれ由来する[6]．一方で，脊髄の運動ニューロンはすべてpMNドメインに由来する（ 7 -A）[7,8]．神経系発生では，細胞の位置情報に基づいて，特異的な転写因子の組み合わせが選択的に誘導，または抑制されることが必要である．運動ニューロンは，その発生過程において，① sonic hedgehog（SHH）による背腹パターン化[6-8]，② *Hox*（homeobox）遺伝子による吻尾パターン化[6,9]，③各筋系を支配する運動ニューロンプールの分化[9]，といった3段階の分化制御を受ける．以下では，脊髄運動ニューロンの発生機構について述べる．

背腹パターン化—SHH（ 7 -A）

　神経管の腹方化は，細胞外分泌因子SHHの濃度勾配によって決定される．神経板期において，脊索から分泌されるSHHは神経管の底板を誘導する．形成された底板自身もSHHを発現し，SHHは神経管腹側の5つの前駆細胞ドメイン（底板側からp3, pMN, p2, p1, p0）の形成に機能する．SHHは

> **Memo**
> 遺伝子・対立遺伝子（allele）など遺伝子記号の表記法は，ヒトとマウス・ラットで異なっている．ヒトの遺伝子記号はすべて大文字の斜体 *GENE* で，マウス・ラットの遺伝子記号は頭文字のみ大文字の斜体 *Gene* で表される．一方，その産物（蛋白）はヒト，マウス・ラットともにすべて大文字の立体 GENE で表される．本稿では，マウスやニワトリで解明された発生機構はマウスの表記法に従って記載した．

7 背腹と吻尾のパターン化

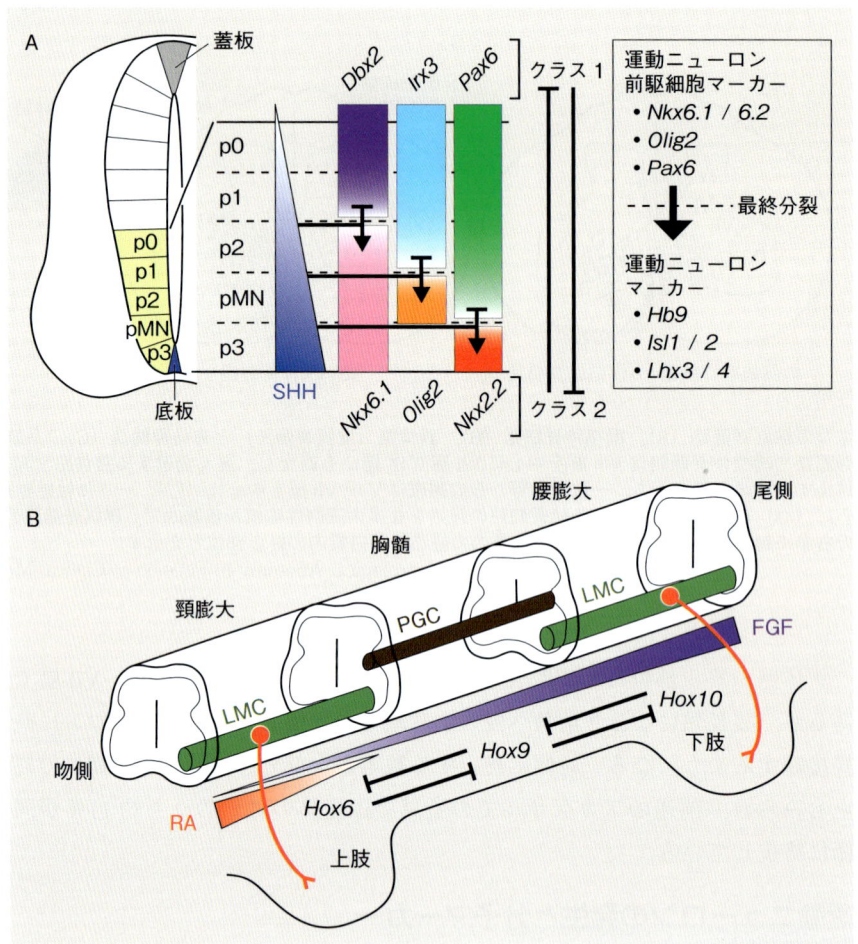

A：脊索と底板から分泌されるSHHが，運動ニューロンの前駆細胞を生み出すpMNドメインを決定する．運動ニューロン前駆細胞は転写因子Nkx6.1 / 6.2, Pax6, Olig2の発現によって特徴づけられ，最終分裂後はIsl1 / 2, Lhx3 / 4, Hb9を発現する．
B：吻尾方向における運動ニューロンカラムの形成は，Hoxクラスターの相互抑制により決定される．Hox6は上肢を支配する外側運動カラム（LMC）を，Hox9は交感神経節前ニューロンのカラム（PGC）を，Hox10は下肢を支配するLMCを区分する．
LMC：外側運動カラム，PGC：交感神経節前ニューロンカラム，RA：レチノイン酸．
（A：Jessell TM. *Nat Rev Genet* 2000[7]；B：Dasen JS, et al. *Curr Top Dev Biol* 2009[9] を参考に作成）

その濃度に基づいた閾値反応によって，転写因子であるクラス1遺伝子（*Pax3 / 6 / 7, Dbx1 / 2, Irx3*）の発現を抑制し，クラス2遺伝子（*Nkx6.1 / 6.2, Nkx2.2 / 2.9, Olig2*）の発現を誘導する．また，クラス1とクラス2遺伝子は前駆細胞ドメインの境界で選択的な相互抑制を行う．このようにして確立された転写因子の特異的な発現セットが，特定の性質を持つニューロンやグリア細胞を誘導するドメインを区分させる．pMNドメイン内の運動ニューロン前駆細胞は，ホメオボックス転写因子*Nkx6.1 / 6.2*（NK6 homeobox 1 / 2）と*Pax6*（paired box gene 6），bHLH型転写因子*Olig2*（oligodendrocyte transcription factor 2）の発現を特徴とする．その後，細胞分裂を終えて分化した運動ニューロンは，*Isl1 / 2*（ISL transcription factor 1 / 2），*Lhx3 / 4*（LIM homeobox 3 / 4），Hb9（homeobox gene Hb9，別名：Mnx1）を発現する．これら転写因子の発現は脊髄外への軸索投射，コリン作動性伝達といった運動ニューロンに共通する性質の獲得に機能する．

吻尾パターン化―Hox（7-B）

　運動ニューロンはまた，吻尾方向の配置に基づいて異なる細胞性質を獲得する．たとえば，上肢と下肢に投射する体性運動ニューロンのカラムは頸膨大と腰膨大に位置する一方で，臓性運動ニューロンである交感神経節前ニューロンのカラムは胸髄から上部腰髄に位置する．中枢神経系発生では，Hox遺伝子クラスターが吻尾方向の特定レベルに発現することで境界をつくり，吻尾軸に沿った運動ニューロンカラムの形成に機能する．Hoxの発現はFGF（fibroblast growth factor），レチノイン酸など多様なシグナル分子によって調節されている．FGFは尾側で高い発現を示す濃度勾配を持っており，低濃度でHoxクラスターの3'側の遺伝子を誘導し，高濃度で5'側の遺伝子を誘導する．またレチノイン酸も，濃度勾配により頸膨大レベルで3'側のHox発現を制御している．脊髄ではHox6 / 9 / 10の相互抑制が，四肢骨格筋を支配する運動ニューロンが分布する外側運動カラム（lateral motor column：LMC）と交感神経節前ニューロンが分布するカラム（preganglionic column：PGC）を区分する．すなわちHox6は上肢を支配する頸膨大のLMCを，Hox9は胸髄のPGCを，Hox10は下肢を支配する腰膨大のLMCを，それぞれ決定する．

各筋系を支配する運動ニューロンプールの分化（8）

　四肢の筋を支配するLMCの運動ニューロンは，続いて2つの分化を受ける．第1の分化段階は，四肢腹側に位置する筋群（屈筋）を支配する内側群（LMC-m）と，背側に位置する筋群（伸筋）を支配する外側群（LMC-l）の決定である．LMC運動ニューロンは，レチノイン酸の合成酵素RALDH2（retinaldehyde dehydrogenase-2）を発現する．合成されたレチノイン酸はLMC-lの運動ニューロンでLhx1発現を誘導し，Lhx1はさらにephrin受容体EphA4（ephrin type-A receptor 4）を発現させる．EphA4は腹側の間充織で分泌されるephrin-Aとの間に忌避作用を生じるため，LMC-l運動ニューロンの軸索は背側の筋へと誘導される．

　第2の分化段階では，Hox遺伝子間の相互抑制により運動ニューロンが個々の筋を支配するプールへ区分される．上肢領域のLMCにおいて，肩上腕部の伸筋を支配するプールはRunx1（runt-related transcription factor 1），胸筋を支配するプールはPea3（polyomavirus enhancer activator 3），尺側手根屈筋を支配するプールはScip（suppressed cAMP-inducible POU-domain protein，別名：Tst1またはOct6）といったように，プール特異的な転写因子が発現される．HoxのうちHox5はRunx1陽性プールの形成に，HoxC8はPea3陽性プールとScip陽性プールの形成に機能する．さらに，HoxC8影響下にと

Hox遺伝子

ホメオボックスと呼ばれるDNA結合ドメインを持つ転写因子．哺乳動物のHox遺伝子は，それぞれ約10個の遺伝子が同一の染色体上に直列に並ぶクラスターとして4つの染色体領域（HoxA-D）に存在する．Hox遺伝子の吻尾軸に沿った空間的な発現配置は，染色体における遺伝子配列の順番と一致することが多い．

8 運動ニューロンプールの分化

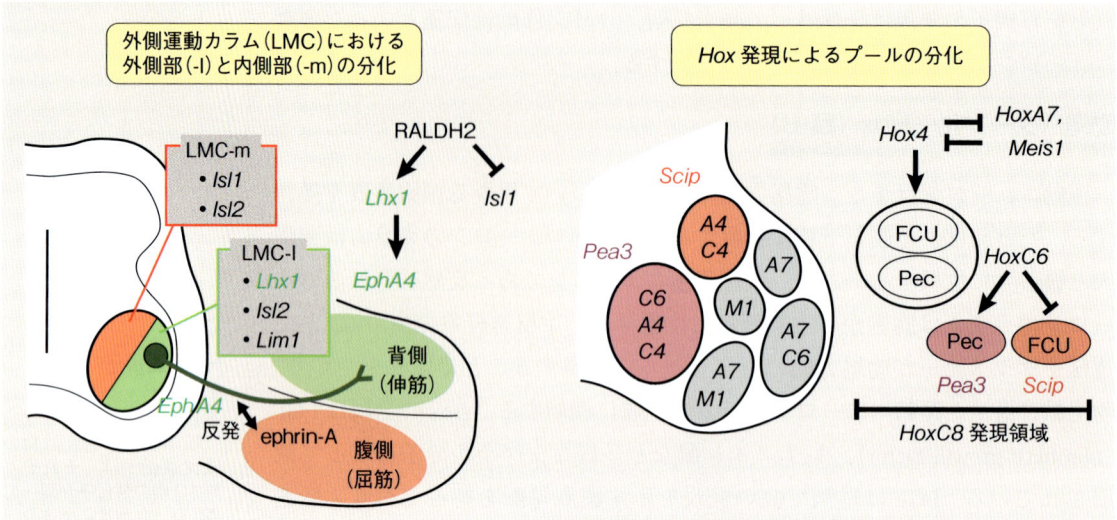

四肢の筋を支配するLMC運動ニューロンは2つの分化を受ける．第1は，背側の筋を支配する外側群（LMC-l）と腹側の筋を支配する内側群（LMC-m）の区分であり，レチノイン酸合成酵素RALDH2，転写因子Lhx1により決定される．第2は，個々の筋を支配するプールの分化であり，Hoxの相互抑制とプール特異的な転写因子によって決定される．
右図：A：HoxA，C：HoxC，M：Meis1，FCU：尺側手根屈筋支配プール，Pec：胸筋支配プール．
（Dasen JS, et al. *Curr Top Dev Biol* 2009[9]）を参考に作成）

もにあるPea3陽性プールとScip陽性プールの分化には，HoxA4／C4／C6／A7の相互抑制が機能する．これらのHoxを異所性に発現させると，プール特異的な転写因子発現は変更され，運動ニューロン軸索は本来の支配筋へと誘導されなくなる．したがって，Hoxとプール特異的な転写因子の組み合わせが，運動ニューロンと支配筋との相互関係を確立して，運動ニューロンを最終分化へと誘導する．

（松井利康，小林　靖）

文献

1) Erlanger J, Gasser HS. Electrical Signs of Nervous Activity. Philadelphia：University of Pennsylvania Press；1937.
2) Bok ST. Das Rückenmark. In：von Möllendorff W（editor）. Handbuch der mikroskopischen Anatomie des Menschen. Bd. 4. Nervensystem 1 Teil. Nervengewebe, das peripherische Nervensystem, das Zentralnervensystem. Berlin：Springer；1928. pp.478-578.
3) Brodal A. Neurological Anatomy in Relation to Clinical Medicine, 3rd edition. New York：Oxford University Press；1981.
4) Kinoshita M, et al. Genetic dissection of the circuit for hand dexterity in primates. *Nature* 2012；487：235-238.
5) Lacroix S, et al. Bilateral corticospinal projections arise from each motor cortex in the macaque monkey：A quantitative study. *J Comp Neurol* 2004；473：147-161.
6) Guthrie S. Patterning and axon guidance of cranial motor neurons. *Nat Rev Neurosci* 2007；8：859-871.
7) Jessell TM. Neuronal specification in the spinal cord：Inductive signals and transcriptional codes. *Nat Rev Genet* 2000；1：20-29.
8) Lee SK, Pfaff SL. Transcriptional networks regulating neuronal identity in the developing spinal cord. *Nat Neurosci* 2001；4(Suppl)：1183-1191.
9) Dasen JS, Jessell TM. Hox networks and the origins of motor neurons diversity. *Curr Top Dev Biol* 2009；88：169-200.

II. ALSの臨床像と診断

II. ALSの臨床像と診断

ALSの神経症候と鑑別診断

Point
- 古典型ALSの臨床症候は，下位運動ニューロン症状，球麻痺症状および上位運動ニューロン症状の3つの症状から成る．
- 脊髄性進行性筋萎縮症，進行性球麻痺，原発性側索硬化症の多くは，ALSと同一の病的過程が異なった表現をとるものと理解され，運動ニューロン疾患と総称される．
- 症状の進行は，一側の脊髄の局所的部位から他側へ，解剖学的に連続性をもって節性に水平性に進行することが多く，その後さらに脊髄内での垂直性進行が生じる．
- 最近，神経変性疾患の病態仮説として，プリオン様の進展様式が注目されている．すなわち，ALSの病変は初発部位を起点として連続性の進展形式を示すことが多い．
- ALSの亜型には，ヴュルピアン型（flail arm syndrome），偽多発神経炎型（flail leg syndrome），片麻痺型，多系統病変型（広範型）などがある．
- 鑑別すべき疾患として，頸椎症性筋萎縮症（キーガン型），封入体筋炎，多巣性運動性ニューロパチー，キアリI型奇形，球脊髄性筋萎縮症などがある．

ALSの概念

　筋萎縮性側索硬化症（amyotrophic lateral sclerosis：ALS）は，随意筋を支配する上位（一次）（大脳皮質運動野）および下位（二次）（脊髄前角細胞および脳幹部運動諸核）運動ニューロンが選択的に侵される，進行性の神経変性疾患である．臨床的には，上位運動ニューロンの障害による腱反射亢進ならびにバビンスキー徴候と，下位運動ニューロンの障害による四肢の筋力低下と筋萎縮，線維束性収縮，および球麻痺症状（延髄IX・X・XII核）による嚥下障害，構音障害，舌の筋萎縮がみられる．ただ例外的に，外眼筋や外括約筋は随意筋であるのに侵されない．一般的には末期になっても感覚障害，眼球運動障害，膀胱直腸障害および褥瘡がみられず，四大陰性徴候として有名である．その他，小脳症状，パーキンソニズムおよび自律神経障害などもみられない．一般に他覚的感覚障害を欠くが，初期には自覚的なしびれや痛みを伴うことがまれではない．かつてはALSに認知症は伴わないとされてきたが，前頭葉機能障害で特徴づけられる認知機能障害を併発することが報告されている（認知症を伴うALSあるいはFTLD-MND〈frontotemporal lobar degeneration with motor neuron disease〉）[*1]．ALSの多くは孤発性であるが，最近，孤発性ALSと思われた症例でも，従来から知られている*SOD1*のほか，*TDP-43*，*FUS/TLS*などの新しい遺伝子異常が続々と発見されている[*2]．

[*1] 本巻III.「ALSとFTLD」(p.75) 参照．
[*2] 本巻IV.「SOD1」(p.150)，「TDP-43」(p.166)，「FUS/TLS」(p.173) 参照．

ALSの神経症候

　古典型ALSの臨床症候は，下位運動ニューロン症状，球麻痺症状および上位運動ニューロン症状の3つの症状から成る．下位運動ニューロン症状のみがみられる場合は脊髄性進行性筋萎縮症（progressive muscular atrophy：PMAあるいはspinal muscular atrophy IV：SMA IV型），球麻痺症状のみの場合は進行性球麻痺（progressive bulbar palsy：PBP），上位運動ニューロン症状のみの場合は原発性側索硬化症（primary lateral sclerosis：PLS）と呼ばれる．PMA，PBP，PLSの多くはALSと同一の病的過程が異なった表現をとるものと理解され，運動ニューロン疾患と総称される．一般に，PMAとPBPは2年以内に上位運動ニューロン徴候が現れてALSに移行することが多い．

下位運動ニューロン症状

　筋力低下，筋萎縮，線維束性収縮，腱反射の低下あるいは消失などがある．四肢の筋力低下が初発になることが多く（約60〜70％），その分布は左右非対称性で，前角細胞の変性脱落に対応して節性であることが多い．四肢発症では，最も典型的な場合，一側上肢遠位部の手首より遠位に起始と終始をもつ小手筋（手内筋）から始まるが，下肢遠位部の筋力低下および筋萎縮で始まる場合もあり，上・下肢の初発頻度はほぼ同等であるとの報告もある[1-3]．線維束性収縮は早期に多くみられ，後期には消失する傾向があるが[1,2]，全経過でみるとALSの90％に認められる．線維束性収縮は随意筋の至るところでみられるが，多いのは上肢と，顔面では眼輪筋や口の周囲，特に下顎の頤筋である．筋のcrampは初発症状としては10％に認められ[2]，経過とともに減少あるいは消失する．病期が進行すると，つまみ徴候[*3]がみられるようになる．

*3
皮膚をつまんで離すと皮膚の盛り上がりがすぐには元に戻らない．

■上肢の下位運動ニューロン症状

　初期には短母指外転筋と第一背側骨間筋の萎縮が認められるが，小指球筋は保たれる解離性小手筋萎縮（split hand）が認められる[4]．進行期では小指球筋も萎縮して手掌全体が平坦化し，アラン・デュシェンヌの手あるいは"猿手"（）を呈する．さらに筋萎縮が進行すると，PIP関節とDIP関節の屈曲が強まり，手指が強く屈曲した鉤手あるいは"鷲手"を呈するようになる．筋萎縮が上行して前腕遠位側に及ぶと，カフス型の筋萎縮と呼ばれる．筋萎縮はさらに進行して対側にも及び，また近位筋にも同様の症状がみられるようになる．初期の段階では，通常，伸筋群と屈筋群の間で筋力低下の程度に相違がみられるが，後期になると，伸筋も屈筋も同様に高度に障害され，関節の拘縮などの合併症が認められる．特に手関節や肩関節によくみられ，手指の屈曲性拘縮や肩関節の疼痛性の"frozen shoulder（五十肩）"が生ずる．

■体軸性の下位運動ニューロン症状

　頸部の伸筋群の筋力低下で首下がりが，胸部および上部腰部の傍脊柱筋の筋力低下で脊柱後彎がみられ，また，腹筋の筋力低下で仰臥位からの起き上

Memo
解離性小手筋萎縮（split hand）
頸椎症などで尺骨神経が障害されると，尺骨神経支配（C8＞Th1）である小指球筋と第一背側骨間筋は，通常，一緒に障害される．他方，ALSでは，初期の段階では短母指外転筋（正中神経支配：Th1＞C8）と第一背側骨間筋の筋萎縮がみられても，小指球筋は比較的保たれることが多く，同じ尺骨神経支配でありながら，第一背側骨間筋と小指球筋の筋萎縮の程度に解離がみられる（split hand）[4]．一般に，頸椎症性筋萎縮症では，短母指外転筋は保たれることが多い．

1 アラン・デュシェンヌの手

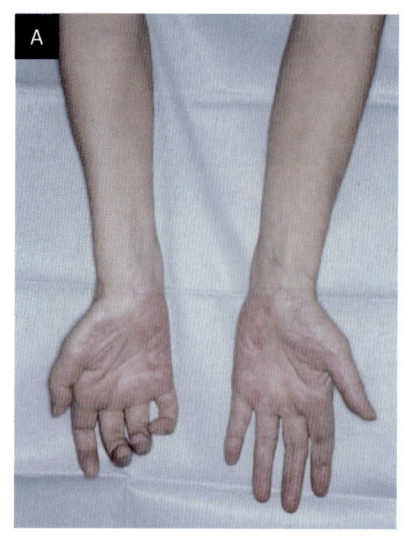

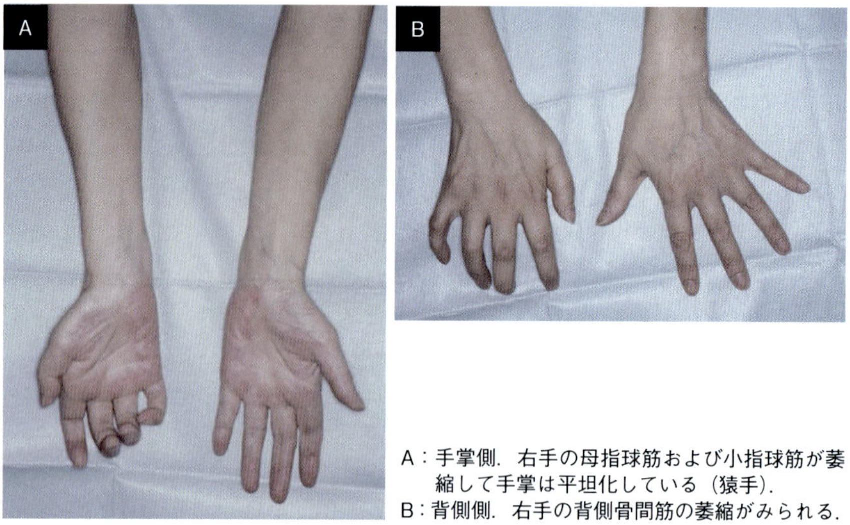

A：手掌側．右手の母指球筋および小指球筋が萎縮して手掌は平坦化している（猿手）．
B：背側側．右手の背側骨間筋の萎縮がみられる．

Memo
腹壁反射
ゆっくり腹式呼吸をさせながら，吸気相から呼気相に移行した直後に腹部の外側から内側に向かって刺激を与える．錐体路病変があると腹壁反射はその側で消失するが，肥満者，高齢者，経産婦，腹部手術の経験者，末梢神経障害で腹部の感覚障害を伴う場合には，両側の腹壁反射が消失していることが多い．腹壁反射が消失しているにもかかわらず，腹直筋反射，肋骨弓反射（肋骨弓をハンマーで叩き，その側の腹斜筋の収縮をみる），恥骨反射などの腹筋反射が亢進しているときは，錐体路障害の可能性が高い．また，腹壁反射は脊髄病変のレベルの決定にも意義がある．すなわち，腹壁の下方から上方に向かって調べていき，反射を誘発できる部位の直下に，脊髄レベルの錐体路病変が存在すると推定できる．

Memo
軟口蓋反射
片側の口蓋帆を外側から正中に向けて軽く擦過すると，両側性に口蓋帆が収縮して軟口蓋全体が挙上する．両側性の上位運動ニューロン障害である偽性球麻痺では，軟口蓋反射は消失する．一側性の舌咽神経障害で軟口蓋の感覚が障害されると，擦過しても軟口蓋反射は出現しない．両側性の下位運動ニューロン障害である球麻痺では，通常，軟口蓋反射は消失しない．

＊4
嚥下障害や構音障害がみられるが，球麻痺と異なり，舌の筋萎縮および線維束性収縮はみられない．

がりや咳嗽が困難となる．横隔膜の筋力低下による呼吸不全が起こり，しばしば ALS の死因に関与する．呼吸不全は典型的には ALS の末期症状としてみられるが，まれに初発症状のことがある（呼吸筋麻痺型，約 5％）．

■下肢の下位運動ニューロン症状

遠位筋，特に足背屈筋や足首の回旋筋の筋力低下で，足の下垂やつまずきがみられることが多い．筋力低下は上行し，階段の昇降や椅子からの起立などが困難となり，最終的には歩行や起立が不能になる．下肢筋力低下による合併症として，転倒と，下肢から心臓への静脈還流における筋収縮による補助作用の欠如から生ずる浮腫がある．

球麻痺症状

嚥下障害や構音障害がみられる．球麻痺症状で初発する症例では，鼻声などの構音障害が多く，ALS の約 25％ の症例でみられ，四肢発症例よりも幾分高齢かつ女性であることが多い[1-3]．口腔内および顔面で症状がみられるときは，両側性かつ対称性である．臨床徴候として，舌に筋萎縮（）や線維束性収縮がみられ，咽頭反射は低下ないし消失する．球麻痺による誤嚥性肺炎から呼吸不全が生じ，しばしば ALS の死因に関与する．

上位運動ニューロン症状

痙性麻痺，四肢腱反射の亢進，病的反射（ホフマン徴候陽性，バビンスキー徴候陽性，腹壁反射消失，挙睾筋反射消失など），クローヌス（間代）などがみられる．両側の皮質核路の障害で下顎反射の亢進，軟口蓋反射消失（咽頭反射はむしろ亢進することが多い），頭後屈反射出現，強制笑い，強制泣き，偽性球麻痺＊4 などがみられる．歩行は痙性麻痺を呈し，緩徐で努力性である．

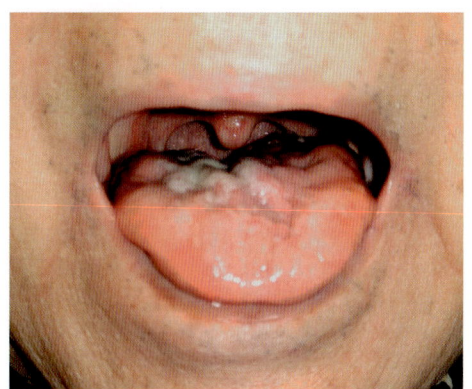

2 舌の筋萎縮

認知機能障害

　最近，MRI などの画像所見，PET および SPECT，あるいは神経心理などの広い分野からのアプローチで，ALS と前頭側頭葉変性症（FTLD）はしばしば併存し，ALS 患者の約 50％は経過中に人格変化，行動障害（異常），言語障害，遂行機能障害などの前頭葉機能障害で特徴づけられる認知機能障害を併発することが報告されている（認知症を伴う ALS あるいは FTLD-MND）[5]．

ALS の陰性徴候

　感覚障害，眼球運動障害，膀胱直腸障害，褥瘡の四大陰性徴候が有名である．その他，小脳症状，錐体外路症状，自律神経症状なども認められない．陰性徴候は，ALS の発症早期ではみられないが，末期では眼球運動障害を伴う症例がある．特に，臨床経過が速く，発症から比較的早期（約 1.5 年以内）に人工呼吸器の装着に至る症例の中には，早期から眼球運動障害をはじめ感覚障害や自律神経障害を伴い，運動系を超えて広範囲の病変を呈する一群がある（広範型 ALS）．

臨床経過

　症状の進行は，典型的には一側の局所的部位から他側へ，たとえば一側の頸髄から対側の頸髄へというように，解剖学的に連続性をもって節性に水平性の進行をすることが多く，脊髄内での上下方向への進行や頸髄から脳幹部への進行などの垂直性進行よりも，より早期に起こるのが通常である[6,7]．

　上肢の筋力低下の進行は下肢よりも速く，球麻痺の進行は四肢の筋力低下や呼吸障害よりもより緩徐である．近年，神経変性疾患の病態仮説として，プリオン様の進展様式が注目されている[8]．すなわち，球麻痺発症例では球麻痺から上肢さらに下肢へ進展，下肢発症例では下肢から上肢さらに球麻痺へ進展，上肢発症例では上肢から球麻痺あるいは下肢へと両方向へ進展し，

3 flail arm syndrome

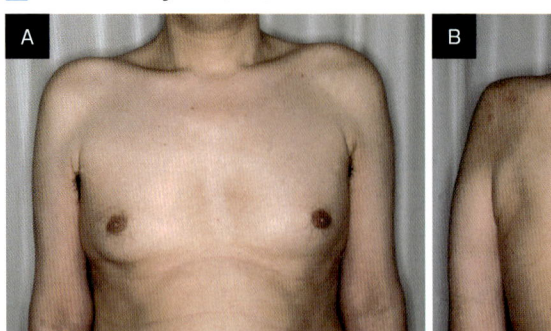
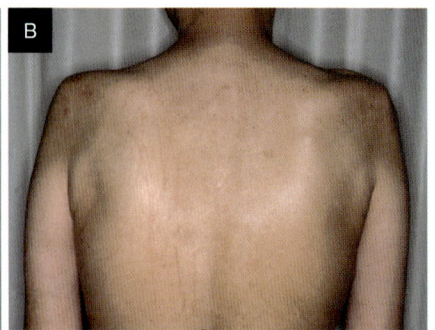

A：正面像．両側の上腕二頭筋，上腕三角筋，腕橈骨筋などに萎縮が認められる．
B：背面像．両側の三角筋，上腕三頭筋，棘上筋および棘下筋などに萎縮が認められる．

　ALSの病変は初発部位を起点として連続性の進展形式を示すと報告されている．一方，球麻痺発症例でも上肢をスキップして下肢に症状が出現した症例，逆に下肢発症例で上肢をスキップして球麻痺症状が出現した症例など，中間の髄節を不連続にスキップする症例も少なからずみられる（10〜20％）[7,8]．

　以上のことから，ALSの髄節を越えた病変進展は，近接する細胞間での進展様式だけでは説明できず，ALSの病変の進展様式に関しては multiple hits などの発症機序の可能性も含め，今後さらに検討を要する．一般に，PLSは古典型ALSよりも進行がより緩徐で，平均生存期間が10年以上の症例も多い．PMAも古典型ALSに比較して発症年齢は低く，男性にやや多く，平均生存期間が長い．古典型，特に痙性の強い症例は，筋萎縮の強い症例や球麻痺型よりも経過が長い．

ALSの亜型

ヴュルピアン型（flail arm syndrome, brachial amyotrophic diplegia）

　両上肢近位部および肩甲帯（特に棘上筋，棘下筋，三角筋）に筋力低下，筋萎縮が限局する特異な筋萎縮の分布を示す（3）[9]．両下肢は正常なことが多く，しばしば末期まで異常がみられない．お辞儀をしたときに両手がだらりと下がり，オランウータンの仕草によく似ているため，オランウータン徴候ともいわれる．古くはVulpianが指摘した肩甲上腕型脊髄性進行性筋萎縮症（formescapulo-humérale）（ヴュルピアン型）に一致するが，最近ではflail arm syndrome[10]，brachial amyotrophic diplegia[11]，dangling arm sign, man-in-the-barrel syndrome などと呼称される．

　運動ニューロン疾患の約2.5〜11％にみられ[10-13]，発症平均年齢は53.3〜62.6歳で，古典型ALSと差異はない．一般的には，四肢に線維束性収縮がみられる症例が多いが，経過とともに筋力低下や筋萎縮は上肢遠位部にも及び，球麻痺症状や胸鎖乳突筋の障害がみられる症例もある．長期経過症例では，上肢の下垂によって生ずる肩関節の亜脱臼が必発所見である．腱反射は上肢

Memo

man-in-the-barrel syndrome
前大脳動脈と中大脳動脈のwatershed infarction（分水嶺梗塞）で生じる両上肢麻痺に対して名づけられた名称であるが，橋底部病変でも同様の症状を呈することがある．

では低下あるいは消失し，下肢では正常のことが多い．通常，初期の段階ではバビンスキー徴候などの病的反射はみられないが，経過とともにバビンスキー徴候が時にみられることもある．女性に比較して男性に多い（男女比6：4から9：1，ALSでは3：2）のが特徴である[10-13]．予後に関しては，古典型ALSに比較して臨床経過がより長く（平均57か月，ALSは平均39か月），10年を超える症例もあり，一般的に古典型ALSより良好との報告が多いが[11-13]，必ずしも良好とはいえないとの報告もある[10]．頸椎症性筋萎縮症（キーガン〈Keegan〉型）や球脊髄性筋萎縮症（ケネディ・オルター・スン症候群）などとの鑑別が必要である．

偽多発神経炎型（flail leg syndrome）

片側の下肢遠位から筋力低下と筋萎縮が始まり，古典型ALSや球麻痺型に比較してきわめて緩徐に進行し[14]，やがて両側に及ぶ下位運動ニューロン障害が優位なタイプであるが，初めから弛緩性対麻痺を呈することもある．症状は総腓骨神経支配領域の障害で始まる．すなわち，下肢遠位部とくに下腿前外側の筋萎縮のため垂れ足を呈し，鶏歩と呼ばれる歩行障害を伴う．筋萎縮はさらに下腿後面から大腿部に進行して，やがて反対側にも及ぶ．下肢遠位部の腱反射は減弱あるいは消失し，足底反応は無反応型を呈するが，症状の進行に伴い，下肢近位部あるいは上肢に腱反射の亢進や病的反射などの錐体路徴候がみられることも多い．初期には線維束性収縮は目立たないが，最盛期にはみられることが多い．

pseudoneuritic variant[15]，Marie-Patrikios form（マリー-パトリキオス型），peroneal form of ALS，偽多発神経炎型などと呼ばれていたが，最近はflail leg syndromeと呼称されることが多い．平均発症年齢は55.0〜65.0歳で，古典型ALSと有意差がない．頻度はALS症例の3.0〜13.0%とばらつきがみられ，ほとんど男女差はみられない[12,13]．平均生存期間は，古典型ALS，進行性筋萎縮症（四肢型），球麻痺型，flail arm syndromeのいずれと比較しても，有意に長いとの報告が多いが，古典型ALSと比較して差を認めなかったとの報告や，比較的急速な臨床経過をとる症例の報告もみられるなど，生存期間や予後に関しては一致をみない[12,13]．

片麻痺型

長期間にわたって四肢の筋力低下および筋萎縮の左右差が著明で，病変が片側に優位なきわめてまれなタイプである．臨床経過は古典型ALSと大きな変わりはない．病理像は，脊髄レベルで前角細胞の変性脱落の程度に左右差がみられるほかは，ALSと同様である．

多系統病変型（広範型）

発症後比較的急速に進行し，臨床的症状および病理学的所見が運動系を超えて広範な部位にみられる．臨床的には，①発症年齢は若年から高齢者まで

> **Column**
>
> ### ALSと頸椎症との鑑別のポイント
>
> ①感覚障害：ALSでは他覚的感覚障害はみられないが，頸椎症では病変レベルに一致した自覚的および他覚的感覚障害が症例の90％でみられる．
> ②線維束性収縮（fasciculation）：ALSでは顔面や四肢で約90％の頻度でみられるが，頸椎症で線維束性収縮がみられることはほとんどない．
> ③解離性小手筋萎縮（split hand）：ALSで特徴的にみられる．
> ④上位運動ニューロン症状（錐体路徴候）：下顎反射の中枢は橋の三叉神経核であることから，亢進しているときは，橋の三叉神経運動核より上位の運動ニューロン（皮質球路）障害を示唆する．また，頭後屈反射の中枢は上位頸髄に存在するため，その出現は頸髄上部より中枢の錐体路病変を示している．ALSでは一般にこれらの病的反射がみられるが，通常，頸椎症ではみられない．
> ⑤頸部筋の筋力低下：頸椎症性筋萎縮症では上位頸髄レベルは障害されないため頸部筋の筋力は保たれるが，ALSでは障害されるために頸部筋の筋力低下をきたす．
> ⑥短期間での体重減少：ALS患者ではしばしば短期間に急激な体重減少を伴うことが多い．体重減少は筋萎縮に伴う筋量の減少のみでなく，代謝の亢進も原因として考えられている．

みられる，②男性が圧倒的に多い，③一般に経過が速く，気管切開までの期間が1.5年以内である，④人工呼吸器装着後，眼球運動障害がみられる，⑤感覚障害や自律神経症状がみられる，などの特徴がある．

鑑別診断

鑑別すべき疾患には，変形性頸椎症（キーガン型），封入体筋炎，多巣性運動性ニューロパチー，キアリⅠ型奇形，球脊髄性筋萎縮症，クーゲルベルク・ウェランダー病，重症筋無力症，多発筋炎，平山病，脊髄空洞症などがある．

変形性頸椎症

変形性頸椎症では，感覚障害（約90％）や筋力低下，筋萎縮などの症状が緩徐に進行し，以後停止性になることが多いが，しばしば比較的急速（数か月以内）に筋萎縮が出現する．また，症状の発現が体位や姿勢と関連しており，頸部の伸展や屈曲などの運動で上肢あるいは手指にしびれや疼痛が出現することが多い．さらに，変形性頸椎症では，臥上安静で症状の軽快をみることが多いが，ALSでは安静による症状の改善はみられない．ALSと異なり，変形性頸椎症では，球麻痺症状がみられることはない．キーガン型の頸椎症性筋萎縮症は，硬膜下でC4，C5，C6，特にC5とC6の前根のみが障害される[*5]頸椎症の特殊なタイプで，棘上筋，棘下筋，三角筋，上腕二頭筋，腕橈骨筋などの上肢近位部や肩甲帯（上肢帯）の筋力低下や筋萎縮など，下位運動ニューロン症状のみを呈する[16]．腱反射の亢進やバビンスキー徴候などの上位運動ニューロン症状（錐体路徴候）がみられず，下位運動ニューロン症状と上位運動ニューロン症状との間に解離がみられるため，dissociated motor loss（解離性運動障害）と呼ばれる．キーガン型の頸椎症性筋萎縮症では，ヴュルピアン型脊髄性進行性筋萎縮症との鑑別が困難なこと

[*5] ヒト頸髄では後根付着部が前根付着部より半髄節ほど上方にずれて存在し，椎間孔入口部でも前根と後根の間に上下のずれがある．

もあるが，ALSでは経過とともに運動障害が下肢にも及び，球麻痺症状や上位運動ニューロン症状が認められる点が異なる．

封入体筋炎

50歳以降の男性の発症が多く，緩徐進行性の非対称性の筋力低下（近位筋および遠位筋）および球麻痺症状（嚥下障害）（30～60％）がみられる．ALSでは上肢で初期に解離性小手筋萎縮（split hand）がみられ，下肢では遠位筋の筋力低下がみられるのに対して，封入体筋炎では上肢で手指および手首の屈筋優位の筋力低下，特に長母指屈筋の筋力低下がみられ，下肢では大腿屈筋よりも大腿四頭筋優位に筋力低下がみられるのが特徴である．

多巣性運動性ニューロパチー（multifocal motor neuropathy）

multifocal demyelinating neuropathy with persistent conduction block あるいは motor neuropathy with multiple conduction block などとも呼ばれ，運動性末梢神経障害を起こす緩徐進行性の自己免疫疾患である．好発年齢は平均40歳（20～50歳）で，末梢性の運動神経に神経伝導ブロックが多発性に起こるために，非対称性，多巣性の筋力低下が末梢神経領域，特に上肢の遠位筋に起こり，また，crampや線維束性収縮がみられる．感覚神経は障害されず，ALSに類似するが，ALS（軸索障害）と異なり，筋力低下の割には筋萎縮が目立たない（脱髄性）特徴がある．

キアリⅠ型奇形

小脳扁桃が大後頭孔に嵌頓して延髄を背側から圧迫することで，嚥下障害や構音障害などの球麻痺症状が出現するが（舌の萎縮はみられない）[17]，さらに延髄が背側から強く圧迫されると舌萎縮を伴うことがあり，進行性球麻痺と酷似し鑑別が困難となることがある．キアリⅠ型奇形は手術で症状が改善するので，球麻痺症例では脳幹部の矢状断でのMRI検査をして鑑別する必要がある．

球脊髄性筋萎縮症（ケネディ・オルター・スン症候群）

20～40歳代の男性に発症し，伴性劣性遺伝形式をとり緩徐進行性である．四肢近位筋優位および顔面筋の筋力低下・筋萎縮・線維束性収縮などの下位運動ニューロン症状，球麻痺症状，女性化乳房，手指振戦などがみられるが，ALSと異なって上位運動ニューロン徴候はみられない．ALSと比較して進行はきわめて緩徐で，予後は良い．

（佐々木彰一）

文献

1) Gubbay SS, et al. Amyotrophic lateral sclerosis. A study of its presentation and prognosis. *J Neurol* 1985 ; 232 : 295-300.
2) Caroscio JT, et al. Amyotrophic lateral sclerosis : Its natural history. *Neurol Clin* 1987 ; 5 : 1-8.
3) Traynor BJ, et al. Clinical features of amyotrophic lateral sclerosis according to the EI Escorial and Airlie House diagnostic criteria : A population-based study. *Arch Neurol* 2000 ; 57 : 1171-1176.
4) Wilbourn AJ. The "split hand syndrome". *Muscle Nerve* 2000 ; 23 : 138.
5) Ringholz GM, et al. Prevalence and patterns of cognitive impairment in sporadic ALS. *Neurology* 2005 ; 65 : 586-590.
6) Turner MR, et al. Pattern of spread and prognosis in lower limb-onset ALS. *Amyotroph Lateral Scler* 2010 ; 11 : 369-373.
7) Gargiulo-Monachelli GM, et al. Regional spread pattern predicts survival in patients with sporadic amyotrophic lateral sclerosis. *Eur J Neurol* 2012 ; 19 : 834-841.
8) Polymenidou M, Cleveland DW. The seeds of neurodegeneration : Prion-like spreading in ALS. *Cell* 2011 ; 147 : 498-508.
9) Sasaki S, Iwata M. An atypical form of amyotrophic lateral sclerosis. *J Neurol Neurosurg Psychiatry* 1999 ; 66 : 581-585.
10) Hu MT, et al. Flail arm syndrome : A distinctive variant of amyotrophic lateral sclerosis. *J Neurol Neurosurg Psychiatry* 1998 ; 65 : 950-951.
11) Katz JS, et al. Brachial amyotrophic diplegia : A slowly progressive motor neuron disorder. *Neurology* 1999 ; 53 : 1071-1076.
12) Chiò A, et al. Phenotypic heterogeneity of amyotrophic lateral sclerosis : A population based study. *J Neurol Neurosurg Psychiatry* 2011 ; 82 : 740-746.
13) Wijesekera LC, et al. Natural history and clinical features of the flail arm and flail leg ALS variants. *Neurology* 2009 ; 72 : 1087-1094.
14) Patrikios JS. Contribution à l'Étude des Formes Cliniques et de l'Anatomie Pathologique de la Sclérose Latérale Amyotrophique. Paris : Paris University ; 1918.
15) Alemà G, et al. On 3 cases of the pseudopolyneuritic form of amyotrophic lateral sclerosis. Anatomic and electromyographic study. *J Neurol Sci* 1967 ; 4 : 241-257.
16) Keegan JJ. The cause of dissociated motor loss in the upper extremity with cervical spondylosis. *J Neurosurg* 1965 ; 23 : 528-536.
17) Ikusaka M, et al. Progressive dysphagia due to adult Chiari I malformation mimicking amyotrophic lateral sclerosis. *J Neurol Neurosurg Psychiatry* 1996 ; 60 : 357-358.

II. ALS の臨床像と診断
ALS の診断基準と疫学，自然歴

> **Point**
> - ALS の診断基準は，世界神経学会から提唱され 1998 年に改訂された El Escorial 診断基準（Airlie House 基準）が世界標準である．
> - 2008 年に国際臨床神経生理学会連合（IFCN）から Awaji 基準が提唱され，診断感度が上がることが報告されている．
> - ALS の発症から，気管切開を伴う人工換気なく生存を維持できなくなるまでの期間の中央値は 20 〜 48 か月であると報告されている．ただし，経過の速さには相当の個人差がある．
> - 予後不良に関連する因子として球麻痺発症，呼吸障害発症，高齢発症，栄養状態不良，症状が身体の一領域から隣接する領域に速く進展することがあげられる．これらの因子に加え，ALSFRS-R などの重症度スケールおよびその低下率，努力性肺活量が予後予測に有用である．

ALS の診断基準

　筋萎縮性側索硬化症（amyotrophic lateral sclerosis：ALS）は特に早期において，個別の患者ごとの症状・臨床所見の違いが大きい．また，各種検査技術は進歩しているが，現在も「ALS である」と特異的に示すことのできる検査はない．したがって，ALS の診断基準作成は容易ではない．

　1994 年に世界神経学会（World Federation of Neurology）は神経所見と病歴によって構成された ALS の診断基準[1]を提唱した．原案が作成された町の名前から El Escorial 診断基準と呼ばれている．この診断基準では ALS 臨床像の多彩さをふまえて，診断の確からしさに definite, probable, possible, suspected の 4 段階グレードをつけることになった．身体の運動支配領域を脳幹，頸髄，胸髄，腰仙髄の 4 領域に分け，2 領域以上で上位および下位運動ニューロン変性を示す臨床症候があれば probable，3 領域以上にあれば definite とされ，probable 以上が臨床試験登録などの基準になった．

　しかしもなく，El Escorial 診断基準では診断感度が低すぎるとの報告が相次いでなされ，電気生理学的基準を取り込んで診断感度を上げるべきであると強く指摘された．そのため 1998 年に改訂 El Escorial 診断基準（Airlie House 診断基準）[2]（**1**に抜粋）が出され，これが現在に至るまで国際的に最も標準的な ALS 診断基準となっている*1．この改訂では上位・下位運動ニューロン症候が 1 領域に限局する possible の場合に，針筋電図で 2 領域以上に下位運動ニューロン変性所見を認めた場合に clinically probable-laboratory-supported ALS とすることになった．

　2008 年に国際臨床神経生理学会連合（International Federation of Clinical

*1
本章「ALS の電気生理学的検査」（p.36）参照．

1 改訂 El Escorial 診断基準（抜粋）

ALS 診断における必須事項

A. 以下が必要
  （A：1）下位運動ニューロン症候が臨床所見，電気生理学的検査，神経病理学的検査で示される
  （A：2）上位運動ニューロン症候が臨床所見で示される
  （A：3）症状，症候が一領域内あるいは他の領域に進行性に広がることが，病歴あるいは所見から示される

B. 以下が存在しない
  （B：1）上位・下位運動ニューロン症候を説明する他疾患を示す電気生理学的あるいは病理学的所見
  （B：2）臨床所見，電気生理学的所見を説明する他疾患を示す神経画像所見

診断グレード

身体を脳幹（脳神経）領域，頸髄領域，胸髄領域，腰仙髄領域の4領域に分ける

clinically definite ALS
  臨床所見で，3領域以上に上位および下位運動ニューロン症候を認める

clinically probable ALS
  臨床所見で，2領域以上に上位および下位運動ニューロン症候を認め，上位運動ニューロン症候のある部位の一部が，下位運動ニューロン症候のある部位よりも頭側にある

clinically probable-laboratory-supported ALS
  臨床所見で，上位および下位運動ニューロン症候が1領域のみ，もしくは上位運動ニューロン症候のみが1領域にあり，かつ針筋電図で示された下位運動ニューロン障害の所見を2領域以上で認める

clinically possible ALS
  臨床所見で，上位および下位運動ニューロン症候が同一の1領域のみにある，もしくは上位運動ニューロン症候のみを2領域以上に認める．下位運動ニューロン症候を上位運動ニューロン症候の頭側にのみ認め，clinically probable-laboratory-supported ALS の基準を満たさないものも含む．十分な除外診断を必要とする

Neurophysiology：IFCN）から，針筋電図での脱神経所見と神経所見での下位運動ニューロン症候を等価と判断する Awaji 基準の提唱がなされた．Awaji 基準については別項に詳記されるが[*2]，診断感度が上がるとする報告が複数出されている．

日本においては独自の ALS 診断基準が厚生省（現厚生労働省）研究班において作成され，改訂が行われてきた．最新の改訂は，2003年に改訂 El Escorial 診断基準を基に行われ，厚生労働省の特定疾患治療研究事業における認定基準（**2**）として用いられている．

ALS の疫学

ALS のわが国における有病率や発症率（罹患率）はどのくらいなのか，全国規模で調査されたことはないが，いくつか参考になるデータがある．

2010年度に ALS として特定疾患医療受給者証を交付された患者数は8,406人[*3]であり，国勢調査による2010年人口1億2,805万6千人から計算すると人口10万人あたり6.6人となる．ただし，特定疾患医療受給者数はわが国の ALS 患者の実数を表すものではなく，申請の漏れ，生活保護受給者は特定疾患申請を行わない場合が多いことなど，捕捉率が下がる要因が複数ある．したがって ALS 患者の実数はより多いことが想定される．3年

---

*2 本章「ALS の電気生理学的検査」（p.37）参照．

*3 難病情報センターホームページ http://www.nanbyou.or.jp/

2 厚生労働省特定疾患治療研究事業　ALS認定基準

1 主要項目

(1) 以下の①～④のすべてを満たすものを，筋萎縮性側索硬化症と診断する
　①成人発症である
　②経過は進行性である
　③神経所見・検査所見で，下記の1か2のいずれかを満たす
　　身体を，a. 脳神経領域，b. 頸部・上肢領域，c. 体幹領域（胸髄領域），d. 腰部・下肢領域の4領域に分ける（領域の分け方は，2 参考事項を参照）．下位運動ニューロン徴候は，(2) 針筋電図所見（①または②）でも代用できる
　　1. 1つ以上の領域に上位運動ニューロン徴候をみとめ，かつ2つ以上の領域に下位運動ニューロン症候がある
　　2. SOD1遺伝子変異など既知の家族性筋萎縮性側索硬化症に関与する遺伝子異常があり，身体の1領域以上に上位および下位運動ニューロン徴候がある
　④ (3) 鑑別診断であげられた疾患のいずれでもない

(2) 針筋電図所見
　①進行性脱神経所見：線維性収縮電位，陽性鋭波など
　②慢性脱神経所見：長持続時間，多相性電位，高振幅の大運動単位電位など

(3) 鑑別診断
　①脳幹・脊髄疾患：腫瘍，多発性硬化症，頸椎症，後縦靱帯骨化症など
　②末梢神経疾患：多巣性運動ニューロパチー，遺伝性ニューロパチーなど
　③筋疾患：筋ジストロフィー，多発筋炎など
　④下位運動ニューロン障害のみを示す変性疾患：脊髄性進行性筋萎縮症など
　⑤上位運動ニューロン障害のみを示す変性疾患：原発性側索硬化症など

2 参考事項

(1) SOD1遺伝子異常例以外にも遺伝性を示す例がある
(2) まれに初期から認知症を伴うことがある
(3) 感覚障害，膀胱直腸障害，小脳症状を欠く．ただし一部の例でこれらが認められることがある
(4) 下肢から発症する場合は早期から下肢の腱反射が低下，消失することがある
(5) 身体の領域の分け方と上位・下位ニューロン徴候は以下のようである

	a. 脳神経領域	b. 頸部・上肢領域	c. 体幹領域（胸髄領域）	d. 腰部・下肢領域
上位運動ニューロン徴候	下顎反射亢進 口尖らし反射亢進 偽性球麻痺 強制泣き・笑い	上肢腱反射亢進 ホフマン反射亢進 上肢痙縮 萎縮筋の腱反射残存	腹壁皮膚反射消失 体幹部腱反射亢進	下肢腱反射亢進 下肢痙縮 バビンスキー徴候 萎縮筋の腱反射残存
下位運動ニューロン徴候 右記の部位に，筋萎縮，筋力低下，線維束性収縮	顎，顔面，舌，咽・喉頭	頸部，上肢帯，上腕，前腕，手，横隔膜	胸腹部，背部	腰帯，大腿，下腿，足

ごとに厚生労働省により実施される患者調査による2008年のALS受療率は2.7人/10万人で，これをもとに推計された患者総数は8,900～10,900人となる．総務省統計局による2008年10月1日現在推計人口1億2,769万2千人から計算すると，人口10万人あたりの患者数は7.0～8.5人[3]である．

地域ベースの網羅的有病率，発症率調査としては，紀平らの和歌山県における調査報告[4]がある．これによると2002年末における有病率は11.3人/10万人である．ただし和歌山県内には古座川地区に代表されるALS多発地区が存在するため，日本全体ではこれよりも有病率が少ないと考えられる．

発症率（罹患率）について，紀平らの和歌山県の報告では，1998～2002年における人口10万人あたりの年間ALS発症者は2.5人である．上述の理由により日本全体ではこれよりも発症率は少ないと想定される．土井らは日本の死亡統計を解析し，2004年におけるALSによる死亡率は人口10万人

あたり1.07人であったと報告[5]している．死亡統計は死亡診断書に記載された病名を根拠としているため，実際にはALSがあっても漏れが生じている可能性がある．したがって真のALS発症率はここで示されたALSによる死亡率より大きいと想定される．

以上の点から日本におけるALS患者総数は1万人程度，有病率は8～10人/10万人程度，ALS発症率は2人/10万人/年程度ではないかと推測される．

世界的にALSの疫学調査報告は多数ある．欧米諸国の報告では，有病率が4.0～10.3人/10万人，発症率が1.6～2.8人/10万人/年であり，わが国と類似した結果である．ただし，地域・人種による違いを検討したレビュー[6]で，ALSの発症率は白人に比して，アフリカ人，アジア人，ヒスパニックで少ない可能性があることが示されている．地域・人種などの違いでALSの疫学は異なる可能性がある．

家族性の割合について，人口ベースの患者登録データでの既報告をまとめたレビュー[7]では，家族歴のあるALSは5.1％であると結論づけている．

各年齢別のALS発症率を調査した各国の疫学調査において，結果は一定しており，50歳未満での発症は少なく，50歳代から発症率が上昇し始め，60歳代から70歳代にかけて最大となり，80歳代では減少傾向となる．ピークとなる60歳代から70歳代の発症率は和歌山県の報告[4]で男性が7～12人/10万人/年，女性が4～8人/10万人/年，男女合わせて約8人/10万人/年である．イタリア，オランダ，スウェーデン，ニュージーランドの報告ではいずれも60歳代から70歳代での発症率が10人前後/10万人/年となっている．

性別のALS発症への影響について，人口ベースの既報告を網羅的にまとめたレビュー[8]において，発症率，有病率は男性のほうが女性より高く，若年ではより男性の率が高くなると結論づけられている．発症率の男女比は報告により異なるが，おおむね男性が女性の1.3～1.4倍である．

喫煙，外傷歴，スポーツ歴がALS発症のリスクを上げるとする報告が複数ある．しかし，それぞれ有意なリスクにはなっていなかったとする報告も複数存在する．これらは肺癌における喫煙のような明確なリスク要因とは言い切れない．

ALSの生命予後

ALSの生命予後は侵襲的人工換気（気管切開を伴う人工呼吸）の有無により大きく異なりうる．世界各国のコホートスタディにより，発症からの自然歴としての生命予後が報告されているが，多くは死亡と侵襲的人工換気導入を同等のエンドポイントにしているか，侵襲的人工換気導入をほとんど行っていないコホートであるかである．侵襲的人工換気を行った場合の生命予後は，単一施設の報告など小規模なスタディのみであり確立していない．

3は1995年にアメリカの大規模施設コホートにおいて，831人のALS患

3 ALSの生存曲線

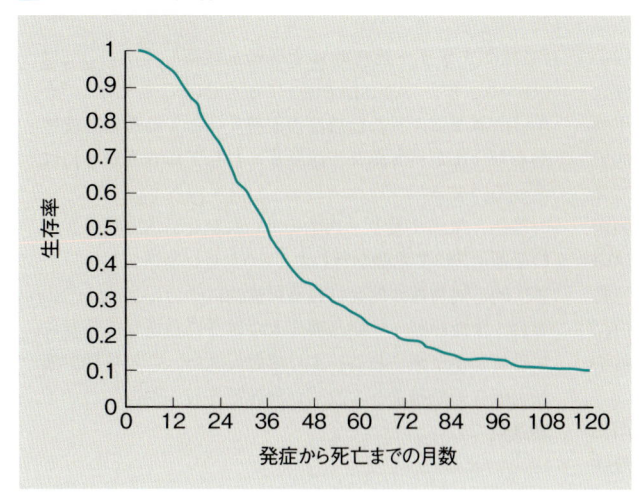

(Haverkamp LJ, et al. *Brain* 1995[9] より)

者データを解析した生存曲線[9]である．横軸の数字は発症（最初に症状を自覚したとき）から死亡までの月数を示しており，約3年で半数の患者が亡くなっていることがわかる．重要な点として，発症から1年以内に10％弱の患者が亡くなっている一方で，発症から10年を経て10％の患者が生存していることがある．すなわち，個別の患者でみると生命予後はまったく一律ではなく，進行の速い患者と遅い患者の違いは大きい．治験などで用いられる重症度スケールの低下率も患者ごとに相当な違いがあることが知られている．

世界的にはアイルランド，イタリア，アメリカなど地域ベースのコホート研究によって自然経過を把握した報告が複数あり，大規模な単一施設コホートの解析も数多くある．それらをまとめたレビュー[10]では，既報告における発症からの生存期間中央値は20〜48か月であると報告されている．また，10％程度の患者が発症後1年以内に死亡する一方で，5〜10％の患者が発症10年後に生存していることが示されている．

日本におけるALS患者自然歴の報告は厚生省研究班による死亡例調査および単一施設コホートの報告がある．1985年以降10年間のALS患者死亡例698例に対して行われた調査[11]では，発症から死亡までの全経過は全体で平均40.6±33.1か月，中央値は31.0か月，気管切開や人工呼吸器装着を行った群では平均49.1±37.2か月，行わなかった群では35.8±31.1か月であった．日本の単一施設コホートにおける解析[12]では発症からの生存期間中央値は男性29.8か月，女性31.4か月（男女での有意差なし）であった．

単一施設ベースの大規模コホートで，1984〜1999年に診断した患者と1999〜2004年に診断した患者を比較したところ，生存期間中央値が3.22年から4.32年に有意に延長したとする報告[13]や，1990年以降の治験のプラセボ群を比較解析し，生存期間が延長傾向にあることを示した報告[14]がある．リルゾール（リルテック®）や積極的な栄養補助療法，非侵襲的換気補助な

ALSの診断基準をめぐる問題点 **Column**

　最初にEl Escorial診断基準を発表する際に，作成の中心メンバーであったBrooksは，「臨床研究，治療介入研究，分子遺伝学的研究を推進できるように，実用的で国際的に受け入れられる基準を作成することが目的である」と記している[1]．研究対象患者を明確に定めてエントリーできるようにすることが主な目的であり，臨床現場において早期に治療介入できるようにすることは必ずしも目的とされていなかった．そのため，診断の特異度は優れているが感度が低いことが指摘されてきており，改訂El Escorial診断基準においても感度の問題は解決していない．

　2000年にTraynorら[15]が，アイルランドのALS患者コホートでは診断時にprobable以上であるのは56％にすぎず，死亡時まで経過を観察しても10％はpossibleまたはsuspectedにとどまることを示した．Awaji基準により診断感度が改善するとする報告が複数あるが，まだ世界標準の診断基準として確立されるには至っていない．

　現在，ALSの症状・病態の進行抑制を目的とした多数の薬剤について治験が行われており，近い将来にリルゾールに続く治療薬が開発される可能性は十分にある．その場合，早期診断，早期治療介入が現在にも増して重要になることが予想される．より感度の高い，より早期診断が可能な診断基準への改訂が課題であり，現在のところ過渡期にあると思われる．

どの治療の進歩やケアの改善により，以前のコホート研究によるデータよりも現在は生存期間が延長してきている可能性がある．

ALS 患者の予後予測

　前記のように，ALS進行は個別の患者において多彩である．進行の速さ，予後に影響する因子がいくつか知られており，診療において念頭におく必要がある．

　球麻痺発症例では発症からの生存期間が比較的短く，独立した予後不良因子であることが，数多くのコホートスタディによって示されている．呼吸障害発症例は，全体の1〜3％程度とまれであるが予後不良[16]であり，発症からの生存期間中央値が1年半程度であることが示されている．発症年齢は進行・予後を左右する因子であり，高齢になるほど発症からの生存期間が短くなることが数多くのコホート研究で報告されている．スコットランドの大規模レジストリの解析[17]では，診断時80歳以上の例では発症からの生存期間中央値が1.7年であり，より若い群に比して有意に短かった．

　診断時または経過中の栄養不良を示す指標が，独立した予後不良因子であることが複数の報告で示されている．高LDL血症のある例はない例に比して発症からの生存期間が有意に長いことを示す報告がある．しかし，アメリカの3つの臨床試験データベースの解析[18]では，生存期間に独立した因子として関連するのはbody mass index（BMI）であって，高脂血症は独立した因子ではないと報告されている．

　前頭側頭葉変性症を伴う例は伴わない例に比して有意に発症からの生存期間が短い[19]ことが示されている．しかし，それらは非侵襲的陽圧換気療法や胃瘻造設を受け入れない割合が有意に高く，その点が生存期間に影響した可能性が指摘されている．

日本の施設コホートの解析から，球筋，上肢筋，下肢筋の各領域について，症候が発症早期に複数領域に進展する例は予後不良である[20]ことが示されている．また，イングランドの施設コホートの解析から，下肢発症例において，発症後に症状が対側下肢もしくは同側上肢に進展するまでの期間が短いほど予後不良であると報告[21]されている．複数のコホート研究が改訂El Escorial診断基準でdefiniteに該当することが予後不良に関連することを示しているが，これは早期に複数領域に症候が広がったことを意味するため，同様の意味を持つと考えられる．

　治験などの際に国際的に最もよく用いられるALS重症度スケールに改訂ALS Functional Rating Scale（ALSFRS-R）があり，日本版が検証済みである．日本の施設コホート研究にて，ALSFRS-Rの低下率が強力な予後予測指標である[22]ことが示されている．また，ドイツの施設コホート研究[23]にてALSFRS-Rの総点，ALSFRS-R低下率，100日間観察した際のALSFRS-R低下量が生存期間の予測に有用であることが示されている．

　努力性肺活量（% FVC）は複数の施設コホート研究[24]で予後予測の有用な指標であることが示されている．

（熱田直樹）

文献

1) Brooks BR. El Escorial World Federation of Neurology criteria for the diagnosis of amyotrophic lateral sclerosis. Subcommittee on Motor Neuron Diseases / Amyotrophic Lateral Sclerosis of the World Federation of Neurology Research Group on Neuromuscular Diseases and the El Escorial "Clinical limits of amyotrophic lateral sclerosis" workshop contributors. *J Neurol Sci* 1994；124 Suppl：96-107.
2) Brooks BR, et al. El Escorial revisited：Revised criteria for the diagnosis of amyotrophic lateral sclerosis. *Amyotroph Lateral Scler Other Motor Neuron Disord* 2000；1：293-299.
3) 横山徹爾，土井由利子．平成20年患者調査による難病の受療状況データブック．平成22年度厚生労働科学研究費補助金難治性疾患克服研究事業特定疾患の疫学に関する研究班（研究代表者：永井正規），2011.
4) Kihira T, et al. Changes in the incidence of amyotrophic lateral sclerosis in Wakayama, Japan. *Amyotroph Lateral Scler Other Motor Neuron Disord* 2005；6：155-163.
5) Doi Y, et al. Temporal trends and geographic clusters of mortality from amyotrophic lateral sclerosis in Japan, 1995-2004. *J Neurol Sci* 2010；298：78-84.
6) Cronin S, et al. Ethnic variation in the incidence of ALS：A systematic review. *Neurology* 2007；68：1002-1007.
7) Byrne S, et al. Rate of familial amyotrophic lateral sclerosis: A systematic review and meta-analysis. *J Neurol Neurosurg Psychiatry* 2011；82：623-627.
8) McCombe PA, Henderson RD. Effects of gender in amyotrophic lateral sclerosis. *Gend Med* 2010；7：557-570.
9) Haverkamp LJ, et al. Natural history of amyotrophic lateral sclerosis in a database population. Validation of a scoring system and a model for survival prediction. *Brain* 1995；118(Pt 3)：707-719.
10) Chiò A, et al. Prognostic factors in ALS：A critical review. *Amyotroph Lateral Scler* 2009；10：310-323.
11) 桃井浩樹ほか．本邦における筋萎縮性側索硬化症の病勢経過—厚生省特定疾患神経変性疾患調査研究班調査より．神経研究の進歩 2004；48：133-144.
12) 木村文治ほか．筋萎縮性側索硬化症100例の変遷．臨床神経学 2003；43：385-391.

13) Czaplinski A, et al. Slower disease progression and prolonged survival in contemporary patients with amyotrophic lateral sclerosis : Is the natural history of amyotrophic lateral sclerosis changing? *Arch Neurol* 2006 ; 63 : 1139-1143.
14) Qureshi M, et al. The natural history of ALS is changing : Improved survival. *Amyotroph Lateral Scler* 2009 ; 10 : 324-331.
15) Traynor BJ, et al. Clinical features of amyotrophic lateral sclerosis according to the El Escorial and Airlie House diagnostic criteria : A population-based study. *Arch Neurol* 2000 ; 57 : 1171-1176.
16) Shoesmith CL, et al. Prognosis of amyotrophic lateral sclerosis with respiratory onset. *J Neurol Neurosurg Psychiatry* 2007 ; 78 : 629-631.
17) Forbes RB, et al ; Scottish ALS / MND Register. The epidemiology of amyotrophic lateral sclerosis (ALS / MND) in people aged 80 or over. *Age Ageing* 2004 ; 33 : 131-134.
18) Paganoni S, et al. Body mass index, not dyslipidemia, is an independent predictor of survival in amyotrophic lateral sclerosis. *Muscle Nerve* 2011 ; 44 : 20-24.
19) Olney RK, et al. The effects of executive and behavioral dysfunction on the course of ALS. *Neurology* 2005 ; 65 : 1774-1777.
20) Fujimura-Kiyono C, et al. Onset and spreading patterns of lower motor neuron involvements predict survival in sporadic amyotrophic lateral sclerosis. *J Neurol Neurosurg Psychiatry* 2011 ; 82 : 1244-1249.
21) Turner MR, et al. Pattern of spread and prognosis in lower limb-onset ALS. *Amyotroph Lateral Scler* 2010 ; 11 : 369-373.
22) Kimura F, et al. Progression rate of ALSFRS-R at time of diagnosis predicts survival time in ALS. *Neurology* 2006 ; 66 : 265-267.
23) Kollewe K, et al. ALSFRS-R score and its ratio : A useful predictor for ALS-progression. *J Neurol Sci* 2008 ; 275 : 69-73.
24) Czaplinski A, et al. Forced vital capacity (FVC) as an indicator of survival and disease progression in an ALS clinic population. *J Neurol Neurosurg Psychiatry* 2006 ; 77 : 390-392.

II. ALSの臨床像と診断
ALSの電気生理学的検査

> **Point**
> - ALSでは筋電図検査が診断に有用であり，広範な活動性脱神経と神経再生所見が特徴的である．
> - ALSと間違えやすい多巣性運動性ニューロパチー（MMN）や封入体筋炎（IBM）を電気診断で鑑別することが重要である．
> - ALSでは線維束性収縮電位（fasciculation potential）が頻繁に認められ，それを組み込んだAwaji基準は従来の基準より高い感度をもつと報告されている．

ALSでなぜ電気診断が必要か

　典型例では筋萎縮性側索硬化症（amyotrophic lateral sclerosis：ALS）の診断は比較的容易である．上位と下位運動ニューロン障害に合致する臨床所見，進行性の経過，感覚障害などの陰性徴候などを認め，ALS以外の疾患を除外できればALSとの臨床診断に行き着く．しかしながら臨床の現場では，ALSと容易に診断できないことは罹患早期や限局型などを代表として決してまれなことではない．また，一見ALSを思わせる著明な筋萎縮を来す場合でも進行が非常に緩徐である場合にはALSは否定的であるし，封入体筋炎（inclusion body myositis：IBM）などの筋疾患とALSとの鑑別が困難である場合もある．そういう場合に神経生理学的検査を行うことで臨床的にALSと類似した疾患を鑑別することが可能であることから，その果たす役割は大きい．種々の生理学的検査法が開発されているが，臨床的に最も有用な筋電図検査（EMG）と神経伝導検査（NCS）を中心に述べる．

神経再支配とそれに伴う診断的問題

　運動単位とは，下位運動ニューロンの脊髄前角細胞，運動神経，神経筋接合部，筋線維をまとめた概念である．前角から生じたインパルスは複数の筋線維を収縮させることになるが，運動ニューロン死が生じた場合，残存する隣接ニューロンから軸索が伸長することにより筋線維の支配は継続される．この神経再支配のプロセスが完成すれば，運動ニューロン数が減少するにもかかわらず，すべての筋線維はいずれかの運動ニューロンの支配下にあることとなり，臨床的には脱力も筋萎縮も来すことはない（**1**）．それに対して進行の速いALSでは神経再支配するまもなく次々と運動ニューロンが喪失するため，神経支配にあずからない筋線維が生じ脱力や筋萎縮を生じる．厳密にいえば，神経再支配が生じても運動機能はまったく正常に保たれるわけ

1 運動単位の概念図と神経再支配における支配筋数の増加

前角細胞　　運動軸索　　　　　筋線維

正常の
下位運動ニューロン系

神経再支配後

新たに再支配された筋線維とその軸索を灰色で示す．

ではない．神経再支配が行われた軸索は幼弱であり，神経筋接合部機能も不十分である．そのため，重症筋無力症（myasthenia gravis：MG）と鑑別困難な易疲労性を主訴とする ALS も存在する．

ALS でみられる電気生理学的異常

神経伝導検査（NCS）

　NCS の基本的説明はスペースの関係で省略し，成書を参照されたい[1]．ALS に特異的な NCS 所見は存在しない．下位運動ニューロン障害により軸索変性や筋萎縮が起こるため，運動神経伝導検査では複合運動電位（CMAP）の振幅が低下することがあるが，それ以外のパラメータである潜時や神経伝導速度は基本的には正常である．正確にいえば，伝導速度の速い太い運動神経が障害されれば，それに伴う神経伝導速度の軽度の低下や潜時の軽度延長は ALS を否定するものではない．F 波検査は運動神経の全長における伝導を評価するものであるが，伝導速度が正常であることから考えても F 波潜時は正常である．しかしながら，F 波の誘発頻度が異常となることが ALS ではあり得る．F 波は通常 10〜16 発の電気刺激により F 波の出現率をみるが，ALS では出現率が低下傾向にある場合が多い．それは前角細胞の変性に伴う興奮性の低下により説明される．また，上位運動ニューロン障害を反映し，逆に下位運動ニューロンの興奮性が亢進し F 波振幅が増大することもある．

　感覚神経伝導検査では基本的には正常所見が得られるが，ALS 患者での

腓腹神経生検では過半数に感覚神経軸索変性を認めたとの報告もあり，軽度の感覚電位振幅低下は ALS の診断を否定するものではない．また，摂食低下によるビタミン欠乏などの二次性の感覚性ニューロパチーも起こり得る．

ALS が疑われる患者において鑑別に重要な疾患は多巣性運動性ニューロパチー（multifocal motor neuropathy：MMN）である[2]．MMN は末梢神経を障害し，局所性脱髄が病態の主体である．免疫グロブリン大量療法（IVIg）が有効であるため，いわゆる"治る ALS"として見逃してはならない疾患である．運動神経伝導検査で局所の脱髄を示唆する所見は伝導ブロック（CB）や異常な時間的分散（temporal dispersion）である．詳細は成書に譲るが，いずれにしても末梢神経近位部刺激により，遠位部刺激で得られる CMAP の陰性成分面積に比して 50％ 以上の減少を認めることが共通である（基準により詳細はやや異なる）．両者の鑑別は CMAP 持続時間であり，近位部刺激にて遠位部刺激に比して著明な持続時間延長を認める場合は temporal dispersion であり，そうでない場合は CB である．しかしながら，神経根など電気刺激が容易でない部位に脱髄があれば電気生理学的に脱髄を証明することは技術的に困難であり，ALS との鑑別が困難な場合もある．補助検査として MRI や超音波にて脱髄を示唆する神経腫脹所見の有無を評価することも必要である．また，中枢・末梢神経脱髄疾患に特徴的な易疲労性を運動負荷前後の NCS や磁気刺激により評価することの有用性も報告されている[3]．

筋電図検査（EMG）

EMG を行うことにより広範な活動性かつ慢性の脱神経を検出することが電気生理学的検査の目的である．「広範さ」を定義するため，まず全身を 4 か所のセグメントに分けるアプローチが取られてきた，すなわち脳神経部（cranial segment），頸髄部（cervical segment），胸髄部（thoracic segment），腰仙髄部（lumbosacral segment）である．頸髄部と腰仙髄部では脊椎症や単ニューロパチーの有病率が他のセグメントより高いことなどから，異なる末梢神経ならびに神経根支配を受ける複数筋で EMG 異常を認めて初めてその髄節セグメントで脱神経が起こっていると定めている．遠位部優位に起こる末梢神経障害などと鑑別するため，遠位部と近位部の筋をバランス良く検査するのがよい．スクリーニング検査の組み合わせ例としては，頸髄部では第一背側骨間筋（FDI），上腕二頭筋，上腕三頭筋，橈側手根屈筋などを，腰仙髄では大腿四頭筋，前脛骨筋，腓腹筋，腸腰筋などを代表的筋とし，臨床症状や合併疾患などを考慮し検査する筋を適宜選択する．これらの筋で EMG 所見が明らかでなければ，さらに数筋追加することもまれではなく，長時間にわたる検査が患者に与える苦痛をよく理解しつつ検査にあたることが重要である．

■脱神経電位

運動神経軸索の障害により安静時の異常放電として脱神経電位が生じる．異常を来す筋線維と針電極との位置関係により線維自発電位（fibrillation

Keywords

EMG
EMG（electromyography）あるいは日本語で筋電図という用語はやや混乱して用いられることがある．狭義には表面記録電極による表面筋電図や針電極を用いた針筋電図を指す．しかし，臨床の場ではほとんどの場合，神経伝導検査（NCS）との両者を施行するため EMG または筋電図検査といえば NCS と狭義の EMG の両者を含めた末梢神経系の電気生理検査を指すことが多い．

potential：fib）あるいは陽性鋭波（positive sharp wave：PSW）を来す．これらの異常電位の検出は経験のある電気診断医にとっては困難なものではない．しかし，fib や PSW は ALS でよく観察される波形ではあるが，ALS に特徴的なものではまったくない．末梢神経外傷，単ニューロパチー，多発ニューロパチー（polyneuropathy），脊椎症性神経根症などの末梢神経障害のみならず，筋疾患でも起こり得るものであり，波形からも ALS とそれ以外の疾患との鑑別はできない．

■神経再生所見

ALS では進行性の下位運動ニューロン死に対して残存する運動ニューロンが軸索を伸展し筋線維を再支配する（**1**）．運動単位電位（MUP）は支配筋数の増加に比例して増大する．具体的には MUP 振幅の増加や MUP 持続時間の延長である．再支配により新たに支配された筋線維につながる軸索は細く幼弱であるため，前角細胞からのインパルスが到達することが遅れるなどの理由から正常 MUP に比べ多相波の傾向を来すことも神経再生所見の一つである．それらの幼弱な軸索に支配された筋線維の神経筋接合部もやはり幼弱であり，伝導が不安定である．そのため，一見同じ運動単位からの発火と思われる MUP の形態を詳細に検討すると MUP 振幅や相数が異なることも多く（unstable MUP），神経再支配が起こったのが比較的最近であることを示唆する．この unstable MUP の存在は進行のきわめて緩徐で安定した神経筋接合部をもつポリオや頸椎症性神経根症などとの鑑別に有用である．前角ニューロン死により筋収縮に参加できる運動単位数が減少するため，筋収縮による筋の動員（recruitment）が遅くなる（late recruitment）．進行した ALS では単一の運動単位電位が 30～40 Hz の非常に速い周波数の放電を来しながらも，他運動単位を動員できない高度な late recruitment を認める場合も多い．

■線維束性収縮電位（fasciculation potential）

臨床的には線維束性収縮は ALS に特徴的所見であるが，MMN などの他疾患でも認められる．線維束性収縮の機序は完全にはわかっていないが，多くは運動神経末端に起源をもち，軸索の異常興奮性に伴い異常発火を来すものと考えられている．発射パターンはランダムであり，発射ごとに形態も変わることが多い．線維束性収縮や筋クランプが生じる良性疾患（cramp-fasciculation syndrome）と ALS との鑑別がよく問題になるが，針筋電図でみられる fasciculation potential を比較することで両者が鑑別できると従来考えられていた．すなわち，良性の fasciculation potential は比較的発射頻度が低く，形態は単純な三相波を来すことが多く，ALS では発射頻度が高く多相波を来す場合が多いという考えである．しかしながら，最近の報告によると，良性疾患と ALS を fasciculation potential の形態では区別できず，安易な診断は慎むべきである．ただ，ALS の場合は神経再生所見を来すことが多く，cramp-fasciculation syndrome では MUP は正常であることから両者の鑑別は多くの場合問題とはならない．

Key words

contraction fasciculation

線維束性収縮（fasciculation）と間違いやすい臨床所見である．軸索変性に引き続き著明な神経再支配が完成したときに認められる．筋の弱収縮により多数の筋線維が収縮するため視診にて筋収縮を認めることができる現象であり，安静時に観察される真の線維束性収縮とは機序が異なる．

2 Awaji 基準の概要

1-1. ALS における針筋電図所見

(1) 下位運動ニューロン異常を検出するための臨床所見と筋電図所見は同じ重要度をもつ
(2) 以下に示すような慢性脱神経所見を認めること
　(a) 運動単位電位（MUP）が高振幅，長持続時間であること．多くの場合，多相波を伴う
　(b) 運動単位の動員低下（late recruitment）．運動単位の低下に伴う速い発火頻度を認めるが，上位運動ニューロン障害により発火頻度に異常のない場合もあり得る
　(c) 狭いバンドフィルタを用いることで不安定で多相性の運動電位を認めることが多い
(3) ALS では線維自発電位（fibrillation potential）や陽性鋭波（positive sharp wave）は脱力・筋萎縮のない筋に認めることが多い
(4) ALS で慢性脱神経が存在する場合には，線維束性収縮電位（fasciculation potential）と線維自発電位・陽性鋭波は臨床的重要度において同格である．線維束性収縮電位は多相性であるものを認めることが望ましい

注：項 1 の提唱により改訂 El Escorial 基準で存在する clinically probable laboratory-supported ALS カテゴリーは clinically probable カテゴリーに統一される

1-2. ALS に合致する神経伝導検査所見

(1) 感覚神経伝導検査は通常正常所見を呈する．ただし，原因の明らかなニューロパチーによる軽度の検査異常は ALS の診断を否定しない
(2) 運動神経伝導速度が正常下限の 75％以上，最短 F 波潜時が正常上限の 130％以下であること
(3) 遠位部刺激による運動電位（CMAP）潜時と持続時間が正常の 150％以下であること
(4) 以下に定義する伝導ブロックや異常な時間的分散を認めないこと：近位部刺激による CMAP 陰性成分面積が遠位部刺激のそれに比して 50％以上の減少を認めること（ただし，遠位部刺激時の基線から陰性頂点までの CMAP 振幅は 1mV 以上であること）．その場合，CMAP 陰性要素の持続時間が遠位部刺激に比して 30％以下の延長であれば伝導ブロックを示唆し，それ以上であれば異常な時間的分散を示唆する

　Awaji 基準はエキスパートの経験に基づく推奨基準であったため evidence-based でない，との批判もある．Awaji 基準が意図した通り ALS の早期診断に寄与できるか臨床現場での検証が重要である．本稿の執筆時点（2013 年 4 月）で 10 前後の英語論文が発表され，ALS が疑われる患者において改訂 El Escorial 基準と Awaji 基準との検出感度を比較する試みがなされている（3）．ほとんどの報告では改訂 El Escorial 基準と Awaji 基準とを比較し，Awaji 基準の感度が優位であることを示している．しかしながら，いくつかの報告では clinically probable-laboratory-supported ALS カテゴリーが Awaji 基準で廃止されたことによる問題点が指摘されている．このカテゴリーでは上位運動ニューロン障害を示す臨床所見は脳神経・頸髄・胸髄・腰仙髄部の 1 部位で満たせばよかったが，clinically probable ALS カテゴリーでは 2 部位となっている分だけ検査感度が減少した．本来 Awaji 基準は改訂 El Escorial 基準の電気診断基準のみを改訂する意図で作成されたものであり，上位運動ニューロン所見の部位数については言及されていないため，より総合的な視点から臨床所見と電気生理学的検査所見をまとめた診断基準を作成する必要があると考えられる．別の懸念であった，Awaji 基準の偽陽性の問題，つまり，ALS 類似疾患を誤って ALS と診断してしまう可能性については現在までの報告では問題となっていない．

される．脳神経部，頸髄部，胸髄部，腰仙髄部のセグメントで必要となる筋数が異なり，脳神経部と胸髄部では1筋，それ以外の部位では末梢神経と神経根支配の異なる複数筋での筋電図異常を認めることが条件となっている．

Awaji 基準

　改訂 El Escorial 基準は広く受け入れられることとなったが，問題点もあることが指摘された．その一つは，診断感度の低さである．同一筋で活動性脱神経と再生所見の両方を満たさないと異常筋としてカウントされないことがその理由の一つである．下位運動ニューロン死が比較的緩徐の場合，神経再支配がタイムリーに行われるため明らかな活動性脱神経所見がみられないことがある．そのような所見は比較的早期の ALS における筋力の保たれた筋に認めることが多い．第2点は，probable ALS で下位運動ニューロン障害の所見を臨床的に認める場合と EMG で認める場合を完全に分離している点である．前者は clinically probable ALS のカテゴリーに入り，後者は clinically probable-laboratory-supported ALS に入る．ほとんどの電気診断医がもつ概念として，「電気生理学的検査は臨床所見の延長であり，ハンマーで腱反射を診るように電気生理学的検査を使いこなす」というものがあり，臨床所見と筋電図所見は同等であるべきである．第3点は，ALS で鑑別を必要とする MMN などの疾患に対する電気診断基準がアップデートされているため，その基準を ALS 電気診断基準にも盛り込むことが必要である．

　これらの理由から，改訂 El Escorial 基準に替わる新しい電気診断を作るべき，との機運が最近高まった．2006年に世界から集まった ALS のエキスパートによるカンファレンスが淡路島で行われ，開催地を取って Awaji 基準として知られるようになった（**2**）[9]．上記の問題点を改善するため以下のような改訂がなされた．第1点に対しては，線維束性収縮電位の重要度を増加させた．改訂 El Escorial 基準では電気診断に無視されていた線維束性収縮電位であるが，EMG で神経再生変化を伴うときに限って活動性脱神経の指標とすることとなった．この意図するところは，神経再生がスムーズに行われている，比較的筋力の保たれた筋では線維自発電位や陽性鋭波の出現が比較的低いという経験に基づく．そのため，前角細胞障害に伴う神経興奮性の増加を線維束性収縮電位でとらえ，神経再生所見と組み合わせることで良性線維束性収縮の除外を図っている．しかしながら，両所見の組み合わせは ALS に特異的ではないことは重要である．第2点に対しては，下位運動ニューロン障害所見は臨床的あるいは電気生理学的に認めればよいことを示した．つまり，同一の肢で1筋は臨床的，もう1筋は筋電図で下位運動ニューロン障害があれば合わせて2筋とカウントする，ということである．この考え方より，改訂 El Escorial 基準では clinically probable ALS と clinically probable-laboratory-supported ALS とに分けられていたものが自然と融合し laboratory-supported のカテゴリーは廃止された．第3点は脱髄性ニューロパチーなどの最近の診断基準を受け，神経伝導検査の基準を改訂した．

基準を示し，それが現代においても批判に耐え得るものであることは感嘆に値する[7]．発表当時にはMMNの存在が知られておらず伝導ブロックの記載がないことなどの理由からアップデートが望まれたため，後述する基準が提唱された．

Lambert基準ではALSと診断されるためには次の4項目のすべてを満たす必要がある．

①四肢に頭部を加えた5部位のうち少なくとも3部位に筋電図上，線維自発電位（fib）あるいは陽性鋭波（PSW）を認めること．ただし，異なる末梢神経ならびに神経根で支配される複数の筋にて所見を認めることが必要である．

②感覚神経伝導検査が正常であること．

③運動神経伝導検査が正常であること．ただし，運動誘発電位の振幅が非常に低い場合伝導速度は正常下限の70%まで低下しても認められる．

④針筋電図にて動員遅延パターン（late recruitment）を認め，運動単位電位は持続時間と振幅が増加する．

さらに，Lambertの複数の論文で取り扱いが異なっているが，第1項でさらに線維束性収縮電位を認める必要がある，としているものもある．第1項を認めるためには広範な脱神経が必要であり，早期診断には感度が低いことが指摘されている．

改訂El Escorial基準

Lambert基準の基本的コンセプトは正しいものではあるが，他疾患との鑑別に問題があり新たなALS診断基準を作成することが望まれた．世界神経学会（WFN）がスペインALS協会の定めた基準をもとにEl Escorial基準として臨床的ならびに電気生理学的ALS診断基準を設定した．Lambert基準と異なり，この基準では臨床的診断確実性を4段階に区分するなどの新しい試みがなされた．しかしながら，臨床基準と筋電図基準との整合性が取れていないことなどの不備が指摘されたため，改訂基準を制定する必要が生じ1998年に改訂El Escorial基準（あるいは会議の開催地を取ってAirlie House基準）が作成された[8][*1]．改訂点で重要なことは，特定部位の筋力低下・筋萎縮という臨床的所見を筋電図学的所見で代用することを認め，筋力低下と萎縮を筋電図学的な下位運動ニューロン変性と同等においたことである．下位運動ニューロン変性とは活動性脱神経所見（線維自発電位，陽性鋭波）と神経再生所見（高振幅・長持続性運動単位）があり，かつ動員パターンの低下所見があることである．これらの試みによって，臨床的には明らかでない脱神経所見を筋電図で検出し，ALSの早期診断ができるようになると期待されたが，実際には発症から診断確定までの期間に短縮はないと報告された．改訂El Escorial基準では身体1部位に上位・下位運動ニューロン障害がある場合，少なくとも2肢以上に活動性脱神経と神経再生所見を認めれば「ALS可能性高し，検査陽性（clinically probable-laboratory-supported ALS）」と診断

*1
本章「ALSの診断基準と疫学，自然歴」**1** (p.24) 参照．

上位運動ニューロン障害の評価

　神経生理学的検査による上位運動ニューロン評価は研究レベルでは種々の方法が提唱されているが，これらの方法は筋電図検査と比較すると技術的困難を伴い，臨床の現場で容易に実践できるものではない．そのため，最近提唱された Awaji 基準（後述）でも上位運動ニューロン障害の評価は臨床所見のみに委ねられることになっており，今後の進歩が期待される．

■磁気刺激法

　上位運動ニューロンを刺激する場合，頭蓋骨上から電気刺激にて行うことは強い刺激強度を要するため安全性などの点から困難である．経頭蓋からの無侵襲アプローチとしては磁気刺激（TMS）がより適している．短時間の強い磁気刺激を与えることで大脳皮質に電流が生じ，運動野を適切に標的とすることで上下肢筋の筋収縮を運動誘発電位（MEP）として記録することができる[4]．TMS による MEP は末梢神経電気刺激で得られる振幅に比べ非常に小さく，刺激ごとの変動が大きいため，MEP 振幅は上位運動ニューロン機能評価には信頼度が低い．それに比して，中枢神経伝導時間（CMCT）は比較的再現性が良い．CMCT は大脳刺激により得られる MEP 潜時と脊髄根刺激による潜時との差を取るもので，伝導遅延は中枢での太い有髄運動線維の変性・消失を示唆するものと考えられる．しかしながら，CMCT は早期の ALS では検出感度は高くない．

　次に，cortical silent period（CSP）とは，一次運動野を磁気刺激し MEP が生じた直後から随意収縮による筋活動電位が短時間消失する現象である．GABA 作動性抑制ニューロンの関与した皮質抑制機序により説明され，一般的に ALS では CSP が短縮する．また，TMS と末梢神経での電気刺激により衝突（collision）を生じさせることで中枢での運動伝導不全を検出する triple stimulation 法も報告されており，単純な MEP に比べ ALS においてより高い検出感度が報告されている[5]．

神経筋接合部の異常

　先述の通り，神経再支配を受けた筋線維を支配する運動神経軸索や神経筋接合部は幼弱であり，伝達頻度が上がるほどそれらの機能不全が明らかとなってくる．臨床的に ALS の患者で易疲労性を来すことが多く，まれには著明な易疲労性が前面にたち重症筋無力症（MG）と誤診されることもある．MG の鑑別に重要な検査には反復刺激検査があるが，ALS においても MG と同様の漸減現象を示すことがある[6]．

ALS の電気診断基準

Lambert 基準

　近代筋電図の父といってもよい Lambert は 50 年以上前に ALS の電気診断

3 Awaji 基準と改訂 El Escorial 基準を用いた検査感度の比較

著者	発表年	ALS 患者数	検出感度 改訂 El Escorial 基準	検出感度 Awaji 基準	コメント
de Carvalho ら	2009	55	53%	95%	
Douglass ら	2010	205	28%	61%	
Boekestein ら	2010	213	55%	71%	
Chen ら	2010	46	57%	87%	
Schrooten ら	2011	200	66%	85%	大規模な前向き研究．すべての病期で Awaji 基準がより高い感度
Okita ら	2011	51	40%	94%	筋力正常の筋では線維束性収縮電位を認めやすい Awaji 基準は平均4か月早期に診断基準を満たした
Higashihara ら	2012	139	43%（筋電図基準＋上位運動ニューロン所見）	37%（筋電図基準＋上位運動ニューロン所見）	Awaji 基準で厳しくなった上位運動ニューロン所見が感度を低下
Noto ら	2012	113	61%	70%	球麻痺発症型で Awaji 基準が有用

改訂 El Escorial 基準の電気診断基準のみを Awaji 基準と比較した場合は Awaji 基準の検査感度が優位であるが，臨床基準も含めた改訂 El Escorial 基準全体と比較すると検査感度はほぼ同様である．臨床的に上位運動ニューロン機能異常を示す部位数が Awaji 基準では多くなり得ることがその理由である．

その他の電気生理学的検査

運動推定単位数（MUNE）

　先述した通り，前角ニューロン死が生じても神経再支配が効率的に行われた場合，臨床的に脱力や筋萎縮を示すことはない．神経伝導検査においても運動神経 CMAP の振幅は正常に保たれる．針筋電図では再生所見を認めることは比較的容易ではあるが，その所見は針電極の先端部近傍の限られた部分を評価するものであり，経時的評価には適さない．下位運動ニューロン軸索数は ALS の経過に伴い減少し，生命・機能予後に関連するものと考えられるため非侵襲的手段による生理学的マーカーとしての利用が検討されてきた．

　MUNE は神経伝導検査により機能的運動軸索数を計算するものであり，CMAP 振幅を単一の運動単位電位（MUP）振幅で割ると得られる．問題となるのは MUP 振幅の測定法であり，漸増法，統計法，F 波法，多点刺激法などがこれまで考案されているが，技術的に単純な方法をとれば MUP が単一運動単位由来かの検討が困難であり，それを克服するためには技術的に複雑で臨床現場での応用が困難であるというジレンマを抱えている[10]．

閾値追跡法

　神経細胞膜でパッチクランプ法などを用いると膜電位やイオンチャネル機

能などを測定することができるが，BostockらはそれをCMAPやSNAPを用いて同様のデータが得られることを示した[11]．別項にてALSにおける軸索機能評価とその異常につき述べられている*2．

筋インピーダンス

筋インピーダンスは比較的容易に測定でき，筋組織と脂肪組織との違いから体脂肪の検出に用いられるなどの用途がある．Rutkoveらのグループは筋局所でのインピーダンスの測定を行うことにより，ALSなどの神経変性疾患や筋ジストロフィーなどの筋疾患で特徴的なインピーダンスのパターンを示すことを示した[12]．ALSの場合，この変化は神経再支配を反映するものと思われ，無侵襲的に下位運動ニューロンの変性を評価することが可能となった．この稿で述べた他の電気生理学的検査とは原理をまったく別とする方法であり，今後の発展が期待される分野である．

（野寺裕之，梶　龍兒）

*2
本章「ALSにおける運動ニューロン軸索興奮性の変化」（p.41）参照．

文献

1) Kimura J. Electrodiagnosis in Disease of Nerve and Muscle: Principles and Practice. New York: Oxford University Press; 2001.
2) Nobile-Orazio E, et al. Multifocal motor neuropathy: Current concepts and controversies. *Muscle Nerve* 2005; 31: 663-680.
3) Nodera H, et al. Activity-dependent conduction block in multifocal motor neuropathy: Magnetic fatigue test. *Neurology* 2006; 67: 280-287.
4) Mitsumoto H, et al. Transcranial magnetic stimulation for upper motor neuron involvement in amyotrophic lateral sclerosis (ALS). *Suppl Clin Neurophysiol* 2006; 59: 327-332.
5) Rosler KM, et al. Quantification of upper motor neuron loss in amyotrophic lateral sclerosis. *Clin Neurophysiol* 2000; 111: 2208-2218.
6) Killian JM, et al. Decremental motor responses to repetitive nerve stimulation in ALS. *Muscle Nerve* 1994; 17: 747-754.
7) Lambert E. Electromyography in amyotrophic lateral sclerosis. In: Kurland LT, et al (editors). Motor Neuron Diseases. New York: Grune & Stratton; 1969, pp.135-153.
8) Brooks BR, et al. El Escorial revisited: Revised criteria for the diagnosis of amyotrophic lateral sclerosis. *Amyotroph Lateral Scler Other Motor Neuron Disord* 2000; 1: 293-299.
9) de Carvalho M, et al. Electrodiagnostic criteria for diagnosis of ALS. *Clin Neurophysiol* 2008; 119: 497-503.
10) Bromberg MB, Brownell AA. Motor unit number estimation in the assessment of performance and function in motor neuron disease. *Phys Med Rehabil Clin N Am* 2008; 19: 509-532, ix.
11) Bostock H, et al. Threshold tracking techniques in the study of human peripheral nerve. *Muscle Nerve* 1998; 21: 137-158.
12) Rutkove SB. Electrical impedance myography: Background, current state, and future directions. *Muscle Nerve* 2009; 40: 936-946.

II. ALSの臨床像と診断

ALSにおける運動ニューロン軸索興奮性の変化

> **Point**
> - ALSを特徴づける臨床症状である線維束性収縮（fasciculation）は運動神経軸索遠位部から発生しており、軸索興奮性の増大に起因している。
> - ALS軸索イオンチャネルの解析では持続性Na電流の増大とK電流の低下が認められる。
> - ALSにおいて母指球筋が小指球筋より早期に萎縮する（split hand）ことが知られており、母指球筋支配の軸索では小指球筋軸索よりも生理的に持続性Na電流は増大し、K電流は低下している。
> - ALSにおいて軸索Na電流が増大している群の生存期間は有意に短い。
> - 軸索興奮性増大は運動ニューロン死に関連している、あるいは運動ニューロン死を加速している可能性があり、新規の治療点となり得る。

線維束性収縮と軸索興奮性

　筋萎縮性側索硬化症（amyotrophic lateral sclerosis：ALS）は進行性に上位および下位運動ニューロンの系統変性を来す代表的な神経難病である[1]。筋電図・神経伝導検査はALSの診断には有用であるが、ALSの病態によってもたらされた神経変性の結果を検出するものであり、病態そのものに迫る手法としての意義は限られていた。近年新たなアプローチとして、下位運動ニューロンの軸索特性の変化を検討することが可能となり[2]、ALSの病態に神経生理学的側面から迫ろうとする一連の研究が進められている。これまでの検討の結果をまとめると、「脊髄運動ニューロン軸索の興奮性は増大している」ことに集約される。

　軸索興奮性増大に対応するALSの臨床症候の最大の特徴は線維束性収縮（fasciculation）である。線維束性収縮は一般に下位運動ニューロン徴候とされてきたが、神経原性筋萎縮性疾患の中で広範な線維束性収縮を呈するものはALSのみである。このことは線維束性収縮が筋萎縮性疾患の中でALSにかなり特異的に生じており、運動ニューロン死に関与している可能性を示唆している。多くの線維束性収縮は遠位部軸索から発生することから[3]、ALS運動ニューロンの軸索特性はそれに応じて変化している。軸索興奮性は内向き興奮性コンダクタンスであるNa電流と外向き抑制性であるK電流、静止膜電位などにより規定されている[1]。ALSにおいて軸索Na電流とK電流はそれぞれ興奮性を増大させる方向に変化している。

線維束性収縮の発生機序

　線維束性収縮は運動単位（運動神経軸索）の自発発射により生じる[3]．したがって，ALSにおける軸索興奮性は増大している．他に線維束性収縮を特徴とする代表的疾患として，アイザークス症候群と多巣性運動性ニューロパチーがあげられる．アイザークス症候群は軸索の電位依存性Kチャネルに対する自己抗体が原因であり，この疾患でみられる線維束性収縮やミオキミアはKチャネルの機能低下に起因する軸索興奮性増大による自発あるいは反復発射である[4]．K電流は外向き（outward）の電流であり，陽イオン（K^+）が軸索外に出ることにより膜電位は過分極側に偏位する．すなわちK電流は軸索興奮性にとって抑制性のコンダクタンスである．多巣性運動性ニューロパチーにおける線維束性収縮のメカニズムは明らかではないが，病変部軸索の静止膜電位が脱分極側に偏位していることが仮説として提唱されている[5]．

　軸索の自発発射を来す興奮性増大のメカニズムとして，①持続性Naチャネルの活性化，②Kチャネルの機能低下，③静止膜電位の脱分極側への偏位，などがあげられる．1990年代に英国王立神経研究所のBostockにより開発されたthreshold tracking法を用いた軸索興奮性測定（nerve excitability testing）は1990年代後半から臨床応用が広まった[2]．この方法を用いてALSにおける軸索興奮性の変化についてはこれまでに持続性Na電流の増大と，K電流の減少という2つの軸索特性の変化が存在し，相乗的に軸索興奮性を増大させて線維束性収縮の発生に関与していることが推定されている．

ALSにおける軸索イオンチャネル異常

持続性Na電流の増大

　電位依存性Naチャネルは分子構造から10種類に分類されており（Nav1.1〜1.9およびNavx），それぞれ臓器特異性が認められる．Nav1.1〜1.3は中枢神経，Nav1.4は骨格筋，Nav1.5は心筋に発現している．末梢神経ランヴィエ絞輪においては主にNav1.6が発現している．この分類とは別に，Naチャネルの1〜2%は安静時（静止膜電位）に開口しており，持続性Naチャネルと呼ばれている[2,6]．この持続性Naチャネルを介した内向き電流は，静止膜電位を脱分極側に変動させており，軸索興奮性を増大させる．持続性Na電流の評価法としては，強さ・時間曲線時定数（strength-duration time constant：SDTC）とlatent addition（LA）法という2つの方法がある．方法論については別項を参照されたい[7]．

　1998年にMogyorosらによりALSの運動神経軸索においてSDTCが健常対照より延長していることが初めて報告され，持続性Na電流が増大していることが示された[8]．その後の複数の追試においてもALSにおいてSDTCが延長することは確認されている[5,9-12]．この持続性Na電流の増加は膜電位を脱分極方向へ偏位させて線維束性収縮の発生に関わっていることは想像さ

1 筋萎縮性側索硬化症における持続性 Na 電流の変化

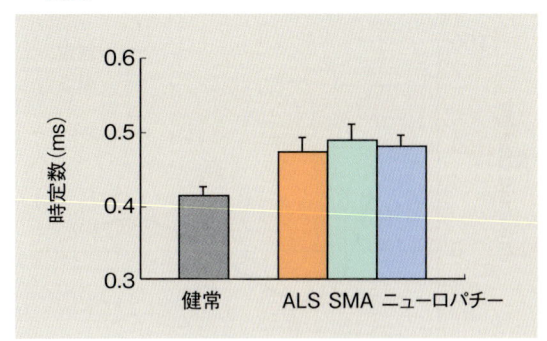

強さ・時間曲線時定数は持続性 Na 電流と正相関する．筋萎縮性側索硬化症（ALS），脊髄性筋萎縮症（SMA），軸索変性型ニューロパチーにおける強さ・時間曲線時定数による持続性 Na 電流の評価は各疾患群で健常対照と比較して持続性 Na 電流が増加している所見がみられるが，その程度は ALS で軽い．

（Kanai K, et al. *Brain* 2006[10] より改変）

れる．さらに，LA 法による持続性 Na 電流の評価においても電流の増大が確認された[12]．**1** に ALS における SDTC の延長を示す．

しかし SDTC の延長は ALS に特異的ではなく，脊髄性筋萎縮症や軸索変性型ニューロパチーなど下位運動ニューロンやその軸索を障害する疾患で非特異的に認められることが明らかになった[12]．ALS を含む下位運動ニューロンを障害する疾患における持続性 Na 電流増加のメカニズムについては明らかにされていないが，われわれは collateral sprouting（側芽形成）あるいは軸索再生に伴う変化ではないかと考えている．すなわち，脱神経が起こると，残存する運動ニューロンからの sprouting による神経再支配が生じる．この際に伸展していく軸索の先端（growth cone）には Na チャネルが過剰に発現することが知られている[13]．そのような状況においては，Na チャネルの総数も増加し，さらにより興奮性の高い持続性チャネルの比率が増加している可能性が考えられる．しかし ALS において特異的なメカニズムにより持続性 Na チャネルが増加している可能性は残される．

K 電流の低下

軸索 K チャネルは機能的に kinetics が速い fast K チャネルと，遅い slow K チャネルに分類される．前者はランヴィエ絞輪の傍の juxta-paranode と呼ばれる部位に局在して主に反復発射の抑制をしている．後者はランヴィエ絞輪に高密度（絞輪間部の 25 倍）に存在するが軸索全長にわたって分布し，静止膜電位の調整をしている[2]．K 電流は外向き電流であり，軸索膜が脱分極側に偏位した場合に，これを代償して過分極側に引き戻すように働いている．K チャネルの機能低下があると，軸索に脱分極性の負荷がかかった場合に代償が働かずに，異常な異所性発射につながる．

K チャネルの評価法としては threshold electrotonus（TE）と二重刺激法による supernormality がよく用いられる[2]．

2-A に示されているように TE において脱分極側の波形をみると ALS は健常対照より上方に開いている．この所見は Bostock ら[14] により 1995 年に最初に報告された．その後 2006 年に千葉大学の Kanai ら[10] は 58 名の ALS

2 ALSにおける threshold electrotonus（A）と興奮性回復曲線（B）

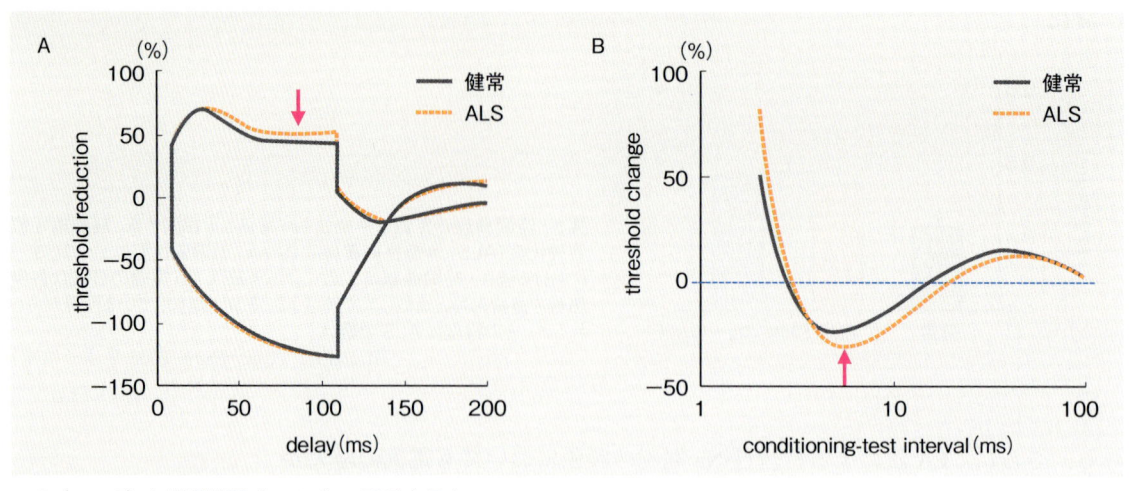

ALS（n=58）と健常対照（n=25）の所見を示す．
A：ALSでは脱分極刺激に対して波形が上方にシフトしている（→）．これはKチャネルによる代償（accommodation）が低下していることを示す．
B：ALSではsupernormalityが有意に大きく（→），Kチャネル機能の低下を示唆している．

（Kanai K, et al. *Brain* 2006 [10] より改変）

のTEを解析し同様の所見を確認し，さらに二重刺激ではALS群でsupernormalityが大きくなっていることを示した．これらの所見はALSにおいて軸索K電流が低下していることを示している．TEとsupernormalityから推測されるKチャネルの機能低下がALSに特異的であるかについては，今後の確認が必要であるが，上記の持続性Na電流の増大と合わせて相乗的に軸索興奮性を上昇させていると考えられる．

ALSにおける解離性小手筋萎縮―split hand

　線維束性収縮以外に，ALSの症候を特徴づける臨床症候として，近年 split hand と呼ばれる解離性小手筋萎縮が注目されている．短母指外転筋（APB），第一背側骨間筋（FDI），小指外転筋（ADM）など手首より遠位に起始と終止を持つ筋は，手内筋あるいは小手筋と呼ばれる．ALSにおける解離性小手筋萎縮の初めての記載は1992年に Eisen らによってなされた[15]．彼らはALSの病態に関する総説の中で，「ALS患者においてはAPB（母指球）がADM（小指球）よりも常に強く障害される」と記述したが，具体的なデータは示さなかった．この当時 Eisen らはALSの一次性病変は上位運動ニューロンにあり，神経伝達物質であるグルタミン酸の過剰によって下位運動ニューロン変性が起こることを主張していた．母指球筋は小指球筋よりもヒトとして複雑な運動をするために，より多くの上位ニューロンからのシナプスが存在するためALSでは母指球優位の筋萎縮がみられると唱えた．

　筆者らは1999年にALS患者におけるAPBの運動単位数減少はADMよりもはるかに高度であることを示し，これを解離性小手筋萎縮と称して発表した[16]．翌年 Cleveland Clinic の Wilbourn は FDI と ADM を比較すると FDI

3 ALS患者に認められた split hand

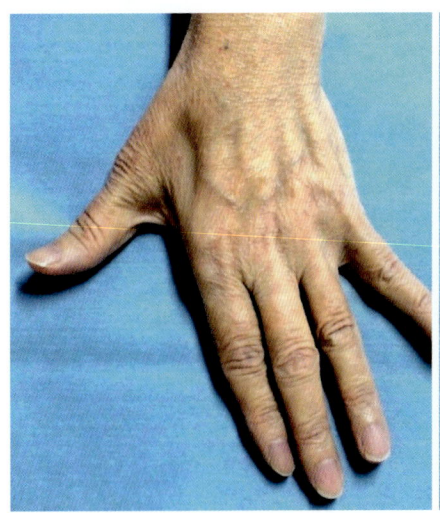

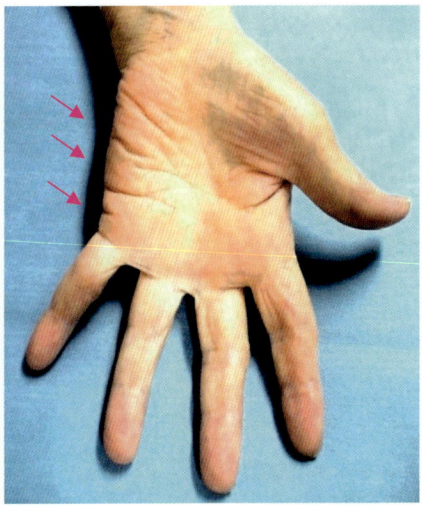

第一背側骨間筋，短母指外転筋の萎縮が目立つのに対して小指外転筋（→）は正常に保たれている．この母指球側（外側）の筋群が有意に萎縮するパターンが split hand と呼ばれる．
(Eisen A, et al. *J Neurol Neurosurg Psychiatry* 2012 [19] より改変)

の複合筋活動電位（CMAP）低下が ADM より著明であり，ちょうど FDI を境に手の内側（母指球）が萎縮し，外側（小指球）が保たれる現象を「split hand」と名づけた[17]．これを機に APB，FDI，ADM の 3 筋の筋萎縮の程度を比較する検討が行われるようになった．後に本邦における多施設共同研究によって，ALS において APB と FDI の CMAP が高度に低下し，ADM では比較的保たれるという split hand が認められることが確立された[18]． 3 にその所見を示す．

　split hand のメカニズムについてはいくつかの仮説が存在する[18,19]．第一にヒトの日常生活の随意運動において APB や FDI は ADM よりはるかに高頻度に使用される．そのために APB や FDI の運動ニューロンに対して酸化ストレスや代謝要求が高いためにより早く運動ニューロン死が起こることが考えられる．第二の仮説は，APB や FDI の随意運動は，ADM よりも複雑で巧緻であるため，APB／FDI 運動ニューロンにはより多くの上位ニューロンからのシナプスが存在することによって，よりグルタミン酸に曝露されやすいことがあげられる．

　第三の仮説として，APB／FDI 支配ニューロンの軸索は ADM 支配の軸索より生理的に興奮性が高いために fasciculation を惹起しやすく，この異常な持続的自発発射による細胞体への負荷によって運動ニューロン死が起こりやすいことがあげられる．興味深いことに，健常者において APB／FDI 支配軸索における強さ・時間曲線時定数は ADM 支配軸索よりも延長していることが示されている[20]．すなわち APB／FDI 支配軸索では生理的に持続性 Na 電流が ADM 軸索よりも多く，K 電流が少ないために軸索興奮性が高い．すなわち，生理的に ALS 軸索の持つ特性に類似した軸索が先に障害されるものと思われる．

4 強さ・時間曲線時定数と生存曲線

症例数		24	48	72 (月)
高い群	67	29	5	2	0
低い群	39	23	11	1	0

$p=0.0056$

強さ・時間曲線時定数（持続性 Na チャネルの指標）が正常平均よりも高い群（ピンク太線）は，低い群に比べて有意に生存期間が短い（ALS, 106 名）．
（Kanai K, et al. *J Neurol Neurosurg Psychiatry* 2012[21] より改変）

軸索興奮性増大と運動ニューロン死

　ALSの病因はいまだ明らかにされていないが，何らかの遺伝的素因に環境因子が作用し，TDP-43の細胞質内凝集・蓄積が起こり，酸化ストレス，ミトコンドリア機能異常，軸索輸送の低下，グルタミン興奮毒性などの複雑なカスケードが関与していると考えられる．グルタミン興奮毒性仮説に基づきNMDA型グルタミン酸受容体阻害薬であるリルゾール（リルテック®）は，現在唯一大規模臨床試験で有効性が確認された治療薬として臨床応用されている．しかしながら，リルゾールによる治療効果は不十分であり，新規治療の開発とその併用が求められている．リルゾールはNMDA型グルタミン酸受容体阻害薬であるが，近年持続性Naチャネルに対する抑制作用やKチャネルの不活性化の抑制作用など，多くのイオンチャネルに対する作用が報告されている．

　ALS患者での運動神経軸索の興奮性増大が，運動ニューロン死においてどのような役割を果たしているのかはいまだ明らかとはいえない．しかしながら，最近，持続性Na電流の増加しているALS患者の生存期間は電流増加がない患者より有意に短いとの報告がなされている（**4**）[21]．正中神経手首部の持続性Na電流増加群の中央生存期間は34か月，電流低下群の中央生存期間は51か月であった．split handから得られた結果と総合して，持続性Na電流の増加は病態を加速していると考えられ，今後Naチャネル阻害薬はALSの進行抑制治療の選択肢の一つとなる可能性がある．

　持続性Naチャネルの亢進やKチャネルの機能低下などの変化は細胞体も含めたニューロン全体で生じている可能性があり，その場合にはそれに引き

続く膜電位の脱分極方向へのシフトと興奮性増大により，グルタミン酸やNa／Ca exchangerによるCa流入増大を増強する可能性がある．また，異常興奮性が軸索部にとどまるとしても，頻発する自発発射とそれに引き続くNa流入はNa／Ca exchangerの亢進やATPの過剰消費を引き起こし，細胞全体のエネルギー代謝維持不全を誘発する可能性がある．これらはともに，ALSの病態仮説で想定されている細胞機能異常と密接な関係がある．ALSにおける軸索Kチャネルの低下が原因か結果かは確定できないが，細胞体における酸化ストレス，ミトコンドリア機能異常，mRNAレベルでの発現低下，および軸索輸送障害により末梢軸索で発現が低下している可能性は考えられる．

　リルゾールによる治療効果がまだ不十分である現実を鑑みれば，将来異なった作用機序を持つ薬剤を組み合わせたカクテル療法が求められ，そのなかでも過剰なNa電流の抑制薬（Naチャネル阻害薬）やKチャネル開口薬は新規治療のオプションの一つとなり得るものと考えられる．

（桑原　聡）

文献

1) Rothstein JD. Current hypotheses for the underlying biology of amyotrophic lateral sclerosis. *Ann Neurol* 2009；65(Suppl 1)：S3-9.
2) Bostock H, et al. Threshold tracking techniques in the study of human peripheral nerve. *Muscle Nerve* 1998；21：137-158.
3) Layzer RB. The origin of muscle fasciculations and cramps. *Muscle Nerve* 1994；17：1243-1249.
4) Newsom-Davis J. Autoimmune neuromyotonia (Isaacs' syndrome)：An antibody-mediated potassium channelopathy. *Ann N Y Acad Sci* 1997；835：111-119.
5) Kanai K, et al. Muscle cramp in Machado-Joseph disease：Altered motor axonal excitability properties and mexiletine treatment. *Brain* 2003；126：965-973.
6) Bostock H, Rothwell JC. Latent addition in motor and sensory fibres of human peripheral nerve. *J Physiol* 1997；498：277-294.
7) 桑原聡, 金井数明. ALSの軸索イオンチャネル障害. BRAIN and NERVE 2007；59：1109-1115.
8) Mogyoros I, et al. Strength-duration properties of sensory and motor axons in amyotrophic lateral sclerosis. *Brain* 1998；121：851-859.
9) Priori A, et al. Distinctive abnormalities of motor axonal strength-duration properties in multifocal motor neuropathy and in motor neurone disease. *Brain* 2002；125：2481-2490.
10) Kanai K, et al. Altered axonal excitability properties in amyotrophic lateral sclerosis：Impaired potassium channel function related to disease stage. *Brain* 2006；129：953-962.
11) Vucic S, Kiernan MC. Axonal excitability properties in amyotrophic lateral sclerosis. *Clin Neurophysiol* 2006；117：1458-1466.
12) Tamura N, et al. Increased nodal persistent Na^+ currents in human neuropathy and motor neuron disease estimated by latent addition. *Clin Neurophysiol* 2006；117：2451-2458.
13) Devor M, et al. Na^+ channel immunolocalization in peripheral mammalian axons and changes following nerve injury and neuroma formation. *J Neurosci* 1993；13：1976-1992.
14) Bostock H, et al. Axonal ion channel dysfunction in amyotrophic lateral sclerosis. *Brain* 1995；118：217-225.
15) Eisen A, et al. Amyotrophic lateral sclerosis (ALS)：A phylogenetic disease of the corticomotoneuron? *Muscle Nerve* 1992；15：219-224.

16) Kuwabara S, et al. Dissociated small hand muscle involvement in amyotrophic lateral sclerosis detected by motor unit number estimates. *Muscle Nerve* 1999 ; 22 : 870-873.
17) Wilbourn AJ. The "split hand syndrome". *Muscle Nerve* 2000 ; 23 : 138.
18) Kuwabara S, et al. Dissociated small hand muscle atrophy in amyotrophic lateral sclerosis : Frequency, extent, and specificity. *Muscle Nerve* 2008 ; 37 : 426-430.
19) Eisen A, Kuwabara S. The split hand syndrome in amyotrophic lateral sclerosis. *J Neurol Neurosurg Psychiatry* 2012 ; 83 : 399-403.
20) Bae JS, et al. Differences in excitability properties of FDI and ADM motor axons. *Muscle Nerve* 2009 ; 39 : 350-354.
21) Kanai K, et al. Motor axonal excitability properties are strong predictors for survival in amyotrophic lateral sclerosis. *J Neurol Neurosurg Psychiatry* 2012 ; 83 : 734-738.

II. ALSの臨床像と診断
ALSの画像所見

> **Point**
> - ALSの診断における画像診断の目的は，臨床的には上位・下位運動ニューロン障害を呈する他の疾患の除外である．
> - 従来法のMRI T2強調画像やFLAIRにおける皮質脊髄路の高信号と中心前回皮質の低信号はALSに特徴的な所見であるが，健常者にもみられ特異性が低い．
> - 拡散テンソル画像はALS患者の錐体路変性の定量的評価に優れる．
> - TDP-43蛋白障害としてALSとFTDが同じ疾患スペクトラム上に位置づけられ，VBMを用いた認知症を伴うまたは伴わないALS患者の脳萎縮と高次脳機能を関連させた検討の重要性が増している．

ALS診断における画像検査の意義

　筋萎縮性側索硬化症（amyotrophic lateral sclerosis：ALS）の診断は上位・下位運動ニューロンに限局した障害を示し，進行性経過を確認するという臨床診断によってなされる．1998年のEl Escorial診断基準改訂版[1]以降，特定部位の筋力低下・筋萎縮という臨床的所見を筋電図学的所見で代用することを認め，筋力低下と萎縮を筋電図学的な下位運動ニューロン変性と同等においた．一方，画像検査は患者の神経学的所見や電気生理学的所見がALS以外の病態，すなわち血管障害，腫瘍，脱髄，または脊髄病変によって生じていないことを示す除外診断の目的で診断基準に組み込まれているが，神経画像検査で運動野の異常所見を認めたとしてもその所見を運動ニューロン障害の直接的根拠とするとの診断の上のコンセンサスはない．しかし，以下に述べるような神経画像所見上の異常を明らかにし，定量的に評価し経時的に追跡することで，ALSの病態解明や治療的介入による効果判定の客観的指標として，ALS診療に寄与するところは大きい．

従来法のMRI画像における信号変化

皮質脊髄路の信号変化

　ALS患者において，内包など皮質脊髄路の複数部位でT2またはプロトン強調画像高信号が報告されている（**1**）．健常者との重なりが大きく診断的利用には慎重を期す必要がある．信号強度はALS患者に高い傾向があり，健常者では高信号域はないか軽度，ALS患者では中等度から著明高信号の場合が多く，有意差が報告されている．また，内包後脚の高信号はT2強調

1 ALS 患者の FLAIR 軸位断像

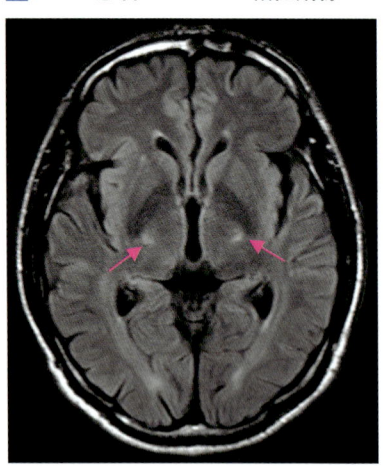

両側内包後脚に高信号域（→）を認める．

2 ALS 患者（A）と健常者（B）の FLAIR 軸位断像

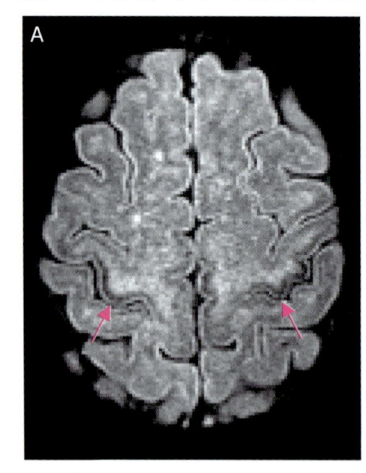

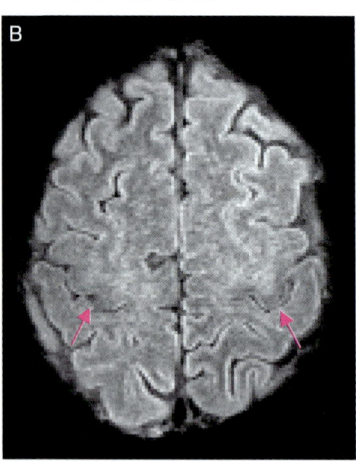

運動野 hand knob（→）におけるリボン状の低信号を認める．
（Kwan JY, et al. *PLoS One* 2012[4] より）

に比べ fluid-attenuated inversion recovery（FLAIR）画像にてより鋭敏に検出されると報告されている[2]．病理学的な信号変化の原因は現段階では確定していないが，グリオーシスや神経脱落，髄鞘脱落に相当していると考えられている．

中心前回皮質の信号変化（**2**）

T2 強調画像において，ALS 患者で中心前回皮質のリボン状の低信号が報告されている[3]．この所見も健常者において低頻度ながら認められるが，低信号化する度合いは ALS 患者でより大きく，臨床的な上位運動ニューロン障害の度合いと相関すると報告されている[4]．この中心前回低信号は，病理所見との詳細な対照によりマクロファージの鉄沈着によるものとされている[4]．

上記の 2 つの所見は，2012 年に発表された欧州神経学会連盟（EFNS）による運動ニューロン疾患患者治療における神経画像使用のガイドラインによると，ALS の疑いを支持するものではあっても，その感度および特異度の低さと臨床所見との相関の弱さから，ALS の診断のために用いることは推奨されないとされる[5]．

脳の局所容積変化（脳萎縮）の評価

従来法の MRI での変化（**3**）

認知症を伴う ALS（ALS with dementia：ALS-D）患者では両側対称性の前頭側頭葉の萎縮を認め，また認知症を伴わない ALS 患者においても 29％に同様の前頭側頭型の萎縮を認めたとしている[6]．なお，同論文では ALS-D 患者において，側頭葉内側優位の皮質下白質高信号も指摘している．

3 ALS-FTLD 患者の T1 強調画像―軸位断像（A）と矢状断像（B）

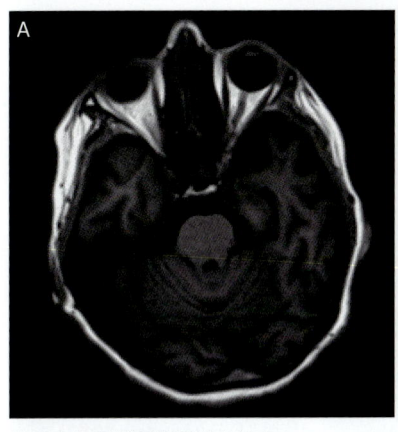

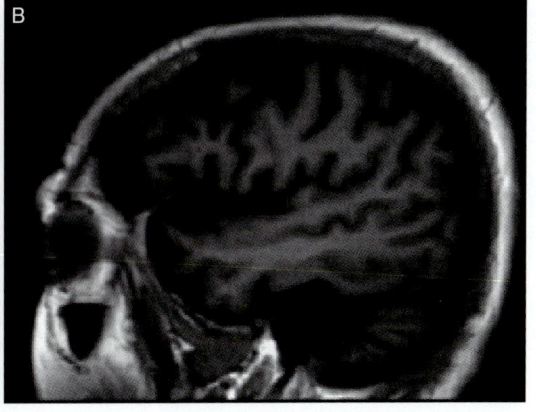

著明な前頭側頭葉萎縮を認める．

(Kassubek J, et al. *Ther Adv Neurol Disord* 2012[7] より)

統計解析法

　voxel-based morphometry（VBM）は，全脳における局所的な容量変化または萎縮の度合いを自動化して評価する比較的新しい手法である．VBM の原理は，空間的正規化によって標準脳に形態を合わせて，白質・灰白質・脳脊髄液に分け，スムージングを経てボクセルごとに統計的解析を行うというもので，主観的処理は入らず，仮説なしに全脳を客観的に統計解析できるという利点がある．

　VBM による認知症を伴わない ALS 患者の検討では，一次運動野や皮質脊髄路だけでなく，脳梁・小脳・前頭葉や後頭葉の皮質下白質といった運動野以外の容積低下もみられ，ALS 患者において運動領域を超えた広い範囲の萎縮が統計画像によっても示されている[8]．また ALS 患者と ALS-FTLD（frontotemporal lobar degeneration）患者の比較では，両群に共通して前頭側頭型の脳萎縮を認め，また ALS-FTLD 患者で ALS 患者に比較して，中・下前頭回，運動前野内側により容積低下が大きかったと報告されており，この方法により ALS と ALS-FTLD の解剖学的連続性を示したと報告している（4）[9]．VBM を使った ALS および ALS-D の検討では，萎縮部位の細部においては研究によって異なって報告されている部位もあり，対象とした患者の臨床症状や病期の差異によるためであろうと推測される．

白質神経線維の定量的評価

拡散テンソル画像（DTI）

　水分子の拡散はすべての方向に等方的に起こるが，中枢神経の神経線維など水分子の運動方向を制限する構造がある場合は，線維に対して垂直方向の拡散は妨げられ，線維に沿った方向への拡散が起こりやすくなる．この拡散

4 VBMを用いたALS患者とALS-FTLD患者の脳萎縮の比較

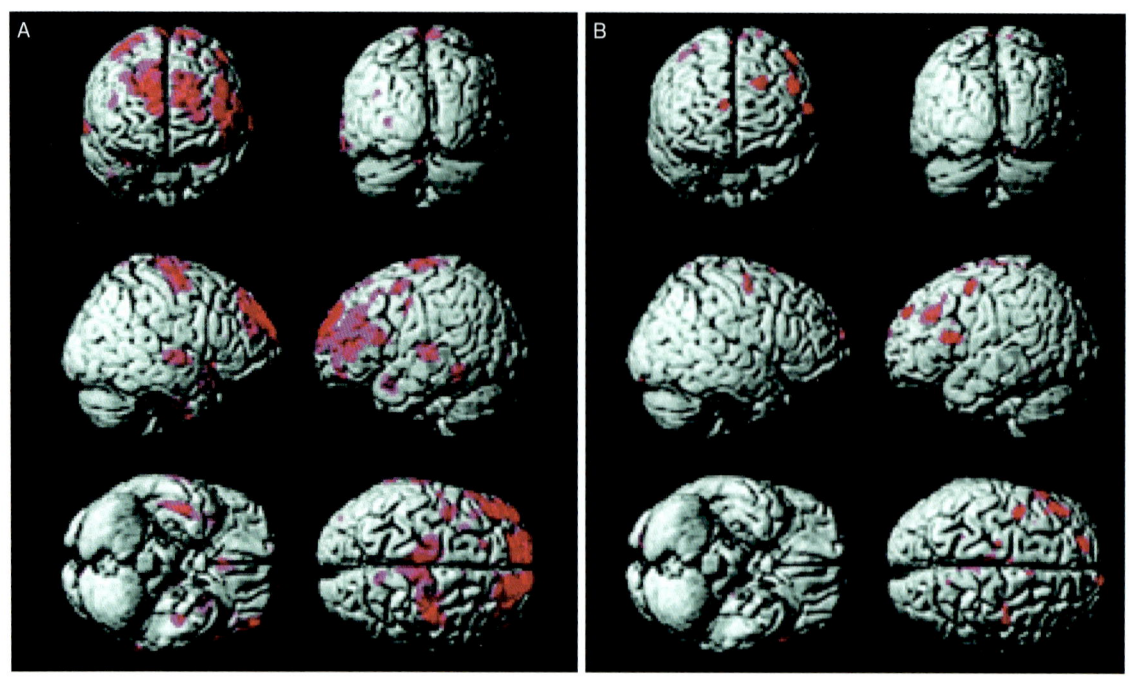

A：ALS患者とALS-FTLD患者において共通して健常対照群より萎縮が認められる領域．
B：ALS-FTLD患者においてALS患者群より有意に萎縮している領域．

(Chang JL, et al. *Neurology* 2005[9] より)

Memo

水分子の拡散はすべての方向に等方的に起こる（等方性拡散）が，中枢神経の神経線維など水分子の運動方向を制限する構造がある場合は，線維に対して垂直方向の拡散は妨げられ，線維に沿った方向への拡散が起こりやすくなる（異方性拡散）．脳梗塞など病巣検出の目的ではこの異方性拡散の影響を除去する方法をとっているが（等方性拡散強調画像），逆にこの拡散異方性を利用して神経線維などの方向性をもった構造を評価しようという拡散強調画像が，拡散テンソル画像である．

異方性を利用して白質神経線維などの方向性をもった構造を評価しようという拡散強調画像が，拡散テンソル画像（diffusion tensor imaging：DTI）である．

3次元の拡散現象は，数学的に対称な二階のテンソル，あるいは3×3行列で表され，これを対角化することにより拡散の方向分布を3つの主方向（固有ベクトル）および3つの大きさ（固有値）として決定する．最低6つの情報が必要であり，実際のMRI撮像では6軸以上の異なる方向の運動検出傾斜磁場（motion probing gradient：MPG）を用いて撮像する．定量評価はFAとMD（またはADC）を用いて行うが（**Column** 参照），その方法として，既知の解剖学的知識をもとに得られた画像に関心領域（ROI）を設置して，その領域内のFAやADCを計測するdiffusion tensor analysis（DTA）またはROI法，神経線維の方向を追跡して神経線維を描出する拡散テンソルトラクトグラフィー（diffusion tensor tractography：DTT），統計学的手法を用いたVBM，TBSS（tract-based spatial statistics）などがある．

ALS患者における初期のDTA法による検討では，皮質脊髄路線維におけるFA値の低下とADC値の上昇が報告され，上位運動ニューロンの障害の度合いといった臨床症状や磁気刺激による中枢運動伝導時間（central motor conduction time：CMCT）との相関が報告されている[10,11]．

拡散テンソルトラクトグラフィー（DTT）

拡散テンソルデータを用いて脳内の白質神経路を描出する方法を，拡散テ

Column

拡散テンソルのパラメータ

生体内の水分子の拡散は図 A のような楕円体の領域内で起こる．この楕円体の 3 つの直行軸（x', y', z'）は MRI 装置の観測系座標軸（x, y, z）と必ずしも一致しないので，観測系（x, y, z）でテンソル測定した後，これを直交座標系（x', y', z'）へ回転する．これは行列の対角化を行い，3 個の固有値 λ_1, λ_2, λ_3（$\lambda_1 > \lambda_2 > \lambda_3$）を対角成分とする対角行列に変換することに相当する（図 B）．最大の固有値をもつ固有ベクトルが，あるボクセル内での神経線維の主な走行となる．

拡散テンソルを表現する主たるパラメータとしては ADC（apparent diffusion coefficient）または MD（mean diffusivity）と FA（fractional anisotropy）があり，上述の固有値 λ_1, λ_2, λ_3 を用いて以下のように算出される．

$$\mathrm{ADC} = D_{av} = \frac{\lambda_1 + \lambda_2 + \lambda_3}{3}$$

$$\mathrm{FA} = \sqrt{\frac{3}{2} \cdot \frac{\sum_{i=1}^{3} (\lambda_i - D_{av})^2}{\sum_{i=1}^{3} \lambda_i^2}}$$

ADC は拡散の方向と無関係に拡散の大きさを表す指標であり，等方性拡散で扱うのと同じパラメータである．

FA（fractional anisotropy）は異方性の強さを表す指標であり，理論的に 0 から 1 の値をとりうる．拡散が完全に等方的に起こっている状態なら FA は 0 になり，異方性が高くなるに従って FA は増大し，水分子がある一定方向にしか動けないという理論的な極限状態を想定すると FA は 1 となる．脳梁や錐体路など一方向に神経線維の走行がそろっている部位で特に FA は大きく，灰白質では低い値をとる．病変があってこの線維の方向性が破壊されると FA は低下する．

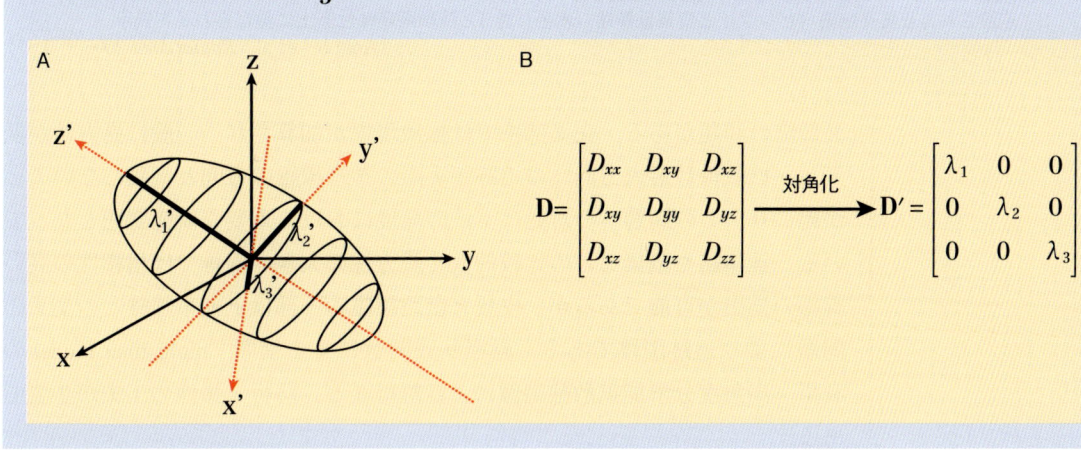

$$D = \begin{bmatrix} D_{xx} & D_{xy} & D_{xz} \\ D_{xy} & D_{yy} & D_{yz} \\ D_{xz} & D_{yz} & D_{zz} \end{bmatrix} \xrightarrow{\text{対角化}} D' = \begin{bmatrix} \lambda_1 & 0 & 0 \\ 0 & \lambda_2 & 0 \\ 0 & 0 & \lambda_3 \end{bmatrix}$$

ンソルトラクトグラフィーという．ある始点（関心領域）のボクセルから最大の拡散係数（最大固有ベクトル）の方向に追跡して，FA がある設定した閾値以下になるまで軌跡を描くことで，特定の神経経路を描出することができる．追跡開始と終了の 2 部位を特定して線維を描くことも可能であり，DTA 法（ROI 法）よりも恣意性が少なく，画像統計解析のように標準化の問題がないという利点がある．錐体路や脳梁をはじめとして，多くの神経線維で解剖学的に妥当な経路の描出が可能と報告されている．

DTT を用いて ALS 患者において，錐体路線維のみでなく，脳梁の一部や鉤状線維での FA 低下も報告されており[12,13]，今後，認知症を伴う ALS 患者の高次機能と合わせた検討が期待される．また DTT により，錐体路を皮質脊髄路と皮質延髄路（corticobulbar tract）に描き分けて（5），経路上の FA を測定し，ALS 患者の球症状発症型と四肢症状発症型の 2 群にて症状に相応した FA 低下を検出可能であった[14]．

拡散テンソルトラクトグラフィーの技術的な問題点として，神経線維の交

5 拡散テンソルトラクトグラフィーによるALS患者の皮質脊髄路と皮質延髄路

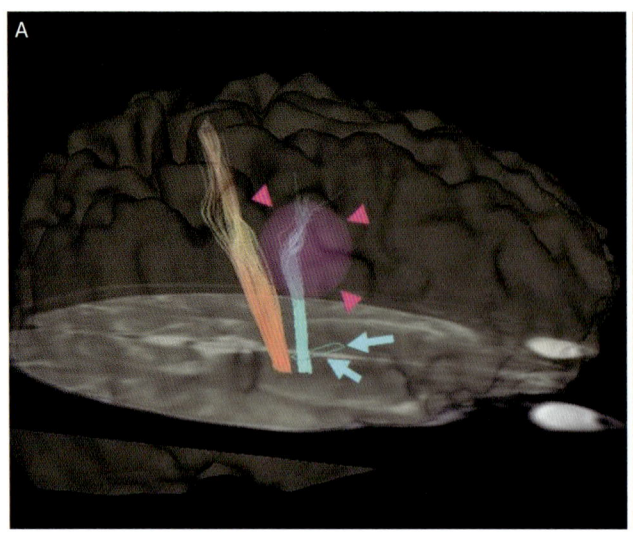

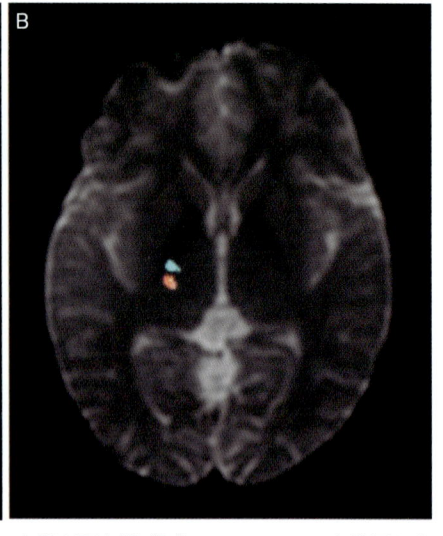

A：皮質延髄路追跡の3次元表示．内包後脚（→）と中心前回下方の皮質直下白質（▶）に2つのROIを設置し皮質延髄路（水色）を追跡した．なお，皮質脊髄路をピンクで表示．
B：追跡された皮質脊髄路（ピンク）と皮質延髄路（水色）をT2強調画像軸位断上に重ね合わせて表示．

(Aoki S, et al. *Radiat Med* 2005 [14] より)

叉部位の問題がある．交叉部位では拡散現象が加算され，一般に異方性が低下し，拡散係数最大方向への追跡が実際の神経線維の方向と一致しないことが起こり，この問題への対処は本法の発展における重要な研究課題となっている．錐体路や脳梁などの比較的太く異方性の大きい線維では信頼性の高い線維の描出が可能であるが，皮質脊髄路線維の一部は上縦束線維との交叉の問題により追跡困難である．動径基底関数による補間，multi-fiber modelの利用，高角度分解能拡散強調像による解析など，解析・撮像の工夫が必要である．

全脳における白質の統計解析

白質のDTIデータ（FAやMD）について全脳を対象とした画像統計解析としては，既述したVBMの他にTBSSがある．TBSSでは，被験者のFA画像を標準脳に標準化しその平均画像を作成して白質線維の中心部分"スケルトン"を作成，次いで各被験者の標準化されたFA画像からスケルトン上にFA値を投影し，各ボクセルのFAを近傍の線維束に投影して線維束内ボクセルごとに統計解析を行う．

ALS患者において健常対照群に比し，皮質脊髄路の運動野直下から脳幹の全長にわたるFA低下に加えて，脳梁体部においても低下が示され（**6**），また上位運動ニューロン障害の指標と相関してFAが低下する部位も，皮質脊髄路上に示されている[12]．

プロトンMRS（¹H MRS）

プロトンMRS（magnetic resonance spectroscopy）において測定される主た

6 TBSS 解析で ALS 患者群において健常者群より有意に FA が低下したボクセルのクラスターを表示

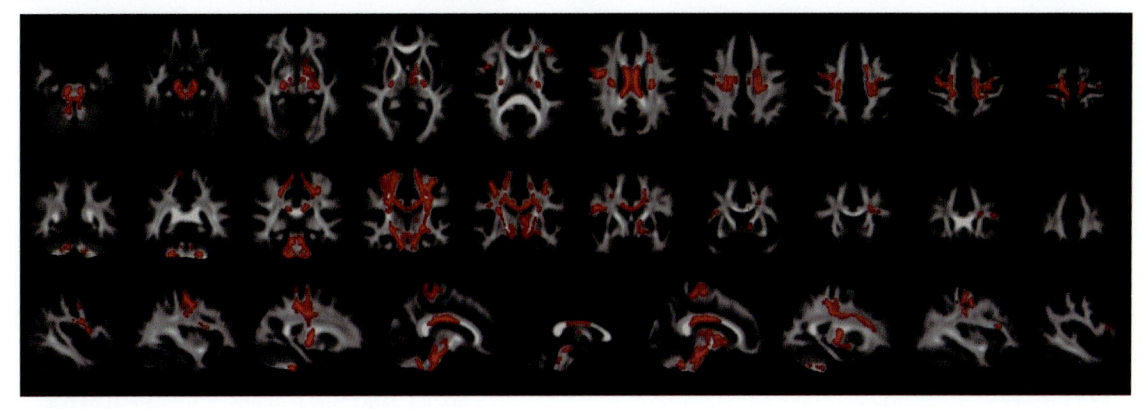

皮質脊髄路の全長と，脳梁の一部に有意な低下がみられた．

(Iwata NK, et al. *Brain* 2011 [12] より)

る代謝産物には N-acetyl-aspartate（NAA），choline 含有化合物（Cho），クレアチン／フォスフォクレアチン（Cr）などがある．ALS においては，これまで NAA，NAA／Cr 比，NAA／Cho 比が皮質運動野において低下することが報告されている [15]．NAA が主に神経細胞に存在し，その代謝変化が運動ニューロンの機能障害を反映すると考えられ，NAA の相対的低下が ALS の上位運動ニューロン障害のマーカーになりうることが期待されている．前頭葉皮質下白質，橋，延髄などでも NAA の低下が認められると報告されている．MRS では，計測ボクセルの設定など計測条件の標準化が普及のための問題となっている．

fMRI

ALS 患者において運動課題を用いた fMRI で，対側運動感覚野，補足運動野，基底核，小脳の活動増加や，同側半球内での活動増加も報告され，運動ニューロンの障害を代償し他の関連領野をリクルートするという運動ネットワークの再構成が行われていると考えられている [16]．しかし ALS 患者においては運動障害により課題遂行におけるパフォーマンスのコントロールが困難であることから，運動関連領域の評価には限界があると考えられ，前述の EFNS ガイドライン [5] でも，ALS における fMRI は認知機能のネットワーク評価に推奨されると位置づけられている．

steady-state fMRI は，BOLD 信号の時間的変化が同期した脳部位を探索することで脳内ネットワークを評価する新しい手法であり，課題に依存せずにバイアスなしに評価可能であるというメリットがある．ALS 患者と健常群において運動感覚ネットワークの差異が報告されており [17]，今後の研究の動向が注目される．

SPECT，PET

ALS 患者において，運動野に最も強いがより前頭部にも広がりをもつ血

流および代謝低下は古くから多数報告されている[18]．また，認知症を伴うALSにおいては前頭葉および側頭葉の血流低下が報告されている．前頭側頭葉での血流低下を確認することで，運動障害や構音障害が進行したALS患者においても認知機能障害の有無や程度を推定したり，認知機能障害を呈する以前のALS患者の経時的フォローや病態理解に寄与する可能性がある．MRIの非侵襲性という利点のためにSPECT，PET画像での検討は数が限られていたが，TDP-43蛋白障害としてFTD（frontotemporal dementia）と連続した疾患概念が確立したことから，今後SPECT，PETを用いた画像評価も発展する可能性がある．

（岩田信恵，宇川義一）

文献

1) Brooks BR, et al ; World Federation of Neurology Research Group on Motor Neuron Diseases. El Escorial revisited : Revised criteria for the diagnosis of amyotrophic lateral sclerosis. *Amyotroph Lateral Scler Other Motor Neuron Disord* 2000 ; 1 : 293-299.
2) Hecht MJ, et al. MRI-FLAIR images of the head show corticospinal tract alterations in ALS patients more frequently than T2-, T1- and proton-density-weighted images. *J Neurol Sci* 2001 ; 186 : 37-44.
3) Oba H, et al. Amyotrophic lateral sclerosis : T2 shortening in motor cortex at MR imaging. *Radiology* 1993 ; 189 : 843-846.
4) Kwan JY, et al. Iron accumulation in deep cortical layers accounts for MRI signal abnormalities in ALS : Correlating 7 tesla MRI and pathology. *PLoS One* 2012 ; 7 : e35241.
5) Filippi M, et al. EFNS guidelines on the use of neuroimaging in the management of motor neuron diseases. *Eur J Neurol* 2010 ; 17 : 526-e20.
6) Mori H, et al. Symmetric temporal abnormalities on MR imaging in amyotrophic lateral sclerosis with dementia. *AJNR Am J Neuroradiol* 2007 ; 28 : 1511-1516.
7) Kassubek J, et al. Neuroimaging of motor neuron diseases. *Ther Adv Neurol Disord* 2012 ; 5 : 119-127.
8) Kassubek J, et al. Global brain atrophy and corticospinal tract alterations in ALS, as investigated by voxel-based morphometry of 3-D MRI. *Amyotroph Lateral Scler Other Motor Neuron Disord* 2005 ; 6 : 213-220.
9) Chang JL, et al. A voxel-based morphometry study of patterns of brain atrophy in ALS and ALS / FTLD. *Neurology* 2005 ; 65 : 75-80.
10) Ellis CM, et al. Diffusion tensor MRI assesses corticospinal tract damage in ALS. *Neurology* 1999 ; 53 : 1051-1058.
11) Iwata NK, et al. Evaluation of corticospinal tracts in ALS with diffusion tensor MRI and brainstem stimulation. *Neurology* 2008 ; 70 : 528-532.
12) Iwata NK, et al. White matter alterations differ in primary lateral sclerosis and amyotrophic lateral sclerosis. *Brain* 2011 ; 134 : 2642-2655.
13) Sato K, et al. Diffusion tensor tract-specific analysis of the uncinate fasciculus in patients with amyotrophic lateral sclerosis. *Neuroradiology* 2010 ; 52 : 729-733.
14) Aoki S, et al. Quantitative evaluation of the pyramidal tract segmented by diffusion tensor tractography : Feasibility study in patients with amyotrophic lateral sclerosis. *Radiat Med* 2005 ; 23 : 195-199.
15) Ellis CM, et al. A proton magnetic resonance spectroscopic study in ALS : Correlation with clinical findings. *Neurology* 1998 ; 51 : 1104-1109.
16) Schoenfeld MA, et al. Functional motor compensation in amyotrophic lateral sclerosis. *J Neurol* 2005 ; 252 : 944-952.
17) Mohammadi B, et al. Changes of resting state brain networks in amyotrophic lateral sclerosis. *Exp Neurol* 2009 ; 217 : 147-153.
18) Tanaka M, et al. Cerebral blood flow and oxygen metabolism in patients with progressive dementia and amyotrophic lateral sclerosis. *Neurol Res* 2003 ; 25 : 351-356.

II. ALSの臨床像と診断
ALSにおける高次脳機能障害

> **Point**
> - 筋萎縮性側索硬化症（ALS）あるいは運動ニューロン疾患（MND）は主に前頭側頭葉変性を基盤とする高次脳機能障害を合併することがある．
> - 典型像は前頭側頭型認知症（FTD）であるが，進行性非流暢性失語（PA）や意味性認知症（SD）の臨床像も呈し得る．
> - FTD，PA，SDの基準を満たさない前頭葉症状や孤立性失書を呈することがある．
> - 構音障害などの身体機能障害により高次脳機能障害は見逃されやすく，その把握には書字評価を含め身体機能に応じた検査を行う工夫が必要である．

　筋萎縮性側索硬化症（amyotrophic lateral sclerosis：ALS）は上位および下位運動ニューロンが選択的かつ系統的に変性する運動ニューロン疾患（motor neuron disease：MND）の代表であり，末期まで認知症などの高次脳機能障害は伴わないとされてきた[1,2]．しかし，1960年代以降，認知症を伴うALS／MND（ALS／MND with dementia：ALS／MND-D）例が本邦を中心に報告され，湯浅-三山型ALSとしても知られてきた[1,2]．

　一方，欧米では1980年代以降，前頭側頭型認知症（frontotemporal dementia：FTD）[3,4]という臨床病理学的概念が提唱され，これは後に前頭側頭葉変性症（frontotemporal lobar degeneration：FTLD）という，より包括的な概念に変遷した．これに伴い，FTLDを伴うALS／MND（ALS／MND with FTLD：ALS／MND-FTLD）の報告が累積するとともに，ALS／MNDとFTLDが同一の疾患スペクトラムであるとする病理学的知見も集積し[5]，ALS／MNDにおける高次脳機能障害が世界的に注目されるようになった．

ALS／MNDにおける高次脳機能障害

　ALS／MNDに合併する高次脳機能障害は主に前頭側頭葉の変性に起因するが，顕性のFTLDを呈する場合と，FTLDにおける各亜型の基準を満たさない高次脳機能障害を呈する場合とがある（**1**）[6]．後者がFTLDに進展するか否かは明確にされていないが，筆者らの検討[7]では，おそらく両者には連続性があると思われる．また発症様式としては，高次脳機能障害が先行する場合，ほぼ同時に発症する場合，ALS／MNDが先行する場合とがある[1]．高次脳機能障害が先行する場合にはその評価は容易であるが，ALS／MNDが先行する場合には高次脳機能障害は前景となる身体症状に隠れてしまう可能性がある．本稿ではALS／MNDが先行する場合に焦点を当てて述べる．

1 ALS / MND と高次脳機能障害

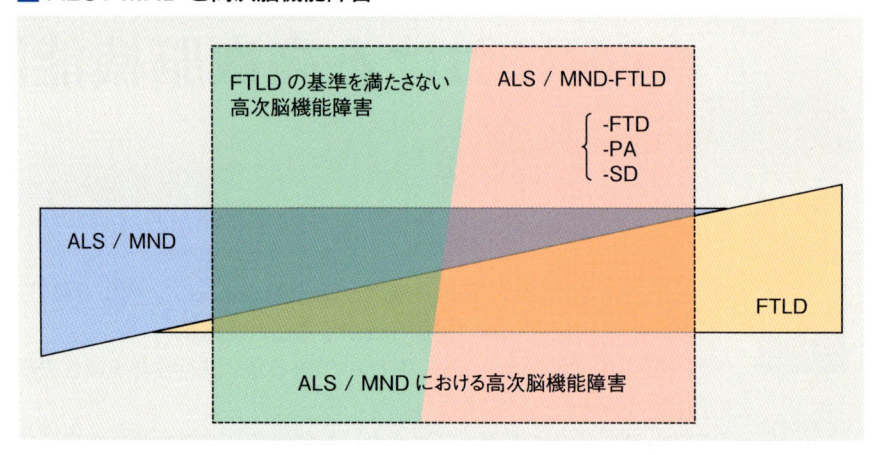

ALS / MND に伴う高次脳機能障害は，FTLD として顕性の認知症を呈する場合と，FTLD における亜型の基準を満たさない高次脳機能障害を呈する場合とがある．
ALS：amyotrophic lateral sclerosis（筋萎縮性側索硬化症），FTD：frontotemporal dementia（前頭側頭型認知症），FTLD：frontotemporal lobar degeneration（前頭側頭葉変性症），MND：motor neuron disease（運動ニューロン疾患），PA：progressive nonfluent aphasia（進行性非流暢性失語），SD：semantic dementia（意味性認知症）．

ALS / MND に合併する高次脳機能障害

顕性の FTLD

　FTLD は FTD，進行性非流暢性失語（progressive nonfluent aphasia：PA），意味性認知症（semantic dementia：SD）という 3 つの臨床亜型に分類されている[3,4]．FTD は人格行動障害を前景とし，PA および SD は言語機能障害が前景となる[3,4]．このような症状の相違は主要変性部位と関連するものである[8,9]（**2**）．FTLD の詳細については本書の他項「ALS と FTLD」ならびに他書に譲り[10]＊1，ここでは FTLD の具体的症状を **3** にまとめ，実地臨床上の留意点を以下に記す．

■ FTD

　実地臨床で容易に目に付くのは，脱抑制的・衝動的言動であり[8,9]，指摘しても反省せず，悪びれる様子もなく，あっけらかんとしている点が特徴的である[8,9]．立ち去り行動は診察中にしばしば経験されるので留意しておきたい．一方，その逆とも思える自発性・発動性の低下は難病に対する心因反応による抑うつ状態と混同されがちであるが，不安や罪責感などをうかがわせる言動がみられない点で抑うつ状態とは区別できる[8,9]．

　病識の欠如・無関心（p.60，**Column** 参照）は病初期からみられる重要な症状であり，顕著な場合には診察中に意味もなくニヤニヤと笑うなど，多幸的な印象さえ観察される．しかし，気分の高揚や爽快感を伴う躁状態とは異なるほか，偽性球麻痺による強制笑いなどと誤解せぬよう注意したい．

　その他，紋切り型行動・保続は書字においてもみられることがあり（**4**），客観的根拠として記録しておくとよい．被刺激性亢進・環境依存症候群は進

＊1
本 巻 III．「ALS と FTLD」
（p.75）参照．

2 FTLDの亜型と主要変性部位との関係

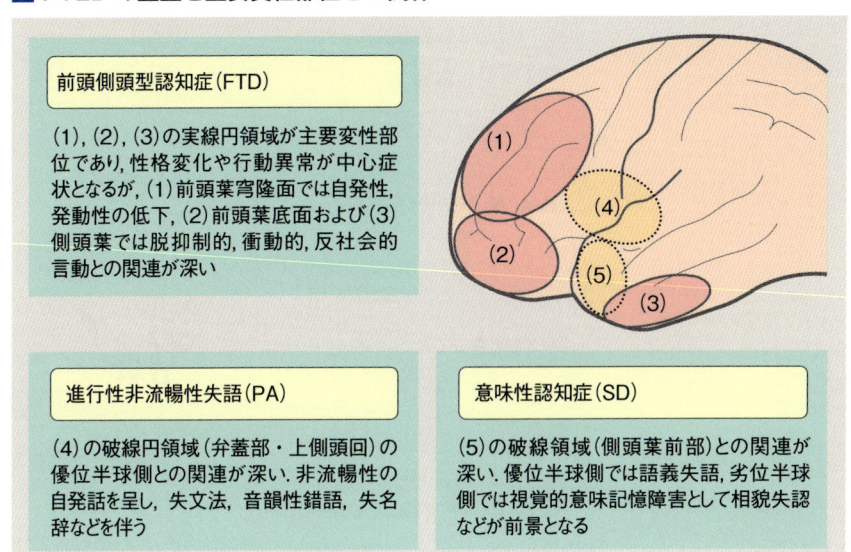

前頭側頭型認知症（FTD）

(1), (2), (3)の実線円領域が主要変性部位であり，性格変化や行動異常が中心症状となるが，(1)前頭葉穹隆面では自発性，発動性の低下，(2)前頭葉底面および(3)側頭葉では脱抑制的，衝動的，反社会的言動との関連が深い

進行性非流暢性失語（PA）

(4)の破線円領域（弁蓋部・上側頭回）の優位半球側との関連が深い．非流暢性の自発話を呈し，失文法，音韻性錯語，失名辞などを伴う

意味性認知症（SD）

(5)の破線領域（側頭葉前部）との関連が深い．優位半球側では語義失語，劣位半球側では視覚的意味記憶障害として相貌失認などが前景となる

（池田研二．老年精神医学 2004[8])を参考に作成）

3 前頭側頭葉変性症（FTLD）の具体的症状

FTLD亜型	概略的症状	具体的内容
FTD	脱抑制的行動 衝動的言動	必要のない物品を買いあさる，店にある品を勝手に持ち帰る，診察中に勝手に立ち去る（立ち去り行動）
	自発性低下 発動性低下	人と会話をしない，病前にしていた趣味や習慣をしなくなる
	病識欠如 無関心	自身の身体不自由を悲観しない，意味なくニヤニヤ笑うなど多幸的
	紋切り型行動 保続	毎日決まった時間に同じ行動をする，同じしぐさを繰り返す，毎日同じ時間に同じコースを散歩する（周遊），決まった食品や料理に固執する，何を聞いても同じ言葉を繰り返す（滞続言語）
	注意集中困難 注意力散漫	落ち着きがない，数分おきに部屋を出たり入ったりする
	遂行機能障害 実行機能障害	仕事を順序立ててできない，家事を手際よくできない
	被刺激性亢進 環境依存症候群	誰かの行為を真似る（反響ないし模倣行為），相手の言葉をそのままおうむ返しに応える（反響言語），自分の意志とは別に目の前に置かれた物品を使用してしまう（使用行為）
PA	非流暢性失語	自発話はたどたどしく非流暢性，助詞が欠落し電文調，物品呼称障害，「とけい」→「とかい」などの音韻性錯語
SD	意味記憶障害	自発話は流暢性で内容が空虚な自発話，言葉の意味の喪失があり，呼称と理解力の障害が顕著，「お年は？」に「お年って何ですか？」と反応，「海老」を「カイロウ」と読む（語義失語）
		親しい人を見ても誰だかわからない（相貌失認），対象物の形はわかる（模写できる）が，それが何であるかわからない（連合型視覚性失認）

FTD：frontotemporal dementia（前頭側頭型認知症），FTLD：frontotemporal lobar degeneration（前頭側頭葉変性症），
PA：progressive nonfluent aphasia（進行性非流暢性失語），SD：semantic dementia（意味性認知症）．

4 書字における保続

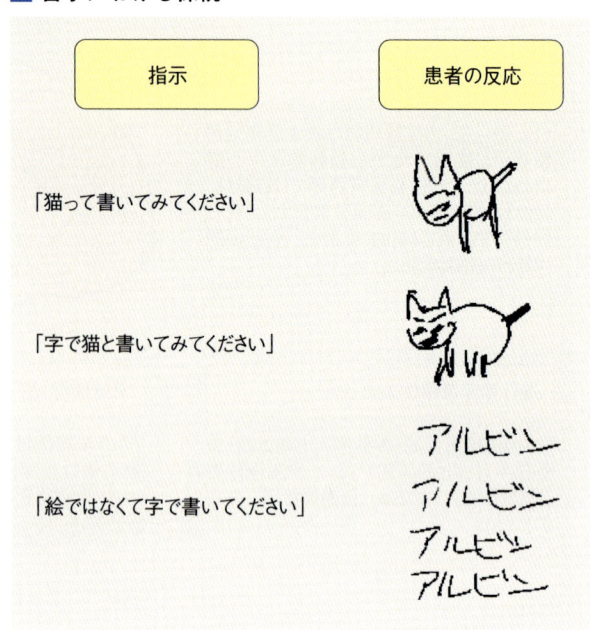

指示	患者の反応
「猫って書いてみてください」	(猫の絵)
「字で猫と書いてみてください」	(猫の絵)
「絵ではなくて字で書いてください」	アルビン アルビン アルビン アルビン

「猫と書いてください」の指示に対して猫の絵を描いた後,「アルビン」と繰り返し書き,保続の所見である.

病識の欠如・無関心　　　　　　　　　　　Column

われわれはDeckelとMorrison[11]による質問票を用い,身体機能に対する自己評価と他者評価との乖離から,病識の欠如・無関心を客観化することを試みたことがある.本検査は−32点〜＋32点で評価され,点数が＋に傾くほど病識の欠如・無関心を示唆する.本検査の最大の利点は進行したALS患者でも施行可能な簡便性である.**5**は人工呼吸器を装着したALSの患者に施行した結果であるが,上肢の機能障害を頑なに否認した点が印象的であった[2].

5 病識欠如と自己評価票

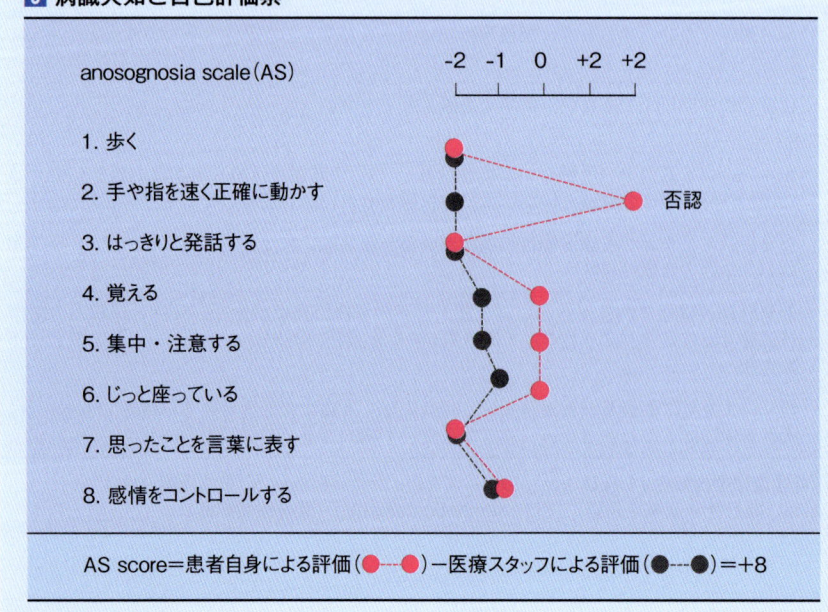

anosognosia scale (AS)　　-2 -1 0 +2 +2

1. 歩く
2. 手や指を速く正確に動かす　　否認
3. はっきりと発話する
4. 覚える
5. 集中・注意する
6. じっと座っている
7. 思ったことを言葉に表す
8. 感情をコントロールする

AS score＝患者自身による評価(●---●)−医療スタッフによる評価(●---●)＝＋8

DeckelとMorrison[11]によるanosognosia scaleを用いての評価を示すが,患者は自身の身体機能障害を他者より軽く評価しており,手の動きにくさについては頑なに否定した.

Column

本邦初の失語症症例報告

本邦初の失語症論文が渡邊榮吉によるALS / MND症例であることは，あまり知られていない[12]．報告されたのは1893年，実に明治26年のことである[12]．患者は球麻痺型ALS / MND例であり，書字障害としては錯書が目立ち，漢字より仮名で障害が強いと記載され，全体像を不全型の皮質性運動失語としてとらえている．この事実は，最近になって注目され始めたALS / MNDにおける言語機能が，これまでいかに軽視されてきたかを物語っているように思われる．

6 代表的な書字障害

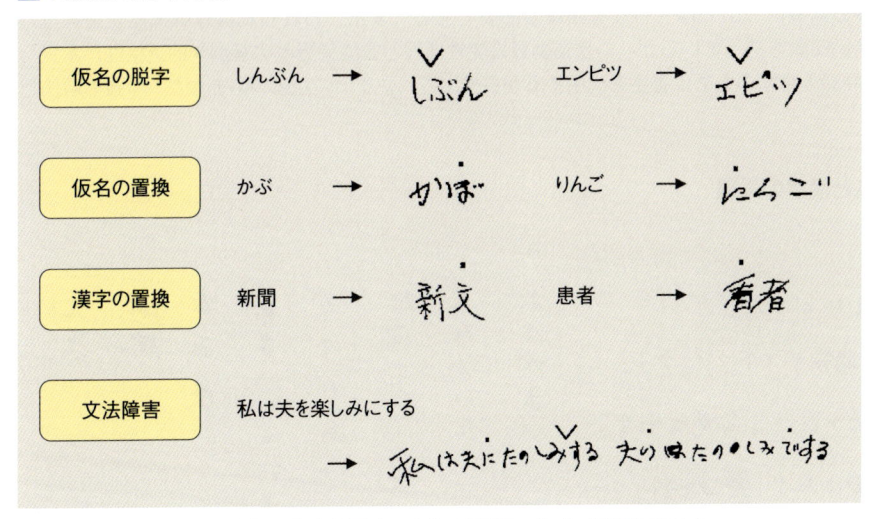

仮名の脱字	しんぶん	→	しぶん	エンピツ → エピツ
仮名の置換	かぶ	→	かぼ	りんご → たらご
漢字の置換	新聞	→	新文	患者 → 看者
文法障害	私は夫を楽しみにする	→	私は夫にたのしみする　夫り田たのしみですわ		

清書した正しいものと患者の書字を示す．(∨)は脱落，(・)は置換を示す．

行例でも観察しておくべき症状である．たとえば，人工呼吸器導入後に閉じ込め症候群（locked-in syndrome）にまで至った患者においても，強迫的な視標追従をみる場合には環境依存症候群が示唆され，FTLDの合併を疑う必要がある．

■ PA，SD

報告のほとんどは近年のものであり，ALS / MND先行例の報告はまれであるが，PAの合併例が散見されるほか，SDの合併例がまれながら認められる[1,2]．PAおよびSDの具体的内容は 3 にまとめたが，構音障害を伴うALS / MNDでは口頭言語の評価が困難であることから診断基準をあてはめること自体に問題があるうえ，当然気づきにくい状況にあるといえる．このことが，近年までALS / MNDにおける失語症が話題に上らなかったゆえんと思われる（Column「本邦初の失語症症例報告」参照）．

FTLDの基準を満たさない高次脳機能障害

最近の報告では，行動障害のないALSでも前頭葉障害に起因する遂行機能・実行機能障害を高頻度に認めるとされる[13]．前頭葉機能検査としては，簡便に施行可能なFrontal Assessment Batteryが有用とする報告がある[14]．ま

Memo

語の流暢性
ALS / MNDでは構音障害などの身体機能が語列挙の成績に影響することが懸念される．このような際，「（口頭あるいは書字における語列挙に要する時間－同じ単語の復唱あるいは写字に要する時間）／単語数」を算出し，語の流暢性の評価指標とする工夫が報告されている[16]．これにより，構音障害あるいは上肢機能の障害を有する患者にも応用可能である．

ディベート

ALS / MNDと書字障害

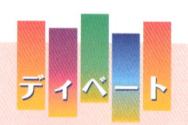

　ALS / MNDと書字障害は全般的に仮名優位であることが多い[1,2]．しかし，書字障害を個々の症例でみると，仮名の障害が優位な例，漢字の障害が優位な例とが存在し，仮名と漢字の障害は乖離することがある（**7**）[15]．このような仮名と漢字の乖離を含め，書字障害の特徴は構音障害がなければ顕在化するはずのPAやSDの要素を反映することが予測されるが[15]（**8**-A），現時点ではその明確な判断根拠はない．また，一部の書字障害は認知症や失語症を伴わずに孤立性の書字障害として出現し，後に広範な脳萎縮を呈するに至ることがある[7]．すなわち，孤立性の書字障害が先行しFTLDに進展するような経過も想定される（**8**-B）．

　しかしながら，上記推察の真偽についてはさらなる検証が必要である．また，われわれは球麻痺症状を伴うALSに書字障害の頻度が高い印象を持っているが，一次運動野の変性過程と言語領野との解剖学的近接性が本質なのか，構音障害による自発話の障害のために書字を代用するから検出されやすいのかについてなど，今後も解決すべき課題が多い．

7 書字障害における仮名と漢字の乖離

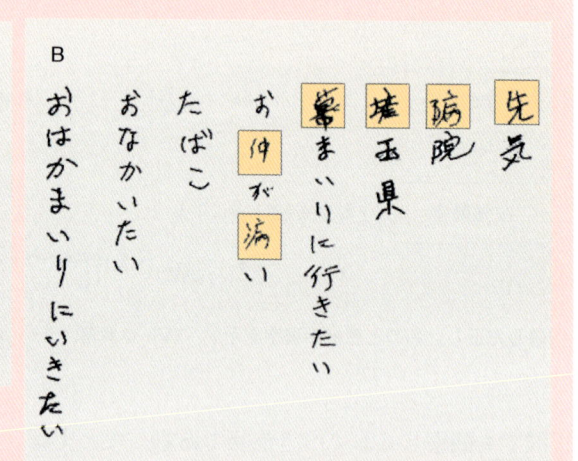

A：仮名優位の書字障害例．複雑な漢字に誤りがない一方，仮名の誤りが目立つ．助詞が少ないたどたどしい文章であり，電文調にもみえる．上段から，「ひどつた」は「ひどくなった」，「やて」は「やって」，「さ」は「さった」，「さたら」は「されたらと」，「れ」は「られ」，「もらた」は「もらったら」の誤りと思われ，脱字が目立つ．

B：漢字優位の書字障害例．漢字の誤りが目立つ一方，助詞を含め仮名の誤りはなく，文章は少ないもののたどたどしさはない．右から，「元」，「病」，「埼」，「墓」，「腹」，「痛」の錯書であり，類形態的および類音的な誤りが混在し，非実在字もみられる．文字形態は保たれている．

8 書字障害の意義

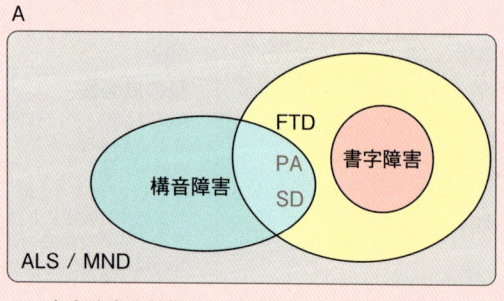

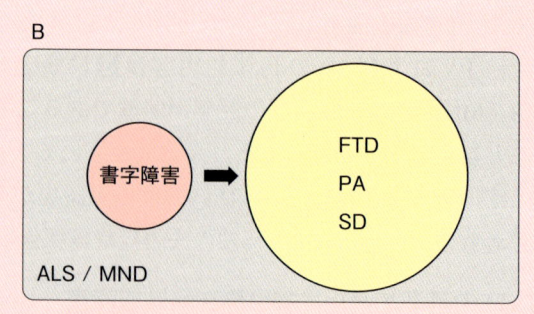

A：書字障害の特徴は，構音障害に隠されたPAやSDの要素を反映している可能性がある．
B：孤立性の書字障害が先行しFTLDに進展するような経過も想定される．
ALS：筋萎縮性側索硬化症，FTD：前頭側頭型認知症，MND：運動ニューロン疾患，PA：進行性非流暢性失語，SD：意味性認知症．

た，認知症が明らかではない ALS／MND でも語の流暢性が不良であることが報告されており，簡便なスクリーニングとして有用性が指摘されている[16]．その他，Wisconsin Card Sorting Test（WCST），Trail Making Test（TMT）など，さまざまな前頭葉機能検査が応用される．しかし，前頭葉機能検査にはカットオフ値が設定されておらず，個々の患者における結果の判断は慎重に行う必要がある．

一方，言語機能については Western Aphasia Battery（WAB）などさまざまな検査の応用が検討されるが，構音障害を伴う ALS／MND では前述のごとく書字障害の評価が重要であり，失語症状に気づかれない患者においても，言語機能障害を示唆する書字障害を認めることが少なくない[1,2]．特に構音障害が高度な ALS／MND における言語機能は，書字を評価するなどの工夫がなければ把握することはできない．最近，われわれは口頭言語では失語が明らかではない ALS 患者でも，書字障害が高頻度に認められることを報告している[1,2]．全体としては仮名における脱字が最も高頻度であり，錯書や文法障害も観察された（[6]）[2]．さらに，書字障害の一部は他の高次脳機能障害を伴わずに，孤立性失書として観察されることがある[1,7]（ディベート参照）．

おわりに

ALS／MND の高次脳機能を評価するうえでの大きな問題は，身体機能障害を伴うがゆえに，通常なら行える診察や神経心理学的検査がしばしば実施困難な点である．ALS／MND のすべての病期において施行可能な簡便で，感度，特異度とも高い高次脳機能評価の検査は存在しておらず，患者の状態を勘案しながら診察法や検査を選択せざるをえないのが現状である．

（市川博雄，河村　満）

文献

1) Ichikawa H, et al. Writing errors and anosognosia in amyotrophic lateral sclerosis with dementia. *Behav Neurol* 2008；19：107-116.
2) 市川博雄．筋萎縮性側索硬化症における書字障害と孤立性失書．高次脳機能研究 2009；29：231-238.
3) Neary D, et al. Frontal lobe dementia and motor neuron disease. *J Neurol Neurosurg Psychiatry* 1990；53：23-32.
4) Neary D, et al. Frontotemporal lobar degeneration：A consensus on clinical diagnostic criteria. *Neurology* 1998；51：1546-1554.
5) Geser F, et al. Clinical and pathological continuum of multisystem TDP-43 proteinopathies. *Arch Neurol* 2009；66：180-189.
6) Giordana MT, et al. Dementia and cognitive impairment in amyotrophic lateral sclerosis：A review. *Neurol Sci* 2011；32：9-16.
7) Ichikawa H, et al. Writing error may be a predictive sign for impending brain atrophy progression in amyotrophic lateral sclerosis：A preliminary study using X-ray computed tomography. *Eur Neurol* 2011；65：346-351.
8) 池田研二．前方型痴呆（anterior type dementia）—その概念と病理．老年精神医学 2004；15：1302-1311.
9) 池田学．前頭側頭型認知症の症候学．臨床神経学 2008；48：1002-1004.
10) 市川博雄．前頭側頭葉変性症．河村満（編），アクチュアル 脳・神経疾患の臨床，認知症—神経心理学的アプローチ．東京：中山書店；2012，pp.222-229.

11) Deckel AW, Morrison D. Evidence of a neurologically based "denial of illness" in patients with Huntington's disease. *Arch Clin Neuropsychol* 1996；11：295-302.
12) Ichikawa H, et al. Amyotrophic lateral sclerosis and language dysfunction：Kana, kanji and a prescient report in Japanese by Watanabe (1893). *Eur Neurol* 2011；65：144-149.
13) Ringholz GM, et al. Prevalence and patterns of cognitive impairment in sporadic ALS. *Neurology* 2005；65：586-590.
14) 寺田達弘ほか．筋萎縮性側索硬化症におけるFrontal Assessment Batteryによる前頭葉機能評価．臨床神経学 2010；50：379-384.
15) Ichikawa H, et al. Kana versus kanji in amyotrophic lateral sclerosis：A clinicoradiological study of writing errors. *Eur Neurol* 2010；64：148-155.
16) Abrahams S, et al. Word retrieval in amyotrophic lateral sclerosis：A functional magnetic resonance imaging study. *Brain* 2004；127：1507-1517.

Further reading

- Strong MJ (editor). Amyotrophic Lateral Sclerosis and the Frontotemporal Dementias. Oxford：Oxford University Press；2012.
  ALS／MND-FTLDについてさまざまな角度から書かれた，25の論文を収載した本格的モノグラフ．

- Kertesz A. The Banana Lady and Other Stories of Curious Behavior and Speech. Bloomington：Trafford Publishing；2006／河村満（監訳）．バナナ・レディ―前頭側頭型認知症をめぐる19のエピソード．東京：医学書院；2010.
  前頭側頭葉変性症の症例集．ALS／MND-FTLDを含んだ多彩な症例をビビッドに描写したエピソード編．

Ⅲ．ALSと関連運動ニューロン疾患

III. ALSと関連運動ニューロン疾患

孤発性ALS

Point
- 孤発性ALS（sALS）は家系内に単発する場合を指す．
- sALSにはメンデル型遺伝子変異（遺伝子変異と略記）を有する例もある．
- sALSは変性（進行性の意味を内包している）病変のトポグラフィーに基づく疾患概念（nosology）であり，したがって症候群である．
- sALSは，主として中年以降に発症し，上位運動ニューロンと下位運動ニューロンの変性が散発的に，しかし常に進行性に空間的に広がっていく疾患である．

sALSとは

筋萎縮性側索硬化症（amyotrophic lateral sclerosis：ALS）には家族性ALS（familial ALS：fALS）と孤発性ALS（sporadic ALS：sALS）がある．sALSでも遺伝子変異を有していることがある．その好例が2011年に同定された*C9orf72*のGGGGCC hexanucleotideのリピート伸長を示すALS[1,2]である．この変異は本邦では少ない[3]ものの，北欧ではsALSの2割強でみられる[2]．一方，fALSの大多数は遺伝性であり，fALSと呼ぶ場合には通常遺伝子変異を有する家族例を指す．しかし，fALSがすべて遺伝性とは限らず，かつて多発したグアム島のALSでは今もって遺伝子変異は同定されておらず，外因説が有力である（**1**）．

ALSは変性病変のトポグラフィー（topography＝変性部位）と進行性という時間概念でのみ定義される疾患概念（nosology）である．すなわち，上位運動ニューロン（upper motor neuron：UMN）と下位運動ニューロン（lower motor neuron：LMN）の選択的変性（変性という術語には進行性との意味が含まれている）のみが診断を下すための必要十分条件である．したがって，sALSであっても症候群であり，その臨床像も病理像も多様性を示すと考えられる．しかし，長年の経験からそれが一つの疾患単位（entity）である（古典型ALSあるいはシャルコー病）かのように思いこまれてきた．

本稿では，上記をふまえたうえで，日常診療においてわれわれが最も頻繁に遭遇するsALS（古典型，あるいはシャルコー病）について記載する．以下，特に断らない限りsALSとは遺伝子変異を有さない古典型sALSを指すものとする．

本症は，主として中年以降に孤発性に発症し，患者は進行性の筋力低下と筋萎縮（LMN症候），および腱反射亢進と痙縮（UMN症候）を呈し，ほぼ数年で臥褥状態となる運動ニューロン疾患である．ほぼ全例が球麻痺と呼吸

Key words

C9orf72

これはchromosome 9 open reading frame 72の下線部を取った頭字語で，遺伝子*C9orf72*でコードされる蛋白質である．この蛋白質は脳のさまざまな部位に存在し，神経細胞体と軸索終末に観察される．*C9orf72*の変異（GGGGCCリピートの増大）は家族性の前頭側頭型認知症と家族性ALSの原因遺伝子として同定され，健常人では繰り返しが30回以下であるのに対して，患者では数百回に達する．このリピートの増大は，C9orf72の正常産生を阻害することが知られているが，この蛋白質の機能自体は明らかにされていない．

1 孤発性ALSと家族性ALSと遺伝子の関係

	孤発性ALS	家族性ALS
非（メンデル）遺伝性	古典型（シャルコー病）	グアム島のALS
メンデル遺伝性	SOD1, TDP-43, C9orf72	ALS1〜15, C9orf72

2 ALSにおける下位運動ニューロン（LMN）症候と上位運動ニューロン（UMN）症候

	LMN障害	UMN障害
筋力低下	高度	軽度
筋萎縮	高度	なし
巧緻運動障害	高度	あり
線維束性収縮	出現	なし
筋緊張	低下（弛緩）	亢進（痙縮）
腱反射	低下〜消失	亢進
下肢病的反射	陰性	時に陽性

筋麻痺状態に至り，呼吸不全あるいはそれに関連した肺炎で死亡する．

疫学

ALSの有病率と発病率は，紀伊半島やかつてのグアム島など[*1]，限られた多発地域を別にすれば世界的にほぼ一定で有病率は2〜7人/10万人，発症率は約1人/10万人である．男女比は約2：1と報告されてきた[4]が，1：1に緩徐に近づきつつある[5]．

ALSの発症年齢は30〜80歳代にわたり，発症のピークは70歳代である[4]．ALSの発症ピークが70歳代にあり，さらに高齢では減少する理由として，①高齢者には種々の疾患が合併するために実際は発症しているALSが見逃される，②80歳超の人は原因となる外因に対して遺伝的（体質的）に抵抗力がある，③発症するためにはある年齢に達するまでに外因に曝露されることが必要であること，が推測されている[5]．しかし，一方では人口の高齢化とともに高齢発症のALSを経験することが多くなった．われわれの施設での発症の最高年齢は90歳である．

ALSの発症因子を探る疫学研究では，激しい身体活動，金属や有機溶媒曝露，殺虫剤曝露などに加えて外傷が必ず候補としてあげられる．最近，慢性の頭部外傷に伴うTDP-43 proteinopathyがALSの発症に関連するとの病理学的報告がなされた[6]が，強い反論もある．

症候

ALSではLMN症候とUMN症候とが併存する（**2**〜**4**）．軽微なUMN障

[*1] 本章「紀伊・グアムのALS」（p.125）参照．

3 ALS―舌萎縮

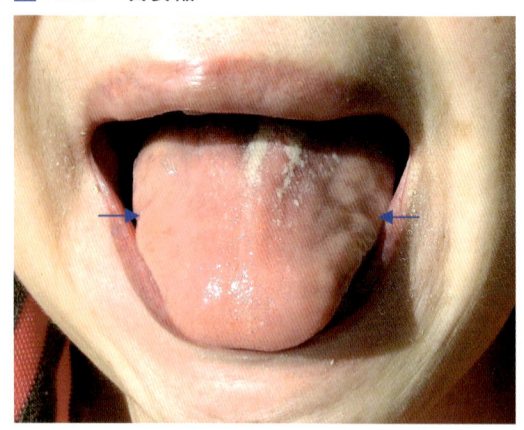

軽度だが確実に認められる.

4 ALS患者の手

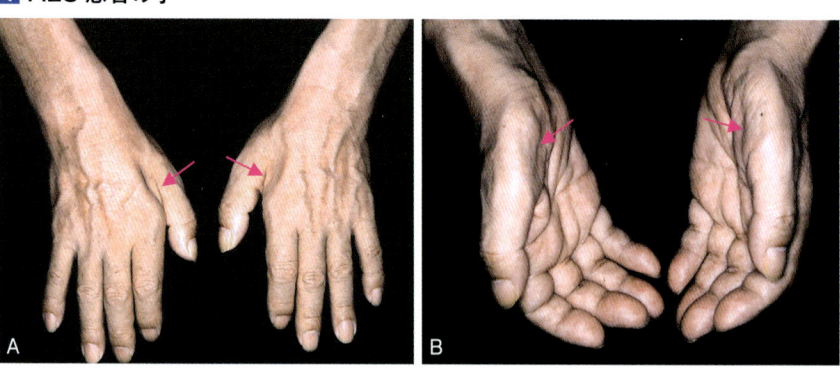

A：第一背側骨間筋（→）の高度萎縮，B：母指球筋（→）の高度萎縮.

害（錐体路障害）の際に筋力低下を検出しやすい筋は三角筋前部，指伸筋，掌側骨間筋，腸腰筋，膝屈筋群，前脛骨筋である．前5者は，それぞれ順に，上肢バレー試験，くぼみ手徴候試験，第5指徴候試験，ミンガッツィーニ（Mingazzini）試験，下肢バレー試験の際に主として作動する筋に一致しているのは興味深い．

　LMNとUMNは種々の組み合わせで障害される．LMNとUMNの一方のみが侵される場合を両端とする一連のスペクトラムがみられる．LMNが最初に侵される箇所も上肢，球部，下肢とさまざまである．すなわちALSでは，LMNとUMNの侵され方の強弱，LMNとUMNの侵される箇所の組み合わせにより種々の症候型が出現する（ 5)[7,8]．

　独特の認知症を合併する症例（認知症を伴うALS〈ALS with dementia：ALSD〉）が存在することが知られていた．ALSDの最大の特徴は病識の欠如である．筋力低下に対してのみならず，呼吸苦に対しても病識が欠けている．呼吸不全に陥って肩呼吸をしているにもかかわらず，呼吸苦を訴えず，歩行可能な場合は病棟を徘徊する．2006年，ALSと前頭側頭葉変性症（frontotemporal lobar degeneration：FTLD）のユビキチン化封入体の構成蛋白

5 下位運動ニューロン（LMN），上位運動ニューロン（UMN）の障害の部位に基づく ALS の臨床病型

障害部位＼障害ニューロン	LMN 障害のみ	UMN 障害のみ	UMN ＋ LMN 障害
球部	進行性球麻痺	偽性球麻痺	ALS（進行性球麻痺*1）
上肢	flail arm syndrome 脊髄性筋萎縮症（or 進行性筋萎縮症）	原発性側索硬化症	ALS
下肢	偽多発神経炎型	原発性側索硬化症 ミルズ（Mills）症候群[7]*2	

*1 球部で LMN と UMN の両者が侵された場合は，UMN 症候はとらえにくい．
*2 原発性側索硬化症の片側型と考えられている．

がいずれも TDP-43 であることが見出され，両者は TDP-43 proteinopathy に含まれるようになった．ALS で発症して後に認知症が加わる場合を ALSD，その逆を FTLD-MND（FTLD with motor neuron disease）と呼ぶ．両者は同一のスペクトラムに含まれる．

神経病理

ALS の臨床像と関係する病理は，UMN と LMN の変性・脱落である．

肉眼所見

大脳の萎縮はなく中心前回の萎縮も通常はみられない．ただし，中心前回の変性が高度の場合には，その萎縮（**6**）と断面での中心前回皮質の萎縮と薄茶の変色，そして錐体路の変性が認められる．

正常脊髄根の白色は髄鞘の色である．軸索が消失すると髄鞘も崩壊する．ALS では運動ニューロンの消失により前根軸索が変性し，その髄鞘も崩壊して白さが失われる．これは頸髄前根で最も明瞭である（**7**）．

脊髄のセミマクロ所見

前角大型運動ニューロンの脱落前角が背腹方向に萎縮して，その外側角が先鋭になる．錐体側索路・前索路は淡明化する（**8**）．また，錐体路以外の前索・側索部も淡明化する．

組織所見

ALS の細胞病理像は，①運動ニューロンが変性・消滅する過程と，②封入体の出現とに分けられる．

■ LMN 病変
① LMN 消失への過程

残存ニューロンは"正常 LMN"像のほかに，ニッスル小体中心崩壊，細胞体と樹状突起の萎縮，核の偏在，萎縮した細胞質の赤染，リポフスチンに

6 ALS—中心前回（→）が高度に萎縮した例

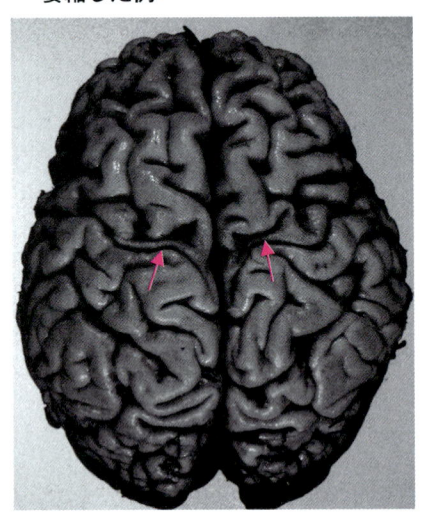

7 ALSの固定前頸髄腹側面

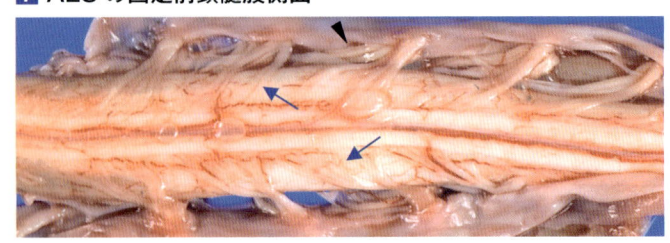

前根は二次変性（ワーラー変性）のために髄鞘も崩壊し，正常の白色調を失い透明化・萎縮している（→）．保たれている後根（▼）や前索の白色調と比較するとよくわかる．

8 ALSの頸髄

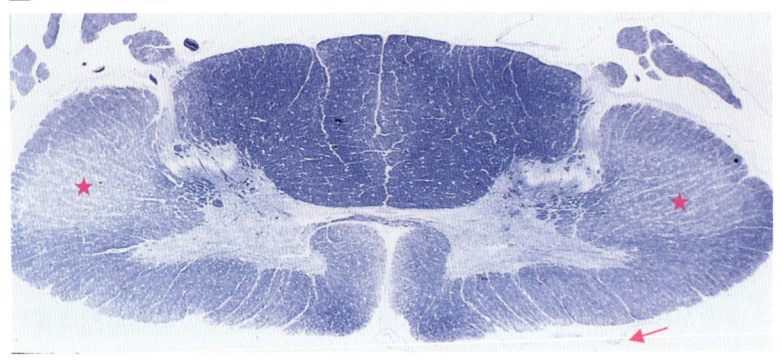

前角は前後に扁平となり，その外側部がとがっている．後根の色調が保たれているのに対して，前根（→）は二次変性のため高度に淡明化している．錐体路（★）の淡明化も明らかである．
KB染色．

よる細胞体占拠，核萎縮と濃縮など，種々の細胞病理を示す（9）．

ゴルジ装置抗体（MG-160抗体）免疫染色では，残存ニューロンの多くがゴルジ装置の断片化を呈している[9]．ALSにおける運動ニューロン死はアポトーシスによるとの考えが提唱されたが，異論もある[10,11]．一般に，ALS，パーキンソン病，アルツハイマー病などの神経変性疾患ではアポトーシスの組織学的所見と考えられているアポトーシス小体は認められない．

② LMNの異常構造物
（a）封入体

残存ニューロンにはブニナ小体とTDP-43陽性封入体が出現する．

ブニナ小体は好酸性の微少な細胞質内封入体（10-A）で，ALSに特異的である．構成蛋白や由来は不明である．超微形態的には限界膜がなく，電子密度の高い顆粒が密に集簇した構造で，周辺には壊れた膜構造が付着している（10-B）．内部にしばしば空隙を有し，神経細糸を含んでいることもまれでない．

TDP-43陽性封入体には，円形（円形封入体）のものと線状（糸束様封入体）

孤発性ALS | 71

9 ALSの脊髄前角ニューロンの変性

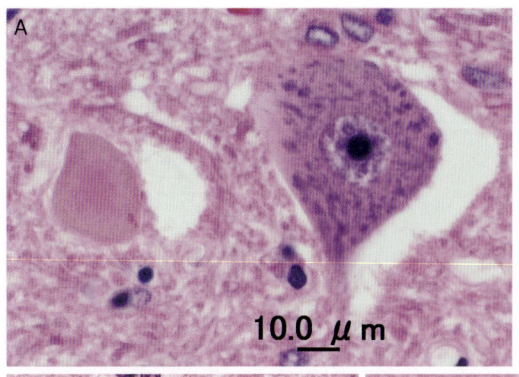

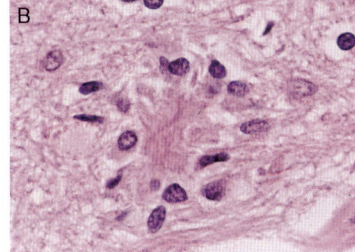

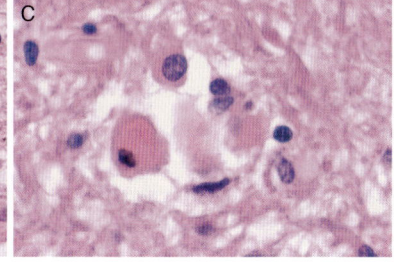

A：正常ニューロン（右）と変性ニューロン（左）が併存している．B：神経食現象．C：消滅した大型ニューロンの跡を清掃に来たマクロファージ．
HE染色，400倍．

10 ブニナ小体

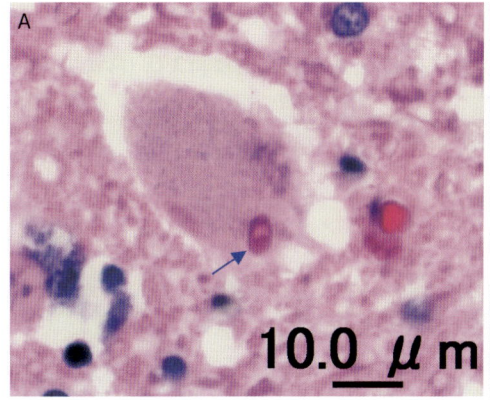

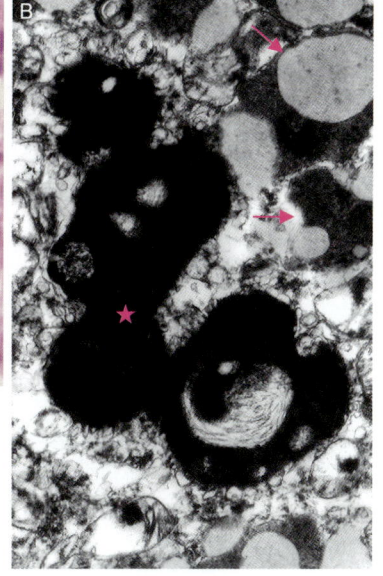

A：好酸性で内部に小空隙を有するのが特徴である（→）．HE，400倍．
B：電顕像（★）．→はリポフスチン．8,000倍．

のものとがあり（11-A，A'，B，B'），両者ともユビキチン化されている．前者の内部は，通常不規則な網目状を呈し，周辺は空胞で囲まれている．超微形態的には異常な太い線維と神経細糸様の線維との混交である（12-A，A'）．糸束様封入体は太い線維の束であり，限界膜はない（12-B，B'）．これは，しばしば二重膜を有する小胞で囲まれており，ライソゾーム系で処理されることが推測される[12]．

11 ALS前角細胞円形封入体（A，A'）と糸束様封入体（B，B'）の電子顕微鏡像

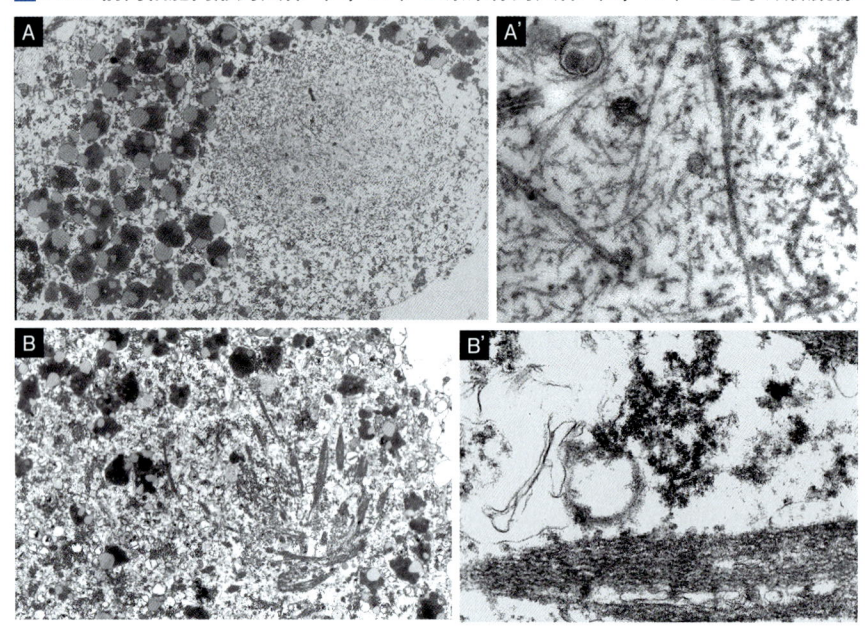

円形封入体では神経細糸様の細い線維と異常な太い線維とが混合している．糸束様封入体は太い線維の束で構成されている．
A，B：2,000倍，A'，B'：10,000倍．

12 前角細胞の円形封入体（Aの→，A'）と糸束様封入体（Bの→，B'）

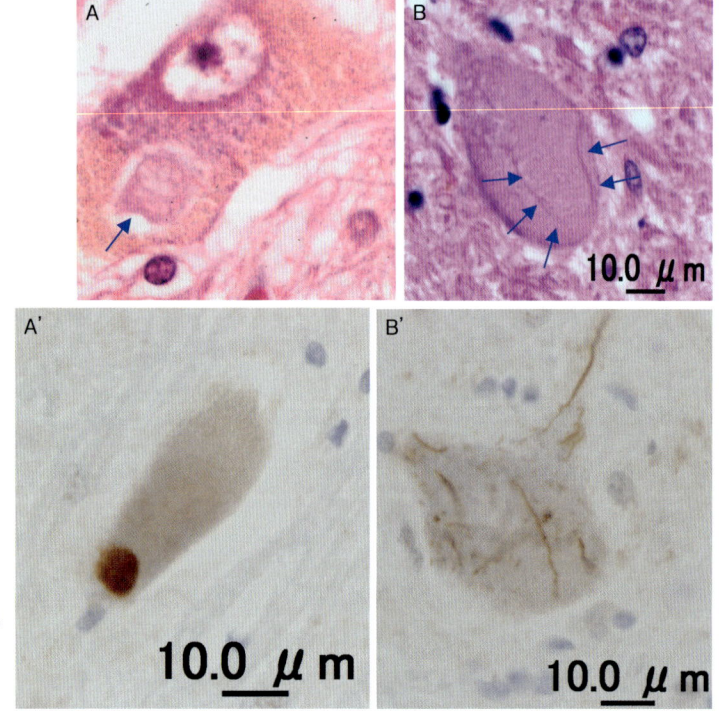

A，B：HE染色，A'，B'：TDP-43抗体免疫染色．4枚とも同倍率．
（免疫染色標本は愛知医科大学加齢医科学研究所 吉田眞理教授のご厚意による）

ディベート

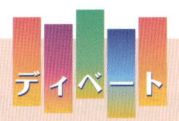

蓄積蛋白のprionoid仮説

　胎児中脳細胞を移植十数年後に死亡したパーキンソン病患者の移植片にレヴィ小体様封入体（αシヌクレインから構成される）が病理学的に見出されたことから，αシヌクレインが細胞間を伝播するとの考えが提唱されている．アルツハイマー病，ハンチントン病においても同様の事象が推測されており，ALSの代表的蓄積物質であるTDP-43もそのような特性を有することが推測されている[15,16]．ALSにおいては，この仮説に符合しない所見も報告されているうえ，1970〜1980年代にはNIHのGajdusek DCらがALSの脊髄やアルツハイマー病の脳を動物に移植したが，疾患伝播には失敗している．

13 脊髄前角のスフェロイド

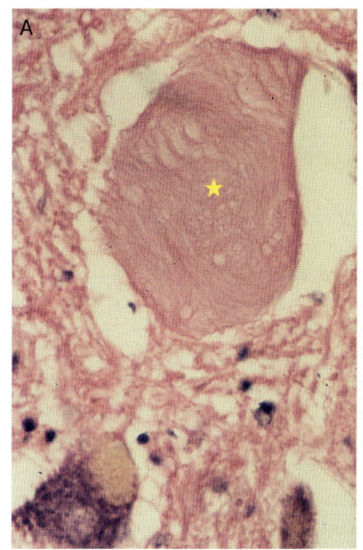

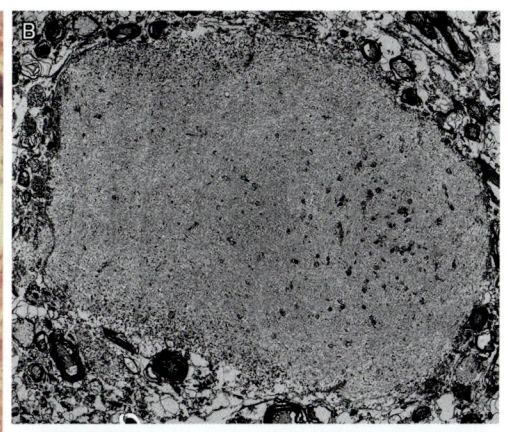

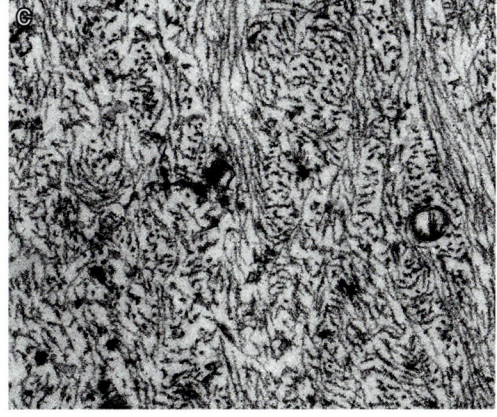

A：スフェロイド（☆）．大きさは左下方に見えている運動ニューロンの2倍以上になっている．HE，400倍．
B：電子顕微鏡写真，1,500倍．
C：Bの一部の拡大．神経細糸が錯綜している．10,000倍．

(b) スフェロイド（spheroid）

　LMN軸索近位部に神経細糸が貯留して類球形に腫大した構造であり，軸索流の障害を示唆している．早期に死亡した症例で多くみられる（**13**）．

■ UMN病変

　錐体路の変性がしばしば認められる．軸索脱落が軽微な場合は淡明化がとらえにくいため，鍍銀軸索染色で確認する必要がある．

中心前回では，ベッツ細胞の変性・萎縮とその消失跡へのマクロファージの集簇が認められる．

■ ALSD の非運動ニューロン病変

前頭側頭葉変性を呈するが，萎縮の程度はさまざまである．組織学的には，皮質表層の不明瞭な海綿状変化を呈し，側頭葉極内側面皮質の変性と海馬吻側の CA1-支脚移行部の限局性神経細胞脱落は本症の特徴であり[13]，初期変化の可能性が高い．脳の広範な領域のニューロンとグリアに TDP-43 封入体が出現する[14]．黒質にもレヴィ小体の出現を伴わない明らかな変性がみられる．

（中野今治）

文献

1) DeJesus-Hernandez M, et al. Expanded GGGGCC hexanucleotide repeat in noncoding region of C9ORF72 causes chromosome 9p-linked FTD and ALS. *Neuron* 2011；72：245-256.
2) Renton AE, et al. A hexanucleotide repeat expansion in C9ORF72 is the cause of chromosome 9p21-linked ALS-FTD. *Neuron* 2011；72：257-268.
3) Konno T, et al. Japanese amyotrophic lateral sclerosis patients with GGGGCC hexanucleotide repeat expansion in C9ORF72. *J Neurol Neurosurg Psychiatry* doi:10.1136/jnnp-2012-302272
4) 熱田直樹，祖父江元．孤発性 ALS の疫学．*Clin Neurosci* 2008；26：266-267.
5) Logroscino G, et al. Descriptive epidemiology of amyotrophic lateral sclerosis：New evidence and unsolved issues. *J Neurol Neurosurg Psychiatry* 2008；79：6-11.
6) McKee AC, et al. TDP-43 proteinopathy and motor neuron disease in chronic traumatic encephalopathy. *J Neuropathol Exp Neurol* 2010；69：918-929.
7) Turner MR, et al. Mills' and other isolated upper motor neurone syndromes：In vivo study with 11C-(R)-PK11195 PET. *J Neurol Neurosurg Psychiatry* 2005；76：871-874.
8) 佐々木彰一．ALS の病型―臨床と病理．BRAIN and NERVE 2007；59：1013-1021.
9) Gonatas NK, et al. Fragmentation of the Golgi apparatus of motor neurons in amyotrophic lateral sclerosis. *Am J Pathol* 1992；140：731-737.
10) Migheli A, et al. A study of apoptosis in normal and pathologic nervous tissue after in situ end-labeling of DNA strand breaks. *J Neuropathol Exp Neurol* 1994；53：606-616.
11) Yamazaki M, et al. Is motoneuronal cell death in amyotrophic lateral sclerosis apoptosis? *Neuropathology* 2005；25：381-387.
12) Nakano I, et al. On the possibility of autolysosomal processing of skein-like inclusions. Electron microscopic observation in a case of amyotrophic lateral sclerosis. *J Neurol Sci* 1993；120：54-59.
13) Nakano I. Frontotemporal dementia with motor neuron disease (amyotrophic lateral sclerosis with dementia). *Neuropathology* 2000；20：68-75.
14) Zhang H, et al. TDP-43-immunoreactive neuronal and glial inclusions in the neostriatum in amyotrophic lateral sclerosis with and without dementia. *Acta Neuropathol* 2008；115：115-122.
15) Cushman M, et al. Prion-like disorders：Blurring the divide between transmissibility and infectivity. *J Cell Sci* 2010；123：1191-1201.
16) Fujimura-Kiyono C, et al. Onset and spreading patterns of lower motor neuron involvements predict survival in sporadic amyotrophic lateral sclerosis. *J Neurol Neurosurg Psychiatry* 2011；82：1244-1249.

III. ALSと関連運動ニューロン疾患

ALSとFTLD

Point
- 孤発性ALSには人格変化，脱抑制など特殊な認知症を呈する一群がある．
- ALSの病理組織学的検索では上位・下位運動ニューロンを越えて，広範囲にリン酸化TDP-43陽性の神経細胞質内封入体が出現する．
- ALSとFTLD-TDPではいずれもリン酸化TDP-43が細胞内に蓄積するため，同じ疾患スペクトラムに属すると考えられている．
- FTLD-TDPにおいて大脳皮質の病変は，リン酸化TDP-43陽性封入体の出現部位や形態で4つのタイプに分類されている．

ALSとALS-D

　筋萎縮性側索硬化症（amyotrophic lateral sclerosis：ALS）は1869年Charcotらが報告した神経変性疾患であるが，10万人に5人前後の有病率で，中高年での発症が多い．基本的に上位・下位運動ニューロンの脱落のため徐々に運動機能の低下をきたし，最終的に呼吸不全で死亡する．レスピレーターなどの呼吸補助を用いない場合，3年足らずで死亡に至ることが多い．感覚は保たれたまま身動きが制限される患者はもちろんのこと，介護者にとっても負担の大きい難病である．多くは孤発性であるが，患者全体の5～10%に常染色体優性遺伝を示す家族性ALSがあり，病理組織学的に孤発性ALSと同様の病理所見を示すものと，脊髄前角，側索に加え，後索に変性を認める後索型ALSがある．

　病理組織学的には，上位運動ニューロン（運動野皮質神経細胞）（**1**-A～D），下位運動ニューロン（脳幹運動神経核細胞，脊髄前角神経細胞）（**1**-E）の両者が徐々に脱落し，下位運動ニューロンの支配筋の萎縮をみる．変性しつつある下位運動ニューロンの中にヘマトキシリン・エオジン染色で好酸性の小さい封入体を観察することがあるが，この封入体はブニナ小体[1]と呼ばれ，孤発性ALSに特異的な所見である（**1**-F）．このブニナ小体のほかに，1988年Loweらによって，ユビキチン陽性封入体が脊髄前角神経に見出された[2]（**1**-G）．ユビキチン陽性封入体は，細胞質内に糸くず状にみえることが多く，このような形態のものはskein-like inclusionと呼ばれている．ユビキチンは選択的蛋白分解の際，不要な蛋白に重合するものであるが，封入体がユビキチン化されていることは，何らかの不要構造物が処理されずに細胞内に残っていることを示し，細胞機能に障害をきたしていることが示唆される．この封入体は孤発性ALSのほぼ全例で下位運動ニューロン中に認めら

Key words

ブニナ小体（Bunina body）
1962年，ロシアの学者Buninaによって家族性ALSで初めて発見された．孤発性ALS症例の下位運動ニューロン胞体内に特異的にみられる封入体．好酸性で，複数個連なっていることがある．後に発見されたユビキチン陽性の封入体よりも特異性は高い．

Column

FTLDとPLS

　ALSは上位，下位運動ニューロンが障害される疾患で，症例によって上位と下位の障害程度に差があることはしばしば経験する．このような中で，下位運動ニューロンは障害されないか，あっても非常に軽く，上位運動ニューロンが非常に強い障害を受ける一群がある．臨床的には高度の痙性，偽性球麻痺などを呈し，病理組織学的に錐体路（側索）の変性が強いためPLS (primary lateral sclerosis：原発性側索硬化症）と呼ばれている．このような症例では，経過とともに前頭側頭型の認知症が明らかになることがあり，FTLDとの関係が認められる．剖検脳を肉眼的に観察すると，PLSでは中心前回から前頭葉にかけて強い萎縮をみるが，運動野の萎縮が最も強く，組織学的にも最も変性が強い．FTLDについては，ALS-Dとの移行が考えられているが，ALS-Dは下位運動ニューロンの変性が強く，大脳でも側頭葉内側部や海馬CA1～subiculum移行部の変性を伴い，PLSとは異なる変性の分布を示している．これらの疾患はいずれもTDP-43陽性封入体を伴っていることから，ALSと同様な機序による疾患と考えられているが，これらの表現型に影響を与えるものは何か，今後の研究が待たれる．

1 ALSの病理組織学的所見

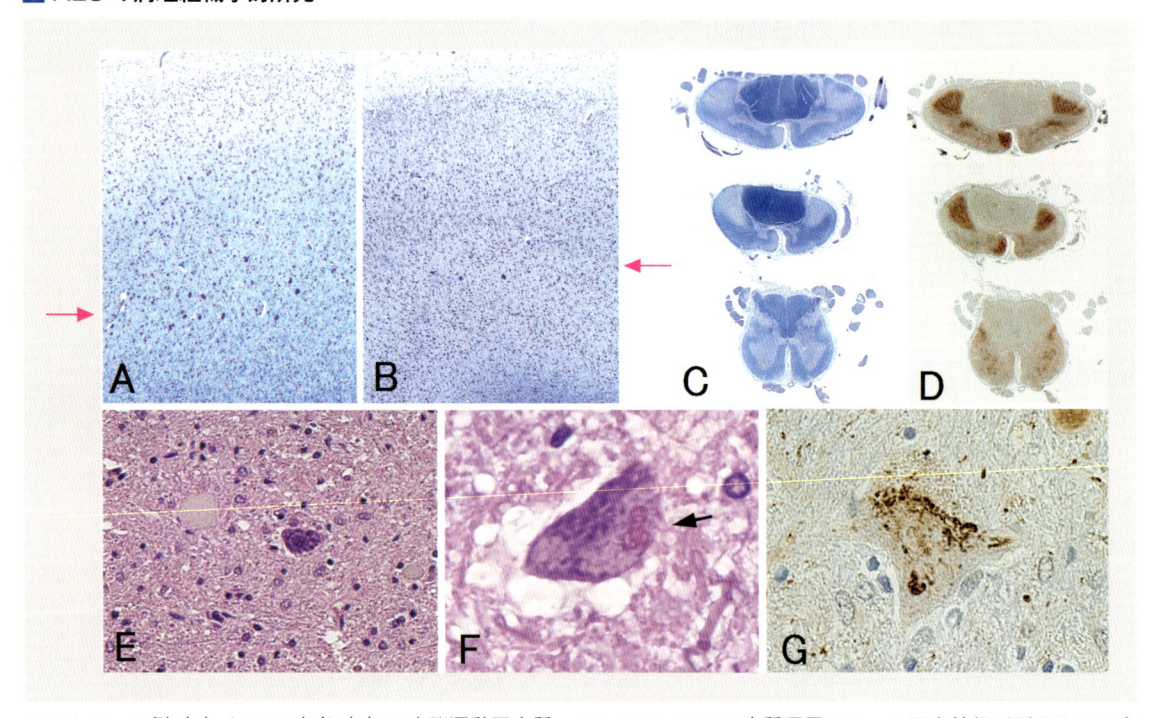

コントロール例（A）とALS患者（B）の大脳運動野皮質．コントロールでは皮質深層にベッツ巨大神経が列をなして存在するが，ALSでは少数残存するのみである（→）．C，D：ALS患者の脊髄．両側前・側索（錐体路）の有髄線維の脱落，前角の萎縮が認められ（C），同部位に著明なマクロファージ浸潤を認める（D）．ALS患者の脊髄前角では神経細胞の脱落とグリオーシスが明らかであり（E），残存神経細胞の胞体にブニナ小体（F，→）や，ユビキチン陽性のskein-like inclusion（G）を認める．
A，B，C：クリューヴァー・バレラ（KB）染色，D：CD68（マクロファージ表面抗原）免疫染色，E，F：ヘマトキシリン・エオジン（HE）染色．

　れる．
　1960年代から1980年代にかけて，湯浅ら[3]，三山ら[4]が，ALSの症例で，認知症を呈する群があることを報告し，ALSにおいて運動ニューロン以外の部分も障害を受けることを明らかにした．この一群は，臨床的に性格変化，脱抑制など前頭葉機能の低下が強く，前頭側頭型認知症（frontotemporal dementia：FTD），といわれる認知症を呈する．このタイプはALS-dementia

2 ALS-D症例

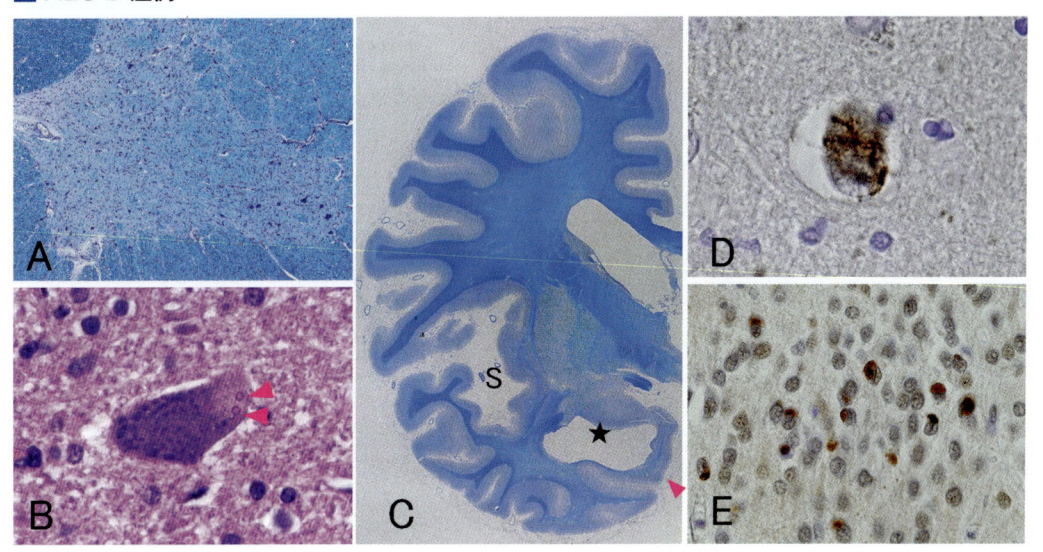

脊髄前角では神経細胞の脱落（A）と残存神経細胞にブニナ小体（B，▶）を認める．大脳では，側頭葉の萎縮が明らかで，シルビウス裂（S）の開大，海馬傍回（▶）と扁桃核（★）の萎縮を認める（C）．大脳皮質の神経細胞胞体内にユビキチン陽性の封入体を認める（D）．海馬歯状回の顆粒神経細胞の胞体内にも同様のユビキチン陽性封入体を認める（E）．
A，C：KB染色，B：HE染色，D，E：ユビキチン免疫染色．

3 孤発性ALSにおける発症年齢の推移

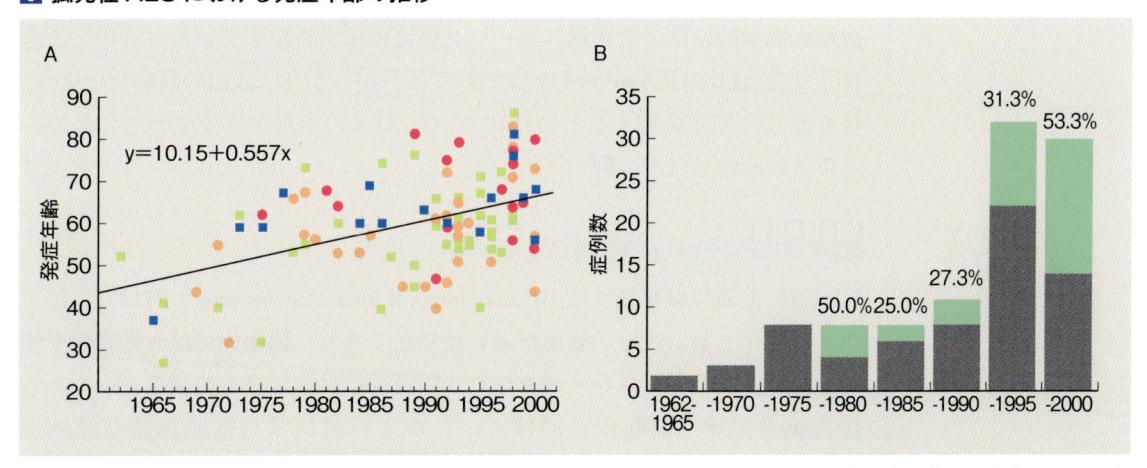

A：1962年から2000年の102例の孤発性ALSの発症年齢をプロットしている．発症年齢は年々上がる傾向にある．青色の四角（男性）と赤色の丸（女性）は32例の下位運動ニューロン優位に変性を認めるALSである．
B：102例の孤発性ALSを5年間隔（1962〜1965年は4年）で65歳以上での発症者の比をとったグラフ．緑色が65歳以上の発症者．数字は全体に対する65歳以上発症者の比（％）．

（Piao YS, et al. *Brain Pathol* 2003[5]より）

（ALS-D）と呼ばれ，日本では湯浅・三山型ALSともいわれている．病理組織学的には，一般的なALSの組織所見（2-A，B）のほかに，側頭葉に病変を伴うことが多い（2-C）．その所見は，①側頭葉極背内側部の神経細胞脱落とグリオーシス，②海馬CA1〜支脚部の変性，③扁桃体の変性，である．さらに，海馬顆粒細胞層や，皮質の神経細胞の細胞質内にユビキチン陽性の封入体を観察する（2-D，E）．このことはALS関連疾患において，ユビキ

> **Column**
>
> ## ポリグルタミン病（SCA 2）とALSの関係
>
> 　2010年にポリグルタミン病の一つのSCA 2（spinocerebellar ataxia type 2）の原因遺伝子 *ATX2* と筋萎縮性側索硬化症（ALS）との関係について興味深い論文が発表された．ポリグルタミン病の詳しい説明は他項*[1]でなされているが，その発症と原因遺伝子のCAGリピート長には強い相関があり，発症者と健常者では通常リピート数が重ならない．しかし，発症に至らない長さ（intermediate）のリピート数が時に問題になることがあり，浸透率の低い疾患などで，はっきり発症・非発症をリピート数で分けるのが難しい場合がある．SCA 2は *ATX2* のCAGリピートが35リピート以上で発症するが，先に述べた論文は，発症に至らない22～34リピートという微小伸長が孤発性ALS患者に有意に多く認められるという報告である．これは欧米のデータであるが，その後の追試でも同様の結果が出ている．ポリグルタミン病の原因遺伝子の異常がまったく異なる疾患の危険因子になるということで，共通の病態生理の存在を考えさせる．
>
> 　ALSではTDP-43が発症に関わる重要な分子として考えられており，抗TDP-43抗体やリン酸化TDP-43抗体を使用して病理組織学的に検索すると，脊髄前角細胞や脳幹の運動神経核細胞にTDP-43陽性の封入体を形成している．TDP-43とATX2はどちらもRNA結合因子で，微小伸長したグルタミン鎖を持つATX2とTDP-43はRNAを介して相互作用し，その機能を障害することが *in vitro* の実験系において考えられている．
>
> ＊1　本章「球脊髄性筋萎縮症」（p.109）参照．

チン陽性封入体が運動神経系を越えて出現しうることを示している．われわれの孤発性ALS剖検例の検討で，臨床的に認知症が指摘されていない症例のなかにALS-Dと同様の側頭葉病変や，ユビキチン陽性封入体を観察する群が少なからずあることがわかった[5]．われわれのデータでは，このような例はALSの剖検例全体の20％弱であり，病型では高齢発症の症例が多く，病理組織学的には二次運動ニューロン優位の障害を呈していた．近年，このタイプのALSの比率が高くなっていることがわかり，人口の高齢化により，働き盛りに多く発症するといわれていたALSの病型が多少変わってきていることが示唆された（**3**）．

FTLD-U

　一方，前頭側頭葉変性症（frontotemporal lobar degeneration：FTLD）[6]はアルツハイマー病に次いで頻度が高い認知症であり，臨床的には人格変化や精神症状，言語機能異常などがみられ，画像的には前頭葉と側頭葉を中心とした萎縮を呈する．臨床型には，いわゆる行動異常型前頭側頭型認知症（behavioural variant frontotemporal dementia：bvFTD），進行性非流暢性失語（progressive nonfluent aphasia：PNFA），意味性認知症（semantic dementia：SD）がある．病理学的には単一疾患ではなく，種々の原因によって引き起こされる疾患を広く含んでいる．FTLDはこれまで，タウオパチー（FTLD-tau：ピック病，大脳皮質基底核変性症など）と，ユビキチン陽性，タウおよびαシヌクレイン陰性細胞質内封入体を伴うFTLD-U（ubiquitin）の2群に大きく分けられてきた．先に述べた湯浅・三山型ALSでも前頭側頭型認知症を伴い，ユビキチン陽性構造物の出現をみることから，ALS，ALS-D，FTLD-Uなどは一連の連続する疾患群であるという考え方が広まり，ユビキチン化されている基質の蛋白は，ALSのみならずFTLDの原因にも大きく関与することが予想され，それが何であるかは世界中の注目を集めていた．

4 TDP-43とリン酸化TDP-43陽性封入体

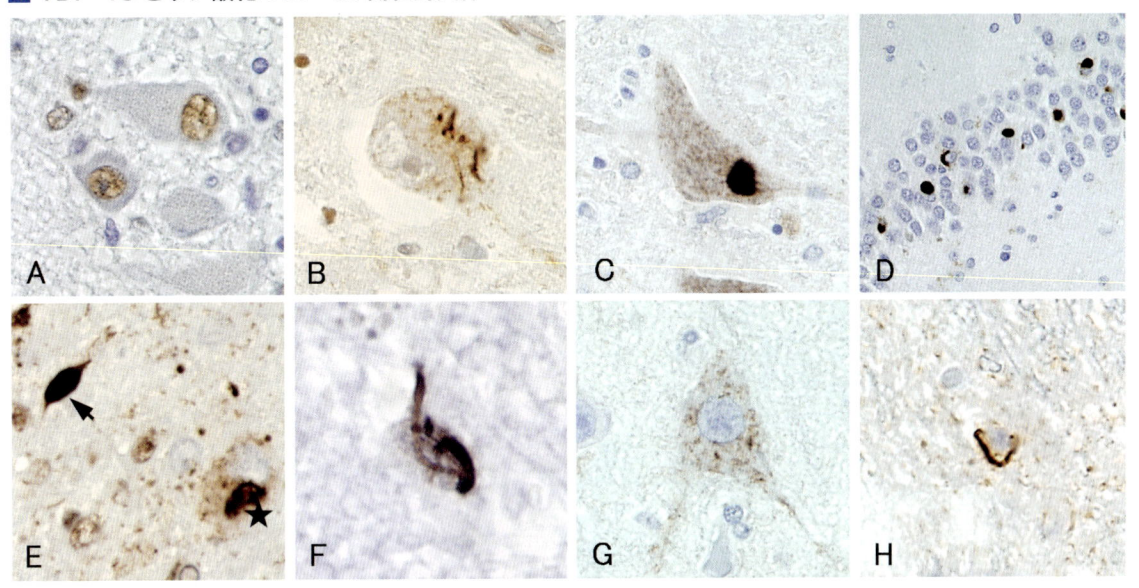

抗TDP-43抗体では正常の神経細胞の核が染色される（A）．ALS患者では胞体にTDP-43陽性封入体が出現し，正常の核の染色性が失われる（B）．リン酸化TDP-43に対する抗体では正常の核は染色されず，異常構造物のみ染色される．ALS前角細胞の濃染する封入体（C）．海馬歯状回の顆粒神経細胞体内封入体（D）．ALS患者大脳皮質の細胞質内封入体（★）と変性神経突起内封入体（→）（E）．ALS患者中脳網様体神経細胞内のskein-like inclusion（F）．ALS患者大脳運動野皮質の神経細胞質内封入体（G）と，内包オリゴデンドログリア（oligodendroglia；乏突起膠細胞）内封入体（H）．
A，B：TDP-43免疫染色，C～H：リン酸化TDP-43免疫染色．

ALS，FTLD関連分子の同定（TDP-43とFUS）

2006年，Neumannら[7]は孤発性ALS患者とFTLD-U患者の脳組織から蛋白を抽出し，その不溶分画に，TARDNA-binding protein 43（TDP-43）という分子が含まれ，これがユビキチン化されて封入体を形成していることを見出した．Neumannらの作製した抗TDP-43抗体はこれまでユビキチン抗体で染め出されていたskein-like inclusionや，海馬顆粒細胞の封入体，皮質神経細胞質内封入体を同じように染めることがわかった．このことで，予想されていたALSとFTLD-Uの連続性は明らかになった．さらに，2009年にKwiatkowskiら[8]，Vanceら[9]は，fused in sarcoma / translated in liposarcoma（FUS / TLS）の変異がユビキチン陽性封入体を伴う家族性ALSの原因となることを報告し，一部のFTLD-UもまたFUSの異常に関連していることが明らかになってきた．このように，遺伝子や蛋白の解明が進んできた状況を受けて，2010年にFTLDの分類が再考され，これまでFTLD-Uとされてきたものは，FTLD-TDP，FTLD-FUS，FTLD-UPS（ubiquitin proteasome system）の3つに分類された[10]．これらの中で，最も多く経験する疾患はTDP-43関連疾患である．

TDP-43は核内で転写の調節に関わる分子であり，TDP-43抗体でも正常な神経は核が染色される（4-A）．ALSやFTLD-TDPにおいては，TDP-43がリン酸化され，さらにC-末側で分断化されたものが認められ，それらが核

> **Memo**
>
> **ALSの遺伝子異常**
> 遺伝子変異によって発症するALSの原因蛋白はCu / Zn superoxide dismutase（SOD1），TARDNA-binding protein 43（TDP-43），fused in sarcoma / translated in liposarcoma（FUS / TLS），vesicle-associated membrane protein-associated protein B / Cなどがわかっているが，つい最近9番染色体上のC9orf72 geneのGGGGCCリピート伸長が原因となるALSが報告された．

5 リン酸化 TDP-43 抗体を用いた分類

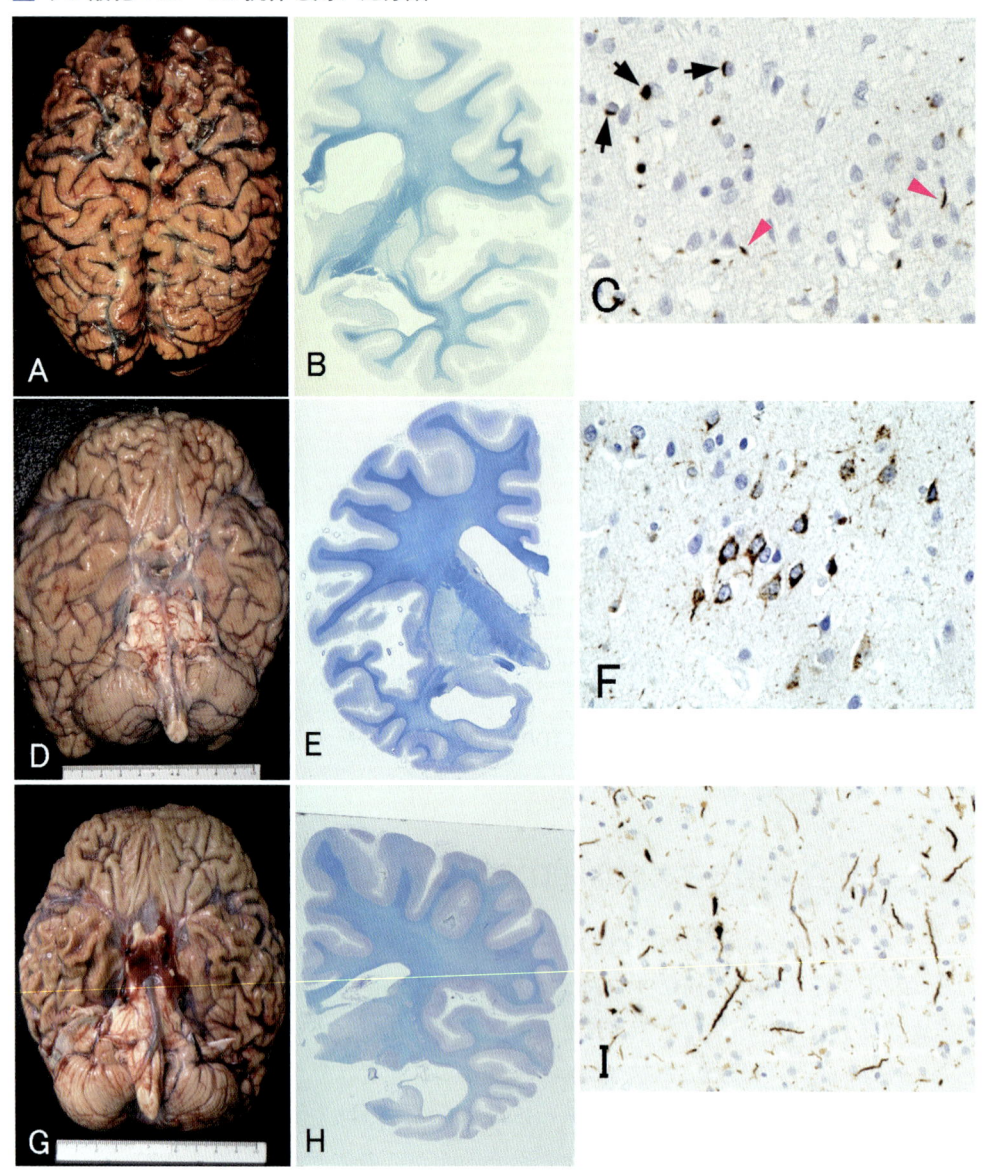

FTLD-TDP type A（A〜C），type B（D〜F），type C（G〜I）．
Aの症例は臨床的に運動神経系の症状を伴わない前頭側頭型認知症を呈し，前頭葉に強い変性を認め（A, B），皮質II層を中心にpTDP-43陽性の神経細胞胞体内封入体（NCIs, →）と比較的短い変性突起内封入体（DNs, ▶）を伴う（C）．Dの症例は臨床的にALS-dementiaで，側頭葉に萎縮を認め（D, E），皮質には全層にNCIsを認める（F）．DNsは少ない．Gの症例は臨床的に前頭側頭型認知症で，側頭葉に強い変性があり（G, H），NCIsが少なく，長いDNsが多数出現している（I）．
B, E, H：KB染色．C, F, I：リン酸化TDP-43免疫染色．

の外に出て封入体を形成している．封入体を形成した神経細胞では核が染色されなくなることは，TDP-43が核の中での本来の働きを失っていることを示し，細胞機能が正常に保たれなくなっていることが考えられる．

　孤発性ALS患者の中枢神経には，比較的広くユビキチン陽性封入体が出現することが知られていたが，TDP-43抗体を用いて封入体の分布を詳細に調べてみると，大きく2つのパターンがあることがわかった[11]．一つは運

> **Column**
>
> ## 球麻痺？ 偽性球麻痺？ それとも失語？
>
> 　運動ニューロン疾患の患者が初期に「しゃべりにくい」という訴えをしたとき，その責任病巣がどこであるか注意が必要である．いちばんシンプルで考えやすいのは，舌下神経核の神経細胞脱落による球麻痺であり，他の運動性の脳神経系の所見と合わせて診断は難しくないと思われる．当教室で経験した PLS 患者の初発症状は構音障害（声が出ない）であったが，舌を含め筋電図で異常所見はなく，両側の運動野の変性による偽性球麻痺と考えられた．また，運動野の最下部は前頭弁蓋部に連続しており，この部位はいわゆる FTLD の一型の進行性非流暢性失語の責任病巣である．この場所が早く障害されるような場合には運動性失語を呈する．初期の症状として「しゃべりにくい」と訴えがあった場合，その後の病型を推測する一つの重要な症候と認識して精査すべきである．

動ニューロンを越えて視床，被殻，赤核などに分布するが，運動野以外の大脳皮質に広がらないような群，もう一つは大脳皮質を含めて非常に広範に封入体を伴う群である．この2つの群は臨床経過の長短にかかわらず認められ，もともと ALS の一部に広範な細胞病理を伴うものがあるということを示している（**4**-B〜H）．

　FTLD-TDP に関連して，TDP-43 陽性の大脳皮質神経細胞質内封入体の形態と臨床症状の関係が調べられ，その形態，分布などから4タイプに分類されている（**5**）[12]．それぞれを簡単に述べると，タイプAは神経細胞質内封入体と短い突起内封入体を有し，これらが主に皮質II層に出現するもの，タイプBは神経細胞質内封入体と少数の突起内封入体を皮質全層に認めるもの，タイプCは多数の長い突起内封入体と，少数の神経細胞胞体内封入体が皮質II層中心に出現するもの，タイプDは皮質全層に神経細胞の核内封入体（レンズ型）を多数認めるものである．タイプAは FTLD の中の bvFTD と PNFA の臨床像をとることが多く，タイプBは bvFTD，ALS-D に多くみられる．また，タイプCは bvFTD や SD と関係が深い．タイプDは VCP（valosin containing protein）の遺伝子に変異を持ち，家族性の FTD に封入体筋炎や骨パジェット病を伴うものに認められる．

　最も新しいレビューでは，*C9orf72* の GGGGCC リピート異常伸長に伴う FTLD は TDP-43 病理を伴い，上記の分類ではタイプBが多いとされている[13]．次々と ALS や FTLD の原因となる遺伝子の発見が続き，今後もその臨床型や病理組織学的所見の分類が進むものと思われる．

（豊島靖子，高橋　均）

文献

1) Okamoto K, et al. Bunina bodies in amyotrophic lateral sclerosis. *Neuropathology* 2008 ; 28 : 109-115.
2) Lowe J, et al. A filamentous inclusion body within anterior horn neurones in motor neurone disease defined by immunocytochemical localisation of ubiquitin. *Neurosci Lett* 1988 ; 94 : 203-210.
3) Yuasa R. Amyotrophic lateral sclerosis with organic dementia. Report a case. *Clin Neurol* 1964 ; 4 : 529-534.（In Japanese）
4) Mitsuyama Y, Takamiya S. Presenile dementia with motor neuron disease in Japan. A new entity? *Arch Neurol* 1979 ; 36 : 592-593.

5) Piao YS, et al. Neuropathology with clinical correlations of sporadic amyotrophic lateral sclerosis：102 autopsy cases examined between 1962 and 2000. *Brain Pathol* 2003；13(1)：10-22.
6) Cairns NJ, et al. Neuropathologic diagnostic and nosologic criteria for frontotemporal lobar degeneration：Consensus of the Consortium for Frontotemporal Lobar Degeneration. Acta *Neuropathol* 2007；114：5-22.
7) Neumann M, et al. Ubiquitinated TDP-43 in frontotemporal lobar degeneration and amyotrophic lateral sclerosis. *Science* 2006；314（5796）：130-133.
8) Kwiatkowski TJ Jr, et al. Mutations in the FUS／TLS gene on chromosome 16 cause familial amyotrophic lateral sclerosis. *Science* 2009；323：1205-1208.
9) Vance C, et al. Mutations in FUS, an RNA processing protein, cause familial amyotrophic lateral sclerosis type 6. *Science* 2009；323：1208-1211.
10) Mackenzie IR, et al. Nomenclature and nosology for neuropathologic subtypes of frontotemporal lobar degeneration：An update. *Acta Neuropathol* 2010；119：1-4.
11) Nishihira Y, et al. Sporadic amyotrophic lateral sclerosis：Two pathological patterns shown by analysis of distribution of TDP-43-immunoreactive neuronal and glial cytoplasmic inclusions. *Acta Neuropathol* 2008；116：169-182.
12) Mackenzie IR, et al. A harmonized classification system for FTLD-TDP pathology. *Acta Neuropathol* 2011；122：111-113.
13) Sieben A, et al. The genetics and neuropathology of frontotemporal lobar degeneration. *Acta Neuropathol* 2012；124：353-372.

Further reading

- Gray F, et al（editors）. Escourolle & Poirier, Manual of Basic Neuropathology. 4th edition. Philadelphia：Butterworth-Heinemann；2004.
  読みやすい英語で書かれており神経病理の入門書として最適.

- Love S, et al（editors）. Greenfield's Neuropathology. 8th edition. London：Hodder Arnold；2008.
  神経病理の教科書として最もポピュラー．中枢神経系の疾患を広く扱い，組織所見から分子生物学まで簡潔にふれている.

- Dickson DW, Weller RO（editors）. Neurodegeneration：The Molecular Pathology of Dementia and Movement Disorders. 2nd edition. Oxford：Blackwell Publishing Ltd；2011.
  神経病理で扱う変性疾患について多方面から詳しく書かれている.

III. ALSと関連運動ニューロン疾患

広汎性ALSの病理

> **Point**
> - 広汎性ALSとは，運動ニューロン系に病変が比較的限局する古典型ALSに比し，歯状回顆粒細胞層を含む非運動系に広汎な病変を伴う群を呼ぶ．
> - 広汎性ALSは，病理学的には湯浅・三山型（認知症を伴う）ALSと同じで，下位運動ニューロンにブニナ小体が多発し，TDP-43沈着量，範囲とも広く，歯状回顆粒細胞層を必ず侵す．
> - 認知症がALS症状に先行するときは診断が容易だが，それ以外の場合，ALS症状の重篤性にマスクされるのか，あるいは認知症に至る段階ではなかったのか，認知症の記載がない例が存在する．
> - ALSの側からみると，病変が運動ニューロン系に限局する例と，広汎に及ぶ例が存在することを意味する．

広汎性ALSとは

広汎性筋萎縮性側索硬化症（amyotrophic lateral sclerosis：ALS）は，Nishihiraらにより，孤発性ALSの中で，純粋型との対比で提唱された概念である．彼らは新潟大学脳研究所神経病理部門に蓄積されたALSを抗TDP-43免疫染色で，病変が比較的運動系に限局するI型と，非運動系に広汎に分布する広汎型（II型）に分け，これらは臨床経過によらず病型が規定されていること，後者は歯状回顆粒細胞層のTDP-43陽性封入体を必ず伴い，認知症と強い関連を持つことを報告した[1]．

本稿においては自験例を呈示しつつ，この2つの病型分類が妥当か，この両型を規定するものは何かについて，論じたい．

症例1　超急性広汎型

死亡時78歳男性，全経過2か月．
主訴：構音障害．
現病歴：X年正月にはまったく何の問題もなかった．X年1月中旬，構音障害が出現．耳鼻科受診するも異常なく，A病院神経内科を紹介．神経学的に，球麻痺様構音障害，膝蓋腱反射が両側性に亢進，病的反射はなかった．眼球運動障害，感覚障害，膀胱直腸障害はなかった．針筋電図で広汎に安静時放電と，神経原性変化を認めた．clinically probable-laboratory-supported ALSと診断された．嚥下障害，呼吸困難が増悪したため，2か月後，東京都健康長寿医療センター救急外来を受診し，緊急入院となった．
入院時神経学的所見：嚥下・構音障害に加え，呼吸筋麻痺を認めた．また

Keywords

歯状回顆粒細胞層
齧歯類で生後に神経再生が出現することが確立している．神経病理学的に，封入体として，ピック病におけるタウ，湯浅・三山型ALSにおけるTDP-43，多系統萎縮症におけるαシヌクレインの蓄積が記載されているが，細胞脱落の記載はない．てんかん病理での海馬硬化において，dispersionと呼ばれる増殖が疑われる変化も示す点で，興味深い解剖学的構造である．

1 症例 1 　腰髄前角の病理

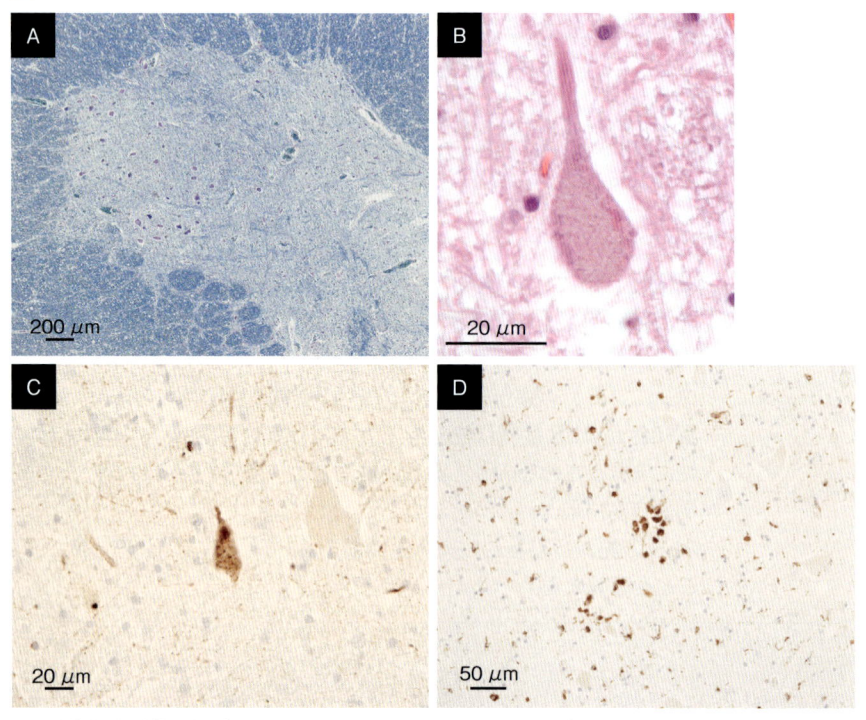

A：前角細胞脱落は軽微である．B：いわゆる数珠つなぎのブニナ小体を認める．C：抗リン酸化 TDP-43C 末抗体では，神経細胞体内顆粒状陽性所見に加え，グリア細胞体内陽性所見，ニューロピルに顆粒状突起状陽性所見を認める．D：CD68 抗体免疫染色では，活性型ミクログリア・マクロファージの集簇を認める．

下肢に線維束性収縮を認めた．しかし，脳神経領域，四肢に筋力低下，筋萎縮は認めなかった．

　検査所見：血清 CK 正常．動脈血液ガス pH 7.41, PCO_2 59 mmHg, PO_2 65 mmHg．呼吸不全が急激に進行するも，本人はあらゆる治療を拒否し，急速に呼吸不全が進行し死亡した．

　神経病理所見：死後 44 時間 38 分で解剖，脳重 1,283 g であった．骨格筋では短腓骨筋，横隔膜の type2 萎縮を認めた．横隔神経の有髄線維脱落を認めるが，腓腹神経は保存されていた．脊髄では前角細胞脱落はきわめて軽度であったが（1），数珠状のブニナ小体を多数認めた．前角細胞には細胞体内に TDP-43 陽性の細顆粒状の構造物を多数認め，ニューロピルの顆粒状陽性所見に加え，軸索の陽性所見を認めた．また活性型ミクログリア・マクロファージの集簇が観察された．脳幹では外眼筋支配運動神経核を除く脳神経体性運動核のグリオーシス（神経膠症）を認めた．TDP-43 陽性所見は脊髄前角と共通していた．ブニナ小体と TDP-43 陽性構造は一致はしないが，同一細胞内にも時に認められた．ごく少数の神経突起内陽性所見は，動眼神経主核にも認められた．錐体路については，内包後脚・延髄錐体（2）・脊髄側索・前索に，活性型ミクログリア・マクロファージの増加を認めた．中心前回では神経細胞貪食，斑状アストログリオーシス，小型神経細胞内顆粒状

2 症例1 延髄の病理

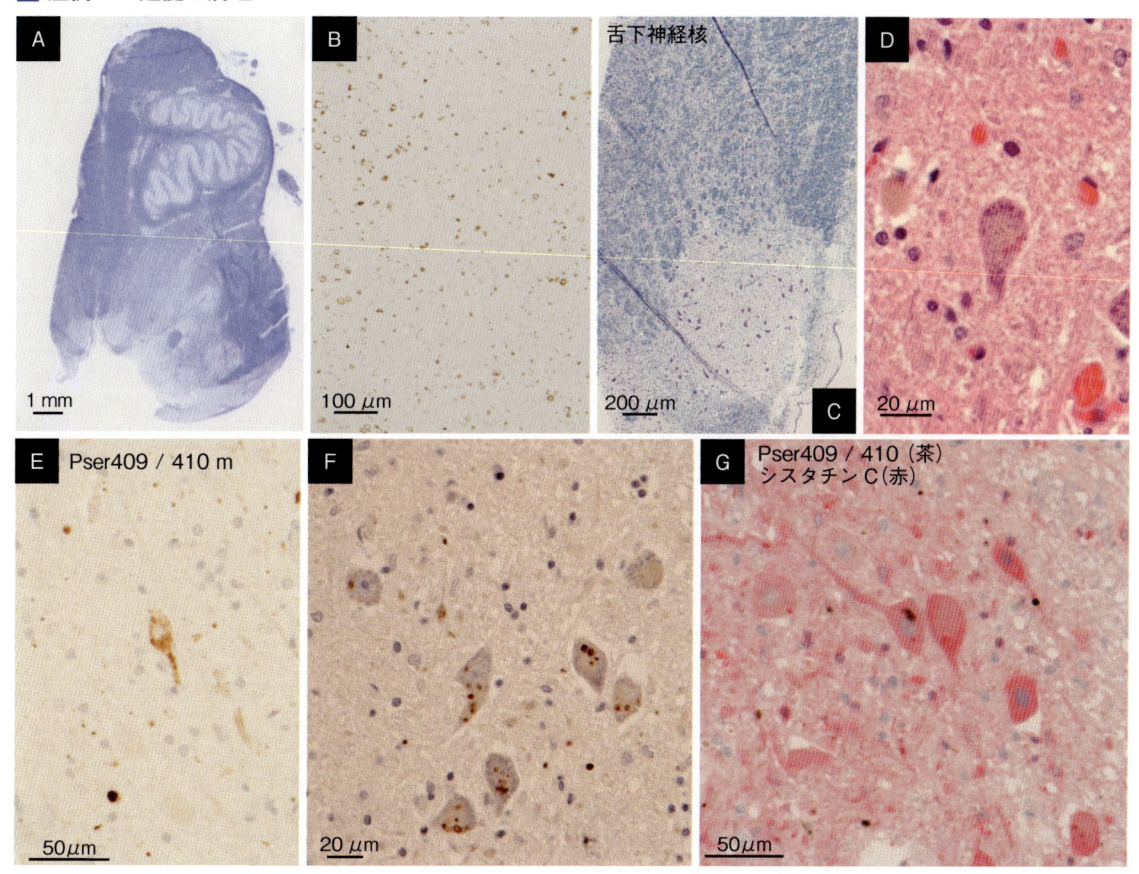

A：セミマクロ像．B：延髄錐体に CD68 陽性マクロファージの出現を認める．C：舌下神経核細胞は比較的保たれている．D：数珠つなぎのブニナ小体を認める．E：リン酸化 TDP-43C 末抗体（Pser409／410）では神経細胞内び漫性顆粒状陽性所見に加え，ニューロピルのび漫性顆粒状陽性所見，グリア細胞内陽性所見を認める．F：抗シスタチン C 抗体免疫染色では，多くの神経細胞内に，顆粒状凝集像を認める．G：抗シスタチン C 抗体（赤），リン酸化 TDP-43C 末抗体（Pser409／410, 茶）二重染色では，シスタチン C 陽性凝集と TDP-43 凝集像が同一細胞内に，時に認められる．

陽性所見を認めた（**3**）．これら運動ニューロン系以外に，海馬歯状回（**4**），嗅内野，淡蒼球，被殻，側坐核，黒質，橋核の神経細胞体内，神経線維内に，TDP-43 陽性所見を広汎に認めた．老年性変化は，ごく少数の神経原線維変化を認めるのみであった．

症例 2　慢性純粋型

死亡時 77 歳男性，全経過 35 年．
主訴：構音障害．
家族歴・既往歴に特記すべきことなし．
現病歴：42 歳時，構音障害自覚．2 か月後，他人にも指摘されるようになった．43 歳時，B 医受診．神経生理学的検査を含め，ALS と診断された．発症後 1 年 7 か月で，四肢のピクツキを自覚した．階段を昇ることが困難になり，握力低下も自覚した．発症後 1 年 10 か月，むせが出現した．発症後

3 症例1　中心前回の病理

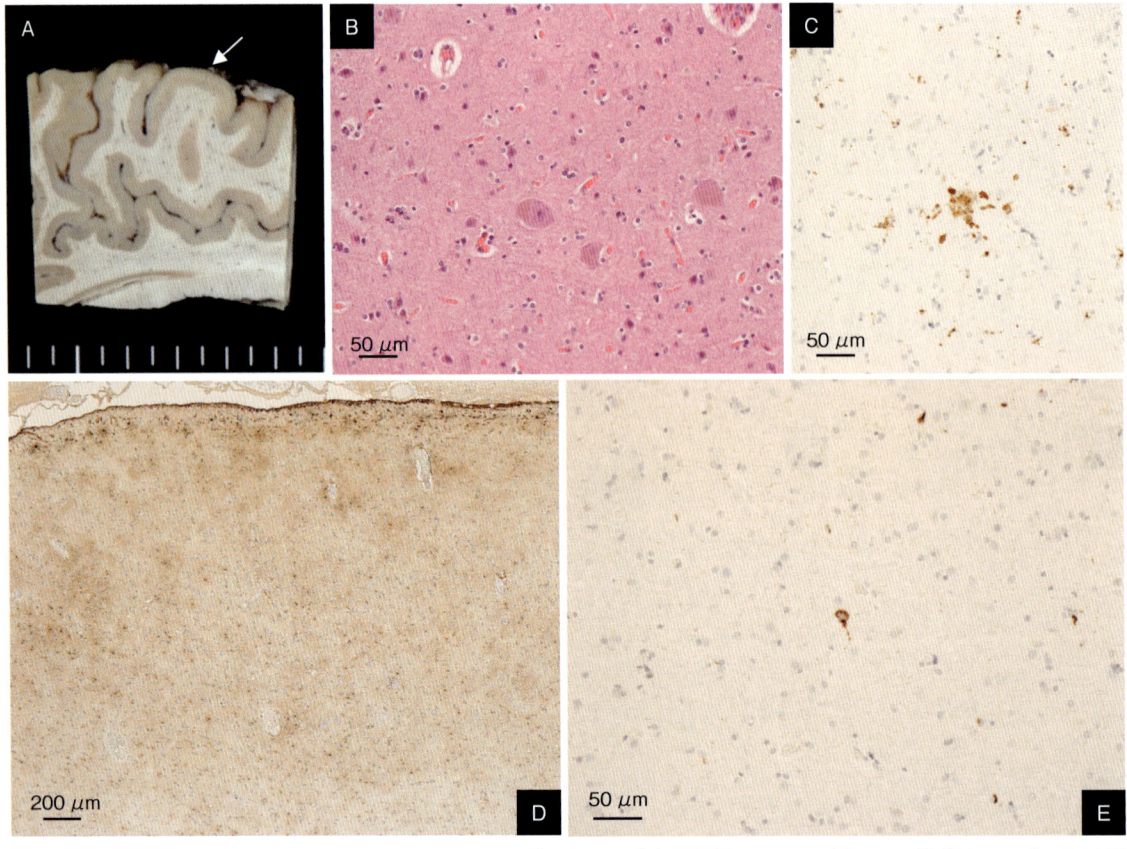

A：中心前回（→，矢状断）は，中心後回，第二前頭回に比べ，やや白色調を呈している（バー，一目盛り5mm）．B：HE染色では，ベッツ巨細胞はよく保たれている．C：CD68免疫染色ではベッツ細胞貪食を認める．D：抗GFAP抗体免疫染色では，表層と皮質髄質境界部に強調された所見に加え，斑状の陽性所見を認める．E：小型神経細胞と，グリア内に，細胞質内陽性所見を散見する．

1年11か月でB病院に入院した．嚥下障害，呼吸筋麻痺が進行した．発症後4年8か月で気管切開，人工呼吸器を装着した．発症後7年9か月で在宅療養に移行した．在宅医往診と東京都健康長寿医療センター主導の板橋区医師会難病検診で，以後はフォローされた．栄養は経鼻胃管であった．介助車椅子から，ベッドでの寝たきり状態となった．意識は清明で，眼球運動，開閉眼可能で，文字盤，e-mailを使用していた．発症後35年4か月，消化管出血で東京都健康長寿医療センター救急入院し，死亡した．

神経病理所見：死後14時間48分で剖検，脳重1,160gであった．神経病理学的に，全身骨格筋はほぼ脂肪置換されており，横隔膜にのみ筋線維を認めたが，脂肪浸潤が著明であった．病変は上位・下位運動ニューロンに限局していた．下位運動ニューロンは，眼球運動支配核を除き同定できなかった（**5**）．当然ながらブニナ小体は確認できなかった．脳幹では下行路の高度の変性を認めた．中心前回ではベッツ巨細胞は同定できず，ミクログリア／活性型マクロファージの増生を認めた．TDP-43陽性突起を中心前回，内包後脚，海馬鉤部，中脳黒質，脊髄に，ごく少量認めた．TDP-43陽性構造物の上位

4 症例1　海馬・側頭葉内側面の病理

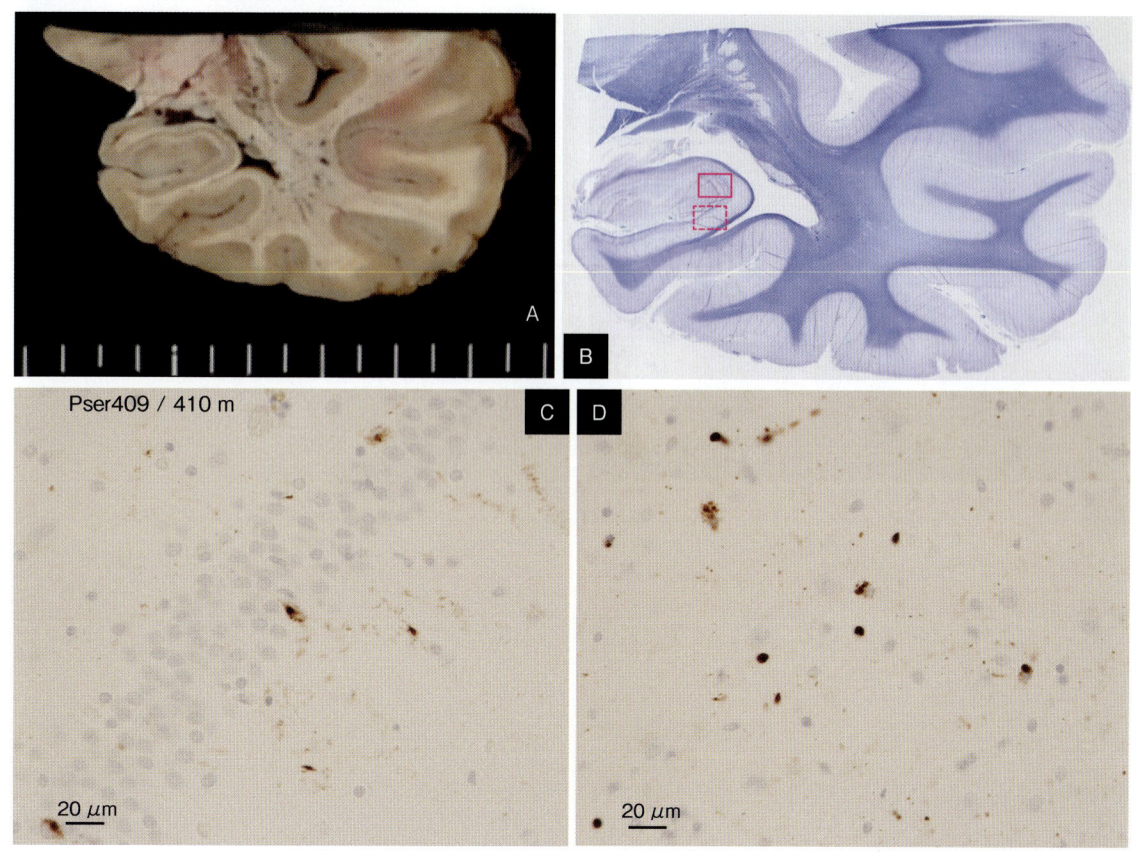

A：海馬・側頭葉内側面は肉眼所見上萎縮は認めない（バー，一目盛り5mm）．B：セミマクロKB染色像でも，歯状回顆粒細胞層（実線四角），嗅内野（点線四角）のいずれにも有意の所見を認めない．C：歯状回顆粒細胞層には抗リン酸化TDP-43C末抗体（Pser409／410）陽性所見を，神経細胞体内に加え，ニューロピルに顆粒状線維状陽性所見を認める．D：嗅内野にも同様の陽性所見を認める．

運動ニューロン域への出現は，高齢者連続剖検非運動ニューロン疾患209例でのTDP-43陽性構造物の出現範囲を逸脱していたが，きわめて軽度である点が問題と考えられた．

症例3　淡蒼球・視床下核・黒質変性型

死亡時74歳男性．全経過16年．

主訴：歩行障害．

現病歴：58歳頃から下肢が動きにくく，歩行時に前のめりになったり，肩を揺すって歩くようになり，転びやすくなった．60歳時，小刻み歩行，小字症が出現し，A大学病院でパーキンソン病との診断を受け，投薬が開始されたものの効果はなかった．62歳時より右足が尖足となり，階段を降りにくくなり杖歩行となった．64歳時には独歩不能となり，構音障害とはさみ足歩行（全介助）が出現した．65歳時より上肢の筋力低下が出現し，箸を扱えなくなった．66歳時（X年11月）紹介初診，流涎，構音障害，右優位の両側錐体路徴候，右優位両下肢のrigospasticity，はさみ足歩行を認めた

Key words

淡蒼球・視床下核・黒質萎縮症
TDP-43蓄積を伴う運動ニューロン疾患との合併に加え，4リピートタウオパチーである進行性核上性麻痺の亜型としても記載されている．臨床的病型が多彩であるが，最近p62陽性封入体の出現を伴う群が報告された．FUS／TLS蓄積を伴うALSでも，神経病理学的に通常冒される部位であるが，TDP-43蓄積とは異なり，錐体外路症状が前景にでる症例の記載はこれまでのところない．

5 症例2の病理

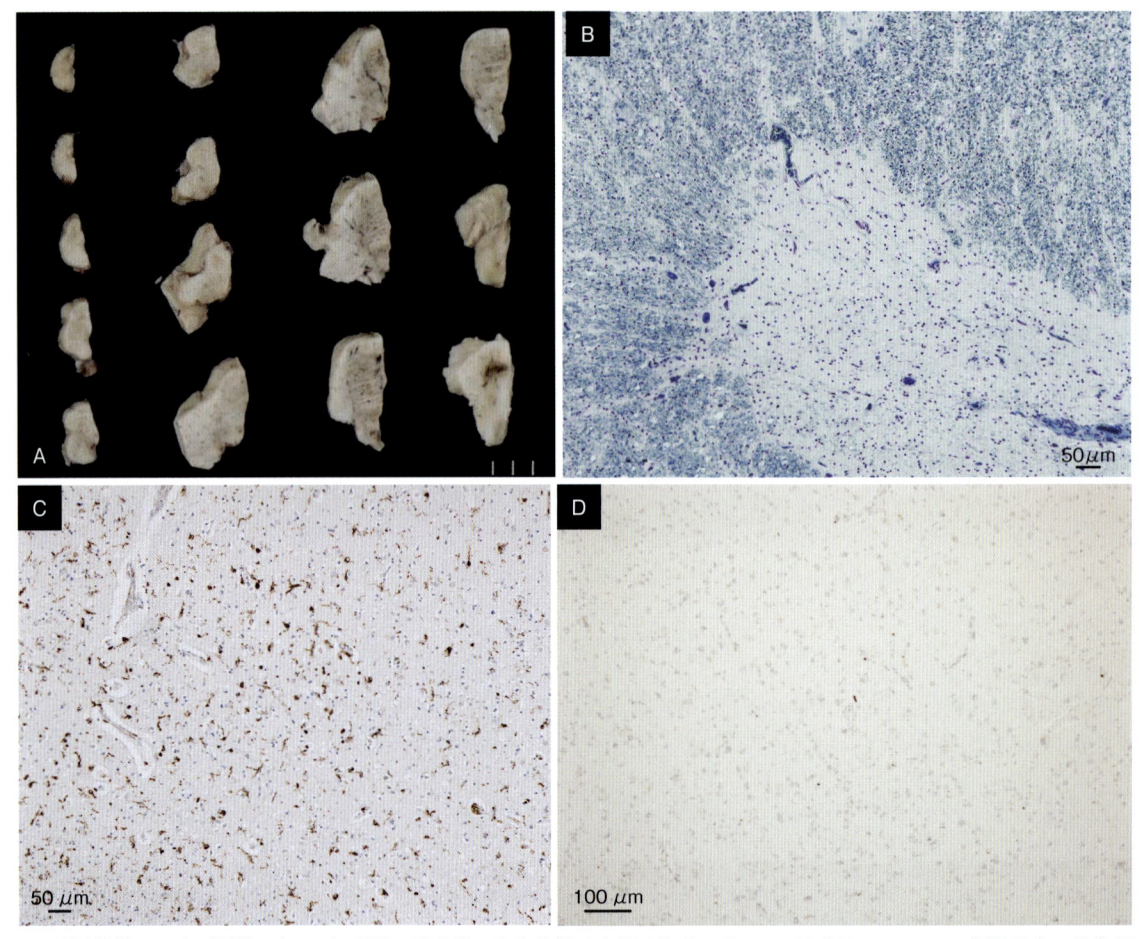

A：延髄錐体は同定が困難であるが，黒質・青斑核の色素沈着は良好である（バー，一目盛り5mm）．B：腰髄前角．前角細胞は消失している．C：中心前回ではベッツ細胞が同定できず，抗CD68抗体免疫染色では著明な活性型ミクログリア・マクロファージの集簇像を認める．D：中心前回での抗リン酸化TDP-43C末抗体（Pser409／410）陽性所見は線維状顆粒状陽性所見にとどまるが，非運動ニューロン疾患には認められないので，有意と判断したが，きわめて軽微である．

が，眼球運動は制限なく，振戦も認めなかった．X＋1年2月，舌の線維束性収縮を認め，会話は不能であった．臥位での呼吸苦が出現したため，同年7月（67歳時）に精査加療目的に横浜労災病院初回入院となった．

既往歴に特記すべきことなく，家族歴では，父母ともに脳血管障害で死亡し，同胞4人，娘はいずれも健康であった．

入院時神経所見では，仮面様脂漏顔貌を認めたが，マイアーソン徴候は認めなかった．眼球運動制限なく衝動性であった．嚥下障害，構音障害を認め，舌は萎縮し，線維束性収縮を認めた．右側の上腕と前腕，左臀部，左傍脊柱筋に筋萎縮を認めた．両下肢で左右差のない痙性と，右優位で上肢に強調される鉛管様固縮を認めた．筋力は，上肢では上腕二頭筋（右／左）3／5，三頭筋4／5，手首屈曲伸展5－／5，下肢では大腿四頭筋3／3，大腿屈筋4／3，前脛骨筋2／2であった．バビンスキー徴候を両側認めた．自立歩行は不能だが，介助下に2～3歩のはさみ足歩行での移動は可能であった．振

6 症例3　脳幹肉眼所見

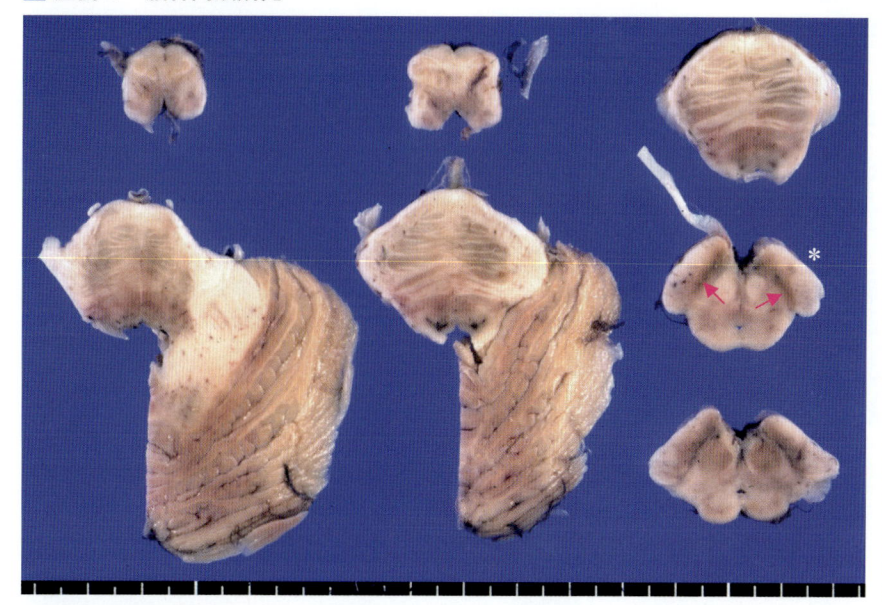

延髄錐体の萎縮，大脳脚中1/3の変性（＊）に加え，黒質尾側（→）の脱色素を認める（バー，一目盛り5mm）．

戦，膀胱直腸障害，感覚障害はいずれも認められなかった．

　検査所見：CK値正常．針筋電図上は安静時電位を上下肢遠位で認めるが，線維束性収縮は検出できず，運動単位は高振幅多相性ユニットを認めた．MRI画像で特記すべき所見なし．

　入院後経過：気道狭窄発作あり，気管切開を施行した．しかし誤嚥が防げず，喉頭全摘を行った．以後食事摂取可能となり，退院した．X＋2年9月（68歳時），筋力低下の急激な進行が疑われ第二回入院となったが，原病の悪化と考え，在宅に戻った．X＋2年11月マイアーソン徴候が陽性となり，右肘関節が弛緩性で，両上肢深部反射低下に加え，常に開口し，首下がりが目立つようになった．X＋3年2月，左手でOKサインが不能となった．同年12月頃より夜間の息苦しさが時々出現するようになった．X＋4年3月（70歳時）頃より手指の動きが乏しくなり，意志疎通が困難となった．X＋5年2月，従命による閉眼が不能となった．X＋6年4月（72歳時）左示指のわずかな屈曲でイエスノーの意志疎通を行った．X＋8年3月（74歳時）意識レベルが低下し救急入院した．$PaCO_2$ 64 mmHgと貯留を認め，第7病日呼吸不全で死亡した．死後15時間19分で剖検，脳重1,310 gであった．

　神経病理学的に，肉眼的には脊髄前根の選択的萎縮を認めた．脳外表所見では中心前回の萎縮を認めた．割面では，黒質の尾側に強い退色（**6**），淡蒼球，視床下核の萎縮と着色（**7**）を認めた．組織学的に，運動ニューロン系では脊髄は前根の有髄線維脱落，前角細胞の激減，錐体路変性を認め，TDP-43陽性神経細胞質内封入体（**8**）が散見された．ブニナ小体は認めなかった．脳幹では，延髄では延髄錐体変性，舌下神経核の著明な細胞脱落を

7 症例3　非運動ニューロン系の病理

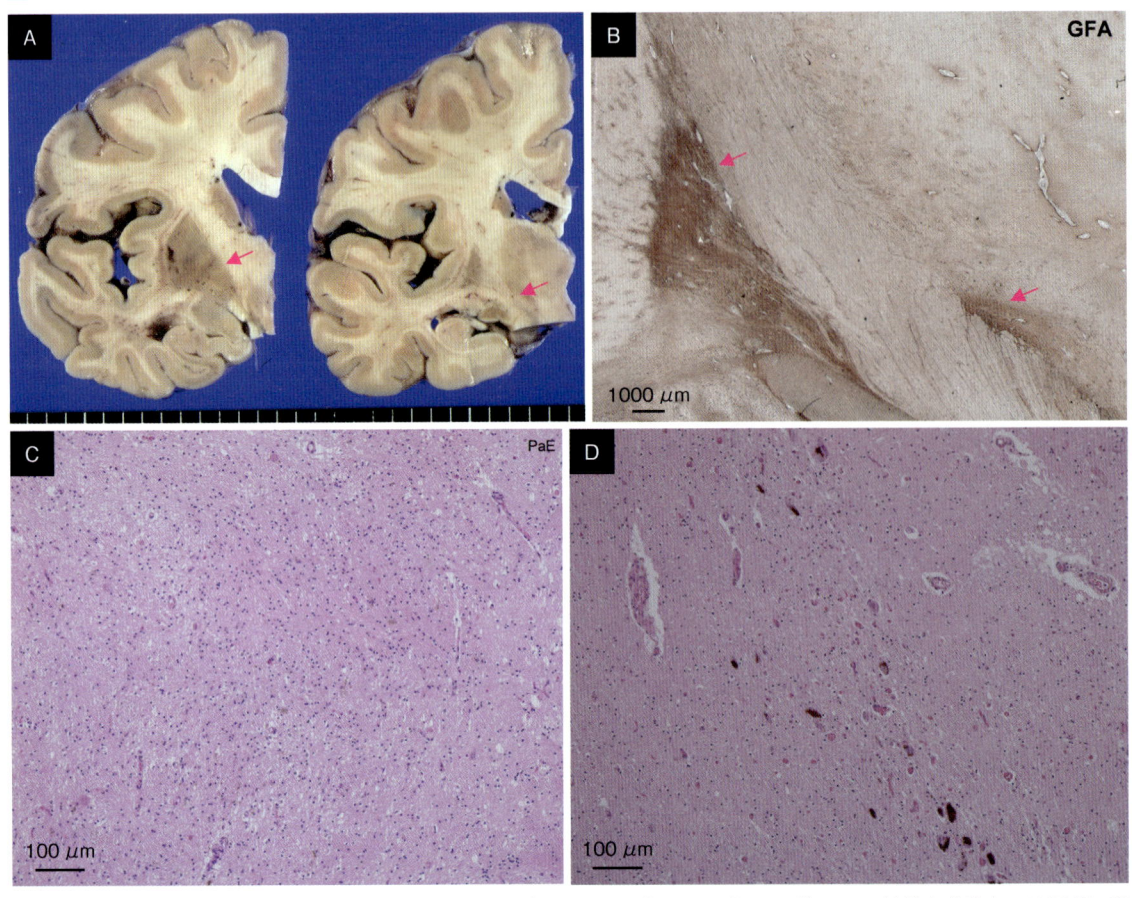

A：淡蒼球外節と視床下核（→）は萎縮・変性を認める（バー，一目盛り5mm）．B：抗GFAP抗体免疫染色では同部に著明なグリオーシスを認める．C：淡蒼球外節は神経細胞の脱落が著明である．D：黒質神経細胞の脱落も著明である．

認め，TDP-43陽性神経細胞質内封入体を散見した．しかしブニナ小体は認めなかった．中心前回にはベッツ細胞貪食を散見し，小型神経細胞内にはTDP-43陽性封入体を散見した．非運動ニューロン系では，淡蒼球外節・視床下核・黒質はグリオーシスと高度の細胞脱落を認めた．TDP-43陽性構造物は認められなかった．また歯状回顆粒細胞層にもTDP-43陽性封入体は認めなかった．

ALS病理の再編

これら3例はTDP-43蓄積を伴い，上位・下位運動ニューロン病変をきたしている点では共通項を有する．症例1は，発症後経過が短いにもかかわらず病変は広汎であった．本例の場合，認知症のかたちをとってはいないが，徹底した治療拒否の姿勢は際立っていた．

一方症例2は，経過35年であるが変性は運動ニューロン系に限局しており，TDP-43の沈着部位より，ALS-TDP-43の範疇でとらえるべきと判断した．ただ，細胞脱落が高度になるとTDP-43陽性構造物が認めにくくなることは，

8 症例3 運動ニューロン系の病理

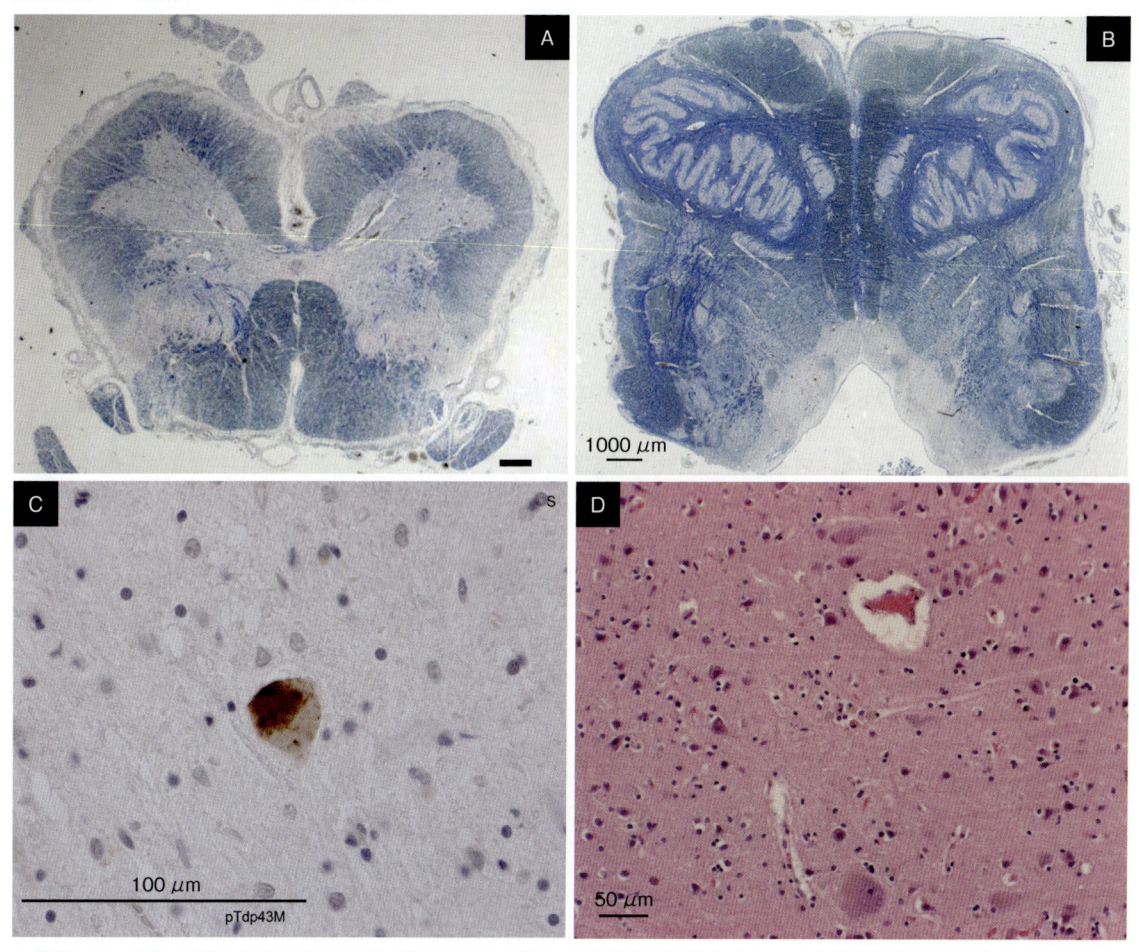

A：腰髄では，前根の萎縮，前角細胞の脱落，側索の変性を認め，筋萎縮性側索硬化症として典型的病理を示す（バー 500μm）．
B：延髄では延髄錐体の右優位の変性と，舌下神経核細胞の消失を認める．C：抗リン酸化TDP-43C末抗体（Pser409/410）陽性神経細胞質内封入体を，脊髄前角，舌下神経核に散見する．D：中心前回ではベッツ巨細胞貪食の所見を散見する．

SOD1 変異を伴うALSでも同様である．諸外国では人工呼吸器による延命症例の神経病理所見報告が皆無に近いため，本邦で解決すべき問題である．この二例はNishihiraらの1型，2型の典型で，その主張を支持するものである．つまり，古典型ALSと，湯浅・三山型ALS[2]との移行はないことを示している．なお，当施設連続ALS剖検20例の検討では，古典型9例に対し，いわゆる広汎型は11例であった．これはNishihiraらの17例，11例より頻度的に高いが，平均年齢がわれわれのほうが高いことが関係している可能性がある．

一方症例3は，いわゆる淡蒼球・視床下核・黒質変性（PNLA：pallido-nigro-luysian atrophy）を伴うALSとされてきた症例群である．この症例群は歯状回顆粒細胞層の病変はなく，Nishihiraらの分類だと1型に分類せざるをえない．しかし，臨床型は異なっており，広汎性ALSの名称を用いると混乱が生じる可能性がある[3]．

ディベート

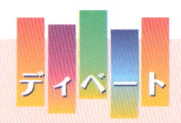

プリオノパチー仮説について

プリオン病においては，不溶性プリオンの免疫ブロットパターンより1型と2型に分類される．一方TDP-43蛋白蓄積症ではtype AからDの4型に分けられる．われわれは，これら変性蛋白がプリオン病類似の進展を示すというプリオノパチー仮説を証明する努力を行ってきた．

これまでALS，ALSD（ALS with dementia）ともにtype B[5]とされてきたが，この両者の進展スピードとパターンからは，おそらくALSDの場合の凝集体形成が古典型よりは小さく，進展が早く広汎になる可能性を筆者らは考えている．同様のことは，プリオン病研究で，種差のバリアを越えた新型クロイツフェルト・ヤコブ病で，指摘されている．

ALS／MND-TDP-43においても同様のことを，蓄積TDP-43の不溶性画分の免疫ブロットのパターンがこれらの症例ですべて同じかどうかを，中心前回，海馬歯状回，脊髄で検討することが必要である．

TDP-43の観点からみると，古典型・"広汎性"ALSともに，下位運動ニューロン領域では神経細胞質内封入体が下位運動ニューロンに認められるのに対し，上位運動ニューロン領域ではベッツ巨細胞に認められることはまれで，小型ニューロンに加え，グリア内蓄積が主体である点が大きく異なる．

ALSにおいては，グリアの関与が重要であることはSOD1変異マウスの研究から明らかにされており，神経回路網だけでなく，神経グリア相互作用における伝搬についても，考えておく必要がある．

Column

c9ALS／FTD

*C9ORF72*遺伝子の異常伸長が，ALS／FTLD（frontotemporal lobar degeneration）-TDP-43（TDP-43蓄積を伴う筋萎縮性側索硬化症・前頭側頭葉変性症）を惹起するという発見以来，米国神経学会ガイドラインからは，家族歴・認知症・パーキンソン症状の存在下で，遺伝子検査が推奨されている．この病型頻度には人種差が存在し，本邦での頻度はきわめて低い．本邦での剖検例は新潟からの長崎例のみで，他にJACALSの解析から明らかになった亀山例，紀伊ALS／PDC（parkinsonism-dementia complex；パーキンソン認知症複合）研究から明らかになった古座出身例，徳島大学例に限られる．また順天堂大学で蓄積された家族性パーキンソン病例の中にも存在することが確認された．しかしNishihiraらの全例の中には認められておらず，われわれの蓄積例においてもこれまでの検索では認められない．c9ALS／FTD（frontotemporal dementia）は病理学的にubiquilin2陽性の細胞質内・核内封入体が小脳顆粒細胞層に出現することが特徴で，神経病理学的診断に有用である．われわれはALSに関してこの染色法でスクリーニングを行っているが，陽性所見を呈する例は認められていない．

c9ALS／FTDでは，純粋ALS病型をとる場合はtype Bであるが，FTLD病型を合併する場合，type A，A+B，まれにtype C病型を脳ではとることが知られている．しかし，脊髄の型分類はされておらず，今後の研究が待たれる．

プリオン病の場合，type IとtypeⅡが混在し，病型に影響を与えることは知られており，TDP-43蓄積においても，遺伝子異常の存在下では同様の現象が起きうることを示している可能性がある．

筆者の意見では，古典型ALS，湯浅・三山型（認知症を伴う）ALSに加え，特殊型として，ALS-PNLA，他項にある原発性側索硬化症（primary lateral sclerosis：PLS）を加え，ALS／MND（motor neuron disease）-TDP-43の分類とするほうが理解しやすい．古典型ALSと湯浅・三山型ALSの大きな差は，Okamotoら[4]によりはじめて記載された，歯状回顆粒細胞層の神経細胞質内封入体の存在である．

広汎性 ALS 病理のまとめ

　広汎性 ALS の病理としては，従来言われてきた湯浅・三山型 ALS の病理と一致し，ブニナ小体が多発し，TDP-43 陽性構造の出現型が，微細顆粒状，広範囲である点が特徴である．筆者は古典型，湯浅・三山型の分類が，歴史的経緯をふまえた場合，有用であると主張したい．

（村山繁雄，高尾昌樹，今福一郎，齊藤祐子）

文献

1) Nishihira Y, Tan CF, Onodera O, et al. Sporadic amyotrophic lateral sclerosis : Two pathological patterns shown by analysis of distribution of TDP-43-immunoreactive neuronal and glial cytoplasmic inclusions. *Acta Neuropathol* 2008 ; 116 : 169-182.
2) Mitsuyama Y. Presenile dementia with motor neuron disease in Japan : Clinico-pathological review of 26 cases. *J Neurol Neurosurg Psychiatry* 1984 ; 47 : 953-959.
3) Miki Y, Mori F, Nunomura J, et al. Sporadic amyotrophic lateral sclerosis with pallido-nigro-luysian degeneration : A TDP-43 immunohistochemical study. *Neuropathology* 2010 ; 30 : 149-153.
4) Okamoto K, Hirai S, Yamazaki T, Sun XY, Nakazato Y. New ubiquitin-positive intraneuronal inclusions in the extra-motor cortices in patients with amyotrophic lateral sclerosis. *Neurosci Lett* 1991 ; 129 : 233-236.
5) Tsuji H, Arai T, Kametani F, et al. Molecular analysis and biochemical classification of TDP-43 proteinopathy. *Brain* 2012 ; 135 : 3380-3391.

III. ALSと関連運動ニューロン疾患

家族性ALS

> **Point**
> - 家族性ALSはALS全体の5〜10％を占める．
> - 常染色体優性（AD），常染色体劣性（AR），X染色体優性（XD）の遺伝が報告されている．
> - 前頭側頭型認知症（FTD）の合併や，家系内にFTD患者が存在することがある．

家族性ALSの概念[1,2]

　筋萎縮性側索硬化症（amyotrophic lateral sclerosis：ALS）のうち5〜10％が遺伝性を有する．慣例的に遺伝性（hereditary）ALSよりも家族性（familial）ALSが使用される．家族性ALS全体のうち約30％で原因遺伝子が特定され，**1**のように命名されている（Neuromuscular home page）[*1]．遺伝子変異の詳細および主要文献はALS online genetics database（ALSoD）[*2]に網羅されている．その他の家族集積性のALSとして，neurofilament heavy chain（*NEFH*），dynactin（*DCTN1*），D-amino acid oxidase（*DAO*），p62（*SQSTM1*）があげられる．広義の遺伝性運動ニューロン疾患（motor neuron disease：MND）では，球脊髄性筋萎縮症（spinal and bulbar muscular atrophy：SBMA），脊髄性筋萎縮症（spinal muscular atrophy：SMA）が加わる．MND類似の症状を呈する，家族性痙性対麻痺（familial spastic paraplegia：FSP）／遺伝性痙性対麻痺（hereditary spastic paraplegia：HSP）や，シャルコー・マリー・トゥース病（Charcot-Marie-Tooth disease：CMT）などの遺伝性末梢神経障害，成人型GM2ガングリオシドーシスも家族性ALSの鑑別疾患となる．

家族性ALSの臨床

　遺伝子変異の種類により表現型（発症年齢，罹病期間，症状）に一定の傾向がある（**2**）．原発性側索硬化症（primary lateral sclerosis：PLS），FSP，SMAに類似した表現型を呈し得る．前頭側頭型認知症（frontotemporal dementia：FTD）や，まれにパーキンソニズムも合併する．孤発性ALS中にも家族性ALSの原因遺伝子が認められ，低浸透率の変異や新規（*de novo*）変異によると考えられる．

家族性ALSの分類と特徴[1,2]

　2に各家族性ALSの臨床的特徴を示した．家族性ALSのうち，ALS1，ALS2，ALS6，ALS10，ALS12はIV章で詳述されている[*3]．以下にALS3-5，7-9，11，13-18，ALS-FTD（*C9orf72*）に関して概説する．

[*1] http://neuromuscular.wustl.edu/synmot.html

[*2] http://alsod.iop.kcl.ac.uk/

[*3] 本巻IV.「SOD1」（p.150）〜「Optineurin」（p.181）参照．

1 家族性 ALS の原因遺伝子（2013 年 4 月現在）

疾患	遺伝子座	遺伝子	遺伝形式	孤発例	変異	遺伝子産物	蛋白機能
ALS1	21q22	SOD1	AD	あり	MS, NS, FS, SP	Cu/Zn superoxide dismutase（SOD1）	抗酸化，ER ストレス反応
ALS2	2q33	ALS2	AR		MS, NS, FS	alsin	蛋白輸送・分解
ALS3	18q21	未同定	AD		―	―	
ALS4	9q34	SETX	AD	あり	MS	senataxin	DNA ダメージ応答
ALS5	15q21	SPG11	AR		MS, FS, SP	spatacsin	―
ALS6	16p11	FUS/TLS	AD, AR	あり	MS, FS	fused in sarcoma / translocated in liposarcoma	RNA 代謝，転写調節
ALS7	20p13	未同定	AD		―	―	―
ALS8	20q13	VAPB	AD		MS	vesicle-associated membrane protein associated protein B	ER，ゴルジの小胞輸送
ALS9	14q11	ANG	AD	あり	MS	angiogenin	血管新生，神経保護
ALS10	1p36	TARDBP	AD	あり	MS, NS	TAR DNA-binding protein（TDP-43）	RNA 代謝，転写調節
ALS11	6q21	FIG4	AD	あり	MS, NS, FS	phosphoinositide 5-phosphatase	小胞輸送制御
ALS12	10p13	OPTN	AD, AR	あり	MS, FS	optineurin	NFκB 制御
ALS13	12q24	ATXN2	AD	あり	CAG（polyQ）リピート延長	ataxin 2	遺伝子制御
ALS14	9p13	VCP	AD		MS	valosin-containing protein（p97）	蛋白分解
ALS15	Xp11	UBQLN2	XD		MS	ubiquilin 2	蛋白分解
ALS16	9p13	SIGMAR1	AR		MS	sigma non-opioid intracellular receptor 1	ER シャペロン
ALS17（ALS-FTD3）	3p11	CHMP2B	―	あり	MS	chromatin modifying protein 2B（= charged multivesicular protein 2B）	蛋白輸送・分解
ALS18	17p13	PFN1	AD	あり	MS	profilin 1	細胞骨格
ALS-FTD	9p21	C9orf72	AD	あり	ヘキサヌクレオチド（GGGGCC）リピート延長	chromosome 9 open reading frame 72	―

AD：autosomal dominant，AR：autosomal recessive，XD：X-linked dominant，MS：missense mutation，NS：nonsense mutation，FS：frameshift mutation，SP：splicing site mutation.

（http://neuromuscular.wustl.edu/synmot.html より）

ALS3

　常染色体優性（AD）遺伝で 18 番染色体長腕に連鎖するフランスの大家系が報告されているが，遺伝子は未同定である．初発部位は下肢が多い．四肢

の筋力低下と球麻痺を伴い，上位・下位運動ニューロン徴候ともに存在する典型的なALS症状を呈する．

ALS4—senataxin（*SETX*）

まれなAD遺伝の家族性ALSで，多くは25歳未満の若年で発症する．きわめて緩徐な進行を示し，寿命に影響を与えない．上位・下位運動ニューロン症候をともに認める．遠位筋優位の左右対称性の筋力低下と筋萎縮を呈し，典型例では球症状は認めない．40〜50歳台で車椅子・手機能喪失例から，終生軽度の歩行障害のみの例までの差違を認める．senataxinはDNA/RNAヘリカーゼであり，DNA二重鎖の修復やRNAの転写，プロセシングに関与する．常染色体劣性（AR）遺伝の眼球運動失行を伴う失調症2型（ataxia oculomotor apraxia type 2：AOA2）の原因でもある．

ALS5—spatacsin（*SPG11*）

頻度の高いAR遺伝の家族性ALSで，イタリア，ブラジル，カナダ，トルコからの家系の他，日本からも家系が報告されている．

上位運動ニューロン徴候を伴う遠位筋の筋萎縮・筋力低下を呈し，偽性球麻痺，球麻痺もよくみられる．認知障害や感覚障害は呈さないが，軽度の排尿障害は認め得る．軽度の上位・下位運動ニューロン徴候のみを示す症例から，40〜50歳台で車椅子・手機能喪失例までの差違を認める．本遺伝子は脳梁の菲薄化を伴うAR遺伝性痙性対麻痺（SPG11）において多数の変異が報告されているが，ALS例では脳梁菲薄化は認めない．spatacsin蛋白は脊髄運動ニューロンの正常な軸索発達に重要と考えられている．

ALS7

ALSのEl Escorial基準を満たす成人発症のAD遺伝形式をとる．20番染色体短腕への連鎖が推測されている1家系での報告がある．

ALS8—vesicle-associated membrane protein associated protein B（*VAPB*）

AD遺伝の家族性ALSであり，30〜40歳の発症で緩徐進行性を示すが，急速進行性例も認められる．下位運動ニューロン障害が優位である．家系内での多様性が認められSMA（4型），上位・下位運動ニューロン徴候と球症状を認める典型的なALS，ALS症状に加えて姿勢時振戦を合併する例が認められる．VAPB蛋白は小胞体に局在し，微小管と結合して膜輸送に関与するとされる．

ALS9—angiogenin（*ANG*）

AD遺伝を示し本邦でも報告がある．臨床像は典型的な孤発性ALSと類似しているが，球症状で発症する例が多い．FTDやパーキンソニズムを合

> **Memo**
> 家族性ALSの原因遺伝子が明らかになり，ALSをきたす原因蛋白・遺伝子が機能別に区分されつつある．細胞骨格（*NEFH, PFN1*），RNA結合蛋白（*FUS/TLS*, TDP-43），蛋白の分解・再利用（P62, *UBQLN2*），小胞輸送（*ALS2, VAPB*）などである．運動神経細胞死が文字通り種々の経路の障害で生じるのか，最終的に共通の経路が存在するのかは今後の知見の蓄積が待たれる．

2 家族性ALSの臨床的特徴

疾患	発症	平均発症年齢（発症年齢分布）	進行（平均罹病期間または罹病期間分布）	上位，下位の優位性	臨床的特徴	遺伝子変異の他疾患との関連
ALS1	成人	46歳	変異や家系内で多様（3.4～5.6年）	上位＜下位	・認知症の合併はまれ	―
ALS2	若年	6.5歳	緩徐（40歳以降に歩行減少）	上位≫下位	・下位運動ニューロン徴候はないか軽微 ・運動ニューロン以外の症候なし	原発性側索硬化症，痙性対麻痺
ALS3	成人	45歳	（5年）	上位＝下位	・典型的なALS症状	―
ALS4	若年	10歳台かそれ以下	きわめて緩徐	上位＝下位	・球症状の頻度は少ない ・少数に軽度の感覚障害	眼球運動失行を伴う失調症2型（AOA2，劣性遺伝）痙性対麻痺（SPG19）
ALS5	若年	16歳（7～23歳）	34年と緩徐（27～40年）	上位＝下位	・多くの例で球症状を認める ・認知機能は正常	脳梁菲薄化を伴う痙性対麻痺（SPG11）
ALS6	成人	44歳（29～70歳以上）	比較的急性（3.4年，家系内でも多様）	上位≦下位	・時に認知症やパーキンソニズムを伴う	ALS-FTD
ALS7	成人	57歳	（3年）	不明	―	―
ALS8	成人	（25～55歳）	緩徐（急性の経過をとる例もあり）	上位＜下位	・家系内に典型的ALS，振戦を伴うALS，脊髄性筋萎縮症が混在する	脊髄性筋萎縮症4型（SMA4）
ALS9	成人	45歳（27～76歳）	（0.8～10年）	上位＝下位	・球症状での発症例が多い（50％） ・時に認知症やパーキンソニズム合併	パーキンソン病，ALS/パーキンソン認知症複合
ALS10	成人	中年期以降	通常緩徐（5～10年）だが急速例あり	上位≦下位	・まれに認知症やパーキンソニズムを合併	ALS-FTD，FTD
ALS11	成人	55歳（29～77歳）	（3.4±3.2年）	上位≧下位	・原発性側索硬化症を示す例あり ・まれに軽度の性格変化	シャルコー・マリー・トゥース病4型（CMT4J）
ALS12	成人	40～50歳（24～83歳）	（0.75～25年）	上位≦下位	・時に認知症，精神症状，錐体外路症状を伴う	開放隅角緑内障（POAG）
ALS13	成人	50～60歳台	―	―	・孤発性ALSとの差異はない ・失調，認知症は認めない	脊髄小脳失調症2型（SCA2）
ALS14	成人	49歳（37～53歳）	不定（1～12年）	不明	・認知症を伴うことがある	骨パジェット病とFTDを伴う封入体筋炎（IBMPFD）
ALS15	成人	（16～71歳）	緩徐（2～6年）	上位＞下位	・認知症を伴うことがある	ALS-FTD
ALS16	若年	（1～2歳）	緩徐	上位＞下位	・下肢の痙性での発症が多い ・球症状，呼吸筋障害は認めない	常染色体優性遺伝成人ALS-FTD/FTD
ALS17（ALS-FTD3）	成人	（60～70歳台）	不明	上位≦下位	・下位運動ニューロン障害のみの症例あり	ALS-FTD，FTD
ALS18	成人	（30～60歳台）	不明	不明	・球症状での初発例なし	
ALS-FTD	成人	50歳台（34～84歳）	（3.6年，1～6年）	上位≧下位	・上肢，球麻痺発症が多い ・時に認知症やパーキンソニズム合併	ALS-FTD，FTD

> **Memo**
> ALS症状に加え認知症やパーキンソニズムを認める場合，ALS6（*FUS/TLS*），ALS9（*ANG*），ALS10（*TDP-43*），ALS-FTD（*C9orf72*）に加えて，タウ（*MAPT*），DJ-1（*PARK7*）の遺伝子異常の可能性がある．PDとの合併は報告されていないがFTD合併例では，ALS12（optineurin），ALS14（*VCP*），ALS15（*UBQLN2*），ALS16（*SIGMAR1*），ALS17（*CHMP2B*）に加えてprogranulin（*PGRN*）の遺伝子変異の可能性も考慮する．

併し得る．angiogenin は血管新生因子であり，神経保護的な作用をしていると考えられる．

ALS11—phosphoinositide 5-phosphatase（*FIG4*）

幼児期に発症して急速な進行を示すAR遺伝のCMT病4J型の原因遺伝子として同定されたが，孤発性と家族性ALSでも遺伝子異常が報告された．家族性ALSではAD遺伝形式をとる．PLSと診断される例もある．家族性ALS例では進行は急性であるのに対し，孤発例での進行は緩徐である．半数以上が球症状で発症する．本遺伝子産物は phosphatidylinositol-3,5-biphosphate $\{PI(3,5)P_2\}$ の合成と代謝の制御を行っている．$PI(3,5)P_2$ はエンドソームのトランスゴルジへの逆行性輸送を制御する．

ALS13—ataxin 2（*ATXN2*）

脊髄小脳失調症2型（spinocerebellar ataxia type 2：SCA2）の原因である ataxin 2（*ATXN2*）遺伝子の，中等度のCAGリピートの延長（27〜33リピート）がALSの遺伝子リスクになると報告された．失調や認知症，その他のALSとしての非典型的な症候は報告されておらず，臨床表現型は孤発性ALSと相違はない．SCA2患者では *ATXN2* 遺伝子の34リピート以上の延長をみる．

ALS14—valosin-containing protein（p97, *VCP*）

AD遺伝の家族性ALSがイタリアから報告されている．VCP蛋白はユビキチン含有オートファゴソームの成熟に必須である．VCPの変異は骨パジェット病とFTDを伴う封入体筋炎（incluison body myopathy, Paget's disease of bone, frontotemporal dementia：IBMPFD）でも報告がある．四肢筋力低下と球麻痺症状をきたし，家系内にIBMPFDやFTDを伴うことがある．

ALS15—ubiquilin 2（*UBQLN2*）

X染色体優性（XD）遺伝形式をとり，女性の浸透率は低い．発症年齢は10歳台から70歳台に及ぶ．平均発症年齢は男性が10年以上早いが，罹病期間は男女とも3〜4年で性差は顕著ではない．下位運動ニューロン徴候が目立たない例が存在する．FTDを呈する例がある．ubiquilin 2 はユビキチン類似蛋白ファミリーに属し，蛋白分解に関与すると考えられる．

ALS16—sigma non-opioid intracellular receptor 1（*SIGMAR1*）

AR遺伝形式をとりサウジアラビアからの報告がある．1〜2歳から始まる下肢の腱反射亢進を伴う痙性から，10歳頃に上肢の筋力低下に至る．進行は緩徐で，呼吸筋麻痺や球症状は認められない．30年でしばしば車椅子となる．本家系では認知機能の低下は認めなかった．ALS16がAR遺伝で生じるのに対し，*SIGMAR1* 遺伝子の3'非翻訳領域の点突然変異がAD遺伝形式

のALS-FTDおよびFTDの原因として報告されている．本遺伝子産物は小胞体（endoplasmic reticulum：ER）シャペロンであり，神経保護や神経可塑性に関与する．

ALS17—chromatin modifying protein 2B（*CHMP2B*）

英国から2家系，2症例が報告されている．1例は下位運動ニューロン徴候のみを呈し認知症は示さない症例，他方はALS-FTDを呈する症例である．本遺伝子産物は形質膜，ゴルジ体，ライソゾームの間での蛋白輸送に重要な役割を果たすと考えられている．デンマークのFTD家系でも*CHMP2B*遺伝子の変異が報告され，ALS-FTD3と称されている．

ALS18—profilin 1（*PFN1*）

現時点で計7つのALS家系で*PFN1*の遺伝子変異が確認されている．球症状での発症例はなく，全例が四肢発症である．臨床表現型の詳細は不明である．profilin 1蛋白はアクチンの重合に重要な役割を果たすとされる．

ALS-FTD—chromosome 9 open reading frame 72（*C9orf72*）[3]

*C9orf72*遺伝子の5'非翻訳領域のヘキサヌクレオチド（GGGGCC）リピート数は健常者で2～23リピートに対して，本ALSでは700～1,600リピートと著明な延長が示された．本変異は欧米の白人患者では家族性ALSの4割前後を占めるが，わが国での頻度は少ない．ALS全体と比較すると球麻痺での発症が多い（33～43％）．30％にFTDが合併する．まれにパーキンソニズムも伴う．

従来，AD遺伝形式をとり9番染色体短腕への連鎖が高いものをALS-FTD1，9番染色体長腕に連鎖するものはALS-FTD2と分類されていたが，ALS-FTD2の原因として*C9orf72*が同定された（ALS-FTD1の原因遺伝子も*C9orf72*である可能性があるとされる）．*C9orf72*の遺伝子産物の機能は不明である．

（渡辺保裕，中島健二）

文献

1) 高橋祐二ほか．わが国の遺伝性ALS—Overview．神経内科 2012；76：459-466．
2) 二瓶義廣ほか．家族性ALSと孤発性ALS発症関連遺伝子オーバービュー．Clinical Neuroscience 2011；29：1015-1018．
3) 今野卓哉ほか．*C9ORF72*遺伝子の非翻訳領域におけるGGGGCCリピート異常伸長を伴うFTD/ALS．Dementia Japan 2012；26：206-215．

III. ALSと関連運動ニューロン疾患

原発性側索硬化症
primary lateral sclerosis：PLS

Point
- 原発性側索硬化症（PLS）は上位運動ニューロンがほぼ選択的，進行性に障害され，下位運動ニューロンは保たれる原因不明の神経変性疾患である．
- 中年期に痙性対麻痺で発症する例が多く，進行は非常に緩徐である．
- 前頭側頭型認知症を伴う例がある．
- 剖検例の検討から現時点では，PLSはALSのまれな亜型と考えられている．

Memo
上位運動ニューロン（upper motor neuron）とは主に大脳皮質運動野から始まり，運動情報を下位運動ニューロンに伝える経路である．下位運動ニューロン（lower motor neuron）とはその細胞体が脳幹や脊髄前角にあり，軸索は末梢神経となって伸び，筋線維と神経筋接合部を介して連結する．

PLSの概念

　原発性側索硬化症（primary lateral sclerosis：PLS）とは，運動ニューロン疾患（motor neuron disease：MND）の中で，上位運動ニューロンがほぼ選択的，進行性に障害され，下位運動ニューロンは保たれる原因不明の神経変性疾患である．すなわち，大半が孤発性で，発症後4年以上にわたって，上位運動ニューロン徴候のみを呈し，他の疾患が除外できる疾患である．通常50歳前後の成人期に，痙性歩行（痙性対麻痺）で発症し，徐々に上肢や偽性球麻痺症状が加わる．進行は筋萎縮性側索硬化症（amyotrophic lateral sclerosis：ALS）に比べて緩徐であり数十年にわたる．PLSの疾患概念はいまだ十分には確立されていないが，PLSとALSとは，病理所見などから同一線上にある疾患であると一般に考えられている[1-4]．

PLSの頻度

　MNDの約1～3％を占めるまれな疾患である[1]．2005年から2006年にかけての中野らによる全国アンケート調査では，PLSの日本での有病率は10万人あたり0.1人で，ALSの約2％という結果であった[5]．

PLSの診断基準（1）

　1992年にPringleらによって提唱されたものを参考に，本邦で作成されたPLSの診断基準を1に示す[5,6]．臨床像，検査所見，画像所見などに基づいたもので，中野らは，経過を「3年以上」を「概ね2年以上」としている[5]．また，画像所見でPET以外にSPECTでも中心溝付近での脳血流の低下がみられることを追加している．臨床的にほぼ確実例（probable）とは，臨床像（A）と，検査所見（B）のすべてを満たし，Dの疾患が否定できる症例である．確実例（definite）は剖検の確認が必要であり，臨床的に「ほぼ確実例」の条件を満たし，かつ大脳の病理学的所見で，中心前回の変性，すなわちベッツ

1 原発性側索硬化症（PLS）の診断基準

A. 臨床像
1. 緩徐に発症する痙性対麻痺．通常は下肢発症だが，偽性球麻痺や上肢発症もある
2. 成人発症．通常は40歳代以降
3. 家族歴なし
4. 緩徐進行性の経過
5. 3年以上の経過（中野らは概ね2年以上の経過としている）
6. 臨床所見は通常皮質脊髄路障害で生じる症候に限局．下位運動ニューロン症候は呈さない
7. 対称性の障害．最後には重度の痙性脊髄延髄麻痺を呈する

B. 検査所見（他疾患の除外）
1. 血清生化学（ビタミンB_{12}を含む）が正常
2. 血清梅毒反応と抗HTLV-1抗体が陰性，流行地域では抗ボレリア抗体が陰性（ライム病）
3. 髄液所見が正常（oligoclonal bandsも陰性）
4. 針筋電図で脱神経所見がないか，進行期や少数の筋でfibrillationやinsertional activityが時にみられる程度であること
5. MRIで頸椎と大後頭孔領域で脊髄の圧迫性病変がみられない

C. PLSを示唆する他の所見
1. 膀胱機能が保たれている
2. 末梢神経の複合筋活動電位が正常で，かつ中枢運動伝導時間が測れないか高度に延長している
3. MRIで中心前回の限局性萎縮がみられる
4. 中心溝近傍でPETではブドウ糖消費が，SPECTでは血流が減少している

D. 次の疾患が否定できる（鑑別すべき疾患）
1. 筋萎縮性側索硬化症
2. 家族性痙性対麻痺
3. 脊髄腫瘍
4. HAM
5. 多発性硬化症
6. 亜急性連合性脊髄変性症（ビタミンB_{12}欠乏性脊髄障害）
7. その他：アルコール性ミエロパチー，肝性ミエロパチー，副腎脊髄ニューロパチー，FTDP17，ゲルストマン・シュトロイスラー・シャインカー症候群，遺伝性成人発症アレキサンダー病，など

HAM：HTLV-I associated myelopathy（ヒトTリンパ球向性ウイルス脊髄症）．
（中野今治ほか．厚生労働科学研究費補助金難治性疾患克服研究事業 神経変性疾患に関する調査研究班2007年度研究報告書，2008[5]；Pringle CE, et al. *Brain* 1992[6] をもとに作成）

細胞などの中心前回の錐体細胞が高度に脱落し，下位運動ニューロンにはほとんど変性を認めない例である．

PLSの新しい診断基準 2

　Brugmanらは2009年に，91例のPLSの検討から新しい診断基準を提唱している[7]．ALSを除外するためには罹病期間が4年以上必要であり，障害される部位はPLSの診断に有用であるとしている．すなわち，罹病期間が4年以上で，錐体路症候が下肢のみの場合はpossible PLS，上肢と下肢の場合はprobable PLS，球症状も含まれればdefinite PLSと，診断レベルが高くなる．
　GordonらもpurePLSの診断には，40歳以上で，発症4年以上にわたって筋萎縮・fasciculationがなく，筋電図でも脱神経所見を欠くことが必要としている[8]．経過が4年未満の例，または筋電図所見を含めて軽微な下位運動ニューロン症候もみられる例はupper motor neuron（UMN）-dominant ALSと

ディベート

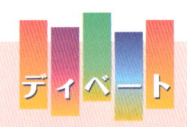

原発性側索硬化症(PLS)は独立した疾患か，ALSの亜型か

　PLSは3〜4年以上にわたって上位運動ニューロン徴候のみを呈し，非常に緩徐に進行する点でALSとは臨床所見と経過が異なっており，PLSの診断基準も提唱されている．しかしながら，PLSの疾患概念はいまだ十分には確立されてはいない．新潟大学の高橋らのグループは，FTLDを伴った7年の経過のPLS例の詳細な剖検例の検討と文献的考察を行っている[9]．その例では，脊髄前角と骨格筋はよく保たれていたが，残存前角細胞には少数ではあるが，ALSに特徴的なブニナ小体とユビキチン陽性封入体を認めている．ブニナ小体とユビキチン・pTDP-43陽性封入体の存在をALSの所見とみなせば，筋力低下や筋萎縮がなくても脊髄前角にはALSの所見がすでに始まっていると判断され，現時点ではPLSはALSのまれな亜型と考えておくのが妥当と思われる．

　PLSの剖検例の検討が少なくFTLD-TDPの中での位置づけもはっきりしていない．抗pTDP-43抗体を用いたPLS剖検脳の再検討が必要である．pTDP-43のイムノブロットの検索で，PLSはALSのパターンとは異なり，FTLDに近いパターンをとる「ユニークなTDPプロテイノパチー」との報告もあり[11]，症例数を増してさらに検討する必要がある．

2 新しい原発性側索硬化症（PLS）の診断基準

A. 必須事項
1. 上位運動ニューロン徴候の緩徐な進行（6か月以上の経過） 2. 成人発症（18歳以上）である
B. 除外事項
1. 臨床的，電気生理学的検査で下位運動ニューロン徴候がある 2. 同様の症状の家族歴がある 3. その他の原因（検査所見，MRI，HSP遺伝子変異）がある
PLS診断の精度レベル
1. 罹病期間が4年以上の場合 　・definite PLS：少なくとも球領域に上位運動ニューロン徴候（＋） 　・probable PLS：上肢および下肢に上位運動ニューロン徴候（＋） 　・possible PLS：下肢のみに上位運動ニューロン徴候（＋） 2. 罹病期間が4年未満の場合はsuspected PLS

（Brugman F, et al. 20th International Symposium on ALS / MND, 2009[7]より）

分類している[8]．

PLSの病理

　PLSの臨床像を呈していた剖検例の報告は少なく，詳細はなお不明である．下位運動ニューロンの脱落はごく軽度であるが，詳細に検索すると，ALSに特徴的なブニナ小体やユビキチン・TDP-43陽性封入体がみられ，PLSは上位運動ニューロン優位の変性を示すまれなALSの亜型と考えられる[9,10]．大脳では中心前回以外に，画像所見や剖検所見で前頭葉から側頭葉，線条体にも病変が及んでいる例が報告されており[1]，リン酸化TDP-43（pTDP-43）の異常蓄積の分布を含めてPLSの剖検例のさらなる検討が必要である．高橋らのグループは臨床病理学的にPSLの特徴を示した2剖検例で，pTDP-43

3 遺伝性痙性対麻痺（HSP）の要点

1. 下肢の痙性麻痺と筋力低下を示す
2. 病理：脊髄の錐体路，後索，脊髄小脳路に病変
3. 常染色体優性遺伝性，常染色体劣性遺伝性があるが，孤発性もまれでない
4. 純粋型と複合型がある．後者では精神発達遅滞，痙攣，難聴，網膜色素変性症，魚鱗癬，脳梁の菲薄化などを伴う
5. 遺伝子異常の判明している病型：SPG3A, SPG4, SPG6, SPG11, SRSACS など多数

（瀧山嘉久．山梨医科学誌 2009[14] より）

の異常蓄積は中心前回以外に前頭側頭葉皮質に広範にみられ，pTDP-43 のイムノブロットでは，ALS のパターンとは異なり前頭側頭葉変性症（frontotemporal lobar degeneration：FTLD）に近いパターンをとっており，PLS は「高度に UMN を侵す ALS の病態に，FTLD-TDP を伴うユニークな TDP-43 プロテイノパチー」ではないかと考えている[11]．

PLS plus

Gordon らは PLS の所見以外に，認知症，パーキンソン症候，感覚障害などを示す一群を PLS plus と分類している[8]．ピック嗜銀球を欠き，TDP-43 封入体を有する FTLD の一型である前頭側頭型認知症では，しばしば下位運動ニューロンよりも上位運動ニューロンが優位に障害される症例が存在する[12]．

鑑別診断

1 にあげた D の疾患を鑑別する必要がある．特に遺伝性痙性対麻痺（hereditary spastic paraplegia：HSP，家族性痙性対麻痺〈familial spastic paraplegia：FSP〉と同義語）を除外する必要がある[13]．そのため PLS では家族歴がないことが条件になっているが，HSP では孤発性にみえる例もまれでなく，臨床的特徴からの鑑別は容易ではなく，両者の鑑別には HSP の遺伝子検査が必要である．HSP の要点を 3 に示す[14]．また，家族性 ALS の中に PLS の臨床像を呈する症例も存在する[15]．上位運動ニューロン優位の ALS では，発症 4 年以内に下位運動ニューロン徴候（筋萎縮・筋力低下，線維束性収縮，針筋電図での神経原性変化）が認められるようになる点で鑑別する．

PLS の治療

痙性に対して抗痙縮薬の投与やリハビリを行う[1]．

（岡本幸市，藤田行雄）

文献

1) Eisen AA. Primary lateral sclerosis. In：Eisen AA, Shaw PJ (editors). Motor Neuron Disorders and Related Diseases. Handbook of Clinical Neurology, Vol 82. Edinburgh：Elsevier；2007, pp.315-325.
2) Swash M, et al. What is primary lateral sclerosis? *J Neurol Sci* 1999；170：5-10.

3) Le Forestier N, et al. Does primary lateral sclerosis exit? A study of 20 patients and review of the literature. *Brain* 2001；124：1989-1999.
4) Singer MA, et al. Primary lateral sclerosis. *Muscle Nerve* 2007；35：291-302.
5) 中野今治，森田光哉．原発性側索硬化症．厚生労働科学研究費補助金難治性疾患克服研究事業 神経変性疾患に関する調査研究班（主任研究者　葛原茂樹），2007年度研究報告書．2008，pp.17-20.
6) Pringle CE, et al. Primary lateral sclerosis. Clinical features, neuropathology and diagnostic criteria. *Brain* 1992；115：495-520.
7) Brugman F, et al. New diagnostic criteria for primary lateral sclerosis：A prospective validation study. 20th International Symposium on ALS / MND, Berlin, 2009.
8) Gordon PH, et al. The natural history of primary lateral sclerosis. *Neurology* 2006；66：647-653.
9) Tan CF, et al. Primary lateral sclerosis：A rare upper-motor-predominant form of amyotrophic lateral sclerosis often accompanied by frontotemporal lobar degeneration with ubiquitinated neuronal inclusions? Report of an autopsy case and a review of the literature. *Acta Neuropathol* 2003；105：615-620.
10) Tsuchiya K, et al. Sporadic amyotrophic lateral sclerosis resembling primary lateral sclerosis：Report of an autopsy case and a review of the literature. *Neuropathology* 1999；19：71-76.
11) 小阪崇幸ほか．原発性側索硬化症：その神経病理と生化学的所見について．厚生労働省科学研究費補助金難治性疾患克服研究事業 筋萎縮性側索硬化症の分子病態解明と新規治療法創出に関する研究班（研究代表者　長谷川成人），平成24年度班会議抄録．2012.
12) Ikeda K, et al. Morphometrical reappraisal of motor neuron system of Pick's disease and amyotrophic lateral sclerosis with dementia. *Acta Neuropathol* 2002；104：21-28.
13) McDermott CJ, Shaw AJ. Hereditary spastic paraperesis. In：Eisen AA, Shaw PJ（editors）. Motor Neuron Disorders and Related Diseases. Handbook of Clinical Neurology, Vol 82. Edinburgh：Elsevier；2007, pp.327-352.
14) 瀧山嘉久．遺伝性痙性対麻痺．山梨医科学誌 2009；24：1-12.
15) Brugman F, et al. Primary lateral sclerosis as a phenotypic manifestation of familiar ALS. *Neurology* 2005；64：1778-1779.

III. ALSと関連運動ニューロン疾患
下位運動ニューロン障害型運動ニューロン疾患

> **Point**
> - 現行の厚生労働省特定疾患では成人発症で下位運動ニューロン症候のみを呈する運動ニューロン疾患（MND）を脊髄性筋萎縮症（SMA）IV型としている．
> - 国際的には成人発症の下位運動ニューロン障害型MNDを進行性筋萎縮症（PMA）と称することが多い．
> - 臨床的に下位運動ニューロン症候のみであったMNDでも，剖検病理所見では錐体路変性を示す例が少なからず存在する．
> - 経過は多数例でみるとALSよりやや進行が遅いことが示されているが，ALSと大きくは変わらない．
> - 診療においては，ほぼALSと同様の対応が必要である．

病名について

　筋萎縮性側索硬化症（amyotrophic lateral sclerosis：ALS）は上位および下位運動ニューロンを一次的に障害する神経変性疾患であると定義される．治験など各種研究で用いられる世界標準のALS診断基準である改訂El Escorial診断基準では，下位運動ニューロン症候のみを呈する例は対象からはずすことが明記されている．それならば，下位運動ニューロン症候のみを呈する運動ニューロン疾患（motor neuron disease：MND）患者をどう呼ぶのか，複数の病名が存在するため混乱しやすい状況がある．

　MNDの中で，変性が下位運動ニューロンに限局し，上位運動ニューロン変性の徴候を認めない一群を脊髄性進行性筋萎縮症（spinal progressive muscular atrophy：SPMA）と総称する場合がある．旧厚生省の研究事業においてはSPMAの病名が用いられていた．しかし，海外の成書や論文ではSPMAという用語はほぼ用いられないこと，ICD-10では「G-12：脊髄性筋萎縮症及び関連症候群」の中に下位運動ニューロンに限局したMNDを一括していることから，2009年秋に厚生労働省の特定疾患認定対象に追加される際に，SPMAに代わって脊髄性筋萎縮症（spinal muscular atrophy：SMA）という用語が用いられることになった（**1**）[*1]．

　ここで，特定疾患としてのSMAは小児期発症の「狭義のSMA」と成人発症で下位運動ニューロン症候のみを呈するMND（SMA IV型）を含んでいる．

　「狭義のSMA」とは常染色体劣性遺伝性の神経変性疾患であり，下位運動ニューロンの変性，骨格筋萎縮と全身の筋力低下が特徴である．その多くは5q13に位置する*SMN1*（survival motor neuron 1）遺伝子の異常が原因となる．

[*1] 本章「脊髄性筋萎縮症」（p.116）参照．

1 特定疾患治療研究事業　脊髄性筋萎縮症　認定基準

脊髄性進行性筋萎縮症（SPMA：spinal progressive muscular atrophy）と脊髄性筋萎縮症（SMA：spinal muscular atrophy）の名称について

従来，広義の脊髄性進行性筋萎縮症（SPMA）として，小児期発症の脊髄性筋萎縮症（SMA）と成人発症の脊髄性進行性筋萎縮症（SPMA）を総称してSPMAとしており，難治性疾患克服研究事業においては，SPMAとSBMAの疾患名が使用されていた．しかしながら，海外の成書や論文では，「広義のSPMA」という表現は使用されておらず，「広義のSMA」として表されている．さらに，ICD-10では，「G-12：脊髄性筋萎縮症及び関連症候群」の中に，脊髄性進行性筋萎縮症，球脊髄性筋萎縮症，脊髄性筋萎縮症が含まれている．そこで国際的な表現に統一を図るために「脊髄性筋萎縮症（SMA）の診断基準」とした

1. 主要項目

(1) 臨床所見
　①下記のような下位運動ニューロン症候を認める
　　筋力低下
　　筋萎縮
　　舌，手指の線維束性収縮 fasciculation
　　腱反射は減弱から消失
　②下記のような上位運動ニューロン症候は認めない
　　痙縮
　　腱反射亢進
　　病的反射陽性
　③経過は進行性である
(2) 臨床検査所見
　筋電図で高振幅電位や多相性電位などの神経原性所見を認める
(3) 遺伝子診断
　survival motor neuron（SMN）遺伝子変異を認める

2. 鑑別診断

(1) 筋萎縮性側索硬化症
(2) 球脊髄性筋萎縮症
(3) 脳腫瘍・脊髄疾患
(4) 頸椎症，椎間板ヘルニア，脳および脊髄腫瘍，脊髄空洞症など
(5) 末梢神経疾患
(6) 多発性神経炎（遺伝性，非遺伝性），多発限局性運動性末梢神経炎 multifocal motor neuropathy など
(7) 筋疾患
　筋ジストロフィー，多発筋炎など
(8) 感染症に関連した下位運動ニューロン障害
　ポリオ後症候群など
(9) 傍腫瘍症候群
(10) 先天性多発性関節拘縮症
(11) 神経筋接合部疾患

3. 診断の判定

上記1の(1) ①②③すべてと(2), (3)の1項目以上を満たし，かつ2のいずれでもない．

SBMA：spinal and bulbar muscular atrophy（球脊髄性筋萎縮症）．
（難病情報センターホームページ　http://www.nanbyou.or.jp/ より）

最重症型はI型（ウェルドニッヒ・ホフマン病）であり，生後6か月までに発症し，人工呼吸器管理をしなければ2歳までに死亡する．軽症型であるIII型（クーゲルベルク・ウェランダー病）は1歳6か月以降に発症し，起立または歩行が可能となる．その中間型はII型に分類される．

特定疾患としてのSMAでは成人発症の下位運動ニューロン障害型MNDをIV型として取り込んでいる．世界的にはこのような用語の用い方は一般的とはいえず，成人発症の下位運動ニューロン障害型MNDをPMA

2 下位運動ニューロン障害型 MND（PMA）と ALS の生存曲線

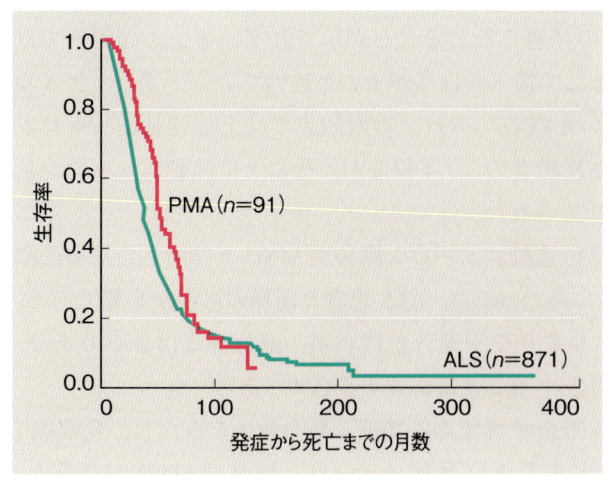

やや PMA のほうが ALS よりも進行が遅いことが示されている．
log-rank test, $p=0.01$.
MND：運動ニューロン疾患，PMA：進行性筋萎縮症，ALS：筋萎縮性側索硬化症．

（Kim WK, et al. *Neurology* 2009[5] より）

（progressive muscular atrophy：進行性筋萎縮症）と呼ぶことが多い．なお，球脊髄性筋萎縮症（spinal and bulbar muscular atrophy：SBMA）は下位運動ニューロン障害型の MND であるが，アンドロゲンレセプター遺伝子異常による独立した疾患であり，SMA，PMA には含まれない．

診断

下位運動ニューロン障害型 MND の診断においては，進行性の経過と下位運動ニューロン変性を示す身体所見，針筋電図所見に加え，除外診断が徹底的に行われることが重要である．国際的に確立した診断基準は存在しないが，わが国では厚生労働省特定疾患 SMA の認定基準としてまとめられており，診断において有用である（1）．重要な鑑別診断についてもここに列挙されており，参考にすることができる．

病理

剖検例の神経病理所見では，脳幹運動神経核の変性脱落，脊髄前角の扁平化と大型前角細胞の変性・脱落を認める．それのみならず，臨床的に下位運動ニューロン症候しか呈さなかった例においても，過半数の例で錐体路の変性があった[1,2]ことが示されている．また，残存脊髄前角細胞に ALS に特異的とされるユビキチン陽性封入体や，43-kDa TAR DNA-binding protein（TDP-43）陽性封入体を認める例がある[2-4]ことが知られている．したがって，臨床的には SMA IV 型，PMA と診断されていても，剖検病理では ALS と診断される例がまれではない．

経過と治療介入

病理の項目で述べたように，下位運動ニューロン障害型 MND は，ALS と

の異同が問題となる．アメリカの大規模施設コホートを用いた報告[5]では，PMAはALS患者の1割程度の症例数で存在し，やや進行が遅い（**2**）が，ALSと類似した進行性の経過をたどることが示されている．この報告ではPMAはALSの一亜型として扱ったほうがよいと述べている．また，アイルランドのコホートを用いた報告[6]では，診断時点では上位運動ニューロン症候を示さなかったMND患者の3/4程度が，後に上位運動ニューロン症候を示したことが示されている．

　これらの報告から，下位運動ニューロン障害型MNDと診断した患者の診療，介護，支援体制構築にあたっては，ALS患者と同様の対応が必要である．全体の平均としてはALSよりやや進行が遅いが，進行様式は多彩であり，相当に経過の速い例も存在することに留意する必要がある．

　まれではあるが，両上肢近位優位の筋萎縮，筋力低下をきたし，発症後1年以上症状が上肢にとどまる下位運動ニューロン障害型MNDが存在し，flail arm syndromeと呼ばれる．また，下肢遠位優位の筋萎縮，筋力低下をきたし，発症後1年以上症状が下肢にとどまる下位運動ニューロン障害型MNDはflail leg syndromeと呼ばれる．flail arm syndromeおよびflail leg syndromeはALSや他のPMA例に比して生存期間が長い[7]ことが知られている．両上肢に限局するタイプはbrachial amyotrophic diplegia（BAD）[8]と呼ばれることもある．flail leg syndromeは以前から偽多発神経炎型と呼ばれてきたタイプに相当する．なお，これらの用語の定義は完全に権威づけられたものではなく，たとえばflail arm，flail legタイプに上位運動ニューロン症候を認める例を含めている報告[9]もある．

（熱田直樹）

文献

1) Brownell B, et al. The central nervous system in motor neurone disease. *J Neurol Neurosurg Psychiatry* 1970；33：338-357.
2) Ince PG, et al. Corticospinal tract degeneration in the progressive muscular atrophy variant of ALS. *Neurology* 2003；60：1252-1258.
3) Geser F, et al. Motor neuron disease clinically limited to the lower motor neuron is a diffuse TDP-43 proteinopathy. *Acta Neuropathol* 2011；121：509-517.
4) Nishihira Y, et al. Sporadic amyotrophic lateral sclerosis of long duration is associated with relatively mild TDP-43 pathology. *Acta Neuropathol* 2009；117：45-53.
5) Kim WK, et al. Study of 962 patients indicates progressive muscular atrophy is a form of ALS. *Neurology* 2009；73：1686-1692.
6) Traynor BJ, et al. Clinical features of amyotrophic lateral sclerosis according to the El Escorial and Airlie House diagnostic criteria：A population-based study. *Arch Neurol* 2000；57：1171-1176.
7) Wijesekera LC, et al. Natural history and clinical features of the flail arm and flail leg ALS variants. *Neurology* 2009；72：1087-1094.
8) Katz JS, et al. Brachial amyotrophic diplegia：A slowly progressive motor neuron disorder. *Neurology* 1999；53：1071-1076.
9) Chiò A, et al；PARALS study group. Phenotypic heterogeneity of amyotrophic lateral sclerosis：A population based study. *J Neurol Neurosurg Psychiatry* 2011；82：740-746.

III. ALSと関連運動ニューロン疾患

球脊髄性筋萎縮症
spinal and bulbar muscular atrophy：SBMA

Point
- 成人発症の下位運動ニューロン疾患であり，男性のみに発症する．CAG繰り返し配列の異常延長に起因するポリグルタミン病の一つである．
- 四肢の筋力低下・筋萎縮と球麻痺をきたし，緩徐に進行する．
- 開鼻声，舌萎縮，顔面・舌の線維束性収縮，女性化乳房，軽度の肝機能障害，血清クレアチンキナーゼ（CK）高値，血清クレアチニン（Cr）低値を病初期から呈することが多い．

SBMAの概念，頻度

　球脊髄性筋萎縮症（spinal and bulbar muscular atrophy：SBMA）[*1]は，わが国の川原汎が今から100年以上前に世界で最初に報告した，成人発症の遺伝性運動ニューロン疾患である[1]．米国のKennedy，Alter，Sungの共著による家系報告が知られており，米国ではケネディ病とも呼ばれる[2]．下位運動ニューロン障害による慢性進行性の四肢体幹の筋力低下，球麻痺を生じ，男性のみが発症し女性は通常無症状である．診断は遺伝子検査により容易であるが，治療は確立されていない．しかし，分子生物学的研究の進歩により，他の神経変性疾患に先駆けて病態に基づく治療が開発されつつあり，本疾患への関心が高まっている．

　本症の頻度は人口10万人あたり1～2人，日本全国で約2,000人と推定されているが，筋萎縮性側索硬化症（ALS）など他の神経疾患と誤って診断されて見過ごされている症例も少なくなく，実際にはさらに多くの患者が存在する可能性がある．

SBMAの病態機序

　SBMAの原因は，X染色体長腕近位部に位置するアンドロゲン受容体（androgen receptor：AR）第1エクソン内のCAG繰り返し配列の異常延長である[3]．AR遺伝子におけるCAGの繰り返し数は正常では9～36であるが，SBMA患者では38～62に延長している[4]．CAG繰り返し数が長いほど発症年齢が若年となることから[5]，CAGの数が病態の重症度を左右する主要な因子と考えられている．SBMAと同様にCAGの異常延長を原因とする疾患として，ハンチントン病や優性遺伝性脊髄小脳失調症（SCA〈spinocerebellar ataxia〉1・2・3・6・7・17，DRPLA〈dentato-rubro-pallido-luysian atrophy；歯状核赤核淡蒼球ルイ体萎縮症〉）が知られており，CAGがグルタミンをコードすることから，これらの疾患はポリグルタミン病と総称されている．

[*1]
「神経学用語集」（改訂第3版，日本神経学会用語委員会編，2008）では球脊髄性筋萎縮症はbulbo-spinal muscular atrophy（BSMA）とされているが，本書ではspinal and bulbar muscular atrophy（SBMA）の語を採用している（p.110 Column「SBMAとBSMA―さまざまな呼称」参照）．

Keywords

アンドロゲン受容体
アンドロゲンとはテストステロン，アンドロステンジオンなどの男性ホルモン活性を有するものの総称．女性ではアンドロゲンは副腎と卵巣で産生され，アナボリックステロイドホルモンとしての作用と抗エストロゲン作用を示す．アンドロゲン受容体は全身の細胞に発現しており，リガンドとなるアンドロゲンと結合すると細胞核内に移動し，DNA結合転写因子として遺伝子の発現を調節する．また，細胞質のアンドロゲン受容体はイオン輸送などの細胞機能に変化を惹起させる．

SBMAとBSMA――さまざまな呼称

本邦において本症はケネディ・オルター・ソン症候群の名で知られていたが，症候群ではなく独立した疾患単位であることから「症候群」の名は不適当であるとの指摘がある．本症は米国においてはケネディ病という名で呼ばれることが多く，遺伝子疾患に関するデータベースである OMIM (Online Mendelian Inheritance in Man) においては，(X-linked) spinal and bulbar muscular atrophy (SBMA, SMAX1) が呼称の筆頭にあげられており，別名として bulbospinal muscular atrophy, X-linked (BSMA) および bulbospinal neuronopathy, X-linked recessive (XBSN) が併記されている．neuronopathy と呼ぶのは筋病変にとどまらず神経原性の全身性疾患であることを強調するためである．以上，本症にはさまざまな呼称があるものの，SBMA もしくはケネディ病と記載するのが近年国際的には趨勢となっている．

ポリグルタミン病では，変異蛋白質が神経細胞の主として核内に集積することが神経細胞障害の機序として注目されている．SBMA の病因蛋白質である AR の細胞内局在は，リガンドである男性ホルモンの濃度に大きく影響される．AR は通常不活化された状態で細胞質に存在するが，リガンドである男性ホルモンの存在下では核内へ移行する．SBMA の原因遺伝子を導入したモデルマウスによる解析により，本症は男性ホルモン（テストステロン）依存性の変異 AR の核内集積が SBMA の病態の根幹と考えられている[6]．SBMA が男性のみで発症することは，テストステロン分泌の著しい性差で説明可能と考えられる．

SBMA の症状

主症状は緩徐進行性の四肢筋力低下・筋萎縮と球麻痺であり[2]，筋力低下の発症は 30～60 歳頃である（**1**，**2**）．手指の振戦や下肢の有痛性筋痙攣がしばしば筋力低下に先行する．筋力低下は左右対称のことが多いが，明らかな左右差を呈する例もみられる．四肢の運動障害は近位部で特に強くみられ，動揺性歩行や起立困難となる．顔面の筋力低下がみられるが，外眼筋は障害されない．この疾患に特徴的な症候として，顔面や頸部などの筋肉を収縮させたときに線維束性収縮が増強する現象（contraction fasciculation）が知られている．喉頭痙攣（短時間の吸気困難を生じる発作）を自覚することもある．深部腱反射は全身で低下ないし消失し，バビンスキー徴候は原則陰性である．感覚障害として振動覚の低下を認めることがあるが，ほとんど下肢遠位に限局する．

随伴症状として女性化乳房を高率に認めるほか（**1**-A），体毛の減少，皮膚の女性化，睾丸萎縮などのアンドロゲン不応症状がみられ，しばしば筋力低下に先行する．妊孕性は保たれていることが多い．四肢・体幹の筋力低下は緩徐進行性の経過をたどり，20 年程度の経過で球麻痺に起因する呼吸器感染が死因となることが多い（**2**）[7]．

SBMA の検査所見

本症の臨床診断は，遺伝歴が明確で，特徴的な神経筋症候および女性化乳

1 球脊髄性筋萎縮症（SBMA）の症候

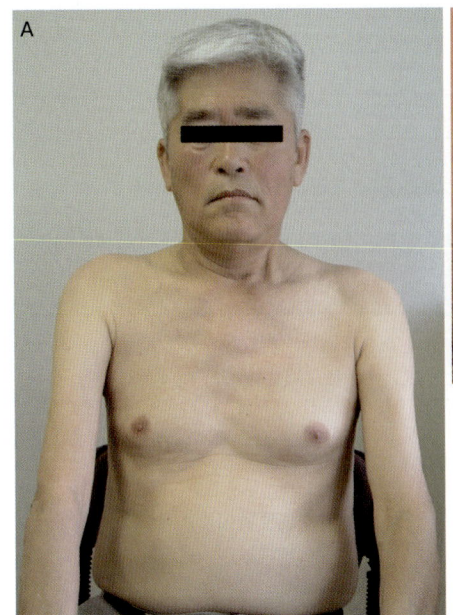

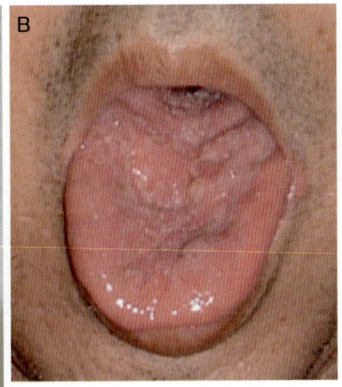

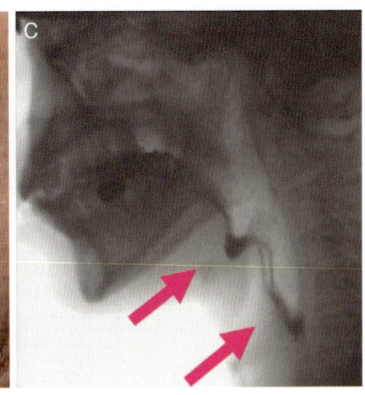

四肢・体幹に近位筋優位の筋萎縮，女性化乳房を認め（A），舌には萎縮・線維束性収縮を認める（B）．嚥下造影では喉頭蓋谷・梨状陥凹のバリウム残留を認める（C，→）．

2 SBMA 自然歴におけるイベント発生の年齢分布

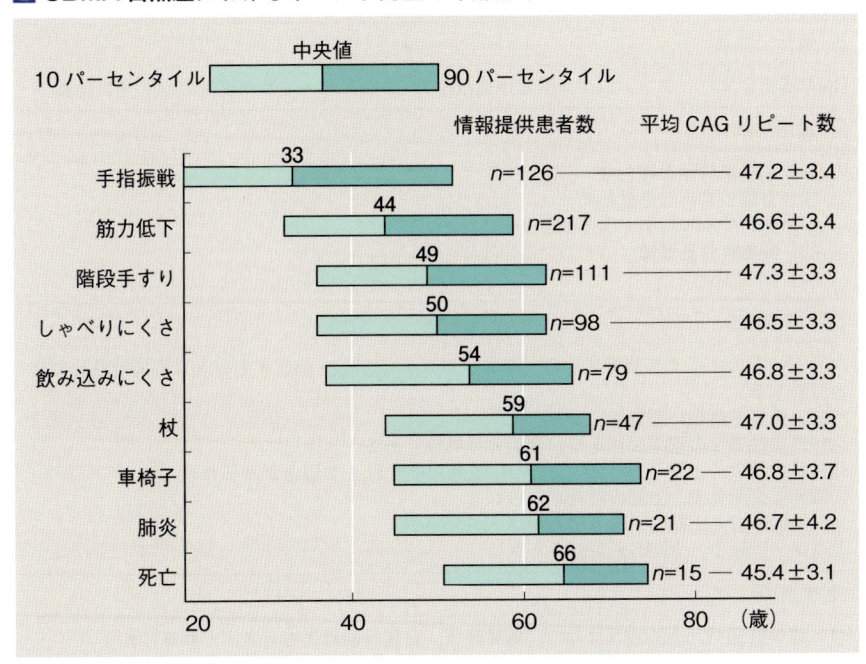

イベント	中央値（歳）	情報提供患者数	平均CAGリピート数
手指振戦	33	n=126	47.2±3.4
筋力低下	44	n=217	46.6±3.4
階段手すり	49	n=111	47.3±3.3
しゃべりにくさ	50	n=98	46.5±3.3
飲み込みにくさ	54	n=79	46.8±3.3
杖	59	n=47	47.0±3.3
車椅子	61	n=22	46.8±3.7
肺炎	62	n=21	46.7±4.2
死亡	66	n=15	45.4±3.1

筋力低下の発症は30〜60歳頃であり，約20年の経過で緩徐に進行する．

（Atsuta N, et al. *Brain* 2006[7] より引用改変）

房を呈していれば比較的容易であるが，これらが不明瞭で鑑別診断が困難な場合も少なくない．血液検査でのクレアチンキナーゼ（CK）高値，クレアチニン（Cr）低値，筋電図での高振幅電位などの神経原性変化，あるいは筋生検での慢性の神経原性などの検査所見が診断の参考となる．確定診断のためには，遺伝子診断によりアンドロゲン受容体遺伝子内 CAG リピート数の

3 SBMAの診断基準

1. 遺伝性
伴性劣性遺伝で，発症者は男性である
2. 神経症状
(1) 球症状 　①舌の萎縮・筋線維束性収縮（fasciculation）　②構語障害　③嚥下障害 (2) 下位運動ニューロン徴候 　①筋萎縮・筋力低下（顔面，四肢近位筋優位）　②筋収縮時の著明な筋線維束性収縮 (3) 手指振戦 (4) 深部反射低下
3. 随伴所見
アンドロゲン不全症候群（女性化乳房，睾丸萎縮，女性様皮膚変化など）
4. 臨床検査所見
(1) 筋電図で高振幅電位などの神経原性変化 (2) 神経伝導速度 　①感覚神経では低電位または誘発不能　②運動神経では低電位で伝導速度は正常 (3) 血液生化学所見 　①CK（クレアチンキナーゼ）高値　②脂質高値　③トランスアミナーゼ軽度上昇 　④耐糖能異常 (4) 筋生検で慢性神経原性変化 (5) 内分泌学的検査 　①血中テストステロン，エストロゲン値の軽度上昇　②アンドロゲン負荷試験で低反応
5. 遺伝子検査
DNA解析により，アンドロゲン受容体遺伝子のCAGリピート数が正常の約2倍に伸長
6. 鑑別診断
(1) 筋萎縮性側索硬化症 (2) 脊髄性進行性筋萎縮症 　クーゲルベルク・ウェランダー病など (3) 頸椎症性筋萎縮 (4) 筋疾患
[診断の判定]
次の①〜⑤のすべてを満たすもの，あるいは③および⑥を満たすものを球脊髄性筋萎縮症と診断する ①成人発症で緩徐に進行性である ②伴性劣性遺伝の家族歴があり，発症者は男性である ③神経症状で，上記（1）（2）（3）のいずれかを含む1つ以上がみられる ④臨床検査所見で，上記の所見がみられる ⑤鑑別診断で，上記のいずれでもない ⑥遺伝子診断で，上記の所見がみられる
[参考事項]
(1) 錐体路徴候，小脳症状はなく，感覚障害，自律神経障害もほとんど認められない (2) 手指振戦，筋痙攣，構語障害が初発症状になることがある

（厚生省特定疾患研究事業〈重点〉「特定疾患治療研究事業未対象疾患の疫学像を把握するための調査研究班」平成10年度研究業績集より抜粋）

異常伸長の有無を調べることが必要である（ 3 ）．
　頭部MRIや髄液検査では異常はみられないが，筋電図では陽性鋭波などの進行性脱神経所見や，高振幅・多相性運動活動電位などの慢性脱神経所見がみられる．神経伝導検査では複合筋活動電位（**CMAP**）の軽度低下に加え，

4 SBMAの病理所見

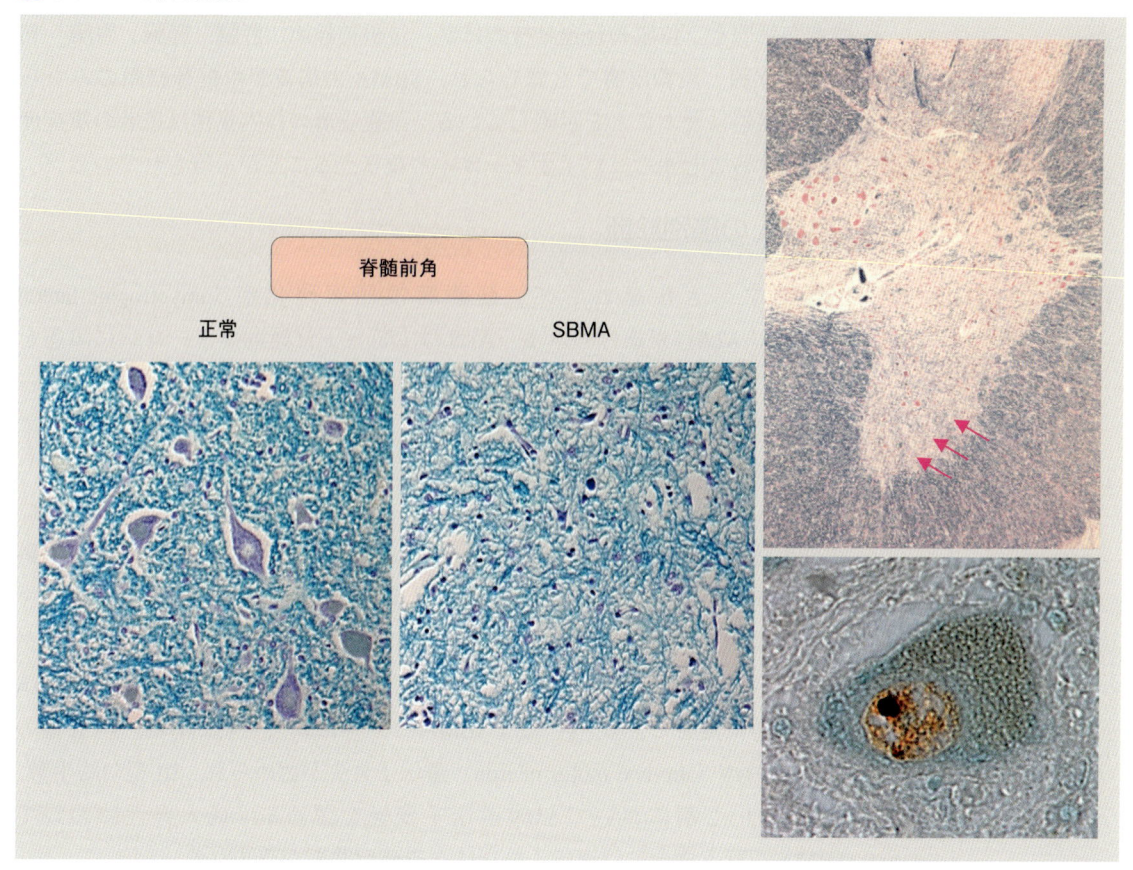

脊髄では前角細胞の選択的変性，脱落が認められる（→）．残存する運動ニューロンの核内には免疫染色（1C2）により褐色に染色される変異ARの異常集積が認められる．

（Katsuno M, et al. *Exp Neurol* 2006 [10] より引用改変）

感覚神経の異常が目立つのが特徴で，特に腓腹神経では活動電位の低下や誘発不能が高率にみられる[8]．体性感覚誘発電位や運動単位推定数（MUNE）の異常も報告されている．血液検査では血清CKが異常高値を示すことが多く，肝機能障害，耐糖能異常，高脂血症などの合併もしばしばみられる．血清テストステロンは正常ないし軽度高値だが，内分泌学的検査ではアンドロゲン抵抗性が認められ，この病気でみられる女性化徴候の原因と考えられる．血清Crは筋萎縮を反映してほとんどすべての患者で低値を呈し，運動機能低下と強く相関するバイオマーカーであることが示されている[9]．

SBMAの病理

神経系では筋萎縮に対応して，脊髄前角細胞と下部脳神経運動核の選択的変性，脱落が認められる（4）．軽度の知覚障害に対応して薄束は軽度変性し，腓腹神経の有髄線維は減少している．しかし後根神経節細胞と後根は比較的よく保たれ，一次感覚ニューロンの遠位軸索障害の所見と考えられる．骨格筋では神経原性変化と筋原性変化が混在し，肥大線維が観察される[11]．残存する運動ニューロンの核内には変異ARの異常集積が認められ，その頻度

はCAGリピート数と相関することが示されている[12]. また, 変異ARは脊髄前角細胞や下位脳神経運動核のほか, 後根神経節, 肝臓, 膵臓, 腎臓, 精巣, 前立腺, 陰嚢皮膚でも認められ, SBMAの病変が中枢神経系のみならず全身臓器に及ぶことを示唆している. 陰嚢皮膚の核内集積は患者の重症度と相関することから, バイオマーカーとなりうることが示唆されている[13].

SBMAの鑑別診断

　鑑別すべき疾患として, 筋萎縮性側索硬化症（amyotrophic lateral sclerosis：ALS）があげられる. ALSは上位・下位運動ニューロンに障害をきたし, 反射亢進, 痙縮（spasticity）などの上位運動ニューロン徴候を呈する. またALSではSBMAに比べてより広範に筋が障害され, 病状の進行も速い. 一方, SBMAでは女性化乳房が重要な徴候となる.

　SBMA以外の脊髄性筋萎縮症（spinal muscular atrophy：SMA）の中では, 常染色体劣性遺伝形式をとるSMAが最も多くみられる. SMAは発症年齢により4つの型に分類される. I～III型はそれぞれウェルドニッヒ・ホフマン病（重症型）, デュボヴィッツ病（中間型）, クーゲルベルク・ウェランダー病（軽症型）として知られ, すべて乳児～学童期に発症するためSBMAとは容易に鑑別できる. IV型はSBMAと同様に成人発症である. I・II型の95％に*SMN*（survival motor neuron）遺伝子欠失が認められ, III型の約半数, IV型の1～2割において*SMN*遺伝子変異を認める. 成人男性においてSBMAを疑う場合には遺伝子検査による確定診断が望まれる.

SBMAの治療

　SBMAに対する有効な治療法は確立していない. 本症の原因遺伝子が同定された頃, 治療法としてテストステロンが使用されることがあったが, 効果は乏しく有効性は認められていない. 症状の進行に応じた運動療法とともに, 口腔ケア, 誤嚥予防などの生活指導を行い, 耐糖能異常, 高脂血症などの合併症に対して治療を行う.

　SBMAモデルマウスにおける治療効果に基づいて[14], 進行抑制治療法（disease-modifying therapy）として, 男性ホルモン依存性病態に基づいた治療法開発が進められている. LH-RHアゴニストであるリュープロレリン酢酸塩（リュープリン®）を使用するとテストステロン濃度が低下し, 陰嚢皮膚における病原性AR蛋白質の核内集積が有意に抑制され, 血清CKが有意に改善することが明らかとなっており[15], 本邦で行われた多施設共同医師主導治験において, 発症からの期間が短い患者においては嚥下機能を改善する可能性が示唆されている[16]*2.

*2
本巻VI.「球脊髄性筋萎縮症に対する分子標的治療法の開発」（p.288）参照.

遺伝カウンセリング

　X染色体上に原因遺伝子があり, 男性ホルモン存在下に神経細胞障害が生じると考えられるため, 罹患者の子どもが男性の場合（Y染色体を引き継ぐ

場合）は発病せず，子どもが女性の場合（X染色体を引き継ぐ場合）は100％原因遺伝子の保因者となる．問題は孫の代で，保因者の女性から生まれた男性は50％の確率でSBMAを発症し，女性の50％は保因者になる．成人発症の治療法が確立していない疾患のため，発症前診断，出生前診断および保因者診断は現状では本邦においてほとんど行われていない．

（坂野晴彦，勝野雅央，祖父江元）

文献

1) 高橋昭. 日本の神経学の黎明期. 日内会誌 2002；91：2241-2244.
2) Kennedy WR, et al. Progressive proximal spinal and bulbar muscular atrophy of late onset. A sex-linked recessive trait. *Neurology* 1968；18：671-680.
3) La Spada AR, et al. Androgen receptor gene mutations in X-linked spinal and bulbar muscular atrophy. *Nature* 1991；352：77-79.
4) Tanaka F, et al. Founder effect in spinal and bulbar muscular atrophy (SBMA). *Hum Mol Genet* 1996；5：1253-1257.
5) Doyu M, et al. Severity of X-linked recessive bulbospinal neuronopathy correlates with size of the tandem CAG repeat in androgen receptor gene. *Ann Neurol* 1992；32：707-710.
6) Katsuno M, et al. Testosterone reduction prevents phenotypic expression in a transgenic mouse model of spinal and bulbar muscular atrophy. *Neuron* 2002；35：843-854.
7) Atsuta N, et al. Natural history of spinal and bulbar muscular atrophy (SBMA)：A study of 223 Japanese patients. *Brain* 2006；129：1446-1455.
8) Suzuki K, et al. CAG repeat size correlates to electrophysiological motor and sensory phenotypes in SBMA. *Brain* 2008；131：229-239.
9) Hashizume A, et al. Longitudinal changes of outcome measures in spinal and bulbar muscular atrophy. *Brain* 2012；135：2838-2848.
10) Katsuno M, et al. Pathogenesis, animal models and therapeutics in spinal and bulbar muscular atrophy (SBMA). *Exp Neurol* 2006；200：8-18.
11) Sobue G, et al. X-linked recessive bulbospinal neuronopathy. A clinicopathological study. *Brain* 1989；112：209-232.
12) Adachi H, et al. Widespread nuclear and cytoplasmic accumulation of mutant androgen receptor in SBMA patients. *Brain* 2005；128：659-670.
13) Banno H, et al. Mutant androgen receptor accumulation in spinal and bulbar muscular atrophy scrotal skin：A pathogenic marker. *Ann Neurol* 2006；59：520-526.
14) Katsuno M, et al. Leuprorelin rescues polyglutamine-dependent phenotypes in a transgenic mouse model of spinal and bulbar muscular atrophy. *Nat Med* 2003；9：768-773.
15) Banno H, et al. Phase 2 trial of leuprorelin in patients with spinal and bulbar muscular atrophy. *Ann Neurol* 2009；65：140-150.
16) Katsuno M, et al. Efficacy and safety of leuprorelin in patients with spinal and bulbar muscular atrophy (JASMITT study)：A multicentre, randomised, double-blind, placebo-controlled trial. *Lancet Neurol* 2010；9：875-884.

Further reading

- La Spada AR, et al. Androgen receptor gene mutations in X-linked spinal and bulbar muscular atrophy. *Nature* 1991；352：77-79.
SBMAの原因遺伝子の初報告．他のポリグルタミン病に先駆けて原因遺伝子が特定された．

III. ALSと関連運動ニューロン疾患

脊髄性筋萎縮症
spinal muscular atrophy：SMA

Point

- 脊髄性筋萎縮症（SMA）は脊髄の前角細胞の変性による筋萎縮と進行性筋力低下を特徴とする，常染色体性劣性遺伝の下位運動ニューロン疾患である．
- SMA は，発症年齢，臨床経過に基づき，Ⅰ型（重症型，急性乳児型），Ⅱ型（中間型，慢性乳児型），Ⅲ型（軽症型，慢性型）と，Ⅳ型（成人発症型）に分類される．
- 小児期発症 SMA の原因遺伝子は 5 番染色体 5q13 に存在する *SMN* 遺伝子であるが，成人発症 SMA は，原因遺伝子が未確定な症例が多い．
- 小児期発症 SMA の原因遺伝子が明らかになったことによって，臨床症状や経過から SMA の可能性がある場合に，侵襲的な検査より優先して確定診断としての遺伝子検査を行うことが可能になった．SMA 家系では *SMN* 遺伝子のエクソン 7，8 領域の異常が検出されている．
- SMA の臨床症状の重症度は，*SMN* 遺伝子によって産生される SMN 蛋白量と関連することが示唆されている．
- SMA の根本治療としては，運動ニューロンの消失に対する治療法から SMN 転写産物量を増やす目的のヒストン脱アセチル化酵素阻害剤，酪酸ナトリウム，フェニル酪酸，バルプロ酸などが検討されている．
- 脊髄の細胞レベルにおける *SMN* 遺伝子の発現，その機能の解明とともに，成人発症の SMA の臨床の分析と成因の究明が求められる．

Keywords

国際 SMA 協会
欧米の SMA の診療と研究に携わっている研究者たちが，SMA の病因解明のために組織した学術組織．

　脊髄性筋萎縮症（spinal muscular atrophy：SMA）は脊髄の前角細胞の変性による筋萎縮と進行性筋力低下を特徴とする常染色体性劣性遺伝病である．SMA の遺伝子同定のためには明確な診断基準と分類を確立することが必要であるという考えのもとに，国際 SMA 協会が組織され，**1** に示す診断基準が作成された[1]．さらに 2009 年にはわが国の厚生労働科学研究費補助金（難治性疾患克服研究事業）神経変性疾患に関する調査研究班（主任研究者：中野今治教授）において **2** のような診断基準が作成された[2]．

　従来，広義の脊髄性進行性筋萎縮症（spinal progressive muscular atrophy：SPMA）として，小児期発症の SMA と成人発症の SPMA を総称して SPMA としており，わが国の難治性疾患克服研究事業において，SPMA の疾患名が使用されていた．海外の成書や論文では，「広義の SPMA」という表現は使用されておらず，「広義の SMA」として表されている．さらに，ICD-10 では，「G-12 脊髄性筋萎縮症及び関連症候群」の中に，G-122 脊髄性進行性筋萎縮症，G-129 脊髄性筋萎縮症が含まれている．そこで 2009 年に国際的な表現に統一を図るため，「脊髄性筋萎縮症（SMA）」となった．

　小児期特に乳幼児期発症の SMA の多くは survival motor neuron（*SMN*）遺伝子に変異を示す SMA であり，成人発症例や **1** の除外項目にあてはまるよ

1 脊髄性筋萎縮症の診断基準

包含項目	除外項目
I. 筋力低下 　対称性 　近位筋＞遠位筋 　下肢＞上肢 　躯幹および四肢 II. 脱神経 　舌の線維束性収縮 　手の振戦 　筋生検－萎縮筋線維の群 　筋電図－神経原性変化	1. 中枢神経機能障害 2. 関節拘縮症 3. 外眼筋，横隔膜，心筋の障害，聴覚障害，著しい顔面筋罹患 4. 知覚障害 5. 血清 CK 値 ＞正常上限の 10 倍 6. 運動神経伝導速度＜正常下限の 70％ 7. 知覚神経活動電位の異常

(国際 SMA 協会報告，1992 より)

2 脊髄性筋萎縮症の特定疾患診断基準

1. 主要項目

(1) 臨床所見
　①下記のような下位運動ニューロン症候を認める
　　筋力低下
　　筋萎縮
　　舌，手指の線維束性収縮 fasciculation
　　腱反射は減弱から消失
　②下記のような上位運動ニューロン症候は認めない
　　痙縮
　　腱反射亢進
　　病的反射陽性
　③経過は進行性である
(2) 臨床検査所見
　筋電図で高振幅電位や多相性電位などの神経原性所見を認める
(3) 遺伝子診断
　survival motor neuron (*SMN*) 遺伝子変異を認める

2. 鑑別診断

(1) 筋萎縮性側索硬化症
(2) 球脊髄性筋萎縮症
(3) 脳腫瘍・脊髄疾患
(4) 頸椎症，椎間板ヘルニア，脳および脊髄腫瘍，脊髄空洞症など
(5) 末梢神経疾患
(6) 多発性神経炎（遺伝性，非遺伝性），多発限局性運動性末梢神経炎 multifocal motor neuropathy など
(7) 筋疾患　　筋ジストロフィー，多発筋炎など
(8) 感染症に関連した下位運動ニューロン障害　　ポリオ後症候群など
(9) 傍腫瘍症候群
(10) 先天性多発性関節拘縮症
(11) 神経筋接合部疾患

3. 診断の判定

上記の 1 (1) ①②③すべてと (2)，(3) の 1 項目以上を満たし，かつ 2 のいずれでもない

(厚生労働省神経変性疾患調査研究班〈研究代表者：中野今治〉，2009 より)

うな所見を示す場合，遺伝子的に異質である可能性が高い．ここでは遺伝子診断が可能である SMA として，*SMN* 遺伝子に変異を示す SMA を中心に述べる．

3 SMAの分類

型	病名	発症経過	最高到達運動機能	遺伝
I	ウェルドニッヒ・ホフマン病 急性乳児型SMA	発症＜6か月 死亡＜2歳	never sit	常染色体劣性
II	デュボヴィッツ病 慢性小児型SMA	発症＜1歳6か月 経過＜10歳（＞90％）	never stand	常染色体劣性
III	クーゲルベルク・ウェランダー病 若年型SMA	IIIa：発症＜3歳 IIIb：発症＞3歳 経過：緩徐 寿命：短くない	stand & walk alone	常染色体劣性 まれに常染色体優性
IV	成人型SMA	発症＞20歳 重症度：多彩 寿命：正常	normal	多くは孤発性 常染色体優性か常染色体劣性

（厚生労働省神経変性疾患調査研究班〈研究代表者：中野今治〉, 2009より）

疾患概念と病型

　脊髄性筋萎縮症（SMA）は，脊髄の前角細胞の変性による筋萎縮と進行性筋力低下を特徴とする下位運動ニューロン疾患である．体幹，四肢の近位部優位の筋の脱力，筋萎縮を示す．SMAの分類[1]としては，発症年齢，臨床経過に基づき，I型，II型，III型，IV型に分類される（3）．III型に関しては，Zerresら[3]が3歳未満の発症をIIIa型，3歳以上の発症をIIIb型としている．一方IV型は，成人期に発症し，進行が緩徐，呼吸障害や嚥下障害はまれである[4]．I型，II型，III型の大部分およびIV型の一部で*SMN*遺伝子変異を認める．各型について以下に述べる．

I型：重症型，急性乳児型，ウェルドニッヒ・ホフマン（Werdnig-Hoffmann）病

　筋力低下が重症で全身性である．妊娠中の胎動が弱い例も存在する．発症は生後6か月まで．発症後，運動発達は停止し，体幹を動かすこともできず，筋緊張低下のために体が柔らかいフロッピーインファントの状態を呈する．肋間筋に対して横隔膜の筋力が維持されているため，吸気時に腹部が膨らみ胸部が陥凹する奇異呼吸を示す．支えなしに座ることができず，哺乳困難，嚥下困難，誤嚥，呼吸不全を伴う．舌の線維束性収縮がみられる．深部腱反射は消失，上肢の末梢神経の障害によって，手の尺側偏位と手首が柔らかく屈曲する形のwrist-drop（垂れ手）が認められる．人工呼吸管理を行わない場合，死亡年齢は平均6〜9か月であり，24か月までにほぼ全例が死亡する．

II型：中間型，慢性乳児型，デュボヴィッツ（Dubowitz）病

　発症は1歳6か月まで．支えなしの起立，歩行ができないが，座位保持が可能である．舌の線維束性収縮，手指の振戦がみられる．腱反射は減弱または消失する．次第に側彎が著明になる．II型のうち，より重症な症例は呼吸器感染に伴って，呼吸不全を示すことがある．

4 SMAの原因遺伝子—SMN遺伝子

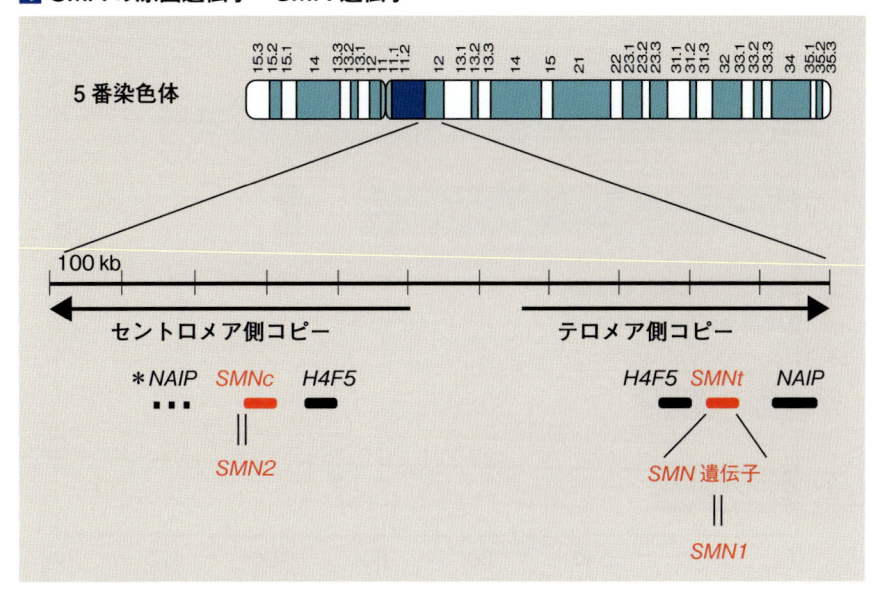

上段に5番染色体，下段に染色体5q13.1における遺伝子地図を示す．
SMN：survival motor neuron（運動神経生存）

(Lefebvre S, et al. Cell 1995[7] より)

Ⅲ型：軽症型，慢性型，クーゲルベルク・ウェランダー（Kugerberg-Welander）病

発症は1歳6か月以降．自立歩行を獲得するが次第に転びやすい，歩けない，立てないという症状が出てくる．後に，上肢の挙上も困難になる．

Ⅳ型：成人発症型

発症を20歳以上[5]，30歳以上[4]，35歳以上[6]とする報告がある．小児期や思春期に筋力低下を示すⅢ型の小児は側彎を示すが，成人発症のSMA患者では側彎は生じない．それぞれの型のなかでも臨床的重症度は多様であり分布は連続性である．

SMAの遺伝子，遺伝子診断

小児期発症SMA（Ⅰ型,Ⅱ型,Ⅲ型の一部）の原因遺伝子はSMN1（survival motor neuron 1）遺伝子[7]であり，5番染色体長腕5q13に存在し，同領域に向反性に重複した配列のSMN2遺伝子も存在する（4）．SMN1遺伝子は両親から受け継いだ欠失により発症する場合が多い．SMN1遺伝子の下流にはNAIP（neuronal apoptosis inhibitory protein）遺伝子[8]が存在する．NAIP遺伝子配列の一部はウイルスによって生じる昆虫の細胞のアポトーシスを抑制する蛋白質と同一性を示しているため，SMAの病因が神経細胞のアポトーシスと関連する可能性が考えられている．成人発症SMA（Ⅳ型）は筋萎縮性側索硬化症（amyotrophic lateral sclerosis：ALS）との関連が議論される．ALSにおいて上位運動ニューロン徴候を伴わない例はSMA Ⅳ型の可能性

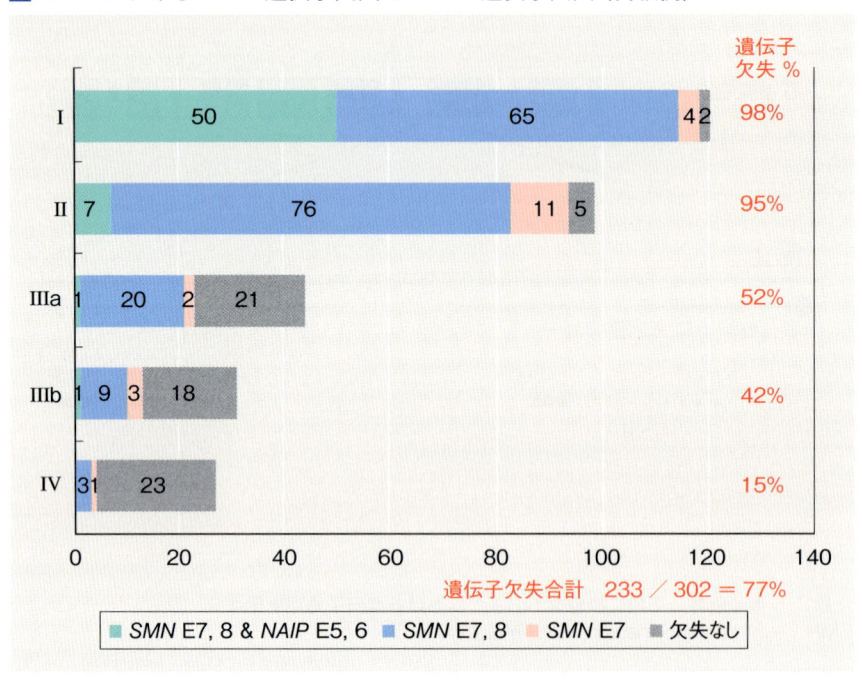

5 SMAにおける *SMN* 遺伝子欠失と *NAIP* 遺伝子欠失（自験例）

型	SMN E7, 8 & NAIP E5, 6	SMN E7, 8	SMN E7	欠失なし	遺伝子欠失 %
I	50	65	4	2	98%
II	7	76	11	5	95%
IIIa	1	20	2	21	52%
IIIb	1	9	3	18	42%
IV		3	1	23	15%

遺伝子欠失合計 233／302 ＝ 77%

がある．原因遺伝子は *SMN1* 遺伝子変異（欠失または遺伝子変換）が約15％に認められるが，原因遺伝子が未確定な症例が多い．ALS患者では *SMN1* 遺伝子重複の報告もある[9]．

小児期発症SMAの原因遺伝子が明らかになったことによって遺伝子診断が可能になり，臨床症状や経過からSMAの可能性がある場合に，筋電図や筋生検などの侵襲的な検査より優先して実施し，確定診断をすることが可能になった[10,11]．われわれはSMA302家系のうち233家系（77%），I型101家系中99家系（98%），II型99家系中94家系（95%），IIIa型44家系中23家系（52%），IIIb型31家系中13家系（42%），IV型27家系中4家系（15%）に *SMN1* 遺伝子のエクソン7，8の両者またはエクソン7のみの欠失を認めた（**5**）．*NAIP* 遺伝子のエクソン5，6の欠失はわれわれの結果では，302家系中59家系（20%），I型50／101家系（50%），II型7／99家系（7%），IIIa型1／44家系（2%），IIIb型1／31家系（3%），IV型0／27家系であり，これらの例は *SMN* 遺伝子も欠失していた．

一方，*SMN1* 遺伝子のエクソン7のみが欠失しているSMAのII型とIII型において，*SMN1* 遺伝子のエクソン7の1塩基が *SMN2* 遺伝子のエクソン7の配列と同様に変換されていたことが明らかになった[11]．したがって，*SMN1* 遺伝子のエクソン7は欠失していたのではなく遺伝子変換されており，重症なI型ではホモ接合性に *SMN1* 遺伝子のエクソン7とエクソン8の欠失を有しているが，軽症のII・III型では *SMN1* 遺伝子のエクソン7が *SMN2* 遺伝子のエクソン7に変換されることによって症状が軽症である例も存在する．

6 Multiplex Ligation-dependent Probe Amplification（MLPA）法による SMA の遺伝子診断

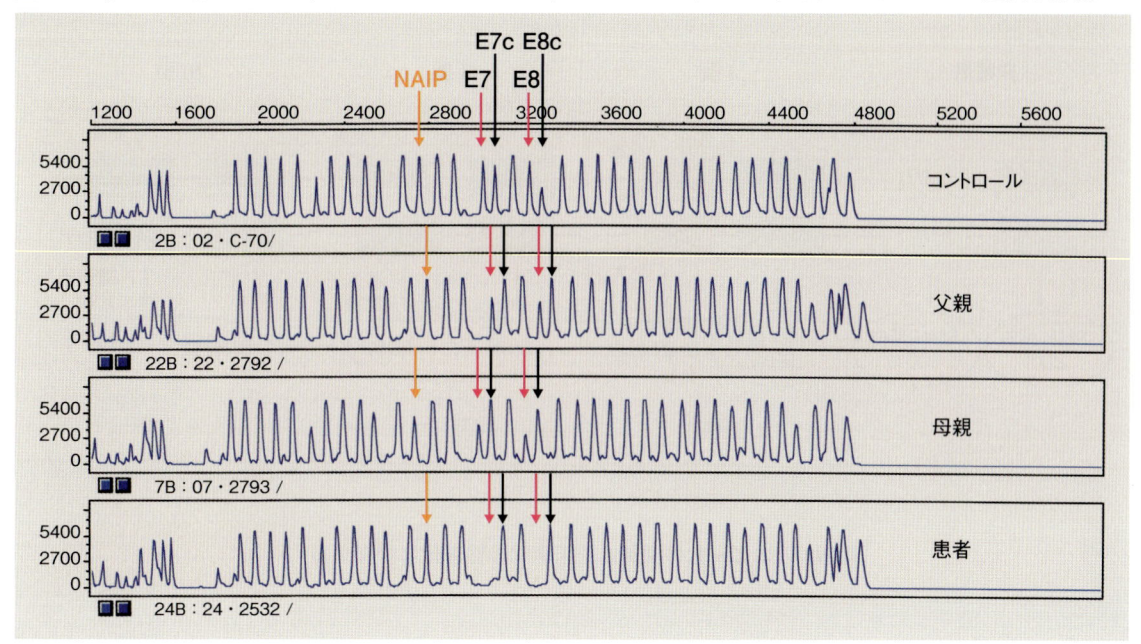

最近は，6のように Multiplex Ligation-dependent Probe Amplification（MLPA）法によって，遺伝子量も明らかにできるようになり，保因者診断も可能となってきている．

SMA の臨床的多様性と遺伝子的多様性

SMA の I～IV 型の臨床像の幅については，7のように SMN 蛋白質の発現量，すなわち SMN2 遺伝子がどの程度，SMN 蛋白質を産生するかで説明できる．臨床像が軽症の場合，SMN 遺伝子欠失ではなく遺伝子変換により SMN1 遺伝子が SMN2 遺伝子になること，すなわち SMN2 遺伝子の遺伝子産物の量が多くなっている．正常では SMN 蛋白量が 120% であるとすると，SMA I 型は 20%，II 型は 30%，III 型は 40% と考えられ，臨床症状の重症から軽症の幅の説明となっている[12]．

SMA に似ているが，典型的 SMA とは異なった病因，病態の疾患が存在する．染色体 5q のマーカーに連鎖しておらず，また SMN 遺伝子の欠失も示さず，SMA プラスバリアントというカテゴリーに入る例が存在している[13]．これらには，SMA ＋横隔膜麻痺，SMA ＋オリーブ橋小脳萎縮症，SMA ＋先天性関節拘縮などがあり，これらの遺伝子は染色体 5q13 にはない．また，常染色体性優性遺伝形式の SMA の報告もあるが，この遺伝子も 5 番染色体にはない．このうち，SMA ＋横隔膜麻痺の遺伝子は染色体 11q13.2-q13.4 に存在する免疫グロブリン結合蛋白 2（IGHMBP2），SMA ＋先天性関節拘縮は染色体 5q35 のマーカーとの連鎖が報告されている．さらに IV 型については，複数の病因が考えられる．その一つとして，上肢の遠位筋優位なデュシェンヌ・アラン型，distal SMA，progressive muscular atrophy（進行性筋萎縮症）

7 SMA の型による症状の差の説明

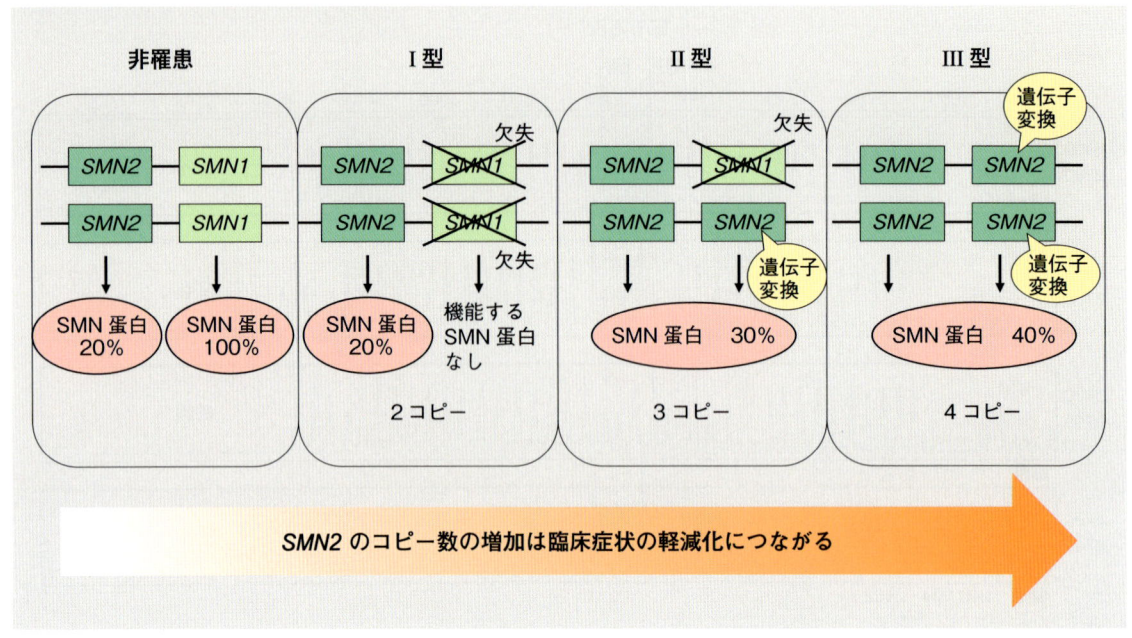

	非罹患	I 型	II 型	III 型
遺伝子	SMN2 / SMN1	SMN2 / ~~SMN1~~ (欠失)	SMN2 / ~~SMN1~~ (欠失) → SMN2 (遺伝子変換)	SMN2 / SMN2 (遺伝子変換)
SMN 蛋白	20% / 100%	20% / 機能するSMN蛋白なし	30%	40%
コピー数		2コピー	3コピー	4コピー

SMN2 のコピー数の増加は臨床症状の軽減化につながる →

(Wirth B, et al. *Hum Genet* 2006 [12] より)

とされる症例の存在があり，vesicle-associated membrane protein-associated protein B / C が原因遺伝子の ALS である Finkel type SMA（ALS8）との異同が興味深い．

治療研究

　SMN 遺伝子は，その full length として蛋白質 SMN の合成に関わる *SMN1* 遺伝子と，エクソン 7 がスプライシングにより抜けて SMN 蛋白質の合成に至りにくい *SMN2* 遺伝子から成っている．SMA の根本治療は，ALS の治療法の開発と並列した運動ニューロンの消失に対する治療法から SMN 転写産物量を増やす目的のヒストン脱アセチル化酵素阻害剤，酪酸ナトリウム，フェニル酪酸，バルプロ酸（デパケン®，バレリン®）などが検討されている．さらに，SMN2 RNA の選択的スプライシングに対して，エクソン 7 をスプライスさせない薬剤としてアンチセンスオリゴヌクレオチドの開発が進んでいる（8）[14]．欧米に続きわが国も国際共同治験への参加を検討している．

結論

　脊髄前角細胞の変性による筋萎縮と筋力低下を特徴とする常染色体性劣性遺伝病である SMA の臨床，原因遺伝子，遺伝子診断に関する臨床的意義に関する最近の知見を述べた．小児期発症例の I 型，II 型では *SMN* 遺伝子のホモ接合性欠失は SMA 患者の 90％以上で認めている．3 歳未満発症の IIIa 型より 3 歳以上の発症の IIIb 型のほうが *SMN* 遺伝子欠失の割合は低く，成人発症例である IV 型では，さらに *SMN* 遺伝子欠失例は少なかった．成人

8 SMAの分子病態の標的治療への発展

(分子)病態	治療ターゲット	治療アプローチ	治験・臨床研究
臨床症状	対症療法	理学療法, 内科・外科治療	—
運動ニューロンの喪失	神経保護	神経栄養因子	ガバペンチン, リルゾール, オレソキサイム (TRO19622)
SMN蛋白質の欠損	SMN蛋白質の安定化	インドプロフェン, プロテアソーム抑制剤, ポリフェノール	—
全長SMN転写産物の減少	SMN転写産物量を増やす	ヒストン脱アセチル化酵素阻害剤, キナゾリン, RG3039, 酪酸ナトリウム, フェニル酪酸, サルブタモール, プロラクチン	フェニル酪酸, バルプロ酸, ヒドロキシカルバミド, サルブタモール
SMN2 RNAの選択的スプライシング	エクソン7をスプライスさせない	アンチセンスオリゴヌクレオチド, PTC Therapeutics新薬, テトラサイクリン	ISIS Pharmaceuticalsの新薬開発
SMN遺伝子変異	SMN1の補充	—	—
運動ニューロンの喪失	細胞治療	幹細胞	—

発症のSMA IV型の成因は遺伝子学的にも heterogeneous であると推定される．NAIP遺伝子欠失は，IV型では認められなかった．小児期発症のSMAにおいてSMN遺伝子の役割を明らかにすることは本症の治療法の開発においても重要である．また，成人発症のSMAの原因は解明されていない．脊髄の細胞レベルにおけるSMN遺伝子の発現，その機能の解明とともに，成人発症のSMAの臨床の分析と成因の究明が求められる．

(斎藤加代子，久保祐二)

文献

1) Munsat TL, Workshop report. International SMA Collaboration. *Neuromusc Disord* 1991；1：81.
2) 斎藤加代子ほか．脊髄性筋萎縮症の臨床の分析と遺伝子解析．厚生労働科学研究費補助金（難治性疾患克服研究事業）神経変性疾患に関する調査研究班 平成21年度研究報告書．2010, pp.104-107.
3) Zerres K, Rudnik-Schoneborn S. Natural history in proximal spinal muscular atrophy. Clinical analysis of 445 patients and suggestions for a modification of existing classifications. *Arch Neurol* 1995；52：518-523.
4) Zerres K, et al. Genetic basis of adult-onset spinal muscular atrophy. *Lancet* 1995；346：1162.
5) Brahe C, et al. Genetic homogeneity between childhood-onset and adult-onset autosomal recessive spinal muscular atrophy. *Lancet* 1995；346：741-742.
6) Pearn JH, et al. A clinical and genetic study of spinal muscular atrophy of adult onset：The autosomal recessive form as a discrete disease entity. *Brain* 1978；101：591-606.
7) Lefebvre S, et al. Identification and characterization of a spinal muscular atrophy determining gene. *Cell* 1995；80：155-165.
8) Roy N, et al. The gene for neuronal apoptosis inhibitory protein is partially deleted individuals with spinal muscular atrophy. *Cell* 1995；80：167-178.
9) Blauw HM, et al. SMN1 gene duplications are associated with sporadic ALS. *Neurology* 2012；78：776-780.
10) 斎藤加代子ほか．脊髄性筋萎縮症の臨床と分子遺伝学．東京女子医科大学雑誌 2000；70(臨増1)：E2-E9.

11) Ito M, et al. Phenotype-Genotype correlation in Japanese spinal muscular atrophy patients : Analysis of DNA and mRNA of the SMN gene. *J Tokyo Wom Med Univ* 2004 ; 74 : 167-178.
12) Wirth B, et al. Mildly affected patients with spinal muscular atrophy are partially protected by an increased SMN2 copy number. *Hum Genet* 2006 ; 119 : 422-428.
13) Rudnik-Schöneborn S, et al. Clinical spectrum and diagnostic criteria of infantile spinal muscular atrophy : Further delineation on the basis of SMN gene deletion findings. *Neuropediatrics* 1996 ; 27 : 8-15.
14) Hua Y, et al. Peripheral SMN restoration is essential for long-term rescue of a severe spinal muscular atrophy mouse model. *Nature* 2011 ; 478 : 123-126.

III. ALSと関連運動ニューロン疾患
紀伊・グアムのALS

Point

- 紀伊半島南部（牟婁地域），グアム島，西ニューギニアには，ALS発生率が他地域の約100倍の高集積地が点在する．高集積地ALSの臨床像と病理像は基本的には通常のALSと同じであるが，アルツハイマー神経原線維変化（NFT）が正常域を超えてさまざまな程度に出現する．
- これらのALS高集積地には，パーキンソン認知症複合（PDC）という，地域固有の疾患も多発する．PDCは，意欲低下・精神緩慢とL-ドパに反応しない固縮無動型パーキンソニズムを呈し，神経病理学的には多数のNFTが脳幹と大脳に広範に出現する．
- 高集積地ALSとPDCには重複症例や同一家系内発生があり，臨床的・病理学的共通点が多いことから，同じ疾患スペクトルの疾患とみなされ，西太平洋高集積地ALS／PDCと両者を一括りにした疾患概念が受け入れられている．
- 高集積地ALSは1960～1970年代に激減した．代わってPDCが増加したが，その後は減少に転じ，今も疫学像は変動している．
- 過去のALS高集積と近年の激減の原因は不明である．環境因が重視され，微量元素異常仮説，ソテツ毒仮説などが提唱されたが，実証されたものはない．
- 最近，牟婁地域西部集積地のALSの患者の一部に家族性ALSの原因遺伝子の*C9orf72*遺伝子変異があることが判明した．しかし，大多数の紀伊とグアムの症例には遺伝子異常は見出されていない．
- 西太平洋ALS／PDC高集積地で短期間に神経変性疾患の発生率を変動させた要因を解明することによって，神経変性の機序と治療介入への道が拓かれる可能性がある．

紀伊とグアムの高集積地ALS／PDCの概念

　西太平洋の東経135～145度の間に南北に遠く離れて位置する紀伊半島南部，グアム島，西ニューギニア奥地には，筋萎縮性側索硬化症（amyotrophic lateral sclerosis：ALS）の発生率が他地域の約100倍の高集積地が点在し，西太平洋ALS高集積地（western Pacific ALS focus）と呼ばれる[1]（**1**）．ALS高集積地に重なって，パーキンソン認知症複合（parkinsonism-dementia complex：PDC）と命名された特異な疾患も多発する．PDCは，L-ドパ無効の固縮無動型パーキンソニズムと，無為無関心が目立つ認知症の複合症状が出現し，神経病理学的に多数のアルツハイマー神経原線維変化（neurofibrillary tangle：NFT）が中枢神経系に広範囲に出現する．

　ALSとPDCは，同一患者に重複発生し，同一家系内発生が多く，神経病理学的所見にも共通点が多いので，同一疾患スペクトル上の疾患とみなされて，ALS／PDCと両者を一括りにした疾患概念として扱われる．

Keywords

アルツハイマー神経原線維変化（NFT）

神経細胞質内封入体の一種で，微小管結合蛋白質の一つであるタウ蛋白が異常にリン酸化されて細胞質中で線維化し凝集したものである．電子顕微鏡で観察すると，直径が10nmで，80nmの周期でくびれと膨らみを繰り返す1対の線維であり，paired helical filament（PHF）と呼ばれる．PDCで多発するが，アルツハイマー病，進行性核上性麻痺，大脳皮質基底核変性症，タウ遺伝子異常による家族性前頭側頭型認知症，ボクサー脳症などの変性疾患で観察される．リン酸化タウ蛋白が中枢神経系に蓄積する疾患をタウ蛋白異常症（tauopathy）と総称する．

1 西太平洋の ALS / PDC の高集積地

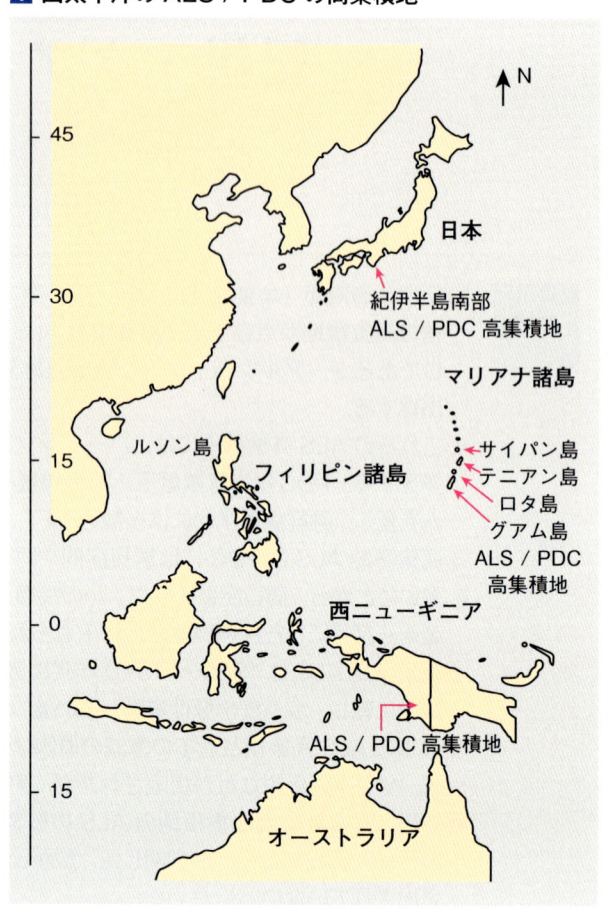

Y軸の数字は緯度．→は，紀伊半島南部，グアム島とマリアナ諸島，西ニューギニアの高集積地を指す．ALS：筋萎縮性側索硬化症，PDC：パーキンソン認知症複合．

Keywords

チャモロ人（Chamorro）
ミクロネシアのマリアナ諸島の先住民のアジア系のチャモロ族のこと．現在のグアムのチャモロ人の大部分は，先住民とスペイン系やフィリピン系との混血である．

グアムの ALS 研究史

　グアム島と周囲のミクロネシア諸島の原住民であるチャモロ人に ALS 患者発生が異常に高いことが第二次大戦中に注目され，戦後に米国国立衛生研究所（NIH）によって大規模な調査研究が開始された．その結果，チャモロ人では ALS の有病率と発生率が米国本土の約 100 倍と高く，病理学的には典型的 ALS 病変に加えて，脳幹と大脳にさまざまな程度に NFT が出現することが明らかにされた[1]．

　ALS 調査の過程で，認知症を伴う非定型パーキンソニズム患者多数が発見された．Hirano ら[2]の神経病理学的研究によって，PDC は多数の NFT が（アミロイド老人斑を伴うことなく）中枢神経系に広範囲に出現するグアム固有の疾患であることが明らかになった．

紀伊半島の ALS 研究史

　紀伊半島南岸の熊野灘に面した山岳地帯は，紀伊の国の牟婁（むろ）郡と呼ばれていた（2）．この地域における ALS 多発は古くから知られていたようで，すでに 1911（明治 44）年に東京大学の講義で内科学教授の三浦謹之

2 紀伊国の牟婁（むろ）郡（斜線部）

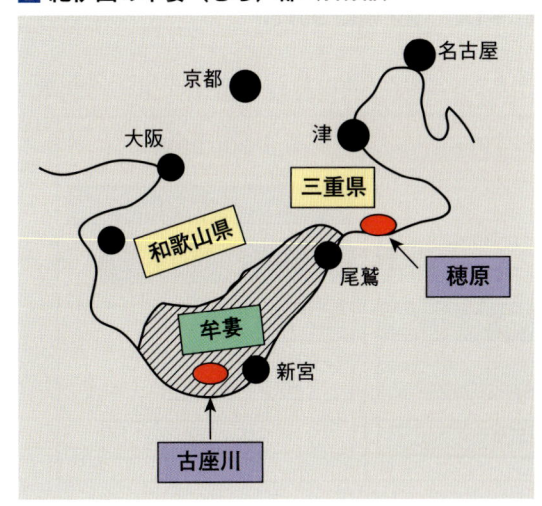

牟婁郡は「むろのこおり」または「むろぐん」と読む．紀伊半島の南部一帯を占める広大な地域で，かつての熊野の国であり，大化の改新後に紀伊の国に編入されて牟婁郡になった．1879（明治12）年には北牟婁郡，南牟婁郡，東牟婁郡，西牟婁郡に四分割され，南北の2郡は三重県に，東西の2郡は和歌山県に編入された．ALS高集積地は，この地域に散在する．

助が言及している[3]．1960年代に和歌山県立医科大学の木村・八瀬ら[4]は，大規模な疫学調査を実施して，和歌山県の古座川地区と三重県の穂原地区がグアムに匹敵するALS高集積地であることを発見した．しかし，ALS発生は1970年代には両地区で減少に転じ，1980年代初頭を最後に発生が消滅したことが1991年に報告された[5]．

筆者ら[6]は，1990年代に穂原地区住民に複数のALSを確認したことを契機に再調査を実施した結果，ALS患者の高発生率持続を確認した．さらにALS患者の家系内に，臨床的・病理学的にグアムPDCと同じ特徴を備えた疾患が発生していることを明らかにし，紀伊PDCと命名した．

西ニューギニアのALS研究史

1950年代からニューギニア原住民の風土病調査をしていたGajdusekら[7]は，1960年代の調査で，西ニューギニア（現在はインドネシア共和国パプア州）の密林地帯に住むAuyu族とJakai族に，ALSとPDCが多発していることを発見した．近年，奥宮・松林ら[8]の現地調査に筆者も加わり，実際にALSとPDCの患者多数を確認した．剖検例は得られていないが，臨床的には紀伊とグアムのALS／PDCに酷似しており，同じ疾患と思われる．

高集積地ALS／PDCの臨床症状[3,9]

純粋ALS症例の臨床像は通常のALSと同じで，上肢遠位筋発症の古典型，進行性球麻痺型，進行性筋萎縮症型の他に，痙性型もある．PDCは複合（complex）という名の通りに，筋強剛と運動緩慢を主徴とする固縮無動型パーキンソニズムと，自発性低下と思考緩慢が主症状で人格変化や記憶障害は比較的軽い無欲無関心型認知症が，ほぼ同時に出現する．典型的安静時振戦が出現するのは一部に限られ，L-ドパ反応性は不良で，発症後数年で歩行不能となる．認知症の精神症状では，発話減少，行動抑制，無関心，無感動

Key words

ニューギニア原住民

先住民はパプア系の諸民族で，ニューギニア高地人とも呼ばれ，外界から孤立した内陸部で独自に農耕を営み，多数の部族社会に分かれて暮らしていた．プリオン病クールー（kuru）は，東ニューギニア（パプアニューギニア独立国）の食人肉習慣のあった高地人の風土病である．海岸沿いの地域には，近代以前に，海洋民族であるメラネシア系の諸民族が入植した．メラネシアの住民は一般に黒色の皮膚と渦状毛もしくは縮毛を特徴とする．従来アフリカ黒人と同類のニグロイド人種に分類されがちであったが，最近の遺伝学的研究ではこの説は否定され，オーストラリアのアボリジニーと同じオーストラロイドに属するとされている．小さな集団ごとに言語が分かれて，言語ごとに部族を形成する．

Memo

風土病名としてのALS／PDC

ある特定の地域に限って出現する疾患は風土病と呼ばれる．グアムALSは現地語でLytico，PDCはBodigと呼ばれる．Lyticoはスペイン語の麻痺（paralytico，英語のparalysis）に由来する．Bodigの由来は不明であるが，グアムで開催されたALS／PDCカンファレンスでの筆者の質問に，米国の研究者はPDCの患者の姓に由来すると教えてくれた．紀伊半島南部に多発するALSは，この地の広域名の牟婁（むろ）郡に因んで，牟婁病（木村 潔による）と呼ばれることもある．

❸ ALSとPDCの臨床症状とオーバーラップの様式— 1996～1999年に穂原地区で登録されたALS：4例，PDC：22例について

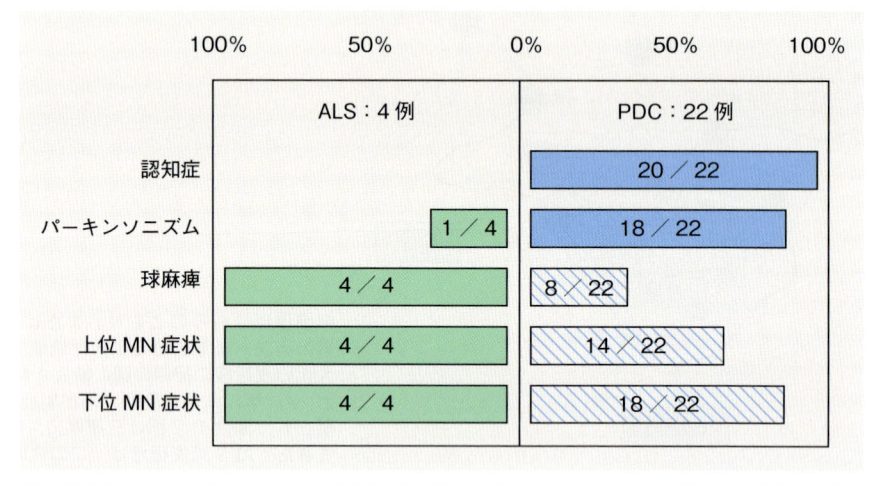

	ALS：4例	PDC：22例
認知症		20／22
パーキンソニズム	1／4	18／22
球麻痺	4／4	8／22
上位MN症状	4／4	14／22
下位MN症状	4／4	18／22

緑と青の塗りつぶしは発症時または初診時に認められた症状で，青の斜線部は経過中に出現した症状である．ALSでは運動ニューロン症状にほぼ限られるのに対して，PDCでは経過中に高率に運動ニューロン症状がオーバーラップする．PDC先行例に多い理由は，ALS先行の場合は筋萎縮や痙性によってパーキンソニズム（筋強剛や動作緩慢）は被覆されてしまい，臨床症状としては出現しにくく，診察によっても検出しにくいためと考えられる．

の前頭葉症状が目立ち，徐々に寝たきりから無動性無言症に陥る．

ALSとPDCはそれぞれが単独で出現するだけでなく，オーバーラップが全発症者の数十パーセントにみられる．大部分は，PDCの経過中にALS症状が出現するもので，逆順序の出現はまれである（❸）．ALSと認知症がほぼ同時に出現するものもある．

ALS／PDCにおける男女比は，グアムでは男性のほうが多いのに対して，穂原地区では女性のほうが多い[1,3,9]．平均発症年齢は，ALSは50.7歳に対して，PDCでは65.3歳で約15歳高齢発症であった．罹病期間は，ALSでは通常のALSと同じで数年で死亡するのに対して，PDCでは10年前後と長く，ALS症状出現後の進行も緩徐である．紀伊とグアムではまれに自発呼吸だけで10年を超えて生存する長期生存ALS例の存在が知られている．

神経病理学的・免疫組織化学的所見[3,5,9]

純粋ALSでは典型的ALS病変として，前頭葉運動野から錐体路までの上位運動ニューロンと，脳幹・脊髄の下位運動ニューロンに選択的変性を認め，随意的収縮をする横紋筋は神経原性萎縮を示す．脊髄前角細胞と脳幹運動神経細胞内にはブニナ小体が出現し，ユビキチンとTDP-43の免疫組織化学染色では，海馬歯状回神経細胞質内に陽性封入体が認められ，下位運動ニューロンの細胞質内には糸かせ様封入体（skein-like inclusion）が認められる[10,11]（❹）．NFT病変も広範な分布で出現するが，出現量は症例ごとに極く軽度から高度までさまざまである[12]．

PDCでは，肉眼的には前頭葉と側頭葉が萎縮し，前頭極部と側頭極部に

Key words
ブニナ小体
ALSの下位運動ニューロンの細胞質内に出現する顆粒球状封入体で，ヘマトキシリン・エオジン染色で好酸性を示す．他の疾患では出現せず，ALSに特異的と考えられている．

4 脊髄前角細胞内の TDP-43 陽性 skein-like inclusion（A）と海馬歯状回の TDP-43 陽性封入体（B）

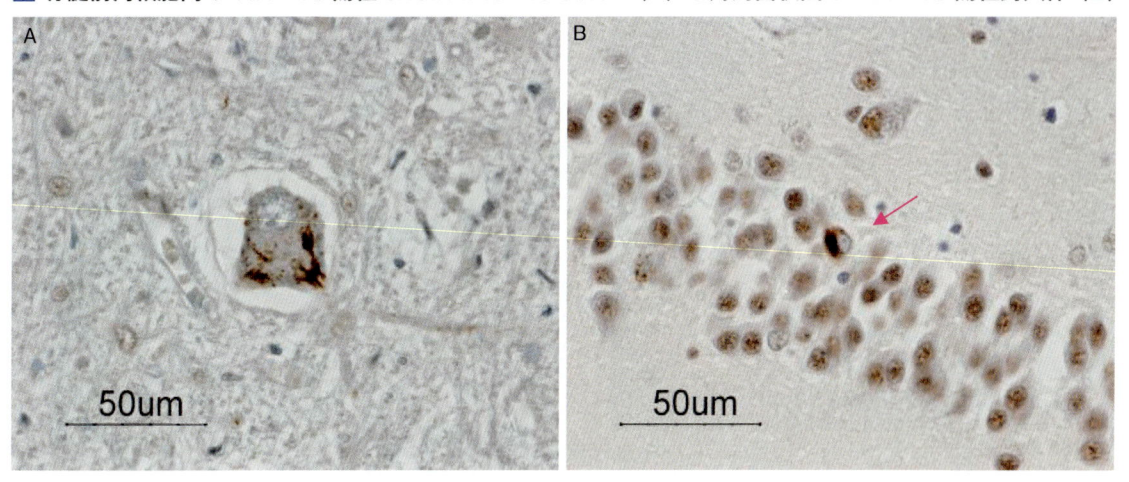

A：脊髄前角細胞内の TDP-43 陽性 skein-like inclusion，B：海馬歯状回の TDP-43 陽性封入体（→）．
ALS でユビキチン陽性封入体として知られていた細胞質内封入体である skein-like inclusion（A）や round body は TDP-43 免疫組織化学でも陽性に染色される．TDP-43 は HIV 遺伝子の TAR に結合し，その発現を抑制する因子として同定され，RNA の安定化やスプライシング，転写調節などのプロセスに関与している．TDP-43 は正常では主に核内に非リン酸化の状態で存在する蛋白で，異常リン酸化された TDP-43 は ALS や前頭側頭葉変性症の海馬歯状回顆粒細胞内でみられるユビキチン陽性封入体の本体である（B）．TDP-43 が中枢神経系に蓄積する疾患群は，TDP-43 蛋白異常症（TDP-43 proteinopathy）と総称される．

顕著で，黒質と青斑核の脱色素を認める．組織学的特徴は，中枢神経系に広範に多数の NFT 出現と神経細胞脱落が認められることで，アルツハイマー病とは異なり，アミロイド老人斑病変は軽微なものが多い．鍍銀染色やタウ免疫組織化学染色でみた NFT の分布は，脳幹灰白質，視床下部，海馬と側頭葉内側面に最も高度で，大脳皮質から脊髄灰白質にまで中枢神経系全体に広範に出現する[8]．PDC 例にも TDP-43 陽性細胞質内封入体が認められるだけでなく，臨床的に運動ニューロン症状が出現しなかった例に，病理学的には典型的な ALS 病変が認められることもある．PDC に ALS が続発した例や，ALS と認知症の重複例には，病理学的には典型的 ALS 病変と典型的 PDC 病変が同時に認められる（**5**）．

つまり，臨床病型が ALS か，PDC か，両者の混合型かに関係なく，多くの例では ALS 病変と NFT 病変が同時に出現する．さらにレヴィ小体あるいは α シヌクレイン陽性封入体が 30％以上の例に認められる．したがって，ALS／PDC は異常蛋白蓄積症の観点からは，タウ蛋白異常症（tauopathy）を中核として，TDP-43 蛋白異常症（TDP-43 proteinopathy）と α シヌクレイン異常症（α-synucleinopathy）がオーバーラップした神経変性疾患とみなすことができる．

ALS 高集積の原因

これまで遺伝素因と環境因の両面からさまざまな原因仮説（**6**）が提唱され，実証のための研究が展開された[13]．家族性発症率が高いにもかかわらず，発生様式がメンデルの遺伝法則に合致しないことから，単一遺伝子異常によ

Key words

微量元素起因説
八瀬らは，飲用水や河川水の微量元素量を，紀伊半島とグアム島内の ALS 高集積地域と非集積地域で比較した結果，高集積地ではカルシウムとマグネシウムが低値であるのに対して，アルミニウムとマンガンが高値であった．この結果から，慢性的微量元素摂取障害（特に低カルシウム摂取）が原因でミネラル代謝異常を惹起して，運動ニューロン変性を引き起こすという仮説を提唱した．

5 PDCにALSを続発したPDC-ALS混合型の病理所見

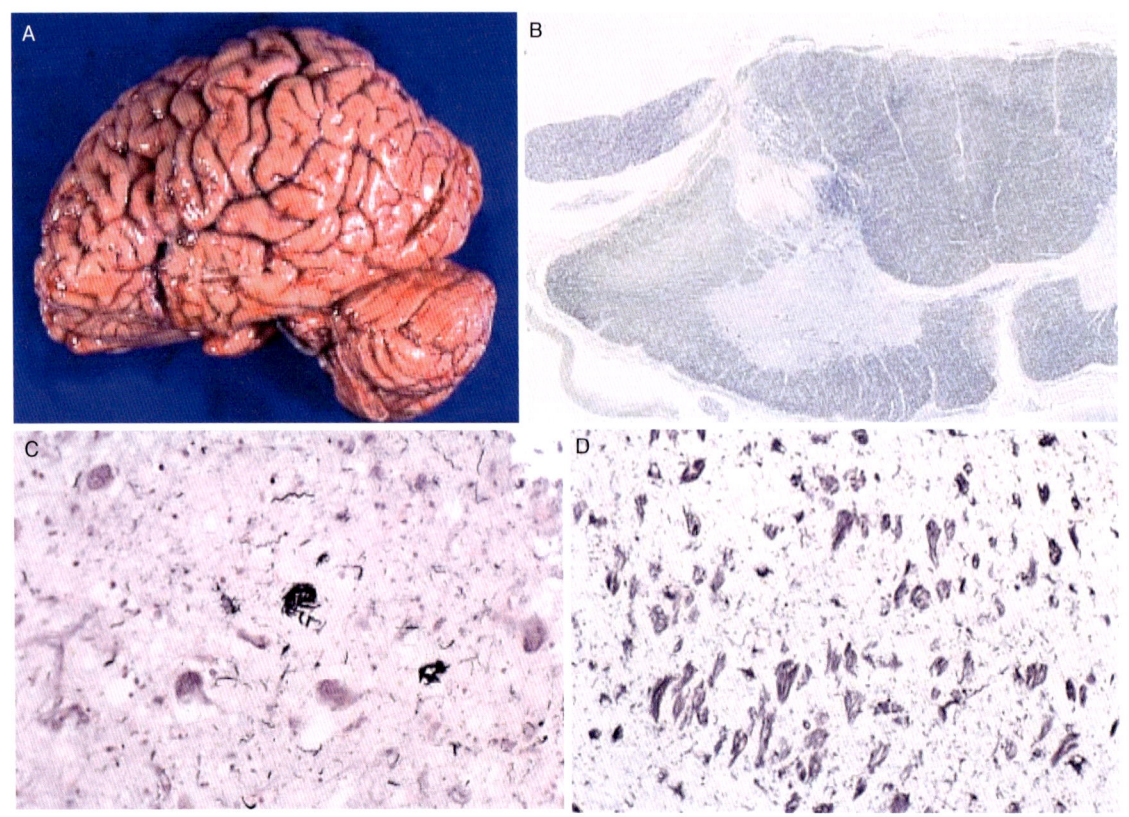

PDCの家族歴あり．53歳でPDCを発症し，55歳からALS症状が加わり，60歳で死亡した女性．未固定脳は前頭極と側頭極を中心に萎縮し（960g，A），脊髄側索も萎縮変性している（B：KB染色，C7 ALS病変）．黒質の神経細胞はほぼ消失し，NFTが散見される（C：ガリアス染色，×80）．海馬に多数のNFTを認める（D：ガリアス染色，×80）．

Key words
BMAA 説

BMAAはグアムに自生するソテツの実に含まれる神経毒である．NIHのKurlandらは，チャモロ人が飢饉時にその実を水で晒（さら）して食用にしていたことに注目し，不十分なさらしで残存したBMAAがALSを引き起こすという可能性を提唱した．発症のためには大量摂取が必要で実際には起こりえないという難点があったが，CoxらはソテツのオオコウモリがALSを発症した．グアム産のオオコウモリが絶滅したのでALSが消滅したという仮説を提唱した．

6 西太平洋地域の高集積地ALS / PDCの原因仮説

遺伝素因説	・単一遺伝子異常（優性，劣性） 　（古座川・串本地区の孤発例の一部にC9orf72遺伝子変異） ・複合遺伝子異常 ・リスク遺伝子の存在
環境因説	・感染症説（遅発ウイルス，プリオン） ・栄養・代謝異常説 ・飲用水・ミネラル異常説 　・不足：カルシウム，マグネシウム 　・過剰：アルミニウム，マンガン ・生物由来神経毒 　・ソテツとオオコウモリ摂取によるBMAA 　・ロテノン 　・Annona muricataの果実と葉に含まれるannonacin

る疾患の可能性は低いと考えられた．有力視された環境因説には，微量元素起因説（八瀬ら[14]），ソテツの実に含まれる神経毒性興奮性アミノ酸であるBMAA（β-methylamino-L-alanine）説（Spencerら[13,15]）があるが，いずれも実証はされなかった．

7 グアムのALSとPDCの発生率（5年平均，年齢補正）の推移

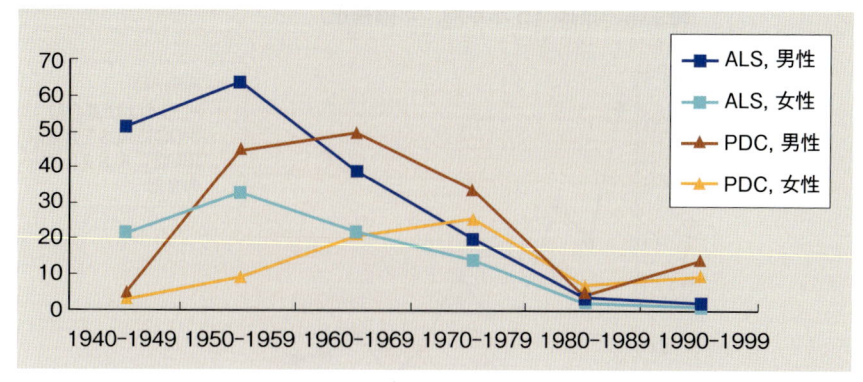

ALSは1950年代にピークがあり，1970年代に激減して，1980年初頭には高集積は消失している．一方，PDCは1950年代から1960年代に急増し，1970年代に減少したが，1980年代以降に増加傾向がみられる．
（カリフォルニア大学サンディエゴ校Galasko教授のご厚意による）

遺伝子異常について2012年に大きな発見があった．北欧の家族性ALSの原因として2011年に新たに同定された*C9orf72*遺伝子変異であるGGGGCC hexanucleotideのリピート数異常延長が，古座川・串本地域の孤発性ALSの複数例に見出されたことに加えて，始祖効果を示唆するハプロタイプ解析結果から，全員が同一の発症者の子孫である可能性が高いと推定された[16]．一方，70％以上が家族性発症である穂原地区症例では，*C9orf72*遺伝子変異を始めとして，家族性ALS，前頭側頭型認知症（frontotemporal dementia：FTD），アルツハイマー病，家族性パーキンソン病などに関する既知の遺伝子に異常は見出されていない[17,18]．

疫学像の変遷

グアムでは，ALS発生率は1950年代がピークで，その後は激減に転じて1980年初頭までに他地域と変わらない頻度まで低下したのに対して，PDCはALSに代わって増加に転じ，1960〜1970年代にピークに達した後に減少し，以後は一定の発生率が持続している[19]（**7**）．

紀伊半島高集積地でも，グアムと同様の疾患像の変遷が認められた．穂原地区で1950〜2004年の55年間の人口10万人あたりの5年間平均発症率（1985年人口に年齢補正）[8]は，純粋ALS群の発生率は50年間に100以上から20未満に低下したのに対して，PDC群（PDCあるいは認知症にALSを合併した混合型を含む）の合計の発生率は20未満から60以上に増加していた[3]（**8**）．

これら特定の地域に，他地域の100倍の高頻度でALS発生がなぜ起こり，なぜ数十年の間に激減したかを説明できる学説も証拠も，いまだ確立されていない．発病に影響を与える可能性がある因子で，この期間に大きく変化した候補として，食物の欧米化と飲用水源の井戸から上水道への変化があげられているが，あくまで状況証拠にすぎず実証されたものではない．

Key words

_C9orf72_遺伝子異常とALS

2011年に新たに同定されたALSの原因遺伝子で，GGGGCC hexanucleotideのリピート数の異常延長によって発症する．欧米では家族性ALS（前頭側頭型認知症〈FTD〉を含む）の中で最多の30％を占め，孤発性ALSでも3％に認められる．家系とハプロタイプの研究から，発端者はフィンランドとスカンジナビア半島にあり，バイキングを通じて全欧州に広がったと推察されている．2012年時点で，日本ではまだ10例に満たないが，和歌山県と三重県在住者で半数以上を占める．

8 紀伊半島穂原地区の純粋 ALS 群と，PDC 群（混合型を含む）の発生率の推移（5 年平均，年齢補正）

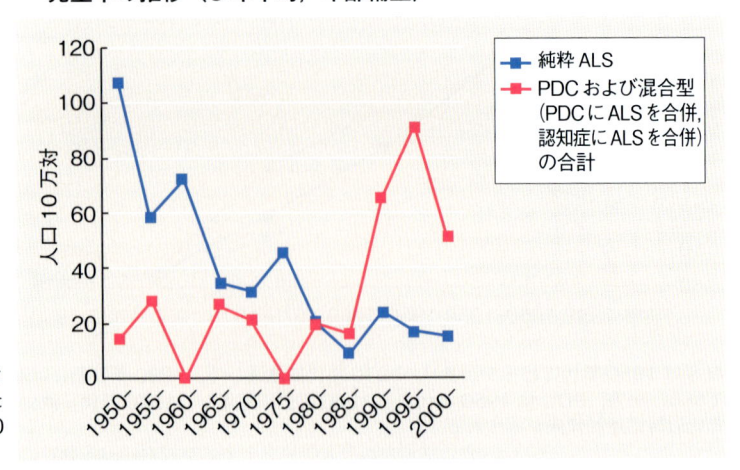

純粋 ALS 群は 1950 年代から激減傾向を示しているのに対して，混合型を含めた PDC 群は 1980 年代から急増し，2000 年以降はやや減少傾向にある．

9 紀伊 ALS／PDC の概念・構造，および遺伝素因と環境因の関係（仮説）

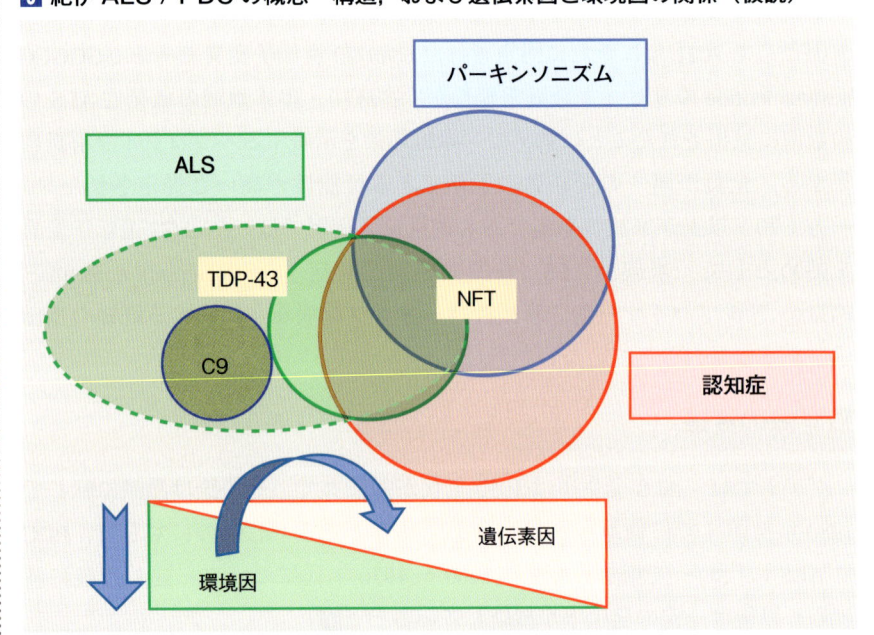

臨床像は，ALS，パーキンソニズム，認知症の主要徴候から成り，病理学的生化学的には，ALS 病変 –TDP-43 蛋白異常症，NFT– タウ蛋白異常症が背景に存在する．疫学的には，純粋 ALS が急減しており，PDC 群が増加している．ALS の一部に C9orf72（C9）遺伝子異常が確認された．疾患像の変化は，環境変化の中に，それ自体で，あるいは遺伝子を介して，神経系の生存・変性・修復に影響を与える要因が含まれている可能性を示唆する．

紀伊とグアムの ALS 研究の意味と目的

　ALS は全世界共通の神経難病であるが，西太平洋 ALS／PDC 高集積地においては，ALS と高集積地特有の疾患である PDC には，臨床的・病理学的に多くの共通性があり，原因・病因についても密接な関連がある同一疾患スペクトル上の疾患とみなされて，ALS／PDC という概念で括られている．

このような特異な疾患が，地理的には海を隔てて遠く離れ，人種，生活環境，生活習慣が異なるグアムと紀伊半島南部に，きわめて高頻度に発生していること，短期間で ALS が激減したことは，神経変性疾患の発症機序に遺伝素因だけでなく環境因が強く関与していることを示唆している[12]([9])．西太平洋 ALS／PDC の原因の解明を通じて，神経変性疾患の発症機序が明らかになり，治療と予防への道が拓かれることが期待される．

（葛原茂樹）

文献

1) Garruto RM, Yanagihara R. Amyotrophic lateral sclerosis in the Mariana Islands. In：De Jong JMBV (editor). Handbook of Clinical Neurology. vol.15 (59). Diseases of the Motor System. Amsterdam：Elsevier Science Publishers；1991, pp.253-271.
2) Hirano A, et al. Parkinsonism-dementia complex, an endemic disease on the island of Guam：II. Pathological features. *Brain* 1961；84：662-679.
3) 葛原茂樹．牟婁病—紀伊 ALS・パーキンソン認知症複合．BRAIN and NERVE 2011；63：119-129.
4) Yase Y, et al. Japanese contribution to neuropathology：Kii ALS dementia. *Neuropathology* 2001；21：105-109.
5) 吉田宗平．シンポジウムI：筋萎縮性側索硬化症の成因をめぐって—1. ALS 多発地における環境要因とアルミニウムのニューロン変性への関与について．臨床神経 1991；31：1310-1312.
6) Kuzuhara S, et al. Familial amyotrophic lateral sclerosis and parkinsonism-dementia complex of the Kii peninsula of Japan：Clinical and neuropathological study and tau analysis. *Ann Neurol* 2001；49：501-511.
7) Gajdusek, DC, Salazar AM. Amyotrophic lateral sclerosis an parkinsonian syndromes in high incidence among the Auyu and Jakai people of West New Guinea. *Neurology* 1982；32：107-126.
8) 奥宮清人ほか．西ニューギニア地域（インドネシア・パプア州）の神経変性疾患の実態 — 2001〜02 年，2006〜07 年のフィールドワークより．臨床神経 2007；47：977-978.
9) 小久保康昌，葛原茂樹．紀伊半島多発地域の筋萎縮性側索硬化症とパーキンソン痴呆複合の臨床神経学的および神経病理学的検討．臨床神経 2001；41：769-774.
10) Hasegawa M, et al. TDP-43 is deposited in the Guam parkinsonism-dementia complex brains. *Brain* 2007；130：1386-1394.
11) 葛原茂樹．紀伊半島 ALS／PDC と TDP-43．神経内科 2008；68：565-570.
12) Mimuro M, et al. Similar topographical distribution of neurofibrillary tangles in amyotrophic lateral sclerosis and parkinsonism-dementia complex in people living in the Kii peninsula of Japan suggests a single tauopathy. *Acta Neuropathol* 2007；113：653-658.
13) Garruto RM, Yanagihara R. Contributions of isolated Pacific populations to understanding neurodegenerative diseases. *Folia Neuropathol* 2009；47：149-170.
14) Yase Y. The pathogenesis of amyotrophic lateral sclerosis. Lancet 1972；2：292-296.
15) Spencer PS, et al. Cycad use and motor neurone disease in Kii peninsula of Japan. *Lancet* 1987；2：1462-1463.
16) Ishiura H, et al. C9orf72 repeat expansion in amyotrophic lateral sclerosis in the Kii peninsula of Japan. *Arch Neurol* 2012；69：1154-1158.
17) Tomiyama H, et al. Mutation analyses in amyotrophic latetal sclerosis／parkinsonism-dementia complex of Kii peninsula, Japan. *Mov Disord* 2008；23：2344-2348.
18) Hara K, et al. TRPM7 is not associated with amyotrophic lateral sclerosis-parkinsonism dementia complex in the Kii peninsula of Japan. *Am J Med Genet B Neuropsychiatr Genet* 2010；153B：310-313.
19) Galasko D, et al. Prevalence of dementia in Chamorros on Guam：Relationship to age, gender, education, and APOE. *Neurology* 2007；68：1772-1781.

Further reading

- Shiraki H, Yase Y. Amyotrophic lateral sclerosis in Japan. In：Vinken PJ, et al（editors）. Handbook of Clinical Neurology. vol.22. System Disorders and Atrophies. Part II. Amsterdam：North Holland Publishing Company；1975, pp.353-419.
  紀伊 ALS に関する当時の研究の総まとめ的総説で，具体的データも収録されている．

- Garruto RM. Lessons from the study of natural experiments of hyperendemic foci of neurodegeneration. In：Strong MJ（editor）. Amyotrophic Lateral Sclerosis and the Frontotemporal Dementias. Oxford：Oxford University Press；2012, pp.1-26.
  著者は初期からこの研究に携わった研究者で，グアムと西太平洋の ALS／PDC 研究の歴史と成果，研究の意味を解説している．

- Kuzuhara S, Kokubo Y. Amyotrophic lateral sclerosis-parkinsonism-dementia complex in the Kii peninsula of Japan（Muro disease）：A review on recent research and new concept. ditto. pp.39-54.
  紀伊 ALS／PDC 研究の現時点での成果をまとめた総説である．

III. ALS と関連運動ニューロン疾患
平山病（若年性一側上肢筋萎縮症）

> **Point**
> - 平山病は筋萎縮性側索硬化症（ALS）や脊髄性進行性筋萎縮症（SPMA）から分離された疾患である．
> - 平山病は，頸部前屈時に脊髄硬膜管後壁が前方に移動して下部頸髄を反復性に圧迫して生ずる脊髄前角の虚血性病変によるものである．
> - 平山病の保存的治療法として，発病初期の頸部カラー療法が有効である．

概要

平山病は以下のような臨床的特徴を有する．
①若年（11～22歳）の男性に多く発病する．女性にも生ずる（10%以下）．
②一側あるいは一側優位両側性に上肢遠位筋（C7～T1髄節支配筋）の脱力・萎縮を呈する（**1**）．
③随伴症状として，手指の寒冷麻痺，手指伸展時の細かな振戦を認める．
④経過は初め進行性であるが，数年後には停止性となる．
⑤感覚障害や腱反射異常は原則的に認めない．

1959年，平山らにより初めて報告され，若年性の特異な筋萎縮症として研究されてきた．1985年に剖検例の病理所見から下部頸髄前角の虚血性病変によることが明らかになった．一方，その頃から画像検査により，持続的な頸髄前屈姿勢がこれをもたらす原因と推測され，これを防止することにより治療可能となった．1991年にはHandbook of Clinical Neurologyにも独立した項目として記載されたが，近年に至り諸外国からの報告がみられるようになった[1-3]．

重症度

平山病では以下の基準により症状重症度を設定している[4]．
重症度Ⅰ：患側握力が健側の50%以上に保たれているか，筋萎縮が軽度で日常生活にはほとんど支障がない．
重症度Ⅱ：患側握力が健側の30%以上50%未満に低下しているか，筋萎縮が中等度で日常生活に軽度の支障をきたす．
重症度Ⅲ：患側握力が健側の30%未満に低下しているか，筋萎縮が高度で日常生活にかなり支障をきたす．

Memo

平山病の全国調査
本邦における平山病の全国調査が，1996年～1998年に実施され，全国156施設から333例が報告された．頸部カラー療法は効果判定がなされた56例中32例（57.2%）に有効であった．また，硬膜生検施行例4例では，弾性線維の減少が報告されている[10]．

1 平山病の筋萎縮 ― 20歳男性，患側左，経過2年，重症度Ⅱ

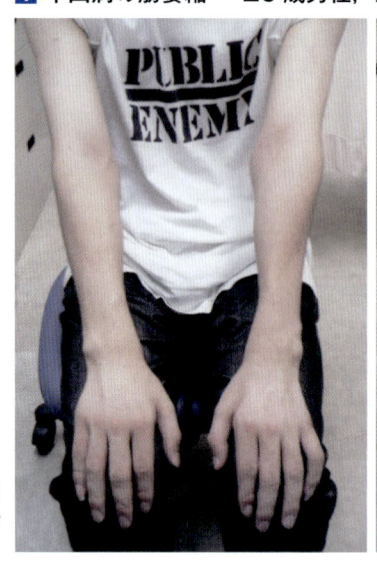

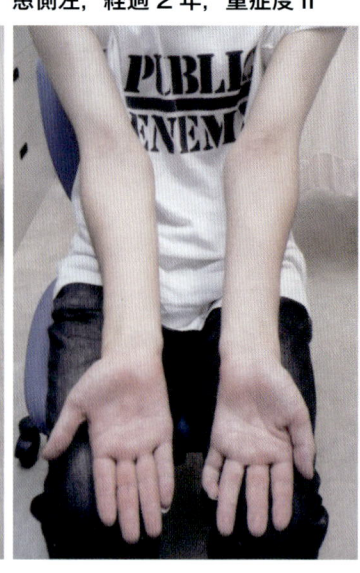

筋萎縮は左小手筋ならびに前腕に限局し，前腕では斜め型筋萎縮（oblique amyotrophy）を呈する．

検査所見

放射線学的画像所見

　平山病の進行期の症例では頸部を前屈位にすると第6頸椎レベルを中心として上下2～3椎体の高さにわたり下部頸髄硬膜管後壁が前方に移動し，前方の椎体との間で頸髄を圧迫・扁平化する所見が得られる．この現象は本疾患の進行期に特異的な所見である．進行が停止性になると，硬膜管後壁の前方移動は軽減し，脊髄を圧迫しなくなるが，脊髄扁平化は残存する．この所見は，CTミエログラフィー（**2**）またはMRI（**3**）で確認できる．MRIが身体に侵襲がなく簡便である．

　この硬膜管後壁の前方移動は，発病からの経過年数に逆相関して数年～10年ほどで軽減し，10～20年経過すると健常対照者と同程度になる（硬膜後壁の正常化）．しかし脊髄の上記扁平化像は残存する．また，前方移動が高度なものほど頸髄の扁平化が強いが，重症度とは必ずしも相関しない[5,6]．

電気生理学的所見

　平山病では，針筋電図で上肢の萎縮筋に神経原性変化が認められる．その変化は，萎縮のみられない周辺の諸筋（腕橈骨筋，上腕二頭筋，三頭筋）や，さらには反対側の同名筋にも認められるが，頻度は少なく程度は軽い．神経原性変化としては，運動単位電位の持続時間延長，振幅増大，多相性などの運動単位の増大と神経再支配を示す．また，線維自発電位や陽性棘波などの活動性脱神経の有無が，病期の判定や検査時点での病変部の活動性の評価に有用である．感覚神経伝導検査，体性感覚誘発電位に異常はない[7]．

2 平山病のCTミエログラフィー水平断像（C3～C7椎体レベル）—19歳男性，患側右，経過2年，重症度Ⅲ

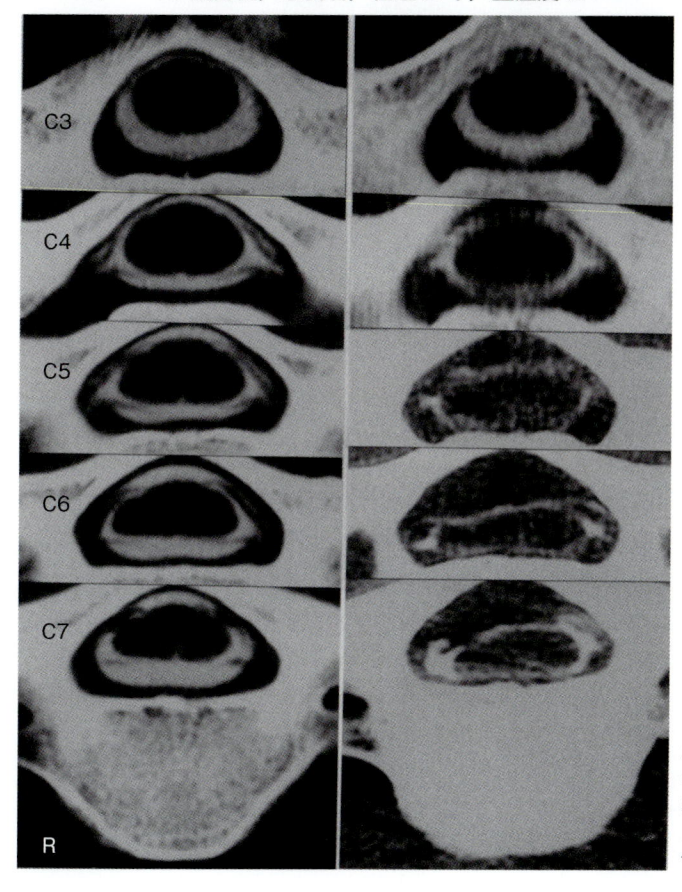

左（頸部正中位）：頸髄萎縮は明らかではない．硬膜管に変形は認めない．
右（頸部前屈位）：C5～C7レベルで硬膜管後壁が前方に移動し，頸髄は椎体後面に圧排され，右優位に扁平化している．

病理学的所見

平山病の剖検例では，脊髄はC7・C8髄節を中心にC5～T1で前後に扁平化している．これは前角の扁平化によるもので，その中心部の基質は粗鬆化し，周囲の大小の神経細胞は減少し，残存する神経細胞はいろいろな段階の変化を呈するがグリオーシス（神経膠症）は軽微であり，虚血性壊死性病変である．脊髄内・外血管に異常はなく，硬膜にも異常は認められていない．脊髄神経前根には二次性変化（細小化，線維粗鬆化）がみられる[1-3]．

病態機序

平山病の病態機序は，頸部前屈時に生じる頸髄硬膜管後壁の病的な前方移動で，下部頸髄が椎体に圧迫され，これが繰り返されることによって局所性圧迫性の循環障害が起こり，脊髄前角に虚血性壊死が生じると推測されている[1]．通常，頸部前屈はC5／6，C4／5，C6／7椎体，すなわちC5，6椎体中心になされる．そのため，C7，C8髄節を中心にC6～T1の前角病変をきたす，と理解されている．

硬膜管後壁の病的前方移動の病因は，画像所見からoverstretchあるいは

3 平山病の頸髄MRI像 — 22歳男性，患側左，経過4年，重症度II

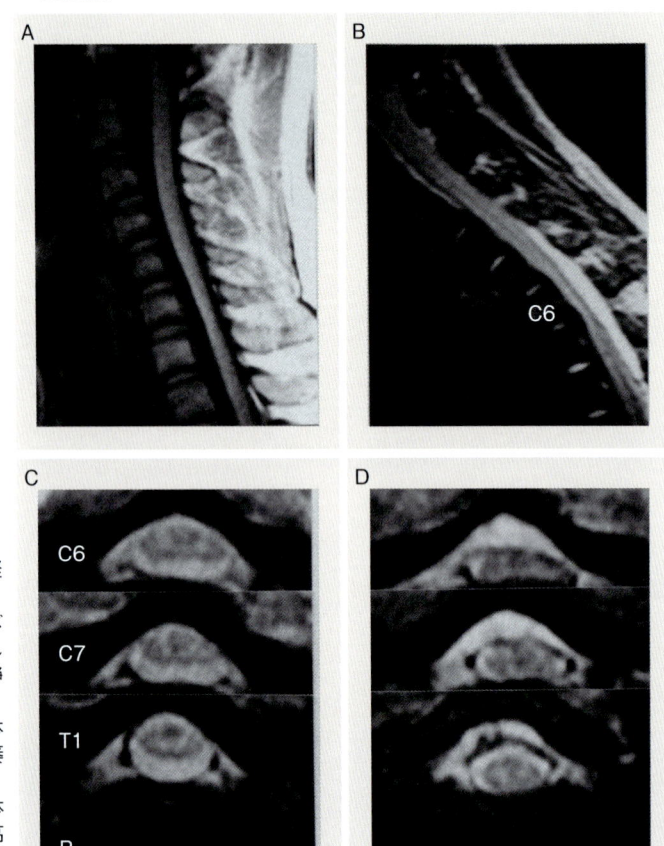

A：T1W矢状断像（頸部正中位）．下部頸髄に軽度萎縮を認める．
B：T2W矢状断像（頸部前屈位）．C6椎体レベルを中心に下部頸髄後方に高信号域が認められる．この高信号域は後方硬膜外腔で，内椎骨静脈叢のうっ血と考えられている[5]．
C：T1W水平断像（頸部正中位，C6〜T1椎体レベル）．C6椎体レベルで左優位に軽度頸髄萎縮を認める．
D：T2W水平断像（頸部前屈位，C6〜T1椎体レベル）．C6〜T1椎体レベルで硬膜管後方に高信号域を認め，頸髄は前方に移動し，患側の左優位に椎体後面に圧排され扁平化している．

tight dural canal in flexion と称されたことがある．前者は，硬膜管が過伸展されることを想定したものであり，後者は，硬膜管が脊髄を締めつけることに力点を置いたものであるが，これら硬膜管と脊髄の不均衡の存在はいまだ確認されていない．平山は，脊椎の成長に比し脊髄硬膜の成長の遅れを想定している[1,4]．

治療法

頸部カラー治療法

頸部前屈を制限する目的で頸部カラーによる治療が考案され，効果を認めている．頸部カラーを用い，5分以上，頸部前屈姿勢を継続する可能性のあるとき（机上作業，楽器演奏，座位での居眠り，腹筋運動など）に前もって着用する．それ以外での着用は無用である．就寝中は低い枕の使用を勧める．

本治療法は平山病の症候の進行期間を短縮し，発病後2.5年以内に開始すれば約半数に，5年以内に開始すれば約1/3に軽度の筋力改善が期待できる[8,9]．

外科的治療法

　平山病の進行期に頸椎前方固定術あるいは後方固定術などの外科的手術が行われ，また，手・前腕の筋力低下が強く日常生活に支障をきたしている症例に筋腱移行術が行われることがある．

（得丸幸夫）

文献
1) 平山惠造．神経症候学 改訂第二版．東京：文光堂；2010, pp.281-288.
2) 平山惠造．若年性一側上肢筋萎縮症（平山病）―発見からの半世紀．BRAIN and NERVE 2008；60：17-29.
3) Hirayama K. Non-progressive juvenile spinal muscular atrophy of distal upper limb (Hirayama disease). de Jong JMBV (editor). Diseases of the Motor System. Handbook of Clinical Neurology, Vol 59 / revised series 15. Amsterdam：Elsevier, 1991, pp.107-120.
4) 得丸幸夫．平山病の予後と治療．神経内科 1998；48：349-353.
5) 得丸幸夫．若年性一側上肢筋萎縮症（平山病）の神経放射線学的所見．脊椎脊髄ジャーナル 1992；5：99-108.
6) 得丸幸夫．若年性一側上肢筋萎縮症（平山病）．脊椎脊髄ジャーナル 2001；14：508-511.
7) 桑原聡ほか．平山病（若年性一側上肢筋萎縮症）の診断と病態．脊椎脊髄ジャーナル 2002；15：527-530.
8) 得丸幸夫．平山病の治療と将来展望．神経内科 2006；65：243-248.
9) 得丸幸夫，平山惠造．若年性一側上肢筋萎縮症（平山病）の頸椎カラー療法―38例での治療成績．臨床神経学 2001；41：173-178.
10) 平山惠造ほか．若年性一側上肢筋萎縮症（平山病）全国調査．若年性一側上肢筋萎縮症（平山病）全国調査研究グループ；2000.

III. ALS と関連運動ニューロン疾患

Asidan の臨床的特徴

Point
- 50歳以降に小脳失調で発症し，数年を経て運動ニューロン障害を呈する特異な常染色体優性遺伝性家系が岡山県西方にある芦田川の流域出身であることから，本疾患をAsidanと命名した．
- Asidan患者の最大の臨床的特徴は，小脳失調症状に加えて発症後数年を経過した頃から球麻痺症状としての舌fasciculationと舌萎縮が出現し，次いで四肢の筋萎縮とfasciculationが出現して下位運動ニューロン障害の徴候が揃ってくることである．
- Asidan家系の遺伝連鎖解析により，*NOP56*遺伝子イントロン1に存在するGGCCTGの6塩基繰り返し配列の異常延長が本疾患の原因遺伝子変異であることが示唆された．
- 一般にAsidan患者は明らかな認知障害を来すことはほとんどないが，発症後15年を過ぎるとMMSEの低下がみられることがある．
- Asidan患者の認知機能は罹病期間とともにMMSEよりもFABの低下が進行し，小脳失調重症度（SARAスケール）の重症化に伴ってMMSEよりもMoCAの低下が進行する．
- 認知症状のないALS患者において，Asidan患者と同様の前部帯状回の血流低下が観察されたことは，AsidanとALSの共通性を理解するうえで興味深い．

Asidan—ALS と SCA の交差点病

　2000年以来岡山大学神経内科では真邊ら[1]，太田ら[2]，50歳以降に小脳失調で発症し，数年を経て舌や四肢の筋萎縮や脱力，線維束性収縮などの運動ニューロン障害を呈する特異な常染色体優性遺伝性家系を見出し，その臨床的特徴を報告してきた．これらの家系はほとんどが岡山県西方にある芦田川の流域出身であることから，阿部らは本遺伝性疾患を「Asidan」と命名し呼び習わしてきた[3]．

　これまで岡山大学神経内科で経過観察してきたAsidan患者の臨床所見をまとめると，平均発症年齢は53.1±3.4歳で，ほとんどの患者は体幹失調で発症し（**1**-A），次第に構音障害，四肢失調などの小脳失調症状が進行していく．罹病期間は6〜29年で平均13.9年である．眼振や滑動性眼球運動障害の頻度も比較的高いが，眼球運動制限は明らかには認めない．外眼筋麻痺やパーキンソニズムは認めず，起立性低血圧や直腸膀胱障害などの自律神経障害も認めない．以上の病像は純粋型小脳失調症に相当すると考えられるが，実際に頭部MRIでは小脳に比較的限局した萎縮を示す（**8**-B参照）．

Asidan 患者の臨床的特徴

　Asidan患者の最大の臨床的特徴は，上述した小脳失調症状に加えて発症

Memo
芦田川は広島県東部にある福山市を流れる一級河川で，古くから備後地方の中心的水路として近隣を潤してきた．

1 Asidan患者の体幹失調（A），舌萎縮（B，→），下肢萎縮（C）

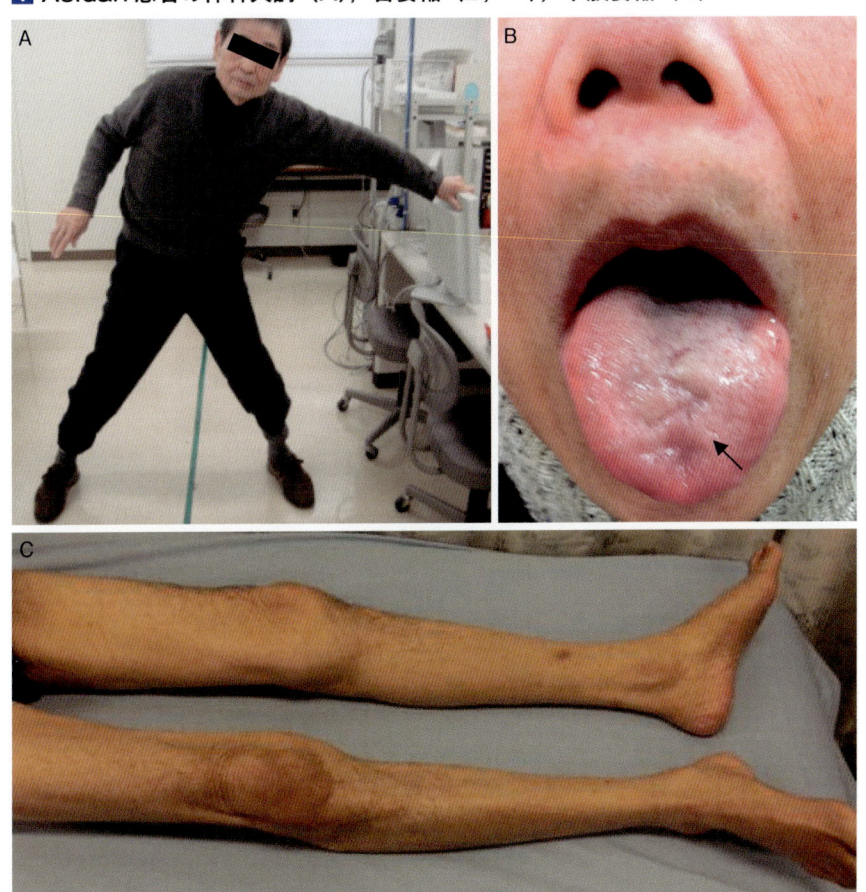

筋萎縮のある舌と大腿部にはfasciculationも認められる．

2 Asidan患者の筋生検所見（HE染色）

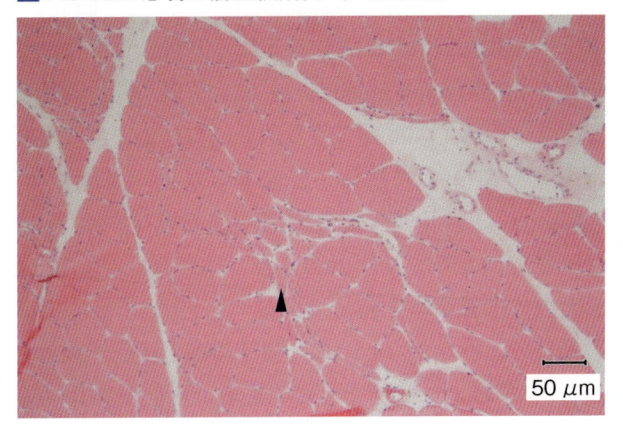

運動神経性軽度萎縮（▶）あり．

50 μm

後数年を経過した頃から球麻痺症状としての舌fasciculationと舌萎縮が出現してきて（約70％，1-B），次いで四肢の筋萎縮とfasciculation（約60％）が出現して下位運動ニューロン障害の徴候が揃ってくることである（1-C）[1,2]．Asidan患者の筋生検では運動神経障害性の軽度筋萎縮が示され

3 Asidanの臨床的位置づけ

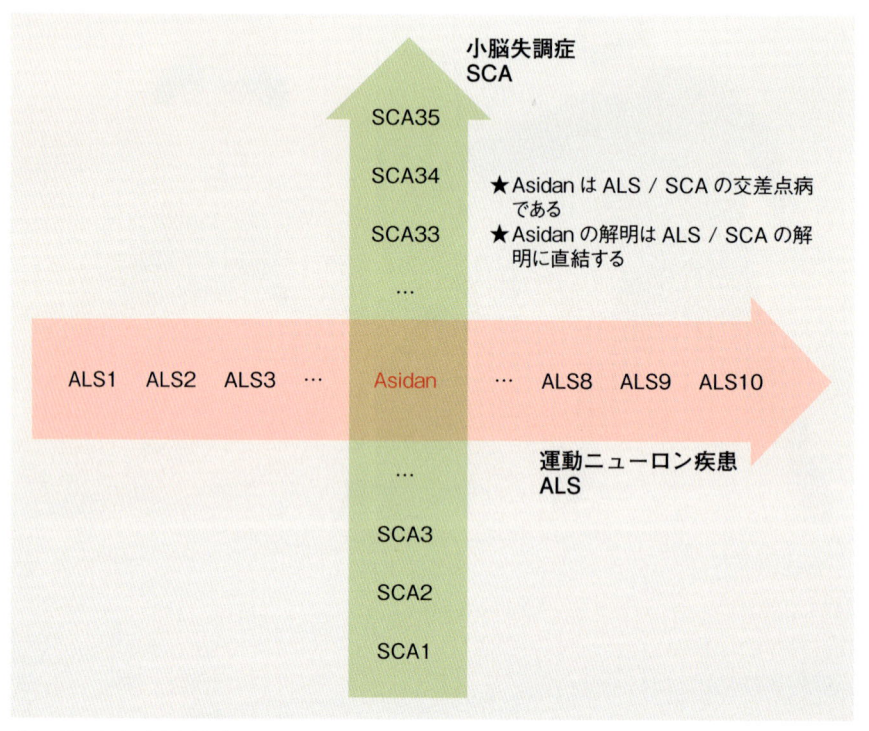

小脳失調症
SCA

SCA35
SCA34
SCA33
…

★AsidanはALS／SCAの交差点病である
★Asidanの解明はALS／SCAの解明に直結する

ALS1　ALS2　ALS3　…　Asidan　…　ALS8　ALS9　ALS10

運動ニューロン疾患
ALS

…
SCA3
SCA2
SCA1

それぞれさまざまな臨床スペクトラムをもつALSとSCAの交差点に立脚するいわば交差点病である．

た（**2**，▶）．また四肢の腱反射亢進は約80％に認められるので，本疾患は運動ニューロンの上位下位ともに障害する筋萎縮性側索硬化症（amyotrophic lateral sclerosis：ALS）にきわめて類似しているものといえる[4]．これまで阿部らのグループ[5,6]とGoldfarbら[7]は，舌や四肢の筋萎縮について一部のSCA1やSCA3／MJDで認めることを報告してきたが，Asidanほど高頻度に認めるSCA（spinocerebellar ataxia：脊髄小脳失調症）病型はこれまでに報告がなく，臨床上の重要な特徴になっている．

ALSとSCAの両症状を併発する疾患の遺伝子として初めて特定されたAsidanは，いわばそれぞれさまざまな臨床スペクトラムをもつALSとSCAの交差点に立脚する臨床的位置づけをもっており（**3**），単にSCAの36番目という位置づけを超えている[3,4]．またAsidanでは，舌や四肢の筋萎縮が共通して認められるものの，嚥下障害の機能予後は良性なことが多く，発症後20年を超えた患者でも経口摂取は可能であり，人工呼吸器装着が必要となるような重症のALS症状を呈することがまれであることも臨床的特徴の一つである[4,8]．さらに低音域から高音域にまたがる聴力低下も特徴の一つである[9]（**4**）．**5**に示すように，岡山大学神経内科で遺伝子解析を施行した常染色体優性遺伝性脊髄小脳変性症の各病型の頻度は，SCA6が最大で35％，次いで歯状核赤核淡蒼球ルイ体萎縮症（dentato-rubro-pallido-luysian atrophy：DRPLA）（21％），SCA3／MJD（Machado-Joseph disease：マシャド・

4 Asidanの臨床経過（上段）と臨床的特徴（下段）

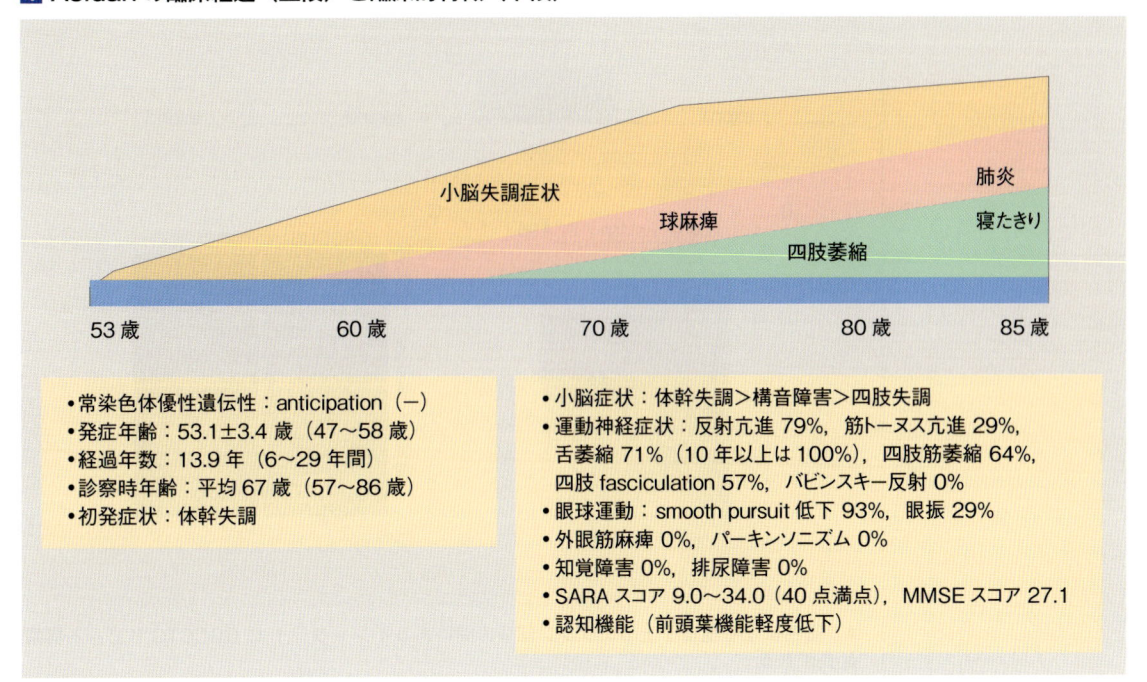

- 常染色体優性遺伝性：anticipation（−）
- 発症年齢：53.1±3.4歳（47〜58歳）
- 経過年数：13.9年（6〜29年間）
- 診察時年齢：平均67歳（57〜86歳）
- 初発症状：体幹失調

- 小脳症状：体幹失調＞構音障害＞四肢失調
- 運動神経症状：反射亢進79％，筋トーヌス亢進29％，舌萎縮71％（10年以上は100％），四肢筋萎縮64％，四肢 fasciculation 57％，バビンスキー反射0％
- 眼球運動：smooth pursuit 低下93％，眼振29％
- 外眼筋麻痺0％，パーキンソニズム0％
- 知覚障害0％，排尿障害0％
- SARAスコア9.0〜34.0（40点満点），MMSEスコア27.1
- 認知機能（前頭葉機能軽度低下）

5 岡山大学神経内科における常染色体優性遺伝性脊髄小脳変性症の各病型の頻度

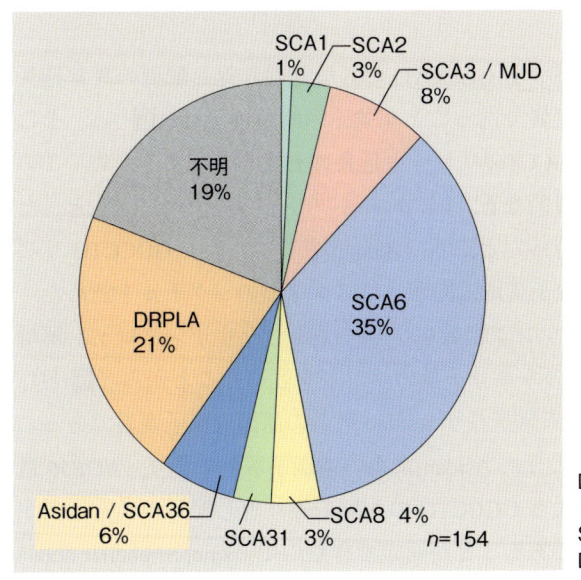

SCA1 1%, SCA2 3%, SCA3/MJD 8%, SCA6 35%, SCA8 4%, SCA31 3%, Asidan/SCA36 6%, DRPLA 21%, 不明 19%
n=154

DRPLAは瀬戸内海沿いに多いので，この図では全国平均より多い21％となっている．
SCA：脊髄小脳失調症，MJD：マシャド・ジョセフ病，DRPLA：歯状核赤核淡蒼球ルイ体萎縮症．

ジョセフ病）（8％）の順で，Asidanは6％と4番目に高頻度であった[10]．

Asidan遺伝子の発見と病態

この研究のためにまずAsidan家系の遺伝連鎖解析を行ってきたところ，2011年になり20番染色体短腕の20p13領域にこの原因遺伝子が存在することが推定された．すなわちこの部位に存在する nucleolar protein 56（*NOP56*）

6 Asidanにおける*NOP56*遺伝子の構造

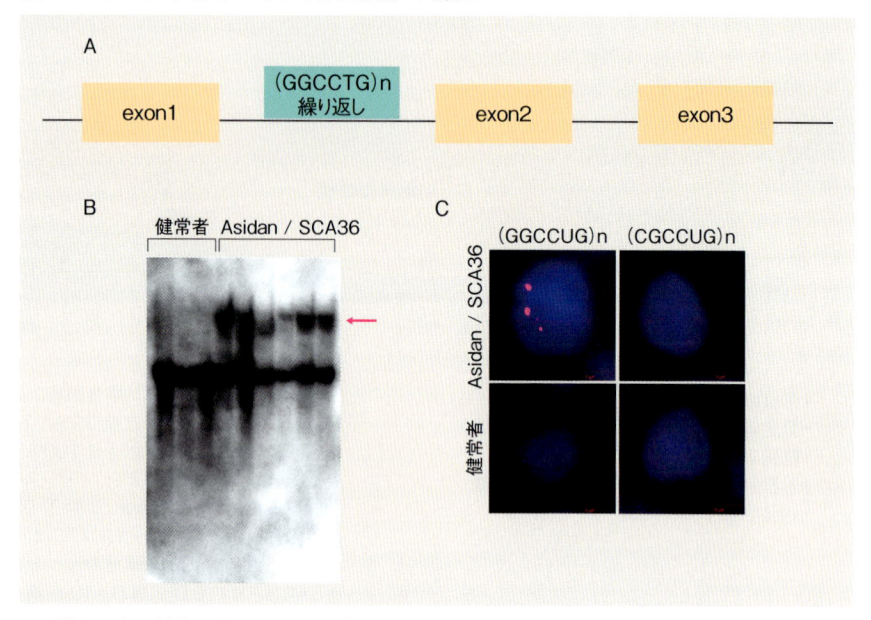

A：蛋白になる遺伝子上のエクソン部分の間にあるイントロン1にGGCCTGリピート異常延長がある．
B：*NOP56*遺伝子サザンブロット解析でAsidan患者にのみ認められる高分子量バンド（→）．
C：Asidan患者リンパ芽球核内にのみ認められたRNA-foci（左上）．類似プローブ（右上）や健常者（下）では認めないことに注目．

　遺伝子イントロン1に存在するGGCCTGの6塩基繰り返し配列の異常延長が，本疾患の原因遺伝子変異であることが強く示唆された[11]（6-A）．そこでAsidan患者におけるGGCCTGリピート延長の有無を確認するため，このリピートモチーフに相補的な配列をreverseプライマーとして設定したrepeat-primed PCR解析を行ったところ，Asidan患者においてGGCCTGリピート延長の存在を示す高分子量域に向かってスメア型のシグナルを認めた．
　また*NOP56*遺伝子エクソン4領域をプローブとしたサザンブロット解析においてもAsidan患者にのみ高分子量のバンドを認めたことから（6-B），このGGCCTGリピートの異常延長がAsidan患者の原因遺伝子変異であることを突き止めた[11]．このようにAsidan家系の遺伝子解析により，*NOP56*遺伝子イントロン1に存在するGGCCTGの6塩基繰り返し配列の異常延長が本疾患の原因遺伝子変異であることが同定できたので，spinocerebellar ataxia type36（SCA36）としてHUGO遺伝子命名法委員会に登録された[11]．
　次に患者由来のリンパ芽球において，健常者にはみられない延長GGCCUGリピート転写産物の凝集体であるRNA-fociが患者リンパ芽球核内のみに認められたことから，高度に延長した6塩基repeatの転写産物が，さまざまな蛋白の機能障害を生じさせることが主たる病態として強く示唆された．RNA-FISHと免疫蛍光法との組み合わせ解析においてRNA-fociと転写因子SRSF2との共局在を認めた[11]（6-C）．このことから高度に延長した6塩基repeatの転写産物が，それぞれのrepeatモチーフに特異的な結合能を有

7 Asidan 患者の認知機能

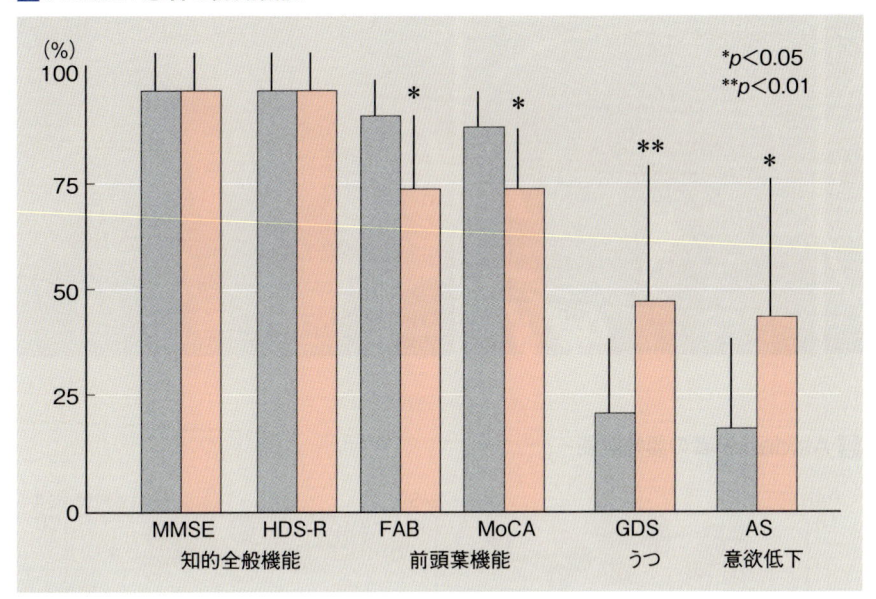

健常者（グレー棒）と比較して Asidan 患者は知的全般機能（MMSE, HDS-R）は低下しないが，前頭葉機能（FAB, MoCA）は軽度低下する．またうつ症状（GDS）と意欲低下（AS）は軽度増加する．

する遺伝子調節因子などの蛋白に結合して機能障害を生じさせるいわゆる RNA gain-of-function が強く示唆された．さらに当科における Asidan 患者剖検脳においても，同様な RNA-foci が見出されている[*1]．

*1 池田佳生ら，unpublished observation.

Asidan の認知機能障害

　一般に Asidan 患者は明らかな認知障害を来すことはほとんどないが，発症後 15 年を過ぎると Mini-Mental State Examination（MMSE）の低下がみられることがある[3]．それでも平均罹病期間 12.1 年の Asidan 患者の平均 MMSE は 27.9 点であり，ほぼ正常範囲といってよい．しかし上述したように，Asidan は ALS 類似症状を呈するので，認知機能については ALS との異同も臨床的には重要である．そこで，ALS 患者で観察される前頭葉障害を検出できる検査バッテリーである Frontal Assessment Battery（FAB）と Montreal Cognitive Assessment（MoCA）について検討したところ，これらの前頭葉機能指標については 12 名の Asidan 患者群でそれぞれ 13.4 ± 3.4（18 点満点），22.3 ± 5.0（30 点満点）と年齢性合致健常対照者 94 例の 15.8 ± 2.7 および 25.5 ± 2.4 と比較して有意に低下しており（ 7 左），これら Asidan 患者の前頭葉萎縮（ 8 -A）に対応していた[3]．またうつ症状（GDS）と意欲低下（AS）は軽度増加していた（ 7 右）．さらに 9 に示すように，Asidan 患者の認知機能は罹病期間とともに MMSE よりも FAB の低下が進行し，小脳失調重症度（SARA スケール）の重症化に伴って MMSE よりも MoCA の低下が進行することも明らかになった．

8 Asidan 患者の前頭葉萎縮（A，→）と小脳萎縮（B，→），脳血流 SPECT における血流低下部位（C，▶）

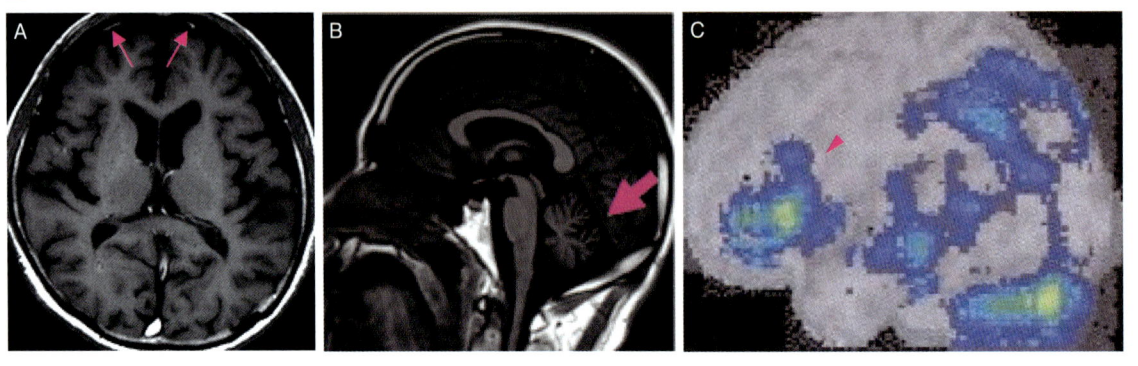

9 Asidan 患者の認知機能

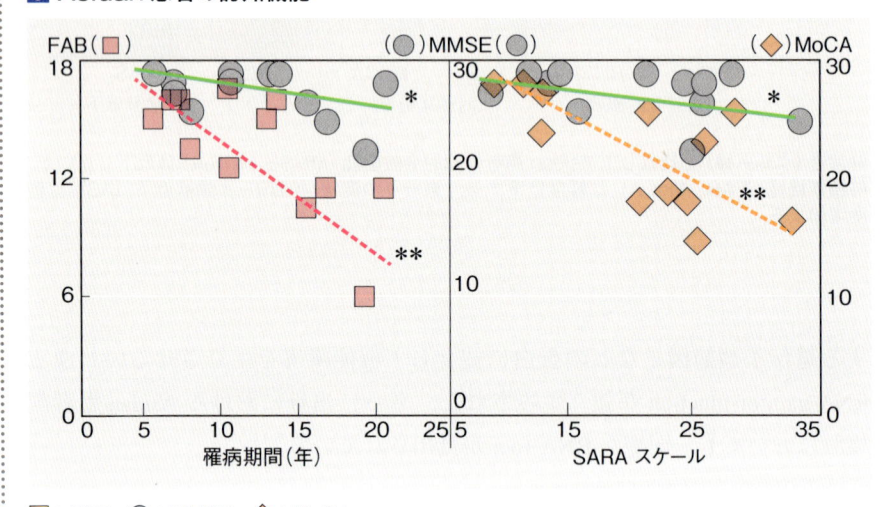

■：FAB, ●：MMSE, ◆：MoCA.
罹病期間（左図）とともに MMSE（*p < 0.05）よりも FAB（**p < 0.01）の低下が進行し，小脳失調重症度（SARA スケール，右図）の重症化に伴って MMSE（*p < 0.05）よりも MoCA（**p < 0.01）の低下が進行することに注目．

　また脳血流 SPECT 検査では大脳皮質のブロードマン 24 領域（ventral frontal cingulate gyrus）ならびに 44〜46 領域（pars opercularis of inferior frontal gyrus, pars triangularis of inferior frontal gyrus, dorsolateral prefrontal cortex）の血流低下とも関連していた（**8**-C）．これまでの研究によると，ALS では大脳皮質の fronto-temporal（前頭側頭），fronto-parietal（前頭頭頂），prefrontal（前前頭骨）部位での脳血流低下が観察されたとされる[12,13]．しかし PET を用いた研究では，そのような血流低下は観察されず，ALS 大脳皮質のブロードマン 4，8，9，10，46 領域の血流低下が観察されたとしている[14]．また脳血流 SPECT 検査の 3D-SSP 解析で認知症状のない ALS 患者において，Asidan 患者と同様の前部帯状回の血流低下が観察されたとする報告[13]は，Asidan と ALS の共通性を理解するうえで興味深い報告である．

〔阿部康二〕

文献

1) Manabe Y, et al. A case of spinocerebellar ataxia accompanied by severe involvement of the motor neuron system. *Neurol Res* 2000 ; 22 : 567-570.
2) Ohta Y, et al. Two cases of spinocerebellar ataxia accompanied by involvement of the skeletal motor neuron system and bulbar palsy. *Intern Med* 2007 ; 46 : 751-755.
3) Abe K, et al. Cognitive and affective impairments of a novel SCA / MND crossroad mutation Asidan. *Eur J Neurol* 2012 ; 19 : 1070-1078.
4) IkedaY, et al. Clinical features of SCA36 : A novel spinocerebellar ataxia with motor neuron involvement (Asidan). *Neurology* 2012 ; 79 : 333-341.
5) Kameya T, et al. Analysis of spinocerebellar ataxia type 1 (SCA1) -related CAG trinucleotide expansion in Japan. *Neurology* 1995 ; 45 : 1587-1594.
6) Watanabe M, et al. Analysis of CAG trinucleotide expansion associated with Machado-Joseph disease. *J Neurol Sci* 1996 ; 136 : 101-107.
7) Goldfarb LG, et al. Unstable triplet repeat and phenotypic variability of spinocerebellar ataxia type 1. *Ann Neurol* 1996 ; 39 : 500-506.
8) Morimoto N, et al. Assessment of swallowing in motor neuron disease and Asidan / SCA36 patients with new methods. *J Neurol Sci* 2013 ; 324 : 149-155.
9) Ikeda Y, et al. Acoustic impairment is a distinguishable clinical feature of Asidan / SCA36. *J Neurol Sci* 2013 ; 324 : 109-112.
10) Ikeda Y, et al. Comparisons of acoustic function in SCA31 and other forms of ataxias. *Neurol Res* 2011 ; 33 : 427-432.
11) Kobayashi H, et al. Expansion of intronic GGCCTG hexanucleotide repeat in NOP56 causes SCA36, a type of spinocerebellar ataxia accompanied by motor neuron involvement. *Am J Hum Genet* 2011 ; 89 : 121-130.
12) Vercelletto M, et al. Frontal type dementia preceding amyotrophic lateral sclerosis : A neuropsychological and SPECT study of five clinical cases. *Eur J Neurol* 1999 ; 6 : 295-299.
13) Ishikawa T, et al. Constant blood flow reduction in premotor frontal lobe regions in ALS with dementia - A SPECT study with 3D-SSP. *Acta Neurol Scand* 2007 ; 116 : 340-344.
14) Abrahams S, et al. A positron emission tomography study of frontal lobe function (verbal fluency) in amyotrophic lateral sclerosis. *J Neurol Sci* 1995 ; 129 Suppl : 44-46.

IV. ALSの病態関連遺伝子と遺伝子変異

IV. ALSの病態関連遺伝子と遺伝子変異

SOD1

> **Point**
> - 筋萎縮性側索硬化症（ALS）の約5％が家族歴を有する．
> - 家族性ALS（FALS）の原因遺伝子が続々と同定されている．
> - FALSで確認される遺伝子異常では，SOD1変異の頻度が最も高く，約20％に見出される．
> - 孤発性と思われるALS（SALS）の約2％にSOD1変異が確認される．
> - 変異SOD1が運動ニューロンに障害をきたすメカニズムを明らかにし，治療につなげようという研究が行われている．

ALSと遺伝子

　筋萎縮性側索硬化症（amyotrophic lateral sclerosis：ALS）のうち，血縁者に同病がみられるものは家族性ALS（familial ALS：FALS）[*1]と呼ばれる．FALSは全ALS症例の約5％程度とされ[1]，その遺伝形式は常染色体優性を示すことが多いが，その他にも常染色体劣性，X連鎖性の遺伝を示す家系も知られている．

　1993年にFALSの原因遺伝子としてCu / Zn superoxide dismutase（SOD1）が初めて同定された[2]．この遺伝子がコードする蛋白は，生体に有害であるスーパーオキシドを無毒化する酵素であり，当初はSOD1の活性が低下するため細胞障害が起こると考えられた．しかしその後の研究で，SOD1遺伝子をノックアウトしたマウスでは症状が発現せず，変異SOD1を強制発現したトランスジェニックマウスで運動麻痺を認めることが示された[3]．この変異SOD1トランスジェニックマウスのSOD1活性はむしろ高値であることから，変異SOD1が何らかの毒性を獲得して運動ニューロンを障害すると考えられるようになった．

　このように変異SOD1トランスジェニック動物が作成され，ALS類似の症状を示したことから，ALSのモデル動物として，病態解析やさまざまな薬剤を試すことができるようになった．

　このような経過を踏まえ，まずFALSの原因遺伝子を同定し，その病態を研究することで運動ニューロンが変性するメカニズムを明らかにし，さらには孤発性ALS（sporadic ALS：SALS）[*2]と共通する病態に迫ろうという流れができあがった．

　1には，現在までに明らかとなったFALSの遺伝子座および原因遺伝子を示している[*3]．

　FALSに見出される遺伝子異常の頻度ではSOD1変異が最も多く，約20％

[*1] 本巻III.「家族性ALS」（p.94）参照．

[*2] 本巻III.「孤発性ALS」（p.66）参照．

[*3] http://neuromuscular.wustl.edu/synmot.html

1 FALS の遺伝子座と原因遺伝子，臨床像（2013 年 4 月現在）

	遺伝形式	遺伝子座	遺伝子	臨床像
ALS1	AD	21q	SOD1	FALS の約 20%，典型的 ALS / 孤発症例
ALS2	AR	2q33	ALS2	幼・若年発症，緩徐進行，UMN 障害優位
ALS3	AD	18q21		
ALS4	AD	9q34	SETX	若年発症，緩徐進行
ALS5	AR	15q21.1	SPG11	若年発症，緩徐進行，UMN
ALS6	AD / AR	16p11.2	FUS/TLS	典型的 ALS（比較的急速進行性），認知症，basophilic inclusion
ALS7	AD	20p13		
ALS8	AD	20q13.3	VAPB	成人発症，緩徐進行
ALS9	AD	14q11.2	ANG	典型的 ALS / 孤発症例
ALS10	AD	1p36.2	TARDBP (TDP-43)	典型的 ALS / 孤発症例，認知症
ALS11	AD	6q21	FIG4	CMT4J の原因遺伝子でもある
ALS12	AR / AD	10p13	OPTN	
ALS13	AD	12q24.12	ATXN2	危険因子
ALS14	AD	9p13.3	VCP	典型的な ALS，認知症と関連
ALS15	XD	Xp11.21	UBQLN2	認知症
ALS16	AR	9p13.3	SIGMAR1	乳幼児期発症，緩徐進行，球症状および呼吸筋麻痺（−）
ALS17	AD	3p11.2	CHMP2B	認知症
ALS18	AD	17p13.2	PFN1	
ALSFTD	AD	9p21.2	C9orf72	典型的 ALS で発症，FTD との関連
	AD	2p13	DCTN1	
	AD	12q24	DAO	
	AD	22q12.2	NEFH	

CMT4J：シャルコー・マリー・トゥース病 4J 型，FTD：前頭側頭型認知症．

に異常が認められる．次に頻度が多いのが FUS / TLS，TARDBP（TDP-43）遺伝子であり，約 4〜9% の家系に変異が確認される．

ALS はこれまで運動ニューロン系に限局した疾患と考えられていたが，脊髄小脳変性症の原因遺伝子である ATXN2 が ALS 発症のリスクとなることが明らかとなった．また ALS と前頭側頭葉変性症の共通の病因となる CHMP2B，C9orf72 などの変異の同定は，ALS が運動ニューロン以外にも病変を有する可能性とともに，他の変性疾患とも何らかの共通の病態が存在することを示唆している．

FALS の原因遺伝子は，直近でも PFN1 遺伝子など[4]，近年続々と同定されており，その数は 20 以上となっている．これらの異常が運動ニューロンを変性に導く病態にどの程度の共通性があるのかは，現在のところ不明であるが，今後次第に明らかになってくるものと期待されている．

また近年の分子生物学の飛躍的な発展により，個人すべての遺伝子配列を

Key words

GWAS（genome-wide association study）
多数例の患者群と健常対照群での一塩基多型の頻度の違いを解析することで，疾患に関与する遺伝的変異を探索する手法．

決定できるような時代に入りつつあり，孤発性の症例であったとしても，その発症に関わる遺伝子を同定しようという試みもなされてきた．genome-wide association study（GWAS）を用いた解析では，*ZNF512B*遺伝子が日本人ALS患者の発症に関与することが報告されている[5]．

SOD1

SOD1は153アミノ酸より成る細胞質蛋白で，ホモダイマー（二量体）を形成し，酸素呼吸によって生成される有害なスーパーオキシドを酸素と過酸化水素に分解する反応（$2O_2^- + 2H^+ \rightarrow H_2O_2 + O_2$）を触媒する酵素である．

現在までに，ALSと関連した160以上の遺伝子変異が，5つのエクソンの全領域にわたって報告されている（**2**）．そのほとんどがアミノ酸置換を引き起こすミスセンス変異であるが，終止コドンとなるナンセンス変異や欠失の症例も報告されている[6]．

前述したようにSOD1の活性と発症，および疾患の重症度に関連性はなく，変異SOD1が何らかの毒性を獲得して運動ニューロンへ障害をきたすと考えられている．

SOD1の野生型が安定したホモダイマーを形成するのに対して，変異SOD1は3次構造に異常をきたすとされている．その結果，異常ダイマーやオリゴマー，凝集体を形成し，細胞内に蓄積して，以下のようなさまざまな経路を通じて細胞を障害すると推測されている．

- 蛋白分解をつかさどるプロテアソーム経路の異常
- 凝集体へ分子シャペロンなどが取り込まれ，必須蛋白質の機能喪失
- ミトコンドリアの機能異常
- グルタミン酸の興奮毒性
- 軸索輸送の障害
- ERストレスの誘導

変異*SOD1*トランスジェニック動物

以前，ALSは病態解明の糸口がまったくない状態であり，「難病中の難病」「完全犯罪」とまで言われていた．そのような中で，1993年に*SOD1*がFALSの原因遺伝子として同定され，翌年には変異*SOD1*トランスジェニックマウスがALS類似の症候を示すことが示された．その後変異*SOD1*トランスジェニックラットも作成され，これらの動物がALSのモデル動物として，病態解明のため精力的に研究されるようになり，さらに新たな治療薬開発を目指したさまざまな薬物が試みられるようになった．その結果有効とされた薬剤はALS患者へ臨床試験薬として投与されてきたが，今までに有効性が示された薬剤はほとんどないというのが現状である（p.154, ディベート参照）．

SOD1はすべての細胞に発現しているにもかかわらず，なぜ運動ニューロン系に強く変性をきたすのかは不明であり，また周囲のグリア細胞の関与に

2 既報の FALS に関連した *SOD1* 変異

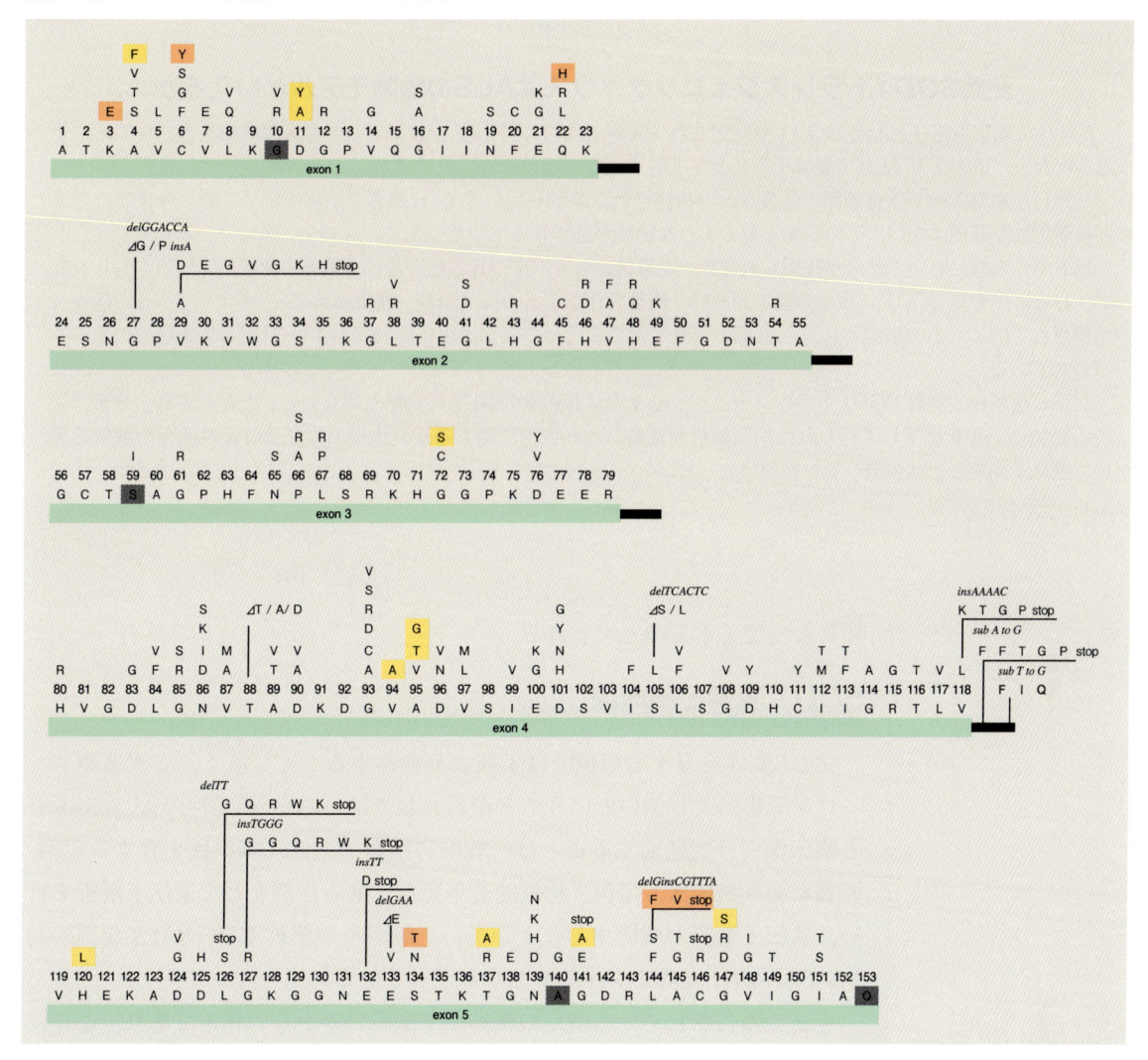

ヒト *SOD1* 遺伝子を exon 部（緑色）と intron 部（黒線）ごとに表している．各 exon 部の上部にアミノ酸番号とヒト野生型 *SOD1* でのアミノ酸の 1 文字略号，その部位に変異がある場合にはさらに上段に置換したアミノ酸（終止コドンに変異する場合は stop）を 1 文字略号で示している．SOD1 の全長が変化する変異では，変異の記述と変異後のアミノ酸変化を実線に沿って記している．⊿はその後に記載されたアミノ酸が欠失することを示す．
del：deletion, ins：insertion, sub：substitution.
灰色の背景はサイレント変異（アミノ酸の置換なし）を示す．

（渡辺保裕ほか．神経内科 2012[6]）より著作者の許諾を得て改変）

ついてもよくわかっていなかった．そこで，ミクログリア（小膠細胞）やアストロサイト（星状細胞）での変異 SOD1 発現を選択的に低下させた変異 *SOD1* トランスジェニックマウスが作成され，これらのマウスでは有意に罹病期間が延長することが示された[7,8]．神経細胞死が周囲の細胞や環境によってもたらされる場合，非細胞自律性神経細胞死（non-cell autonomous neuronal death）と呼ばれる．前述の研究から，変異 *SOD1* トランスジェニックマウスの病態の一部もこれによると考えられるようになり，ヒトの場合にもミクログリア，アストロサイトをターゲットとした治療法の開発が今後重

ディベート

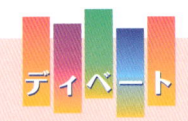

変異SOD1トランスジェニックマウスはALSの動物モデルといえるか

　FALSの原因遺伝子として SOD1 が同定され，変異 SOD1 トランスジェニックマウスが麻痺をきたして死亡することから，現在までALSの動物モデルとしてさまざまな治験がなされてきた．

　しかし，動物実験で生存期間の延長などが確認された薬剤を用いてALS患者で治験を行っても，今までに効果が確認された薬剤はない．その結果上記のような疑問が呈されるにいたった．

　ヒトでの治験において効果が確認されなかった原因として，マウスとヒトという種差も関係しているかもしれない．さらに，変異SOD1により運動ニューロン変性をきたすメカニズムが，通常のALSと異なっている可能性も指摘されている．その根拠として，SOD1 変異症例の病理でのブニナ小体の欠如およびTDP-43病理の欠如があげられている．

　しかしながら，変異 SOD1 トランスジェニックマウスが通常のALSの病態と異なっていたとしても，今までにこの動物モデルを使用して行われた病態解析が運動ニューロンに関する知見集積およびその変性過程の解析を大いに進めてきたことは強調しておきたい．

Key words

Ala4Val（A4V）
蛋白中4番目のアミノ酸のアラニン（Alanine；Ala）がバリン（Valine；Val）に置換する変異であることを示している．本文では従来の論文の通り，SOD1の場合，成熟蛋白は最初のメチオニンが切除されるため，これを省いた数え方をした記載にしたが，p.Ala5Val（p.はproteinの頭文字）と示すべきとの意見もある[12]．

要となってくるものと思われる．

SOD1 変異と臨床像

　SOD1 変異を有する症例では下肢より発症することが多く，二次運動ニューロン障害がより強いということが言われてはいるが，孤発性のALS（SALS）と臨床像だけで区別することは一般的に困難である．家族歴を有する症例，両親が血族婚である症例，比較的若年発症である症例などで遺伝子解析を行い，遺伝子変異が判明することが多い．筆者らの解析では，SALS症例の約2％でも SOD1 変異を有することがわかっている[9]．

　今まで報告されている多くの変異が1家系のみからの報告であり，さらに家族内での症候のばらつきもあることから，遺伝子型と表現型の関連について論じるのは難しいのが実情である．しかしながら，青木らにより報告された His46Arg 変異[10]は，下肢から発症し，非常に緩徐に進行するのが特徴とされ，その後の報告でも追認されている．同様に Gly41Asp，Gly93Ser も緩徐進行の傾向があると報告されており，日本では Gly93Ser は His46Arg とともに複数家系および孤発症例でも見出されている．

　一方，米国で最も頻度が多い Ala4Val は，浸透率がきわめて高く，若年発症で，下位運動ニューロン徴候主体，12か月以内の急速進行型であることが特徴であり，同じエクソン1に変異を有する Ala4Thr，Cys6Phe，Cys6Gly，Gly10Val や，Gly41Ser，Gly93Ala，Arg115Gly も重篤型であるとされている．

　また Asp90Ala は北欧で最も頻度が高い変異であり，北欧以外ではヘテロ変異での発症（優性遺伝）が報告されているが，北欧地域では常染色体劣性遺伝を示すとされている．小脳失調や，膀胱直腸障害，疼痛を含む感覚障害を合併し，緩徐進行性とされているが，同変異の日本での報告例はない．

3 ALS1の病理

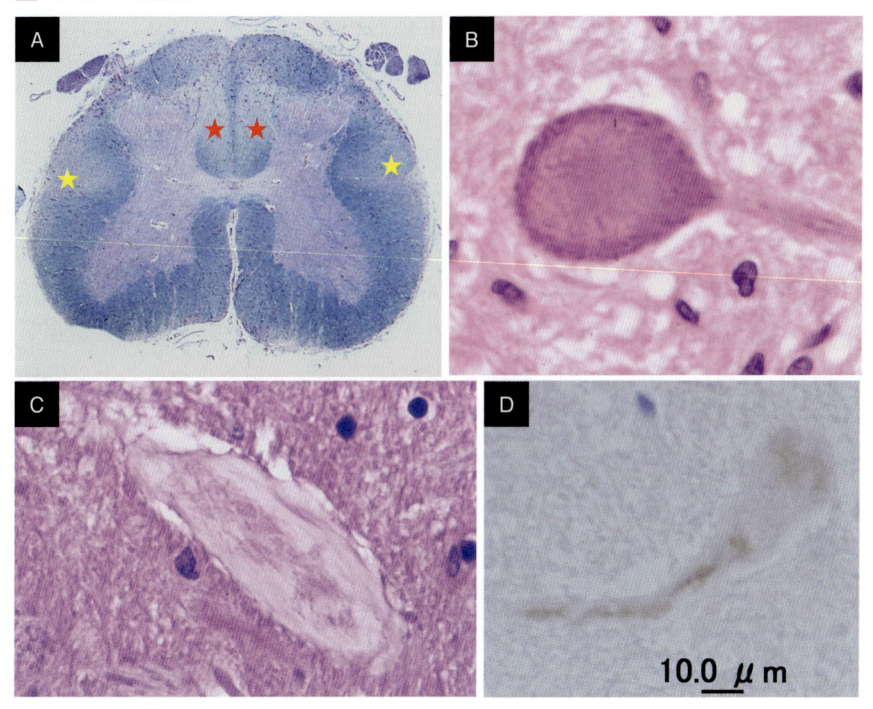

A：腰髄（KB染色）．錐体路（☆）と後索の中間根帯（★）の淡明化．B：腰髄（HE染色）．前角の硝子様封入体．C：仙髄（HE染色）．前角に認められるcord-like swellingを呈した軸索．D：cord-like swellingはSOD1抗体染色で陽性となる．

　Ile113Thrは浸透率が30％以下で，家族内での表現型に幅があるのが特徴とされている．同様に家族内でのばらつきが大きい変異として，Gly37Arg, Ile104Pheがある[11]．

SOD1 変異症例の病理

　通常のALS同様に錐体路の変性，脊髄前角細胞の脱落があり，また前角細胞の軸索にリン酸化ニューロフィラメントが蓄積して腫大したスフェロイドを認める．*SOD1* 変異を有する症例では，さらに，後索中間根帯や後脊髄小脳路に変性を示す症例も報告されているが，必ずしもこれらの変性を反映した臨床徴候は認められない．

　SOD1 変異を有する症例では，神経細胞内レヴィ小体様封入体やアストロサイト硝子様封入体を認め，SOD1，ユビキチンやp62で免疫染色すると陽性となる．しかし，ALSの病理学的マーカーとされるTDP-43の免疫染色を行っても，*SOD1* 変異症例で認められる封入体は陰性であるとされている．さらにALSで通常認められるブニナ小体が *SOD1* 変異症例では欠如していることから，*SOD1* 変異症例と通常のALSとの病態の違いが論じられるようになった（3）．

治療

　残念ながら *SOD1* 変異を有するALSに特異的な治療法はないのが現状で

ある．現段階での唯一の治療薬であるリルゾール（リルテック®）が，変異 *SOD1* トランスジェニックマウスでも有効であることは確認されており，通常の ALS と同様に，診断後早期より服薬させることが望ましい．

遺伝カウンセリング

多くの ALS は遺伝性を示さない孤発症例ではあるが，遺伝について担当医が相談されることは多い．

その際，まず，詳細な家族歴の聴取を行うことが必要である．親族に ALS の発症者がいる，両親が血族婚である，あるいは比較的若年で発症した場合には遺伝子解析を考慮することになる．遺伝子解析を行うことで診断が確定でき，場合により臨床経過等についての推測ができるなどのメリットがある半面，子孫へ遺伝する憂慮を招きかねないこと，また必ずしも変異と臨床経過が一致しない場合もあることなどを十分説明したうえで遺伝子解析を実施する．*SOD1* などの ALS 関連の遺伝子解析は研究室レベルでしか行われていないため，各研究室に依頼して行うことになるが，その際適切なインフォームド・コンセントを文書で取得する必要がある．

遺伝子解析を行うべきか迷う症例，あるいは遺伝子異常が判明した症例は遺伝カウンセリングの対象となる．臨床遺伝専門医が遺伝カウンセリングを行っている施設も増えてきており，希望によりこれらの施設への紹介も考慮する．

（森田光哉）

> **Memo**
> ALS に関連した遺伝子情報は，ALS ONLINE GENETICS DATABASE（ALSoD；http://alsod.iop.kcl.ac.uk）より得ることができる．

文献

1) Byrne S, et al. Rate of familial amyotrophic lateral sclerosis：A systematic review and meta-analysis. *J Neurol Neurosurg Psychiatry* 2011；82：623-627.
2) Rosen DR, et al. Mutations in Cu／Zn superoxide dismutase gene are associated with familial amyotrophic lateral sclerosis. *Nature* 1993；362：59-62.
3) Gurney ME, et al. Motor neuron degeneration in mice that express a human Cu, Zn superoxide dismutase mutation. *Science* 1994；264：1772-1775.
4) Wu CH, et al. Mutations in the profilin 1 gene cause familial amyotrophic lateral sclerosis. *Nature* 2012；488：499-503.
5) Iida A, et al. A functional variant in ZNF512B is associated with susceptibility to amyotrophic lateral sclerosis in Japanese. *Hum Mol Genet* 2011；20：3684-3692.
6) 渡辺保裕ほか．ALS1（SOD1）．神経内科 2012；76：467-471.
7) Boillée S, et al. Onset and progression in inherited ALS determined by motor neurons and microglia. *Science* 2006；312：1389-1392.
8) Yamanaka K, et al. Astrocytes as determinants of disease progression in inherited amyotrophic lateral sclerosis. *Nat Neurosci* 2008；11：251-253.
9) Akimoto C, et al. High-Resolution Melting（HRM）Analysis of the Cu／Zn superoxide dismutase（SOD1）gene in Japanese sporadic amyotrophic lateral sclerosis（SALS）patients. *Neurol Res Int* 2011：165415.
10) Aoki M, et al. Mild ALS in Japan associated with novel SOD mutation. *Nat Genet* 1993；5：323-324.
11) Andersen PM, Al-Chalabi A. Clinical genetics of amyotrophic lateral sclerosis：What do we really know? *Nat Rev Neurol* 2011；7：603-615.
12) Al-Chalabi A, et al. The genetics and neuropathology of amyotrophic lateral sclerosis. *Acta Neuropathol* 2012；124：339-352.

IV. ALSの病態関連遺伝子と遺伝子変異

ALS2 / Alsin

> **Point**
> - 家族性筋萎縮性側索硬化症 2 型（ALS2）は，常染色体劣性遺伝形式を示す若年発症型の家族性筋萎縮性側索硬化症（ALS）であり，*ALS2* 遺伝子の機能喪失変異を原因として発症する．
> - *ALS2* 遺伝子の機能喪失変異は，ALS2 と疾患症状の類似した乳児発症型上行性痙性麻痺（IAHSP）や若年発症型原発性側索硬化症（JPLS）の原因遺伝子としても同定されている．
> - ALS2 蛋白質（ALS2 / Alsin）は，低分子量 G 蛋白質 Rab5 のグアニンヌクレオチド交換因子（GEF）であり，マクロピノソーム膜や初期エンドソーム膜上で Rab5 を活性化する．
> - ALS2 蛋白質は，低分子量 G 蛋白質 Rac1 によって活性化を受けてマクロピノソームへと移行し，マクロピノソームや初期エンドソームの成熟を調節する．
> - ALS2 蛋白質は，初期エンドソームの成熟を促進することによってオートファゴソームやライソゾームを介した蛋白質分解経路を調節する．

ALS2 の臨床症状

　家族性筋萎縮性側索硬化症 2 型（amyotrophic lateral sclerosis familial type 2：ALS2）は，常染色体劣性遺伝形式を示す若年発症型の ALS である．重度の偽性球麻痺や痙性対麻痺などの上位運動ニューロン徴候が主体であることに比べて，筋萎縮が軽度であり，線維束性収縮の報告が少ないなど，下位運動ニューロン症候が軽微であることが特徴的である．臨床的に下位運動ニューロンの傷害が認められない *ALS2* 遺伝子変異の症例は，乳児発症型上行性痙性麻痺（infantile-onset ascending hereditary spastic paralysis：IAHSP）や若年発症型原発性側索硬化症（juvenile primary lateral sclerosis：JPLS）として報告されている．いずれの家系においても若年発症で緩徐進行ながら重度の偽性球麻痺や痙性対麻痺をきたし，知的障害，感覚・錐体外路・小脳系の症候を伴わないという共通した症候が認められている．より詳しい症例については，白川ら[1]の総説を参照されたい．

ALS2 遺伝子の発見

　1990 年に Ben Hamida ら[2]は，チュニジアの常染色体劣性遺伝形式を示す若年発症型 ALS の 17 家系 43 名の患者を 3 群に分類して報告した．そのうちの"グループ 3"に分類された"spastic pseudobulbar syndrome with spastic paraplegia"が，現在の ALS2 とされている．1994 年に Hentati ら[3]によって同家系を用いた連鎖解析がなされ，ALS2 の遺伝子座がヒト 2 番染色体長腕 q33-q35 のおよそ 8 センチモルガン（cM）の領域に存在することが証明され

1 *ALS2* 遺伝子および mRNA の構造

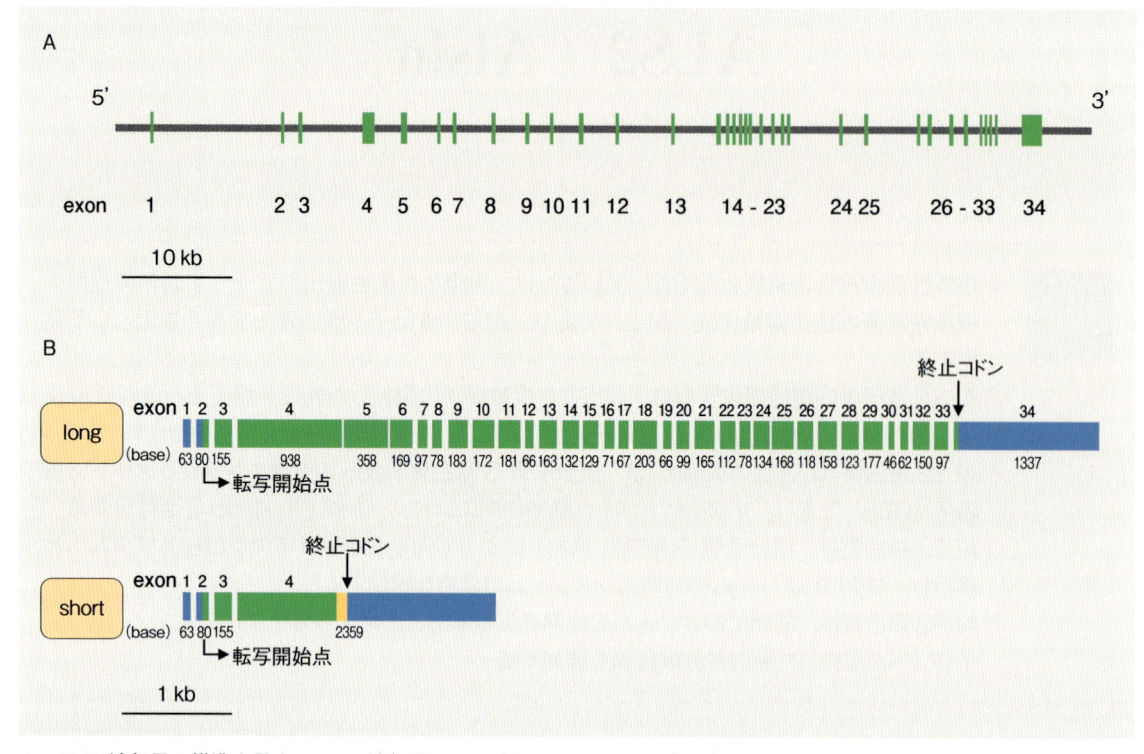

A：*ALS2* 遺伝子の構造を示す．*ALS2* 遺伝子は，34 個のエクソンから成る全長およそ 80 kb の遺伝子である．遺伝子の下に示した数字は，エクソン番号を示す．
B：*ALS2* mRNA の構造を示す．*ALS2* 遺伝子は 6.5 kb（long form）と 2.6 kb（short form）の 2 種類の mRNA を転写している．エクソンのうち青色で示した部分は非翻訳領域，緑色の部分は翻訳領域を示す．short form のイントロン 4 に由来する翻訳領域を黄色で示す．

*1
138 delA；den Dunnen らによる変異配列命名法．http://www.hgvs.org/mutnomen/examplesDNA.html

た．その後の解析により候補範囲はさらに 3cM に絞られ，その領域に存在する遺伝子配列解析の結果，2001 年にわれわれのグループ[4]および Yang ら[5]によってチュニジア同家系の患者において *ALS2CR6* 遺伝子の第 3 エクソン中に 1 塩基対欠失変異[*1]が発見された．一方で，チュニジアの家系とは血縁関係のないクウェートの家系[4]およびサウジアラビアの家系[5]においても *ALS2CR6* 遺伝子にその蛋白質のコードフレームを壊す変異がそれぞれ同定された．いずれの変異も機能喪失変異であることから *ALS2CR6* 遺伝子が疾患原因遺伝子であると結論され，"*ALS2* 遺伝子"と命名された．

ALS2 遺伝子の発現と組織内分布

　ALS2 遺伝子は，34 個のエクソンから成る全長およそ 80 kb の遺伝子であり，6.5 kb と 2.6 kb の 2 種類の mRNA を転写している（1）．*ALS2* 遺伝子の発現は広く組織において認められ，その中でも脳神経系組織において，特に小脳に高い発現がみられる．マウスの全脳を用いた *in situ* ハイブリダイゼーションによる *ALS2* 遺伝子の発現解析の結果，脳および脊髄において *ALS2* の発現は神経細胞に高く保たれていることが明らかにされている．したがって，*ALS2* 遺伝子の機能は特定の神経細胞の機能とその生存・維持にとって必須

2 ALS2遺伝子変異と疾患

変異	部位	種類	変異蛋白質	人種	病名	症状	文献
c.138delA	エクソン 3	fs	p.A47fsX4	チュニジア	ALS2	U / L	Hadano et al. (2001) and Yang et al. (2001)
c.299G>T	エクソン 4	ms	p.S100I	イタリア ***	ALS2	未報告	Luigetti et al. (2013)
c.358_360delGCT	エクソン 4	del	p.A120del	未発表	未決定	未報告	Shi et al. (2013)
c.470G>A	エクソン 4	ms	p.C157Y	トルコ	IAHSP	U	Eymard-Pierre et al. (2006)
c.553delA	エクソン 4	fs	p.T185fsX5	トルコ	ALS2	U/L	Kress et al. (2005)
c.1007_1008delTA	エクソン 4	fs	p.I336fsX5	イタリア	IAHSP	U	Eymard-Pierre et al. (2002)
c.1425_1426delAG	エクソン 5	fs	p.E476fsX71	クウェート	PLSJ	U	Hadano et al. (2001)
c.1425_1428delAGAG	エクソン 5	fs	p.G477fsX19	未報告 ****	未決定	未報告	Shi et al. (2013)
c.1472-1G>T	イントロン 5	fs	p.V491fsX3	フランス	IAHSP	U	Eymard-Pierre et al. (2002)
c.1533insC	エクソン 6	fs	p.T512fsX36	未発表	未決定	未報告	Shi et al. (2013)
c.1619G>A	エクソン 6	ms	p.G540E	イタリア	PLSJ	U	Panzeri et al. (2006)
c.1825_1826insCAGTG	エクソン 9	fs	p.E609fsX9	ハンガリー *	IAHSP	U	Sztriha et al. (2008)
c.1867_1868delCT	エクソン 9	fs	p.L623fsX24	サウジアラビア	PLSJ	U	Yang et al. (2001)
c.1999-2A>T	イントロン 9	fs	p.L667fsX33	ドイツ	IAHSP	U	Herzfeld et al. (2009)
c.2143C>T	エクソン 10	ns	p.Q715X	オランダ	IAHSP	U	Verschuuren-Bemelmans et al. (2008)
c.2537_2538delAT	エクソン 13	fs	p.N846fsX13	イタリア	IAHSP	U	Eymard-Pierre et al. (2002)
c.2581-2A>G	イントロン 14	del	p.A861_T904del	イタリア ***	ALS2	未報告	Luigetti et al. (2013)
c.2980-2A>G	エクソン 17	fs	p.K994fsX7	キプロス	PLSJ	U	Mintchev et al. (2009)
c.2992C>T	エクソン 18	ns	p.R998X	イスラエル	IAHSP	U	Devon et al. (2003)
c.3529G>T	エクソン 22	ns	p.G1177X	ハンガリー *	IAHSP	U	Sztriha et al. (2008)
c.3565delG	エクソン 22	fs	p.V1189fsX19	日本 **	ALS2	U / L	Shirakawa et al. (2009)
c.3619delA	エクソン 22	fs	p.M1207fsX1	アルジェリア	IAHSP	U	Eymard-Pierre et al. (2002)
c.3624+5G>C	イントロン 22	fs	p.G1172fsX29	日本 **	ALS2	U / L	Shirakawa et al. (2009)
c.4547_4550insCAGA	エクソン 29	fs	p.D1516fsX26	未発表 ****	未決定	未報告	Shi et al. (2013)
c.4721delT	エクソン 32	fs	p.V1574fsX44	パキスタン	IAHSP	U	Gros-Louis et al. (2003)
c.4831C>T	エクソン 32	ms	p.R1611W	未発表	未決定	未報告	Shi et al. (2013)

2001年から2013年4月現在までにALS2遺伝子上に独立した遺伝子変異が22家系から26か所同定されている．変異の種類としては，fs：frame shift（フレームシフト変異），ms：missense（ミスセンス変異），ns：nonsense（ナンセンス変異），および del：deletion（欠失変異）のそれぞれが，ALS2遺伝子上に同定されている．Sztriha et al. (2008)[*7]，Shirakawa et al. (2009)[**9]，Luigetti et al. (2013)***，Shi et al. (2013)****は，同一家系内の複合ヘテロ接合体変異を報告している．症状のUは，上位運動ニューロンの障害，U／Lは上位および下位運動ニューロンの障害が認められていることを示す．ALS2遺伝子変異が同定されても，臨床的に下位運動ニューロンの障害が認められないALS2遺伝子変異の症例は，IAHSPやPLSJとして報告されている．

のものであると考えられる．

ALS2遺伝子変異

2001年から2013年4月現在までにALS2遺伝子上に独立した遺伝子変異が22家系から26か所同定されている（2，3）[6-9]．これらの変異のほと

3 *ALS2* 遺伝子変異の結果生じる ALS2 蛋白質

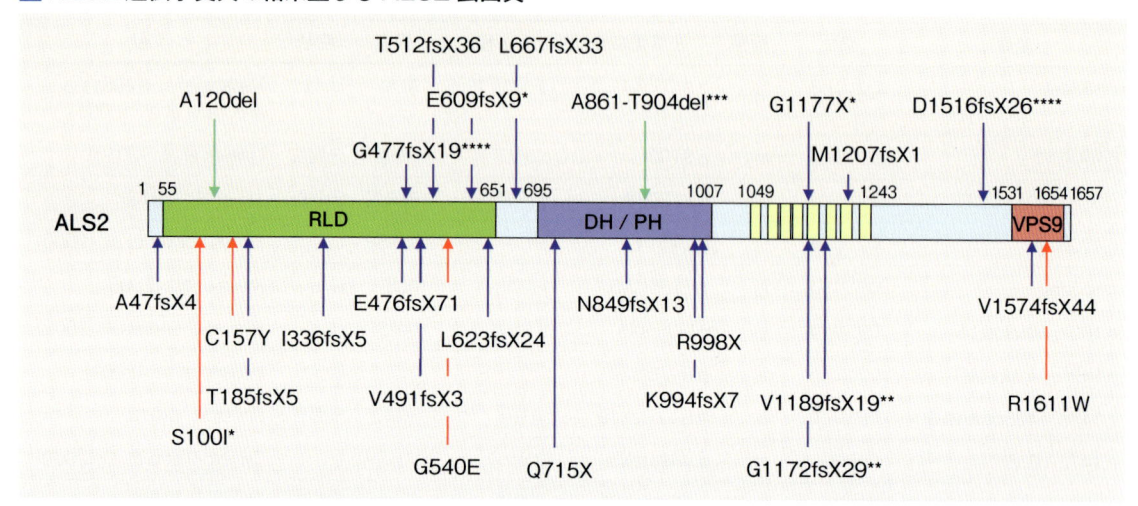

ALS2 遺伝子変異の結果変化する最初のアミノ酸変異の場所を矢印で示した．青い矢印は，フレームシフト変異およびナンセンス変異を，赤い矢印は，アミノ酸置換を伴うミスセンス変異を示す．緑の矢印は，欠失変異を示す．ミスセンス変異を除く *ALS2* 遺伝子変異は，ALS2 蛋白質の機能ドメインである VPS9 ドメインを持たない ALS2 蛋白質を産生する．その結果，ALS2 蛋白質の機能喪失を引き起こす．また，ミスセンス変異によっては，アミノ酸置換変異を伴う ALS2 蛋白質が産生される．しかし，C157Y および G540E のアミノ酸置換によっては，脂質に対する親和性が変化し ALS2 蛋白質の細胞内局在に異常をきたすため，その機能は喪失することがわかっている[10]．

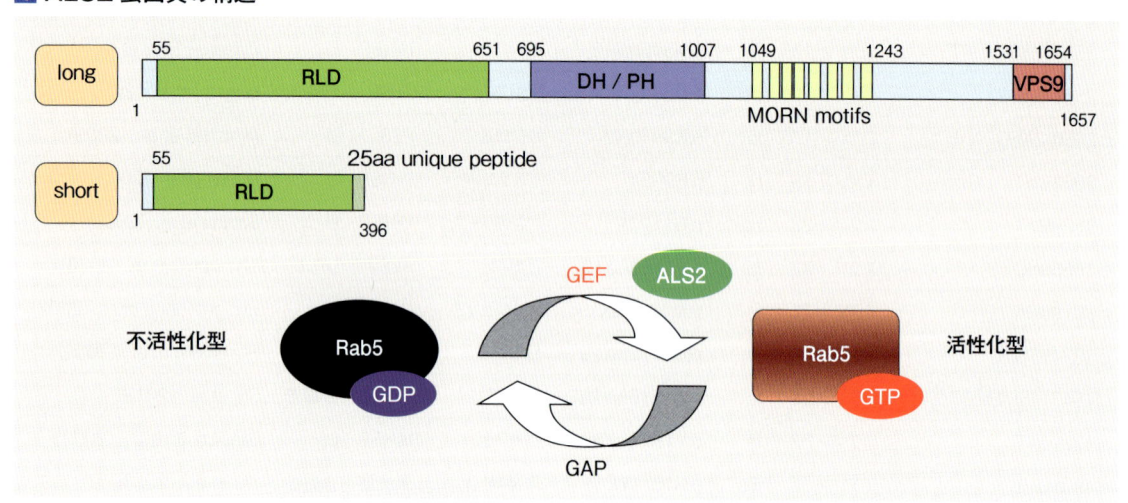

4 ALS2 蛋白質の構造

ALS2 蛋白質の long form は，1657 アミノ酸残基をコードする約 184 kDa の蛋白質である．short form は，推定 40 kDa の蛋白質をコードし，RLD の途中からそのカルボキシ末端にイントロン配列に由来する 25 アミノ酸が付加されている．ALS2（long form）には，グアニンヌクレオチド交換因子（GEF）の特徴的ドメイン構造が 3 種類（RLD, DH / PH, VPS9）存在する．ALS2 は，そのカルボキシ末端領域に存在する VPS9 ドメインを活性中心として，低分子量 G 蛋白質 Rab5 を活性化する．低分子量 G 蛋白質は，そのグアニンヌクレオチド結合に依存して活性化型と不活性化型の転換を行い，上流からのシグナルを下流に伝達する"分子スイッチ"として機能している（Key words 参照）．現在，ALS2 short form の機能は明らかでない．
RLD：regulator of chromosome condensation 1（RCC1）like domain, DH / PH：dbl homology / pleckstrin homology, VPS9：vacuolar protein sorting 9.

んどは，ナンセンス変異（nonsense mutation）や 1 または 2 塩基の塩基置換を伴う変異，あるいは mRNA のスプライシングの異常を生じる変異である．これらの変異が生じた結果，ALS2 蛋白質のコーディングフレームがずれ，その翻訳を途中で休止させる終止コドンが生じる（3）．そのため，ALS2

蛋白質の機能ドメイン，特にカルボキシ末端にあるVPS9ドメイン（**4**）を欠き，ALS2蛋白質の機能喪失を引き起こす．その他に独立した4家系で4種類のミスセンス変異（missense mutation）が同定されている（**3**）．これらについても，機能喪失型のアミノ酸置換変異であることが報告されている[10]．また，本邦においても2009年に白川ら[9]によって複合ヘテロ接合体（compound heterozygosity）のALS2遺伝子変異が，若年発症型で緩徐進行性の運動ニューロン疾患を呈する兄弟に同定されている．

ALS2蛋白質の構造とドメイン機能

　ALS2蛋白質（ALS2／Alsin）は，1657アミノ酸残基をコードする約184 kDaの蛋白質である．ALS2蛋白質には，グアニンヌクレオチド交換因子（guanine nucleotide exchange factor：GEF）の特徴的ドメイン構造が3種類存在する（regulator of chromosome condensation〈RCC1〉-like domain：RLD，dbl homology／pleckstrin homology：DH／PH，vacuolar protein sorting 9：VPS9）（**4**）[4-6]．また，DH／PHとVPS9の間の領域には細胞膜への相互作用に関わるMORNモチーフ（membrane occupation and recognition nexus：MORN motifs）が存在する（**4**）．GEFは，そのドメイン構造特異的な低分子量G蛋白質（small G proteins）を基質として，その活性化を触媒する機能を持つ．実際にALS2蛋白質は，そのカルボキシ末端領域に存在するVPS9ドメインを活性中心として，低分子量G蛋白質Rab5を活性化する．さらにALS2蛋白質は，MORNモチーフとVPS9ドメインの間の領域を介して自己相互作用し多量体化することも報告されている．中央に存在するDH／PHドメインは低分子量G蛋白質Rac1に対する活性化ドメインであるとの報告もある．しかし，われわれの解析ではALS2蛋白質とRac1の相互作用は認められたものの触媒活性は見出せなかった．現在われわれは，これまでの研究結果を総合して，ALS2蛋白質のDH／PHドメインは活性化型のRac1との結合および細胞膜や初期エンドソームへの局在に必要なドメインであると推定している．RLDドメインについてもALS2蛋白質の基質となる低分子量G蛋白質は同定されていない．しかし，RLDがALS2蛋白質のエンドソーム局在に対して抑制的に機能するALS2蛋白質の局在調節ドメインであることが明らかにされている．

ALS2蛋白質の機能

　ALS2蛋白質はRab5の活性化因子である．Rab5は，Rabファミリーに属する低分子量G蛋白質である．Rabファミリーに属する低分子量G蛋白質は，細胞内の小胞（膜あるいはオルガネラ）輸送をつかさどる．その中でRab5は，細胞外から物質を取り込むエンドサイトーシスの初期過程を調節する．具体的には，受容体の取り込み，初期エンドソームの輸送，融合および成熟を促進することによって，細胞内のシグナル伝達やエンドライソゾームの形成を調節している（**5**）．ALS2蛋白質は，Rab5が機能する膜オルガネラの中でも，

Keywords: 複合ヘテロ接合体

相同染色体上の同一遺伝子にそれぞれ独立した変異が存在すること．通常，常染色体劣性遺伝疾患のヘテロ接合体は発症しない．しかし，白川ら[9]により報告された家系の場合は，母親および父親の一方の染色体上のALS2遺伝子に，それぞれ異なる変異が存在する．変異が存在する2つの染色体を受け継いだ子どもは，ヘテロ接合体であるにもかかわらずALS2蛋白質の機能喪失を引き起こし，ホモ接合体による変異と同様に疾患が生じる．

Keywords: 低分子量G蛋白質 (small G proteins)

低分子量G蛋白質は通常GDPの結合した不活性化型で存在する．上流からのシグナルに応じたGEFの作用によって，GDPを解離しGTPを結合することでコンホメーションを転換して活性化型となる．このようにして活性化された低分子量G蛋白質は，標的因子を介して下流にシグナルを伝達する．その後，低分子量G蛋白質に結合したGTPは自身のGTPアーゼ（GTPase）活性によりGDPとなり，低分子量G蛋白質は再び不活性化型へと戻る．その際に，GTPアーゼ活性化蛋白質（GTPase-activating protein：GAP）が結合しGTPの分解を促進する．このようにして低分子量G蛋白質は，そのグアニンヌクレオチド結合に依存して活性化型と不活性化型の転換を行い，上流からのシグナルを下流に伝達する"分子スイッチ"として機能している．

5 低分子量 G 蛋白質 Rab5 とその調節因子 ALS2 蛋白質の機能

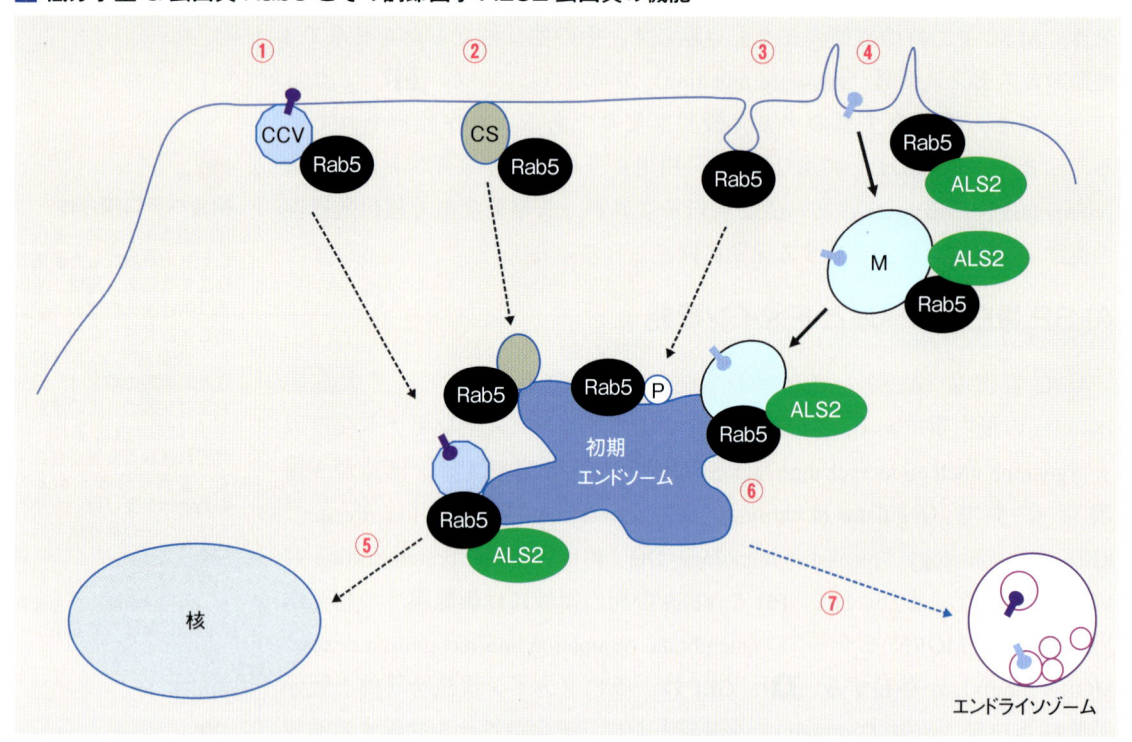

Rab5 は，①クラスリン依存的エンドサイトーシス，②カベオラ依存的エンドサイトーシス，③ピノサイトーシス，④マクロピノサイトーシスなどの種々のエンドサイトーシスの経路を活性化する機能を持つ．さらに，Rab5 は，⑤受容体からの核への情報伝達や，⑥エンドソームの融合と成熟，⑦エンドライソゾームの形成を促進する．Rab5 の多様な機能のうち，ALS2 蛋白質は，マクロピノソームや初期エンドソームの融合と成熟の調節を担う（④および⑥）．さらに，ALS2 蛋白質の機能喪失によって，オートファゴソーム・エンドライソゾームを介した蛋白質分解経路に異常をきたすことから，エンドライソゾーム形成を調節していることが示唆される（⑦）．
CCV：クラスリン被覆小胞，CS：カベオラ被覆小胞，P：ピノソーム，M：マクロピノソーム．

マクロピノソームと呼ばれるアクチン線維で囲まれた小胞と，エンドサイトーシスの種々の経路によって取り込まれた小胞が融合してできる初期エンドソームに局在する．そして，ALS2 蛋白質の局在する膜小胞上で Rab5 の活性化を促す（5）．これまでに，ALS2 蛋白質が Rab5 の活性化依存的にマクロピノサイトーシスとクラスリン依存的なエンドサイトーシスによって細胞内に取り込まれた小胞の融合を促進させることや，初期エンドソーム上のフォスファチジルイノシトール 3 リン酸（phosphatidylinositol 3-phosphate：PI(3)P）を認識して局在する EEA1（early endosome autoantigen-1）の局在を増加させることが明らかにされている．また，最近の研究から，ALS2 蛋白質は，マクロピノソームや初期エンドソームに，EEA1 のみならずオートファゴソームのマーカー分子である LC3（microtubule-associated protein 1 light chain 3：MAP1LC3）の局在を増加させることがわかってきた[11]．このことは，ALS2 蛋白質がオートファジー（autophagy）によって生じたオートファゴソーム（autophagosome）の成熟過程に生じるアンフィソーム（amphisome）の形成効率を調節していることを示唆している．実際に，ALS2 遺伝子を特異的に発現抑制する siRNA を培養細胞に導入すると，複数の小胞を持つ多胞体

6 低分子量 G 蛋白質 Rac1 による ALS2 蛋白質の細胞内局在の制御

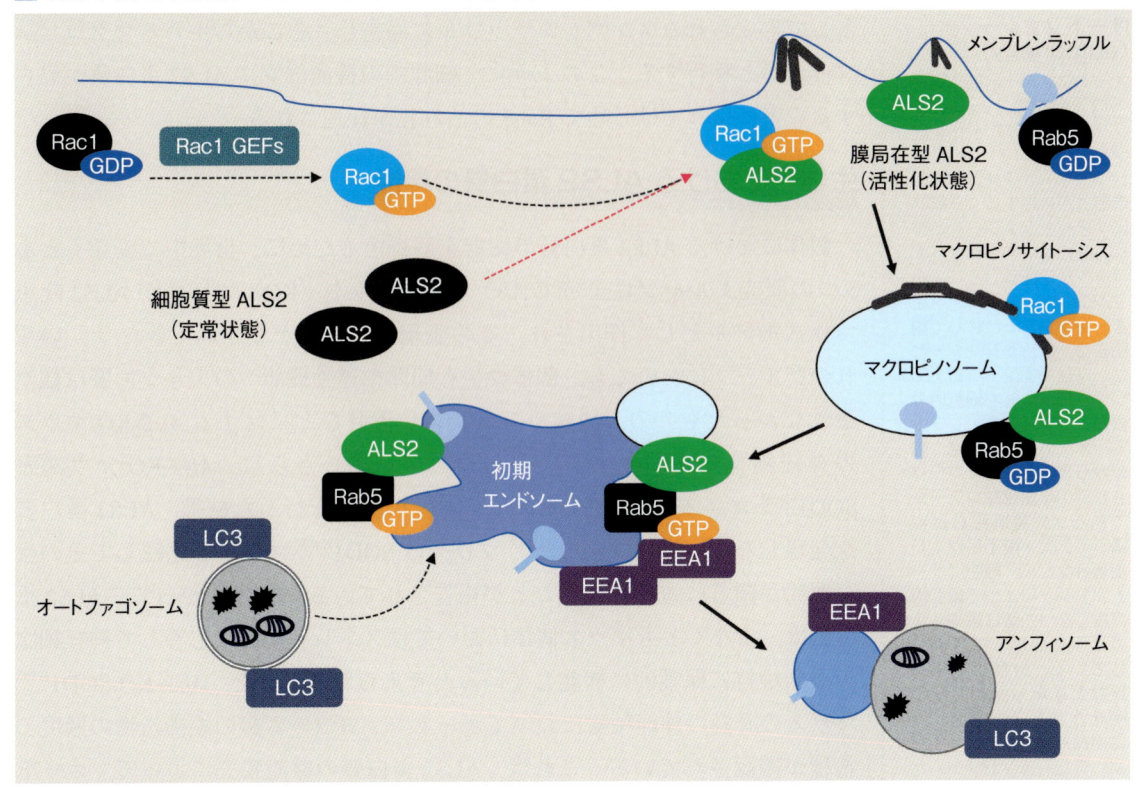

増殖因子などの刺激によって，低分子量 Rac1 の活性化因子（Rac1 GEF）がシグナルを受け取ると，Rac1 は GTP 結合型の活性化型に変換される．ALS2 蛋白質は，活性化型 Rac1 と結合し Rac1 の活性化依存的にメンブレンラッフルへと局在する．その後，マクロピノサイトーシスによって取り込まれたマクロピノソーム，または，その融合相手である初期エンドソーム上で Rab5 を活性化する．このように ALS2 蛋白質は，Rac1 の活性化シグナルを受け取って特異的な膜オルガネラに局在し，Rab5 の活性化を調節している．ALS2 蛋白質の局在制御はその機能を発揮するうえで非常に重要である．ALS2 蛋白質がエンドソーム上で Rab5 を活性化すると，エンドソームの融合に関わる EEA1 などの Rab5 の下流分子がエンドソーム上に集合し，エンドソームの融合と成熟が促進される．ALS2 蛋白質が Rab5 を活性化することによって，エンドソームとオートファゴソームの融合体であるアンフィソーム形成が促進されることが明らかにされているが，その分子機構については不明である．

(multivesicular endosomes, multivesicular body) が分解されずに蓄積する．よって，ALS2 蛋白質は Rab5 の活性調節を通じて，オートファジー・ライソゾーム経路における分解効率を調節しているものと示唆される．

ALS2 蛋白質の細胞内局在制御

ALS2 蛋白質は通常細胞質に分布しているが，上皮細胞成長因子（epidermal growth factor：EGF）などの増殖因子の刺激によって，Rab5 の局在する膜構造物へと局在を変える．この ALS2 蛋白質のマクロピノソームや初期エンドソーム膜への局在は，活性化型 Rac1 が ALS2 蛋白質に結合することによって誘導されることが明らかにされている（6）[11]．このことは，Rac1 は ALS2 蛋白質の活性化因子であり，その機能を調節するシグナル伝達分子であることを示している．Rac1 はその活性化によって細胞内のアクチン線維の再重合を誘導し，葉状仮足（lamelipodia）と呼ばれる植物の葉の形態に似た扇型の細胞膜構造を形成する．連続した葉状仮足の波状構造は，メンブレ

Key words

オートファジー（autophagy）

オートファジーには，シャペロン介在性オートファジー，ミクロオートファジー，マクロオートファジー，マイトファジーなどの形式が存在する．一般的に「オートファジー」と呼ばれるのは，マクロオートファジーである．ここでもマクロオートファジーをオートファジーと称して説明する．オートファジーとは，ユビキチン・プロテアソーム経路に並ぶ細胞内の蛋白質分解経路の一つである．オートファジーは，酵母から真核生物にまで保存されている重要なシステムである．栄養飢餓などによってアミノ酸不足が生じた場合などに，細胞はオートファジーによって細胞内の古くなった蛋白質やオルガネラを分解して再利用している．分解する蛋白質などを取り囲んだ膜小胞をオートファゴソーム（autophagosome）と呼ぶ．また，エンドソームとオートファゴソームが融合したものはアンフィソーム（amphisome）と呼ばれている．オートファゴソームやアンフィソームは最終的にライソソームと融合することによって，その内容物が分解される．オートファジーは，異常蛋白質の除去や，細胞質内に侵入した病原微生物の排除など，生体防御や恒常性維持に必須である．近年，オートファジーの異常が，ALSやパーキンソン病（PD），アルツハイマー病（AD）などの神経変性疾患の発症に関連するという報告がなされている．

ンラッフル（membrane ruffle）と呼ばれる．ALS2蛋白質はRac1の活性化によって形成されるメンブレンラッフルに局在し，そこから生じるマクロピノソームへと移行する．このように，細胞内の機能部位にALS2蛋白質が局在することによってはじめてRab5の活性化が促進される．

生体内におけるALS2蛋白質の機能

個体におけるALS2蛋白質の機能を解析するために，世界中で少なくとも5つの研究グループによって*Als2*ノックアウト（KO）マウスがALS2疾患マウスモデルとして作出され，その表現型の解析がなされてきた[12]．いずれのグループにおいても，個体の生存期間や運動機能への大きな影響は観察されなかったものの，加齢やストレス負荷時などに対する*Als2*-KOマウスの神経細胞の脆弱化について報告している．さらに，*Als2*-KOマウスとSOD1^{H46R}マウス（ALS1マウスモデル）の交配を行った結果，ALS2蛋白質を発現しない*Als2*-KO;SOD1^{H46R}マウスはSOD1^{H46R}マウスと比較してその生存期間が顕著に短縮されることが報告されている[13]．したがって，ALS2蛋白質は，少なくともマウス個体においてはストレス刺激に応答して神経細胞の機能維持に保護的に機能していると考えられる．また，*Als2*-KO;SOD1^{H46R}マウスの脊髄の神経軸索においてオートファゴソーム様の膜構造物の過度の蓄積が確認されている．これは，ALS2蛋白質の機能喪失によって，オートファジー・ライソソーム経路における分解効率が低下したため生じたものであると考えられる．

まとめ

生体内におけるALS2蛋白質の機能については現在も不明な点が残されている．運動神経細胞，特に上位運動ニューロンの生存や機能維持におけるALS2蛋白質の機能を明らかにすることによって，疾患発症メカニズムの理解へとつながることが期待される．

（大友麻子，白川健太郎，宮嶋裕明，秦野伸二）

文献

1) 白川健太郎, 宮嶋裕明. ALS2（alsin）. 神経内科 2012；76(5)：472-476.
2) Ben Hamida M, et al. Hereditary motor system diseases（chronic juvenile amyotrophic lateral sclerosis）. Conditions combining a bilateral pyramidal syndrome with limb and bulbar amyotrophy. *Brain* 1990；113(Pt2)：347-363.
3) Hentati A, et al. Linkage of recessive familial amyotrophic lateral sclerosis to chromosome 2q33-q35. *Nat Genet* 1994；7(3)：425-428.
4) Hadano S, et al. A gene encoding a putative GTPase regulator is mutated in familial amyotrophic lateral sclerosis 2. *Nat Genet* 2001；29(2)：166-173.
5) Yang Y, et al. The gene encoding alsin, a protein with three guanine-nucleotide exchange factor domains, is mutated in a form of recessive amyotrophic lateral sclerosis. *Nat Genet* 2001；29(2)：160-165.
6) Hadano S, et al. Molecular and cellular function of ALS2/alsin：Implication of membrane dynamics in neuronal development and degeneration. *Neurochem Int* 2007；51(2-4)：74-84.
7) Sztriha L, et al. First case of compound heterozygosity in ALS2 gene in infantile-onset

ascending spastic paralysis with bulbar involvement. *Clin Genet* 2008 ; 73(6) : 591-593.
8) Herzfeld T, et al. Maternal uniparentalheterodisomy with partial isodisomy of a chromosome 2 carrying a splice acceptor site mutation (IVS9-2A>T) in ALS2 causes infantile-onset ascending spastic paralysis (IAHSP). *Neurogenetics* 2009 10(1) : 59-64.
9) Shirakawa K, et al. Novel compound heterozygous ALS2 mutations cause juvenile amyotrophic lateral sclerosis in Japan. *Neurology* 2009 ; 73(24) : 2124-2126.
10) Otomo A, et al. Defective relocalization of ALS2/alsin missense mutants to Rac1-induced macropinosomes accounts for loss of their cellular function and leads to disturbed amphisome formation. *FEBS Lett* 2011 ; 585(5) : 730-736.
11) Kunita R, et al. The Rab5 activator ALS2 / alsin acts as a novel Rac1 effector through Rac1-activated endocytosis. *J Biol Chem* ; 2007 : 282(22) : 16599-16611.
12) Cai H, et al. ALS2 / alsin knockout mice and motor neuron diseases. *Neurodegener Dis* 2008 ; 5(6) : 359-366.
13) Hadano S, et al. Loss of ALS2 / Alsin exacerbates motor dysfunction in a SOD1^{H46R}-expressing mouse ALS model by disturbing endolysosomal trafficking. *PLoS One* 2010 ; 5(3) : e9805.

IV. ALSの病態関連遺伝子と遺伝子変異

TDP-43

Point
- TDP-43は，筋萎縮性側索硬化症（ALS）の，残存運動神経細胞，グリア細胞に認めるユビキチン陽性封入体の構成蛋白である．
- TDP-43をコードする *TARDBP* 遺伝子に変異を有する家族性や孤発性ALSが見出されALS10と命名されている．
- ALS10の臨床，病理所見は，孤発性ALSと同様である．
- TDP-43陽性の封入体は二次的にも認められるが，ALS10の存在は，ALSにおいてTDP-43が一次的な意味を持つことを示す．
- ALS10では大家系の報告が少ないことから，その浸透率は低いと予想される．
- 本邦のALS10の頻度は，ヨーロッパと比して少なく，臨床症状では球麻痺発症例が多い．

Key words

***TARDBP* 遺伝子**
TDP-43をコードする遺伝子．ヒトでは1番染色体短腕（1p36.22）に存在し，6つのエクソンで構成される．複数の選択的スプライシング（alternative splicing）が存在することも明らかになっているが，最も多く発現しているものは翻訳領域が2748塩基対，414アミノ酸をコードするものであり塩基対が最も長いものである．なお，選択的スプライシングとは，特定の遺伝子が転写されるときに，組織や生体の状況によりエクソンの数が異なるさまざまな種類のmRNAを生成することであり，生体内では多くの遺伝子で選択的スプライシングが行われている．

2006年にNeumannら，およびAraiらより筋萎縮性側索硬化症（amyotrophic lateral sclerosis：ALS）およびユビキチン陽性封入体を伴う前頭側頭葉変性症（frontotemporal lobar degeneration with ubiquitin-positive inclusions：FTLD-U）で認められるユビキチン陽性封入体の構成蛋白がtransactive response DNA binding protein of 43kDa（TDP-43）であることが見出された[1,2]．しかし，TDP-43陽性封入体は，他の要因によっても二次的に引き起こされることが報告された．遺伝性では *granulin* 変異によるFTLD，*C9ORF72* 変異によるALS／FTD，*dynactin* 変異によるペリー（Perry）症候群にて[3]，孤発性ではアルツハイマー病，レヴィ小体病で認められる[3]．このことから，TDP-43の病態への一次的な関与に関しては疑念が持たれていた．しかし，現在，少なくともALSでは，TDP-43は分子病態に一次的に関わると考えられている．その理由として，まず *SOD1* 遺伝子変異を伴うALSでは，原則としてTDP-43陽性封入体を認めないことがあげられる．このことから運動神経細胞死による二次的な変化は否定される[4]．さらに，TDP-43蛋白をコードする *TARDBP* 遺伝子に変異を有し，孤発性ALSと同様の臨床，病理変化を来す，家族性および孤発性ALSが見出された（ALS10〈OMIM：#612069〉）[5]．この事実は，TDP-43を一次的な原因とするALSの存在を明確に示した．TDP-43の発見は，ALS研究におけるブレークスルーであり，ALSの病理，病態研究の大きな柱となっている．本稿では，ALS10の臨床的特徴およびTDP-43の生理機能と病的意義を中心に述べる．

TARDBP 遺伝子変異によるALS（ALS10）の頻度と浸透率

TDP-43は，414アミノ酸で構成される43kDaの核蛋白である（**1**）．全身

1 TDP-43 蛋白の構造

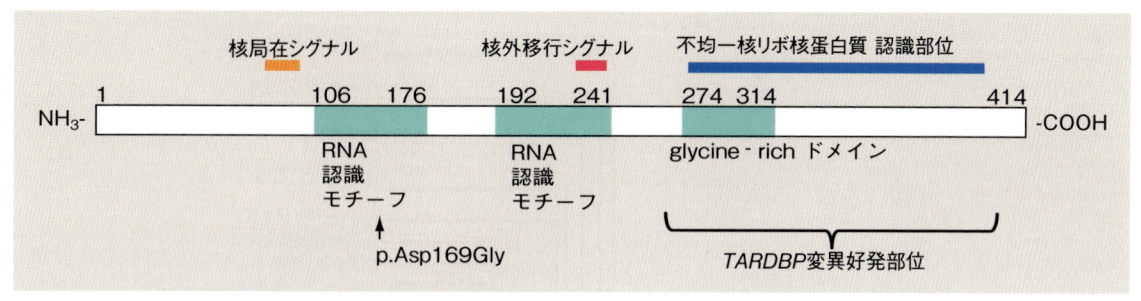

```
核局在シグナル    核外移行シグナル    不均一核リボ核蛋白質 認識部位
       106  176      192  241      274  314              414
NH3-              ┃        ┃                                   -COOH
            RNA         RNA        glycine-rich ドメイン
            認識        認識
            モチーフ    モチーフ
                    ↑                  └─────┬─────┘
              p.Asp169Gly              TARDBP変異好発部位
```

模式図の上段の数字は，N末側からのアミノ酸の番号を示す．

の臓器に発現し，N末にRNA結合領域と核局在シグナル，C末にはグリシンが富む領域（glycine rich domain）を持ち，この領域で他の蛋白質と結合する．このglycine rich domainを含むC末に，2013年4月時点で49種類のTARDBP遺伝子変異がALSおよび前頭側頭型認知症患者にて報告されている（2）．このうち家族性のALSで認められた変異は22種類，複数の孤発性患者で認められた変異は6種類である．その他は単例報告であり，これらの変異が真にALS病態に関与するかは慎重な検討が必要である．

　家族性ALSのうち，p.Ala315Thr，p.Met337Val，p.Gly348Cys，p.Ala382Thr変異は複数の家系での報告が集積されており，病態への寄与が最も確実である．ALS10の頻度は，フランス，イタリアでは家族性ALSの3～5％前後，孤発性の1～5％と他の地域に比して多い．最も報告が多いのはp.Ala382Thr変異であり，イタリアのサルディニア島に集積している．サルディニア島および同島の祖先を持つALS患者のうち，家族性ALSの約35％，孤発性ALSの19％がp.Ala382Thr変異を有している．同島の出身者では，近年見出されたC9ORF72遺伝子変異も多く，家族性ALSの約35％，孤発性ALSの約7％に認め，両者を合わせ持つ家系も報告されている[6]．本邦ではきわめてまれで，家族性の5家系でp.Gly298Ser，p.Ala315Glu，p.Met337Val，p.Gln343Argの各変異，孤発性2例でp.Gly357Ser変異，家族性および孤発性でp.Asn352Serの変異が報告されている[5,7-11]．ALS10の浸透率については，Sreedharanらはp.Met337Valの家系で遺伝子変異を有する7名中6名が発症したと報告している[12]．しかし，家系内で非発症者の遺伝子検索が行われている例がきわめて少なく，またp.Met337Val変異の孤発例の報告も多く，浸透率については言及できない．ALS10は，成人発症にもかかわらず大家系の報告がきわめて少ない．このことから，その浸透率は低いと推察される．よって単例で見出されたTARDBP遺伝子の新規遺伝子変異について，個々の症例の病態への寄与に言及するのは困難である．さらに，優性遺伝ではあるが低浸透率であることが予想されるため，遺伝子検査の結果から患者の親族が発症するか否かなどの判断をすることが難しい．このことから，現時点ではTARDBP遺伝子の解析を，個々の症例の診断に対し直接利用することには慎重であるべきである．一方，研究目的では，本遺伝子の多型ごとの疾

Key words

glycine rich domain

蛋白質のグリシンを豊富に含む領域であり，不均一核リボ核蛋白ファミリーでのglycine rich domainは蛋白–蛋白間の相互作用を担う．

Key words

遺伝子変異の表記

ヒトの遺伝子変異の表記については，human genome variation societyから記載方法についてガイドラインが出されており，それに準じて記載することが推奨されている（http://www.hgvs.org/rec.html）．たとえば，p.Gln343Argの場合，蛋白レベルでN末から数えて343番目のアミノ酸が，野生型ではGln（グルタミン）がArg（アルギニン）に変化する変異であることを示す．

2 TARDBP 遺伝子変異好発部位

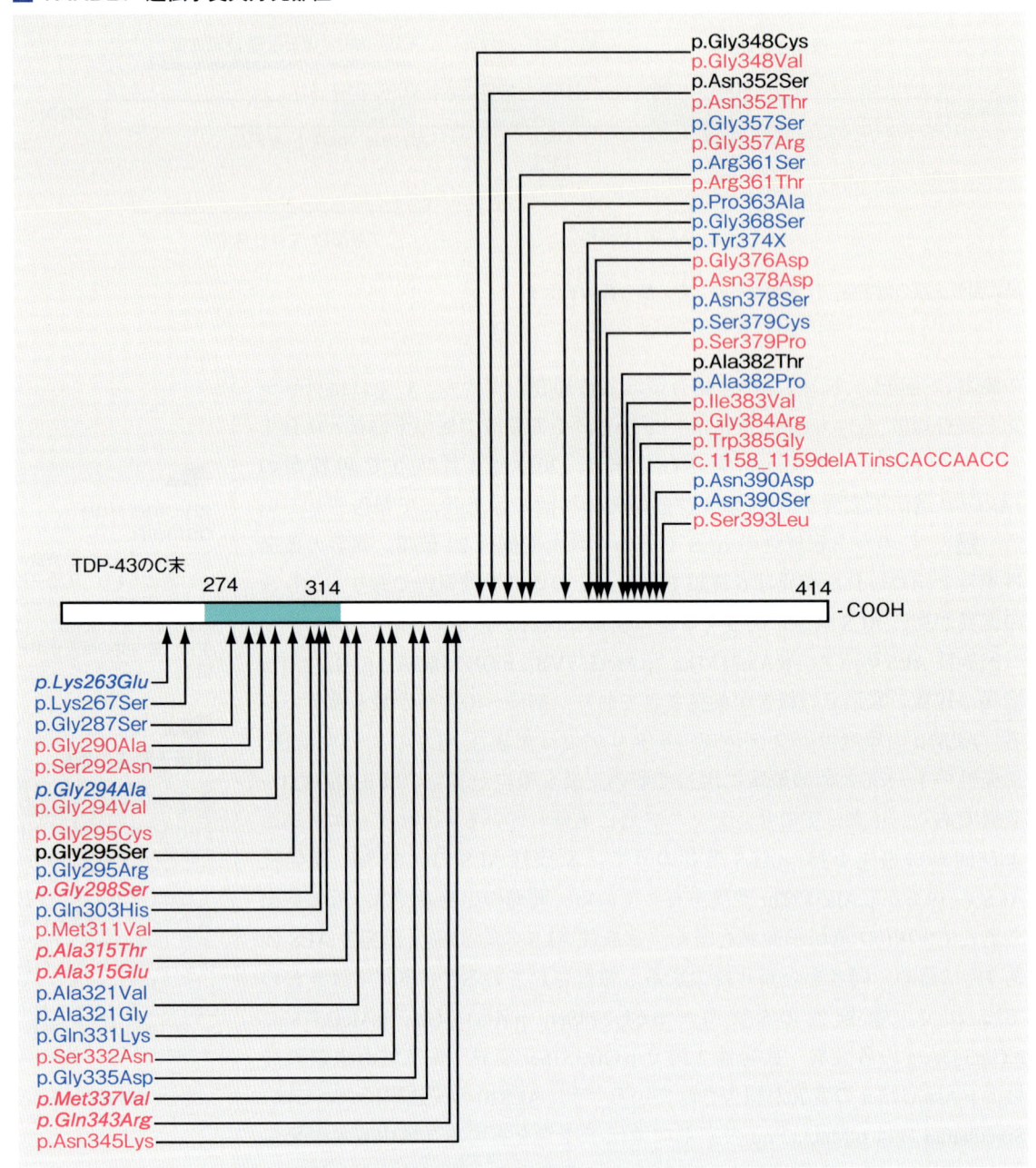

p.Gly348Cys
p.Gly348Val
p.Asn352Ser
p.Asn352Thr
p.Gly357Ser
p.Gly357Arg
p.Arg361Ser
p.Arg361Thr
p.Pro363Ala
p.Gly368Ser
p.Tyr374X
p.Gly376Asp
p.Asn378Asp
p.Asn378Ser
p.Ser379Cys
p.Ser379Pro
p.Ala382Thr
p.Ala382Pro
p.Ile383Val
p.Gly384Arg
p.Trp385Gly
c.1158_1159delATinsCACCAACC
p.Asn390Asp
p.Asn390Ser
p.Ser393Leu

TDP-43のC末　274　314　414　-COOH

p.Lys263Glu
p.Lys267Ser
p.Gly287Ser
p.Gly290Ala
p.Ser292Asn
p.Gly294Ala
p.Gly294Val
p.Gly295Cys
p.Gly295Ser
p.Gly295Arg
p.Gly298Ser
p.Gln303His
p.Met311Val
p.Ala315Thr
p.Ala315Glu
p.Ala321Val
p.Ala321Gly
p.Gln331Lys
p.Ser332Asn
p.Gly335Asp
p.Met337Val
p.Gln343Arg
p.Asn345Lys

赤字は家族性ALSのみで報告された変異，青字は孤発性ALSのみで報告された変異，黒字は家族性および孤発性ALSで報告された変異を示す．イタリック体は病理報告があった変異を示す．

患への寄与率を明らかとするために，検討を進める必要がある．

ALS10の臨床病型

　本症の臨床症状は基本的には孤発性ALSと区別ができない．発症年齢は30歳台〜70歳台であり多くは50歳台である．罹病期間は，多くの症例で1〜8年である．p.Met337Val変異例で17年という長期生存例もあるが，その臨床情報の記載は不十分であり，解釈は慎重にするべきである．初発症状に

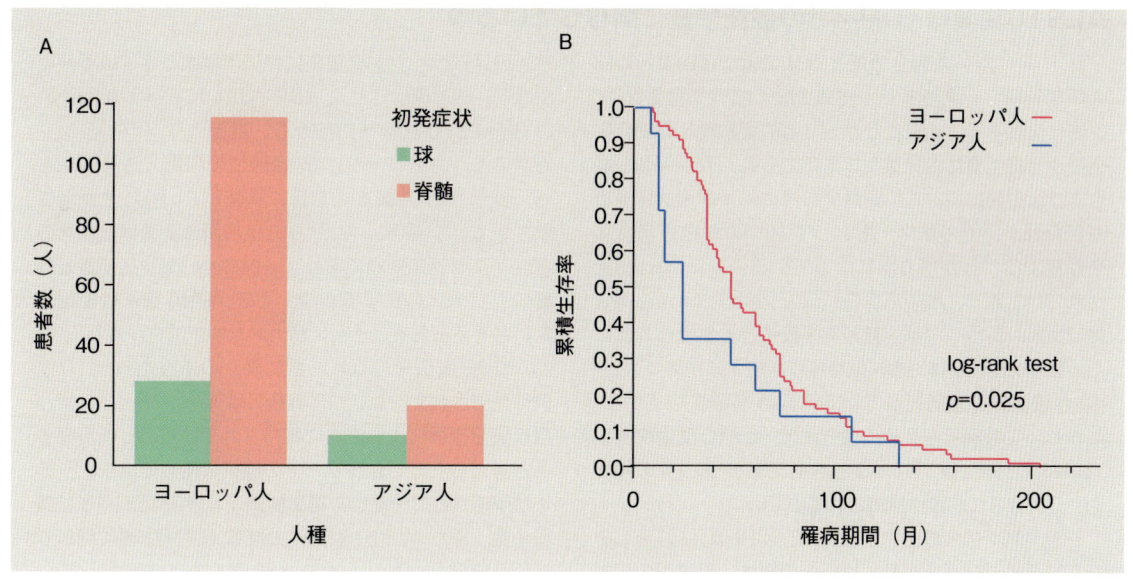

図3 アジア人とヨーロッパ人におけるALS10の初発症状（A）と生存率（B）の違い

ついては，ヨーロッパ人と比較しアジア人は球麻痺症状での発症の割合が高い（図3）．それを反映してか，アジア人はヨーロッパ人より予後が悪い（図3）．また，遺伝子変異と臨床型の関係ではp.Gly298Ser変異例では，罹病期間は1年3か月〜2年と他のALS10と比して短い[13]．しかし，変異あたりの症例数の集積が十分ではなく，遺伝子変異と臨床型の関係については，さらなる検討が必要である．

認知症合併例の頻度はきわめて少なく，C9ORF72遺伝子変異を伴うALSとの大きな相違である．今までp.Gly295Ser，p.Asn267Ser変異例で，運動ニューロン徴候が出現する数年前から人格変化，過活動，遂行機能障害，アパシー，うつ，不眠などを認め，臨床的に前頭側頭型認知症と診断されていた例が報告されている[14]．しかし，両変異とも認知症非合併例も多く報告されており，また病理学的に証明された例の報告はない．このことから，これらの変異が，認知症発症と強い相関を持っているとはいえず，現時点ではTDP-43変異は前頭側頭型認知症の発症には寄与しないと考える．

ALS10の病理とTDP-43の生化学的特徴

ALS10の病理はp.Gly294Ala，p.Gly295Arg，p.Gly298Ser，p.Ala315Thr，p.Ala315Glu，p.Met337Val，p.Gln343Argの7例で報告されている．その病理所見は，孤発性ALSと同様であり区別することはできない[5]．生化学的解析はp.Gln343Argのみで報告されているが，孤発性ALSと同様に，不溶性画分に，約25 kDaのTDP-43のC末が断片化した蛋白質を認める．C末のSer403/404，Ser409/410のリン酸化部位を認識する抗体にて，約45 kDa，25 kDaにTDP-43のリン酸化蛋白質が検出される．同抗体では，核内の正常TDP-43は認識されず，細胞質内封入体のみが認識される[15]．

ALS10変異はTDP-43の機能や量に関与しているか Column

　TDP-43はRNA結合領域とC末に他の蛋白質との結合領域を持つ．現在まで1変異を除くすべての変異は，C末に位置する．このことから，他の蛋白質との結合変化による機能異常が背景として考えられ，TDP-43が結合する蛋白質について，質量分析法により網羅的に解析が行われた．その結果，主として2つの蛋白質集合体を形成することが明らかになっている[16]．一つは想定されていた通り，核のスプライシング関連因子との集合体である．もう一つは，転写関連因子との集合体であった．転写関連因子は一般に細胞質に存在するため，TDP-43が細胞質でも機能している可能性を示唆している．しかし，この解析も含め，現在までALS10関連変異型TDP-43と野生型TDP-43との間で結合蛋白質の種類や，その強さに相違は見出されていない．
　一方，TDP-43の主たる機能は，mRNAに結合しそのスプライシングを制御し遺伝子の機能，発現量を調節すると考えられている[17]．スプライシングに関しては，他のスプライシング関連因子と同様に，スプライシングを増強する場合と，減弱する場合がある．しかしALS患者の罹患組織において，TDP-43の寄与が確実である特定のスプライシング変化について解明できている例は少ない．興味深いことにTDP-43はTDP-43のmRNAの3'側の非翻訳領域に結合し，自己のスプライシングを誘導し，さらにpolyA結合部位の利用方法を変化させ，自己mRNA量を一定量に調節していることが示されている[19]．実際，ALS10の疾患関連変異は一例をのぞきミスセンス変異であり，一例のナンセンス変異も最終エクソンに存在するため，そのmRNA量には変化がないと考えられる．さらに精力的な解析にもかかわらず，TARDBP遺伝子のコピー数に変化のあったALS10症例は見出されていない．これらの事実はTDP-43の量が自己調節機構により厳格に維持されていることを示唆すると考えられる．しかし，その機構に関してはまだ十分には解明されていない．罹患組織におけるTDP-43の遺伝子量，またALS10患者におけるTDP-43量に関しては，蛋白質レベル，およびmRNAレベルで増加しているという報告と，変化がないという報告がある．以上のように，ALS10関連変異の病態機序への関与に関しては決定的な報告はまだないと考えている．

TDP-43の生理機能とALS10関連TDP-43変異による病態機序

Keywords

不均一核リボ核蛋白（hnRNP）
DNAから翻訳領域（エクソン）と非翻訳領域（イントロン）を含むpre-mRNAに転写され，pre-mRNAはスプライシングをうけてエクソンが連続するmRNAが生成される．不均一核リボ核蛋白は，RNAがスプライシングを受ける際にRNAに結合し，スプライシングの調節に関与する蛋白である．また，mRNAを核から細胞質へ輸送する働きもある．

Keywords

microRNA
真核生物が有する塩基対が21-26ヌクレオチドの短いRNA．ゲノムにコードされている特殊な転写産物RNAのプロセッシングにより産生され，mRNAと相補的な塩基対合を作り，遺伝子発現の調節に関与する．

　TDP-43はRNA結合蛋白質である不均一核リボ核蛋白（heterogeneous nuclear ribonucleoprotein：hnRNP）群に属し，mRNAのスプライシングや転写，microRNAのプロセッシングや転写，mRNAの輸送や安定化などに関与している．ALS10関連変異は，他の蛋白質との結合に関わる部位とされるC末に集中している．しかし，現在のところALS10関連変異に特異的なTDP-43の機能異常や蛋白間結合は示されていない（**Column**）．変異が集中している領域は凝集性が高く，孤発性ALSでもALS10でもC末の25 kDaの断片型TDP-43が不溶性画分に認められる．実際ALS10関連変異により，C末の断片化の亢進，蛋白質の凝集性や分解抵抗性の上昇，さらに細胞毒性の増加などが報告されている．しかし，その変化は微細であり，一定の見解を得ていない．ALS10患者由来の人工多能性幹細胞から作成された運動神経細胞を用いた解析も進められているが，細胞間のばらつきも多く，その解釈はまだ途上である．現時点では，見出された変異が多型であるか真に病態に関与する変化であるか，生化学的に確実に検証できる方法はない．

おわりに

　TDP-43の発見以降，ALS研究は急速に進展している．ALS10が示したことは，全身に遺伝子変異があっても，異常が起こるのは成人の運動神経細胞

ディベート

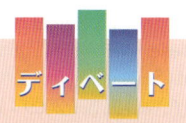

ALS発症は，TDP-43のgain of toxic functionか？それともloss of normal functionか？

　優性遺伝性の神経変性疾患のメカニズムとして，毒性機能獲得説（gain of toxic function）と機能喪失説（loss of normal function）が常に論議されている．毒性機能獲得説とは，正常蛋白質が神経細胞に毒性を与える異常機能を獲得し，その結果神経細胞が変性脱落するという説である．機能喪失説とは，正常蛋白質の機能喪失により神経変性が起こるという説である．通常，優性遺伝性疾患は毒性機能獲得説を背景とし論じられる．ALS10に関しても同様に，この2説が唱えられている[20]．

　毒性機能獲得説を支持する所見としては，ALS10が優性遺伝であること，疾患関連変異型TDP-43に細胞毒性が認められること，疾患関連変異型TDP-43を遺伝子導入したマウスやラットでは，細胞質内封入体や核からのTDP-43の消失を伴わずに運動神経細胞の変性と生存率の低下を認めること，があげられる．

　一方，機能喪失説を支持する知見としては，ユビキチン陽性TDP-43陽性の細胞質内封入体を形成した運動神経細胞では，核内のTDP-43を認めないことがあげられる．TDP-43は主に核内で機能すると考えられるため，この状態ではTDP-43の正常な機能は喪失していると考えられる．実際TDP-43は，発生や神経細胞の生存に必須であり，TDP-43欠損マウスのホモ接合体は胎生致死である．また成体になってからTDP-43の発現を抑制したモデル動物では，運動神経をはじめとする神経細胞死を認める．TDP-43の主たる機能としてはスプライシングへの関与が唱えられており，本症の病態機序としてTDP-43の機能低下によるスプライシング異常は魅力的な仮説である．しかし，実験系で示されたTDP-43の機能異常によるスプライシングの変化が，実際にALS患者の罹患組織で示されているのは，転写に寄与する遺伝子である*POLDIP3*のみであり[18]，ALSでのスプライシング異常とTDP-43機能異常とを結びつけるに至っていない．一方TDP-43の減少は，大きな遺伝子の量を減少させる．実際，孤発性ALSのTDP-43陽性封入体を持つ細胞にて，*PARK2*などの大きな遺伝子の発現の低下が示されているが，その特異性は検討が必要である．

とその周囲のグリア細胞のみであり，さらに，その浸透率が必ずしも高くないという事実である．これを説明しうる病態理論の解明により，孤発性ALSの病態解明さらには治療法の開発へと発展することが期待される．

（横関明男，西澤正豊，小野寺理）

文献

1) Arai T, et al. TDP-43 is a component of ubiquitin-positive tau-negative inclusions in frontotemporal lobar degeneration and amyotrophic lateral sclerosis. *Biochem Biophys Res Commun* 2006 ; 351(3) : 602-611.
2) Neumann M, et al. Ubiquitinated TDP-43 in frontotemporal lobar degeneration and amyotrophic lateral sclerosis. *Science* 2006 ; 314(5796) : 130-133.
3) Chen-Plotkin AS, et al. TAR DNA-binding protein 43 in neurodegenerative disease. *Nat Rev Neurol* 2010 ; 6(4) : 211-220.
4) Tan CF, et al. TDP-43 immunoreactivity in neuronal inclusions in familial amyotrophic lateral sclerosis with or without SOD1 gene mutation. *Acta Neuropathol* 2007 ; 113(5) : 535-542.
5) Yokoseki A, et al. TDP-43 mutation in familial amyotrophic lateral sclerosis. *Ann Neurol* 2008 ; 63(4) : 538-542.
6) Chiò A, et al. ALS / FTD phenotype in two Sardinian families carrying both C9ORF72 and TARDBP mutations. *J Neurol Neurosurg Psychiatry* 2012 ; 83(7) : 730-733.
7) Fujita Y, et al. Different clinical and neuropathologic phenotypes of familial ALS with A315E TARDBP mutation. *Neurology* 2011 ; 77(15) : 1427-1431.

8) Iida A, et al. Large-scale screening of TARDBP mutation in amyotrophic lateral sclerosis in Japanese. *Neurobiol Aging* 2010 ; 33 : 786-790.
9) Kamada M, et al. Screening for TARDBP mutations in Japanese familial amyotrophic lateral sclerosis. *J Neurol Sci* 2009 ; 284(1-2) : 69-71.
10) Nozaki I, et al. Familial ALS with G298S mutation in TARDBP : A comparison of CSF tau protein levels with those in sporadic ALS. *Intern Med* 2010 ; 49(12) : 1209-1212.
11) Tamaoka A, et al. TDP-43 M337V mutation in familial amyotrophic lateral sclerosis in Japan. *Intern Med* 2010 ; 49(4) : 331-334.
12) Sreedharan J, et al. TDP-43 mutations in familial and sporadic amyotrophic lateral sclerosis. *Science* 2008 ; 319(5870) : 1668-1672.
13) Corcia P, et al. Phenotype and genotype analysis in amyotrophic lateral sclerosis with TARDBP gene mutations. *Neurology* 2012 ; 78(19) : 1519-1526.
14) Benajiba L, et al. TARDBP mutations in motoneuron disease with frontotemporal lobar degeneration. Ann Neurol 2009 ; 65 (4) : 470-473.
15) Hasegawa M, et al. Phosphorylated TDP-43 in frontotemporal lobar degeneration and amyotrophic lateral sclerosis. *Ann Neurol* 2008 ; 64(1) : 60-70.
16) Freibaum BD, et al. Global analysis of TDP-43 interacting proteins reveals strong association with RNA splicing and translation machinery. *J Proteome Res* 2010 ; 9(2) : 1104-1120.
17) Polymenidou M, et al. Long pre-mRNA depletion and RNA missplicing contribute to neuronal vulnerability from loss of TDP-43. *Nat Neurosci* 2011 ; 14(4) : 459-468.
18) Shiga A, et al. Alteration of POLDIP3 splicing associated with loss of function of TDP-43 in tissues affected with ALS. *PLoS One* 2012 ; 7(8) : e43120.
19) Avendaño-Vázquez SE, et al. Autoregulation of TDP-43 mRNA levels involves interplay between transcription, splicing, and alternative polyA site selection. *Genes Dev* 2012 ; 26(15) : 1679-1684.
20) Lee EB, et al. Gains or losses : Molecular mechanisms of TDP43-mediated neurodegeneration. *Nat Rev Neurosci* 2012 ; 13(1) : 38-50.

Further reading

- 横関明男ほか. ALS10（TARDBP 遺伝子変異による ALS）. 神経内科 2012 ; 76（5）: 489-496.
 TARDBP 遺伝子変異と臨床症状についてまとめてある.

- 特集　神経変性疾患における TDP-43. 最新医学 2010 ; 65(7).
 TDP-43 の特集であり, 主に基礎研究の報告がわかりやすく記載してある.

IV. ALSの病態関連遺伝子と遺伝子変異
FUS / TLS

> **Point**
> - *FUS / TLS*は16番染色体に連鎖する家族性ALS（ALS6）の責任遺伝子として同定された．家族性ALSの原因遺伝子としてはわが国では*SOD1*に次ぐ頻度と考えられている．
> - わが国ではp.R521C変異の報告が多く，いずれも若年発症・急速進行性の経過をとる．病理では神経細胞内に好塩基性封入体（BI）を認める．
> - FUS / TLSとTDP-43は構造・機能ともに相同性が高く，ALS病態における共通したメカニズムが想定されている．
> - 前頭側頭葉変性症（FTLD）においてFUS / TLS proteinopathyという分類が提唱されている．

ALS6の原因遺伝子

2009年に16番染色体に連鎖する家族性ALS（familial amyotrophic lateral sclerosis：FALS〈ALS6〉）の責任遺伝子が fused in sarcoma / translated in liposarcoma（*FUS / TLS*）であることが米国ボストンのRobert Brownおよび英国ロンドンのChristopher Shawのグループから報告された[1,2]．*FUS / TLS*は家族性ALSの原因遺伝子として，わが国では*SOD1*に次いで頻度が高い遺伝子と考えられている．もともと*FUS / TLS*は肉腫の病態に関わる癌遺伝子として発見されたものであるが，先に明らかとなったALS10の責任遺伝子である*TARDBP*（TDP-43）によく似た構造を持ち，そのいずれもDNAおよびRNA代謝に関わる．さらには報告されたALS患者における遺伝子変異もともに遺伝子のC末端に集中していることは，両者がある共通した機序でALS病態に関わっている可能性が高いことを示唆している（**1**）[3]．

FUS / TLSの構造と機能

FUS / TLSは526個のアミノ酸から成るRNA結合蛋白であり，粘液性脂肪肉腫の癌化を誘導する因子として同定された．N末端から順にglutamine-glycine-serine-tyrosine（QGSY）richドメイン，glycine（Gly）-richドメイン，RNA認識モチーフ（RRM），arginine-glycine-glycine（RGG）richドメイン，zinc-fingerモチーフ，そして核局在シグナルを含む高度に保存されたC末端を持っている（**1**，上段）[3]．FUS / TLSは核と細胞質の両方に局在を持ち，細胞増殖，転写制御，RNAおよびマイクロRNAのプロセッシングなど多くの細胞内プロセスに関わると考えられている．*FUS / TLS*のエクソン12を欠損させたマウスではニューロンの可塑性や局所的な蛋白翻訳のための樹状突起へのメッセンジャーRNA（mRNA）の輸送も障害され，マウス由来の

1 ALSにおける *FUS / TUS* および *TARDBP*（TDP-43）遺伝子異常

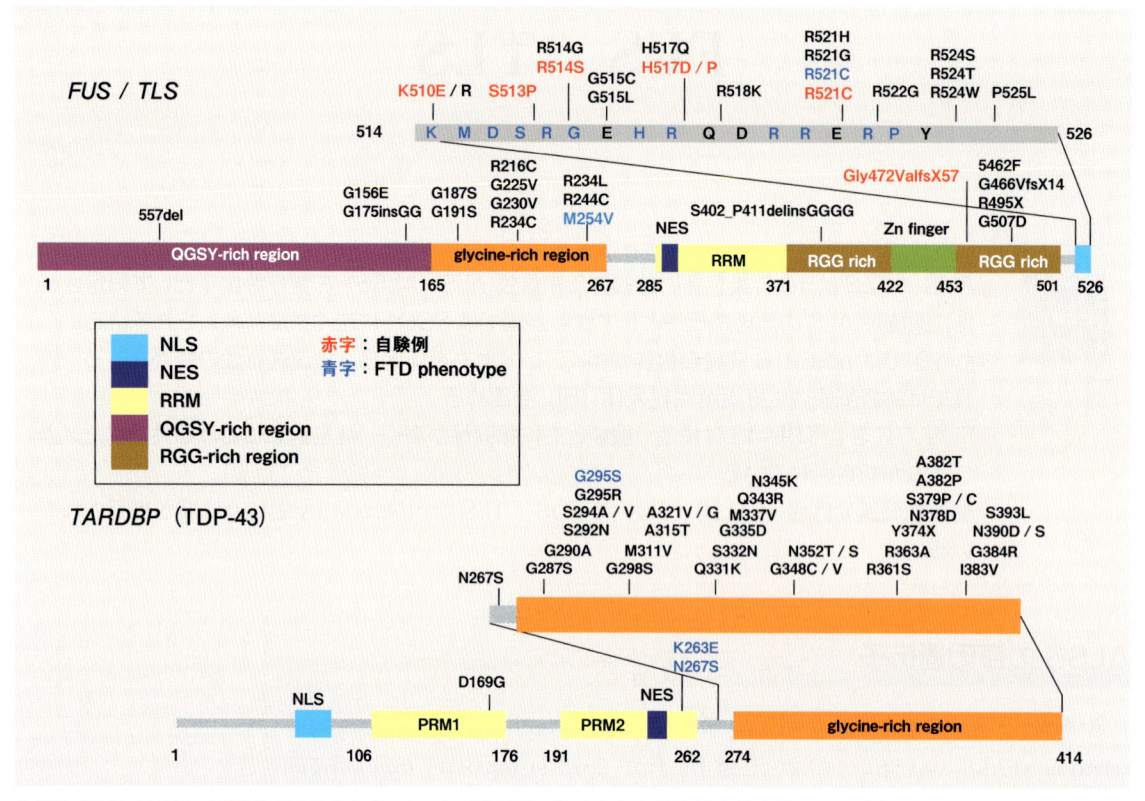

上段は FUS / TUS，下段は TARDBP（TDP-43）遺伝子に認められた遺伝子変異を示す．両遺伝子はよく似た構造を持ち，遺伝子変異もいずれも C 末端に集中している．
NLS：nuclear localization signal, NES：predicted nuclear export signal, RRM：RNA-recognition motifs, QGSY-rich region：glutamine, glycine, serine, tyrosine-rich region, RGG-rich region：arginine, glycine-rich region.

（Lagier-Tourenne C, et al. *Cell* 2009 [3]に筆者らの自験例を加えて作成）

海馬神経細胞を培養すると樹状突起の形態異常が起こることが示されている．

FUS / TLS 遺伝子異常を伴う ALS

遺伝子異常の特徴

FUS / TLS は TDP-43 と相似のドメイン構造をとり，報告された ALS 患者における遺伝子変異もともに遺伝子の C 末端に集中している（**1**）．TDP-43 も核局在シグナルや RNA 認識モチーフを持ち，機能的にも近い RNA 結合蛋白であると考えられている．これまでに *FUS / TLS* 遺伝子に変異部位が 40 か所以上報告されており，家族性 ALS の約 3～4％，孤発性の約 1％を占めるとされる[4]．*FUS / TLS* 遺伝子異常を持つ患者は欧米，アフリカ，アジア，オセアニアなど全世界に分布している．

変異の形式はミスセンス変異がほとんどであり，RGG-rich ドメインおよび核局在シグナルをコードするエクソン 13-15 か，QGSY-rich ドメインおよび Gly-rich ドメインをコードするエクソン 3，5，6 に存在している[4]．C 末

2 東北大学神経内科における家族性ALSの遺伝子解析

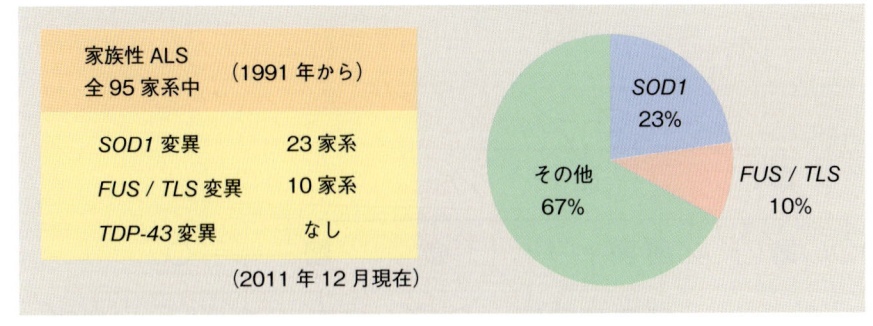

家族性ALS 全95家系中	（1991年から）
SOD1 変異	23家系
FUS / TLS 変異	10家系
TDP-43 変異	なし

（2011年12月現在）

円グラフ：SOD1 23%、FUS / TLS 10%、その他 67%

常染色体優性遺伝形式が疑われる日本人の家族性ALS 95家系の解析を行い，23家系においてSOD1遺伝子変異，10家系にFUS / TLS遺伝子変異を同定している．

端の配列に影響する変異は核局在シグナルを破壊し，transportin依存性核輸送を阻害し疾患を引き起こす．これまでに報告されたもののうち，90％近くがC末端の変異である（**1**，上段）．一方，エクソン3，5，6の変異は種間で保存されたアミノ酸配列部位に影響を与えるため変異予測プログラムでは変異の影響大とされるが，これらの変異による神経細胞機能異常は知られていない．さらに剖検例での検討は限られた変異にしか行われていないため，孤発例でみられる変異が疾患感受性遺伝子である可能性も残されている．ミスセンス変異に加えてGly-richドメインの存在するエクソン5，6のインフレームの挿入変異やC末端を完全に欠く変異もいくつか知られている．

臨床型

われわれの報告したFUS / TLS変異を持つALS家系[5]では上位運動ニューロンの所見がほとんどみられないか欠いていた．また，頸部や上肢近位筋の筋力低下が目立つ症例も報告されている．これまでに東北大学神経内科で解析した95家系の常染色体優性の遺伝形式を持つ家族性ALSでは23家系にSOD1変異，10家系にFUS / TLS遺伝子変異を認めた（**2**）．

FUS / TLS遺伝子変異を伴う家系の中で，10家系の内訳は点変異が9家系（p.K510E, p.S513P, p.R514S, p.H517D, p.H517P, p.R521C），挿入変異が1家系（c.1420_1421insGT）であった．FUS / TLS変異を伴うALS全体の臨床病型としては，30〜40代発症と比較的若年発症で，経過も2年程度と進行速度が速い経過であった．変異によっては発症年齢も比較的高齢で進行も遅い症例もあった（p.S513P変異）．5世代にわたって臨床像の詳細を知ることができたFUS / TLS遺伝子のp.R521C変異に伴う大家系では46人のうち半分にあたる23人が家族性ALSを発症しており浸透率は100％と考えられた．平均35.3歳で筋力低下を発症し，構音障害，嚥下障害，筋痙縮や筋萎縮を呈する．平均死亡年齢は37.2歳であり人工呼吸器を必要とするまで平均23か月と若年発症・急速進行性の経過を取ることがわかった．このp.R521Cは全世界で共通してみられるFUS / TLSの重要な変異と考えられる[5]．

3 *FUS / TLS* 遺伝子変異を伴う宮城県の大家系

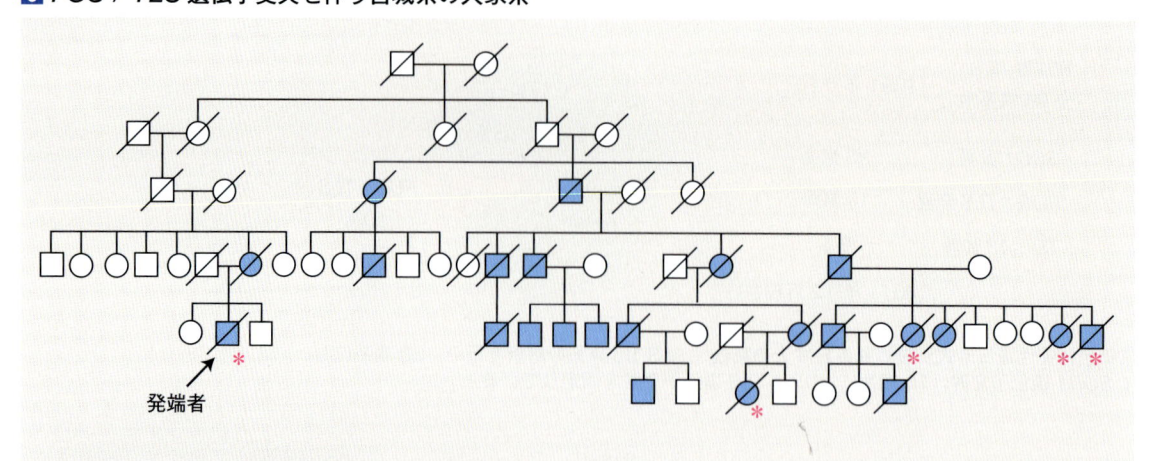

- 4世代46人のうち半数にあたる23人が各世代にわたって発症
  ⇒浸透率の高い常染色体優性遺伝
- 平均35歳で発症．罹病期間は平均23か月
  ⇒若年発症・急速進行性の経過
- 剖検が5名

同遺伝子にp.R521C変異を持つ宮城県の大家系（FALS1家系）では構成員46人のうち半分にあたる23人が家族性ALSを発症しており浸透率は100％と考えられた．平均35.3歳で筋力低下を発症し，平均死亡年齢は37.2歳であり病期の進行は非常に急速であった．→が発端者，青塗りがALS罹患者，＊が剖検例を示す．

(Suzuki N, et al. *J Hum Genet* 2010[5] より)

病理所見

はじめに上記家系（p.R521C変異）の1例を提示する．

症例FALS1-2（**3**の→）：31歳時に右上肢遠位の筋力低下で発症し，発症から1年4か月で人工呼吸器管理となった．剖検時40歳，全経過は9年2か月．脳重量は1,170 gで，肉眼所見では脊髄・錐体路の萎縮は対称性に高度にみられた．中脳被蓋の萎縮も顕著であった．組織学的には，通常のALSの所見に加え，中脳被蓋の萎縮，黒質，青斑核，視床下核，淡蒼球（特に内節）にも広範に変性脱落の所見がみられた．脊髄でも運動ニューロンの著明な減少に加え，後索は淡明化し，なかでも middle root zone の脱落が高度であった．さらに脳幹部の神経細胞質内に好塩基性封入体（basophilic inclusion：BI）を認め，ユビキチン陽性，TDP-43陰性，FUS／TLS陽性であった（**4**）[5]．

さらには本家系内の上記を含めた3剖検例（それぞれ発症後1年，3年，9年）に関しての病理学的解析を詳細に行った．最も神経細胞脱落が顕著なのは脊髄運動ニューロンだったが，病期が長くなるにつれ，BI，神経細胞質内封入体およびグリア細胞内封入体の分布は運動系以外にも拡がっていった（**5**）[6]．発症1年の時点において，封入体は脊髄前角以外に黒質にも観察された．グリア細胞内封入体は神経細胞質内封入体よりも広範に，発症後早期からみられた．BIよりも免疫染色によるFUS／TLS陽性封入体の分布のほうが広範であった．近年，神経変性疾患において細胞間の病態の伝達機構が

4 剖検症例（FALS1-2）の病理所見（中脳被蓋部）―剖検時 40 歳，全経過 9 年 2 か月

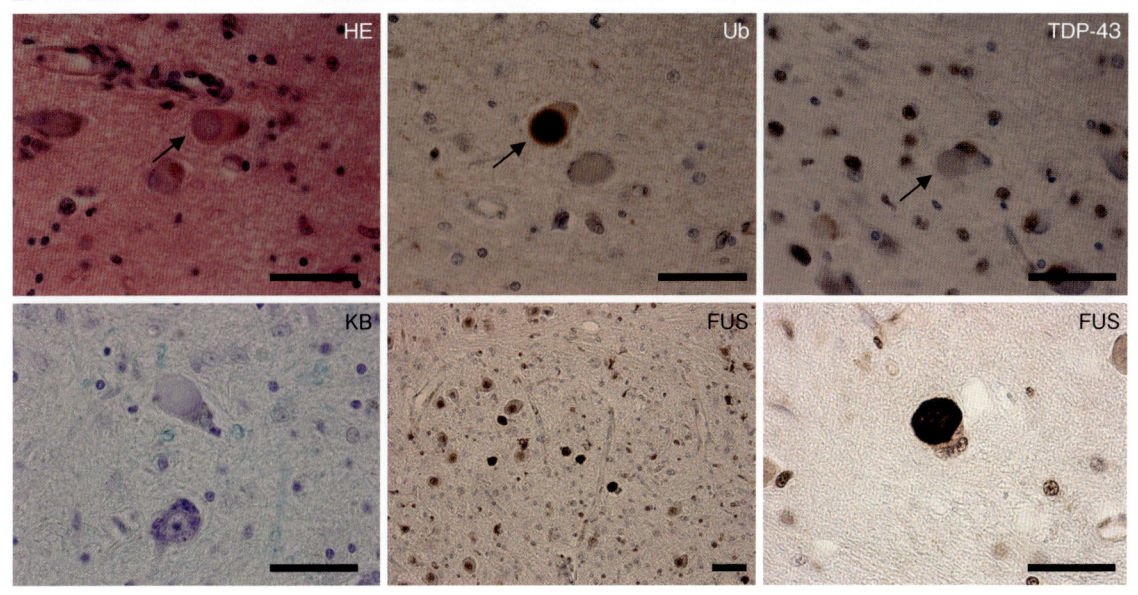

好塩基性封入体（BI）が神経細胞の細胞質に円形に存在し（→），この構造物はユビキチン陽性を示した．一方 TDP-43 は正常でみられる核の染色性が保たれており，BI は TDP-43 陰性であった．FUS / TLS の染色性は細胞質により強く認められ，BI は FUS / TLS 陽性であった．Bar = 50 μm．

(Suzuki N, et al. *J Hum Genet* 2010 [5] より)

注目されており，同一変異・同一家系内の症例間で病期による病変分布を検討することは細胞・動物モデルでの理論構築に大きな示唆を与えると考えられている[6]．さらには，同 p.R521C 変異例は九州大学[7]，弘前大学，群馬大学からも報告されて，いずれの病理でも BI を認めている．

FUS / TLS proteinopathy の概念

　ユビキチン陽性封入体がみられる ALS や，前頭側頭型認知症（frontotemporal dementia：FTD）の病理学的な概念である前頭側頭葉変性症（frontotemporal lobar degeneration：FTLD）では異常蓄積する蛋白質として TDP-43 や FUS / TLS，SOD1 が同定され，分子病理学的見地から分類の再編が行われつつある[4]．FUS / TLS proteinopathy は病理学的に FUS / TLS 蛋白の異常蓄積がみられる疾患群と定義される．病理学的特徴として神経細胞やグリア細胞内に FUS / TLS の免疫染色陽性となる細胞質内封入体が出現する．これらのうち一部には *FUS / TLS* の遺伝子異常がみられ多くは純粋な ALS の臨床型を呈する．*FUS / TLS* の遺伝子異常に伴う ALS と FUS / TLS 蛋白の異常蓄積がみられる FTLD では FUS / TLS と同じ FET 蛋白である TAF15 や EWS の免疫染色性が異なるという報告もある．

FUS / TLS proteinopathy に分類される FTD

　FUS / TLS 変異を伴う FTD の報告はまれであり，ALS との合併例が報告されている．2010 年の Mackenzie ら[8] の病理学的な立場からの術語体系の推

5 FUS / TLS 染色陽性封入体の空間的・時間的分布

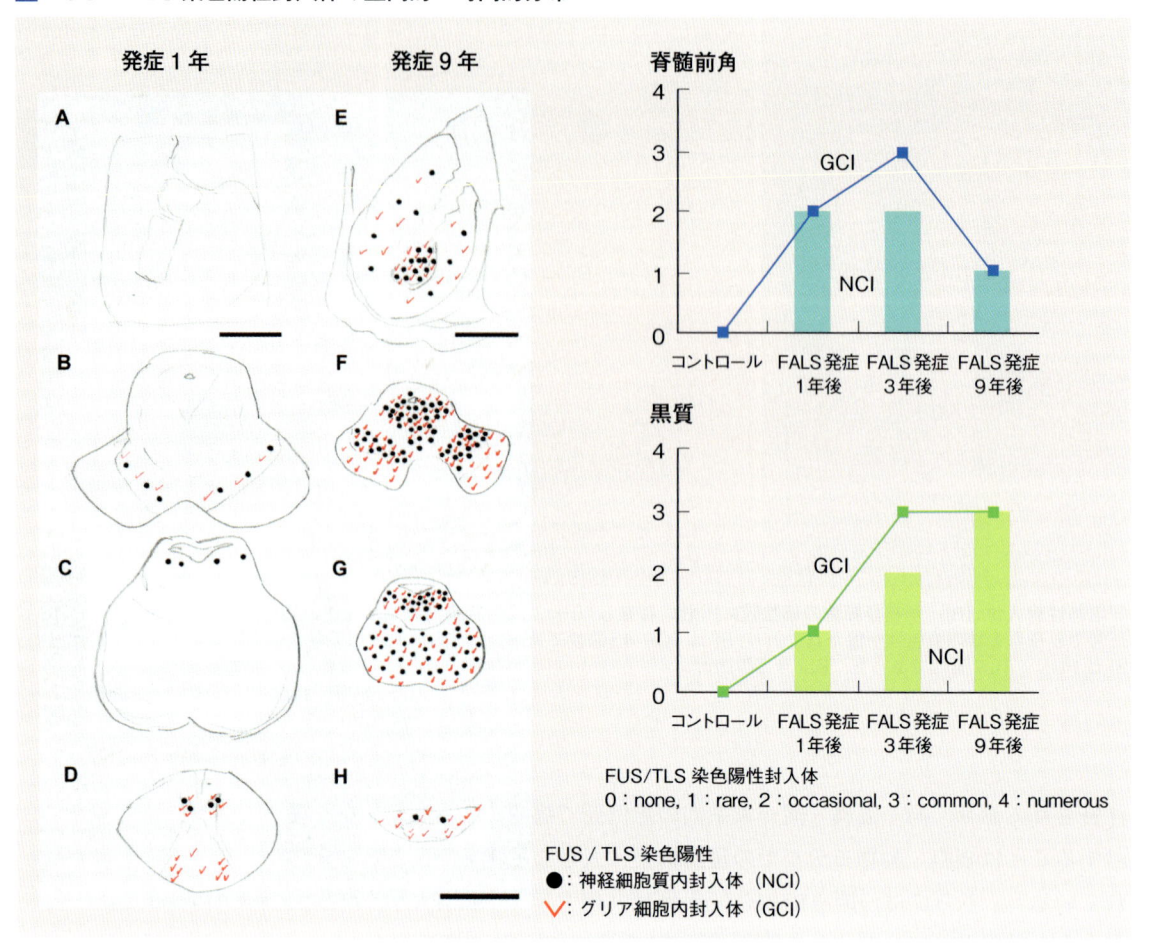

左：同一家系（FALS1）内での1年，3年，9年と経過年数の異なる病理像を検討した．発症1年後の剖検例ではBI，神経細胞質内封入体（NCI）およびグリア細胞内封入体（GCI）の分布は脊髄前角および黒質の一部に限局している．一方，発症9年後の剖検例では淡蒼球，黒質，中脳水道周囲，橋核などより広範に封入体が分布している．Bar＝1cm.
右：封入体数の定量的な評価では，脊髄前角では神経細胞の脱落が顕著なため9年後の症例では3年後よりもむしろ封入体の数は減少している．その一方で黒質ではリニアに封入体が増加していた．

(Suzuki N, et al. *J Neuropathol Exp Neurol* 2012[6] より)

奨によるとFTLDは異常を認める蛋白の種類によりFTLD-tau，FTLD-TDP，FTLD-UPS，FTLD-FUS／TLSに分けるとよいとされるが，概念は変遷している[9]．将来的には遺伝子異常の有無による分類の併用も必要であると思われる．

FTLD-FUS／TLSはatypical FTLD-U（aFTLD-U），basophilic inclusion body disease（BIBD），neuronal intermediate filament inclusion disease（NIFID）に分類される．aFTLD-Uで最も特徴的な所見は神経細胞内の核内封入体であり，フィラメント構造や時にリング状の構造物が核の辺縁部に局在し，特に海馬で容易に見出される．BIBDはまれで臨床的にもヘテロな疾患でありHE染色でBIを認めることから名づけられた病理学的概念である．BIはFUS／TLS染色で陽性に染まるが，免疫染色陽性の構造物はBIよりも広く分布しており，主に前頭葉，基底核，脳幹，小脳，脊髄などに認められる．NIFID

は早期発症の孤発性の behavioural variant FTD の表現型を呈し，錐体路および錐体外路症状を示す．

FUS / TLS proteinopathy の病態機序の解析の現状

　FUS / TLS 蛋白蓄積と神経変性の病態機序の理解はこれからの課題である．構造上の類似性が認められる TDP-43 の場合と同様，FUS / TLS の生理的機能の喪失（loss of function）あるいは神経毒性の獲得による gain of function の機序などが想定されている．

　C 末端にミスセンス変異や欠失変異を持つ FUS / TLS を in vitro で発現させると核局在シグナルが破壊されることにより細胞質に存在する FUS / TLS の割合が上昇することがわかってきた．このことから核と細胞質の相互移行という FUS / TLS の生理的機能が阻害されることが病態の主要イベントであると考えられる．FUS / TLS はリン酸化やユビキチン化，メチル化されることが知られている．FUS / TLS の機能と翻訳後修飾の関係については明らかになっていないが，同様の修飾により TDP-43 においては蛋白間や蛋白 RNA 間の結合や核細胞質局在に影響が出ることもわかっている．FUS / TLS の transportin を介した核移行が障害されることが神経細胞変性にどのように結びつくかは明らかではないものの，in vitro での核移行の障害実験によりストレス顆粒内に FUS / TLS が蓄積することから，ストレス顆粒の生成が病態過程で関わっていることが指摘されている．また Cleveland らのグループは RNA 結合蛋白であるという性質を利用して，TDP-43 と免疫沈降する RNA を，次世代シークエンサーを用いて 6,304 個同定し，また TDP-43 は成体脳で 900 以上の遺伝子の pre-mRNA のスプライシングに関与することを明らかにした[10]．さらに FUS / TLS も成体脳で 900 以上の遺伝子の pre-mRNA のスプライシングに関与することが明らかとなったが，特に長い pre-mRNA のプロセッシングに TDP-43 と FUS / TLS の共通した機能があるのではないかと考えられている[11]．

　in vivo の実験では，ヒト正常および FUS / TLS の p.R521C 変異を過剰発現させたラットが報告された．変異 FUS / TLS 遺伝子を持つラットでは運動ニューロンの変性から二次性・進行性の筋萎縮や麻痺を呈する．しかしながら正常 FUS / TLS 遺伝子を過剰発現させた場合でも加齢に伴い皮質や海馬の神経細胞脱落がみられ，空間認知や記憶に障害が出ることから遺伝子変異をノックインした動物モデルでの解析が待たれるところである．線虫などを用いた系でも gain of function による神経細胞死が示唆されているが，今後さらなる検討が必要であろう．

おわりに

　TDP-43 と FUS / TLS という 2 つの分子の発見は ALS や FTLD の病態解明研究における重要な転機といえる．さらに新たな常染色体劣性遺伝形式を取る家族性 ALS の原因遺伝子である optineurin が TDP-43 や FUS / TLS 蛋白と

相互作用する[12]ことも新たなALS病態解明の鍵となる．FUS / TLSの翻訳後修飾の解析，マイクロRNAやmRNAレベルの患者剖検例での解析が*FUS / TLS*変異を持つALSの病態の全体像を把握するのに重要となると考える．併せてALS患者由来のiPS細胞や*TARDBP*（TDP-43），*FUS / TLS*，*optineurin*，*VCP*，*ubiquilin 2*，*C9ORF72*，*profilin 1*といったALS関連遺伝子の病態を再現した新規ALS疾患モデルの開発と，それらを用いた薬剤の探索・開発が今後の課題である．

（青木正志，鈴木直輝，割田　仁）

謝辞

　鳥取大学医学部の加藤信介先生，加藤雅子先生，東北大学神経内科の加藤昌昭先生，島倉奈緒子さん，解析に協力していただいた患者さんに感謝いたします．本研究は文部科学省科学研究費補助金，厚生労働省厚生労働科学研究費補助金の補助で行われた．

文献

1) Kwiatkowski TJ Jr, et al. Mutations in the FUS / TLS gene on chromosome 16 cause familial amyotrophic lateral sclerosis. *Science* 2009；323：1205-1208.
2) Vance C, et al. Mutations in FUS, an RNA processing protein, cause familial amyotrophic lateral sclerosis type 6. *Science* 2009；323：1208-1211.
3) Lagier-Tourenne C, Cleveland DW. Rethinking ALS：The FUS about TDP-43. *Cell* 2009；136：1001-1004.
4) Mackenzie IR, et al. TDP-43 and FUS in amyotrophic lateral sclerosis and frontotemporal dementia. *Lancet Neurol* 2010；9：995-1007.
5) Suzuki N, et al. FALS with FUS mutation in Japan, with early onset, rapid progress and basophilic inclusion. *J Hum Genet* 2010；55：252-254.
6) Suzuki N, et al. FUS / TLS-immunoreactive neuronal and glial cell inclusions increase with disease duration in familial amyotrophic lateral sclerosis with an R521C FUS / TLS mutation. *J Neuropathol Exp Neurol* 2012；71：779-788.
7) Tateishi T, et al. Multiple system degeneration with basophilic inclusions in Japanese ALS patients with FUS mutation. *Acta Neuropathol* 2010；119：355-364.
8) Mackenzie IR, et al. Nomenclature and nosology for neuropathologic subtypes of frontotemporal lobar degeneration：An update. *Acta Neuropathol* 2010；119：1-4.
9) Mackenzie IR, et al. A harmonized classification system for FTLD-TDP pathology. *Acta Neuropathol* 2011；122：111-113.
10) Polymenidou M, et al. Long pre-mRNA depletion and RNA missplicing contribute to neuronal vulnerability from loss of TDP-43. *Nat Neurosci* 2011；14：459-468.
11) Lagier-Tourenne C, et al. Divergent roles of ALS-linked proteins FUS / TLS and TDP-43 intersect in processing long pre-mRNAs. *Nat Neurosci* 2012；15：1488-1497.
12) Ito H, et al. Optineurin is co-localized with FUS in basophilic inclusions of ALS with FUS mutation and in basophilic inclusion body disease. *Acta Neuropathol* 2011；121：555-557.

IV. ALSの病態関連遺伝子と遺伝子変異

Optineurin

> **Point**
> - 家族性筋萎縮性側索硬化症（ALS）のうち optineurin（OPTN）遺伝子異常が原因であるものは数%と推定される.
> - 生理的には OPTN は NF-κB や IRF3 の活性化を阻害しているが, ALS の原因変異によりこの阻害作用が消失する.
> - optineurin 変異例以外の種々の ALS において脊髄前角運動ニューロン細胞質内封入体が抗 OPTN 抗体で陽性であり, 多くの ALS の発症機序に関与している可能性がある.

optineurin について

　optineurin（MIM 602432）はアデノウイルスの early region 3（E3）14.7-kDa protein と関連する蛋白質として同定され, 当初は FIP-2（for 14.7K-interacting protein）と命名された[1]. 構造は **1** に示す. 2002 年に家族性正常眼圧緑内障の原因遺伝子として報告され[2], optic neuropathy inducing protein として OPTN という名前が一般化した. 緑内障の原因変異としてさまざまな変異が報告されたが, 健常コントロールで変異を認めず, かつ人種を超えて広く認められているのは E50K のみである（つまり遺伝子変異のすべてが病的意義をもつわけではない）. その他ゲノムワイド関連解析では骨パジェット病の遺伝的関連因子であると指摘されている. また常染色体優性遺伝性多発性囊胞腎においては, tumor necrosis factor-α（TNF-α）によって誘導された optineurin を介して腎囊胞が形成されると報告されている.

　OPTN の C 末側の配列の一部は NEMO（nuclear factor kappaB〈NF-κB〉essential modulator）と類似（**1** の点線部分）しており, ユビキチン化された receptor-interacting protein（RIP）に対して NEMO と競合する. NEMO の働きを阻害することにより NF-κB の活性化を抑え[3], 過剰な炎症などを抑制している. 生化学的研究により myosin VI や Rab8 との関連で OPTN はゴルジ装置の維持や膜の輸送, exocytosis に重要な働きをし, さらに Rab8 / OPTN / htt 複合体を形成してゴルジ装置からの輸送にも関係していると考えられている. 最近では TBC1D17（TBC1 domain family, member 17）を介して OPTN がこの Rab8 の機能を抑制的に調節することも報告されている. その他, OPTN リン酸化が有糸分裂にネガティブフィードバックをかけることが報告され, 細胞分裂への関与も知られるようになった. またリン酸化された OPTN は, ubiquitin-like microtubule-associated protein light chain 3（LC3）との結合力が増強し, ユビキチン化されたサルモネラ菌の選択的オートファ

劣性遺伝性疾患の原因遺伝子の同定 — Column

　これまでは，まず疾患の大家系を把握し，連鎖解析から候補領域を絞り込み，原因遺伝子が同定されてきた．しかしALSでは余命が短いため，第一患者発症時には罹患した親は死亡している．また，第二患者発症時には第一患者が死亡していることが多く，家系としての検体収集が困難である．これらの要因のためALSにおいては従来の方法が有効でない．また以前よりALSの多発地帯が知られているが，環境要因として確定したものはない．そのため，このような多発は血族結婚による劣性遺伝性ALSが関与していると想定した．

　劣性遺伝性の場合，原因遺伝子は自己接合性断片（両方の染色体領域が同一祖先から由来している）の領域に存在するため，ホモ接合が連続する領域が候補となる．この領域抽出のため，高密度の一塩基多型（single nucleotide polymorphism：SNP）を利用した．SNPが連続してホモ接合である領域を血族結婚由来のALS患者で解析し，それらが複数の患者で重なる部分をhomozygous fingerprinting（HF）法[5]を用いて抽出することとした．

　まずSNP解析を両親が血族結婚の患者6名で行い，ホモ接合が連続する領域を抽出し，共通する部分を候補領域とした．それによりchromosome 10に2.5メガ（2.5×10^6）塩基対の領域が抽出された．この領域には17個の遺伝子が存在し，それらをシークエンスすることによりoptineurin遺伝子の変異を同定した．

　この方法はその他の劣性遺伝性疾患の原因遺伝子の同定にも有効である．最初の使用例としては，わずか3名の患者の解析から肺胞微石症の原因遺伝子 *SLC34A2* が同定された[6]．

Keywords

一塩基多型（SNP）
ゲノム配列中に1つの塩基が変異したもので，その変異が集団内で1%以上の頻度でみられるもの．各個人には1,000〜2,000塩基に1個の割合で変異がみられる．

1 optineurinの構造とALSでの変異

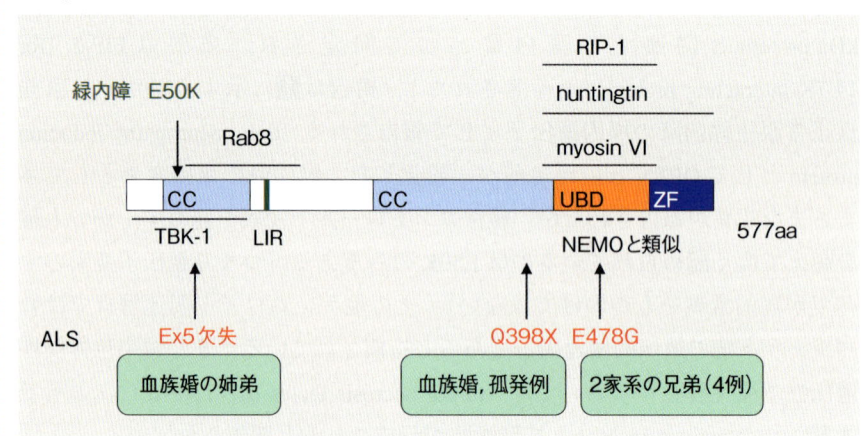

optineurinと結合する蛋白の位置，ALSで認められる変異について示す．E50Kは緑内障での変異．点線はNEMOと類似の配列部分．
CC：coiled coil，LIR：LC3 interacting motif，UBD：ubiquitin binding domain，ZF：zinc finger，TBK-1：TRAF-associated NF-κB activator（TANK）-binding kinase 1．

ジーを促進する，と報告され，注目されている[4]．

optineurin 遺伝子変異[7]

　Column に記載した方法で筋萎縮性側索硬化症（amyotrophic lateral sclerosis：ALS）の原因として *optineurin*（*OPTN*）遺伝子変異を同定した（**1**）．血族結婚由来の姉弟発症例でエクソン5の欠失のホモ接合を見出した．イントロン4に存在するAluJbとイントロン5に存在するAluSxは共通する配列を有しているが，共通部分が重なりその間がすっかり抜け落ちるalu-mediated recombinationの状況であった．その結果，アミノ酸の読み枠が変わ

2 OPTN 変異患者の臨床経過

変異	発症	初発	寝たきり	人工呼吸器	経過
Ex5 欠失	33 歳	左上肢	1 年	2 年	24 年で死亡
Ex5 欠失	36 歳	左上肢	2 年	1 年	19 年で死亡
Q398X	52 歳	構語障害	—	—	10 年で死亡
Q398X	44 歳	右上肢	—	—	4 年後も生存
E478G	56 歳	両上肢	9 年	—	10 年で死亡
E478G	64 歳	両上肢	—	—	11 年後も生存
E478G	51 歳	両下肢	—	5 年	11 年後も生存
E478G	49 歳	嚥下障害	×	1 年	1.5 年で死亡

ってしまい（フレームシフト），蛋白質ができたとしても 58 アミノ酸の短いものとなる．またエクソン 12 のナンセンス変異（c.1502C>T, p.Q398X, 終止コドンとなる）のホモ接合を認めた．この症例ではウエスタンブロッティングで OPTN 蛋白が消失しており，nonsense-mediated mRNA decay の機序が考えられた．

さらに，孤発性 ALS も含めて変異を検索したところ，孤発例 1 例に同じナンセンス変異を認めた．また兄弟発症が認められる 2 家系 4 症例においてエクソン 14 のミスセンス変異（c.1743A＞G, p.E478G）のヘテロ接合を認めた．478 番目のグルタミン酸は哺乳類はもとよりハエやカに至るまで種を超えて保存されている．加えて，類似の蛋白質である NEMO，ABIN-1, 2, 3（A20 binding and inhibitor of NF-κB）でも DFxxER モチーフとしてこの部分は配列が同じであり，機能的に重要なアミノ酸であると考えられる．上記 3 種類の変異は健常コントロールでは認めず，これまでの緑内障の論文でも報告がなく，ALS 特異的である．

われわれはさらに主として白人から成る ALS 患者の検体において OPTN の遺伝子変異について検討した．家族性 124 家系，孤発性 563 例のシークエンスでは意味のある変異は認めなかった[8]．しかしながら他のグループでは日本を含む各国から OPTN 変異が複数報告されている．バイオバンクジャパンの試料の検討ではエクソン 5 より上流のいろいろな欠失（ホモおよびヘテロ接合）を認める症例が報告された．なお optineurin 変異による ALS は OMIM（Online Mendelian Inheritance in Man）では ALS12（MIM 613435）として取り扱われている．

optineurin 変異陽性 ALS の臨床経過

OPTN 変異全体としての遺伝子特異的な臨床症状や経過は認めず，初発症状にも特徴的な傾向は認めない．エクソン 5 の欠失 2 例では，発症年齢が 30 歳代と若く人工呼吸器装着も発症 1 ～ 2 年後であり，重篤な傾向がある．その他の症例では呼吸器を装着したにもかかわらず 1 年半で死亡した症例も

Key words

nonsense-mediated mRNA decay（ナンセンス変異依存 mRNA 分解機構）
読み枠の途中で終止コドンを生じるナンセンス変異をもつ遺伝子の mRNA が細胞内で選択的に分解され，ほとんど消失する現象．一般的には最終エクソンから 50 ～ 55 塩基以上上流に変異が生じた場合，分解される．

Memo

ヒトの遺伝子や遺伝性疾患の病型について，文献に基づいて情報が記載されているデータベースとして OMIM（online mendelian inheritance in man）がある（http://www.ncbi.nlm.nih.gov/omim）．そこでは SOD1 変異によるものは ALS1，FUS / TLS 変異によるものは ALS6，TARDBP 変異によるものは ALS10 とされている．

3 エクソン5欠失例の頭部CTの経過

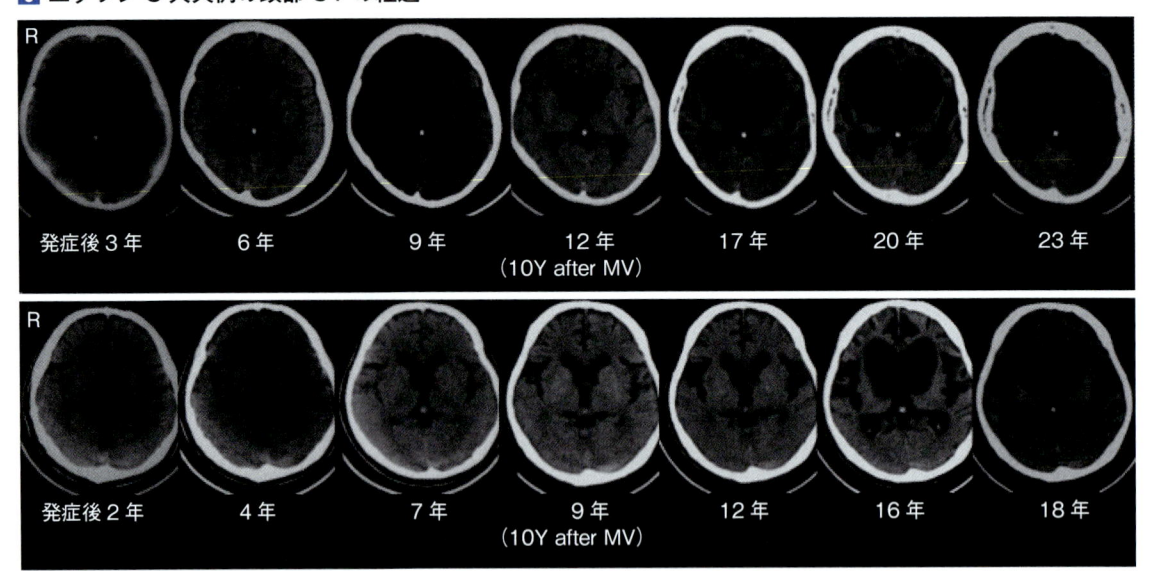

上段は姉，下段は弟の経過．発症10年以降に前頭・側頭葉の萎縮が著明となる．
10Y after MV：人工呼吸器装着後10年

(Ueno H, et al. *J Medical Case Reports* 2011[9] より)

あれば，経過10年後も呼吸器装着なく生存している例もあり，一定の傾向を認めない（**2**）．人工呼吸器は装着しているものの，20年にわたり頭部画像所見が経過観察できたエクソン5欠失の兄弟例では，発症10年以降に前頭・側頭葉の萎縮が著明となっていた（**3**）[9]．これが *OPTN* 変異に特異的であるのか，ALS の長期経過によるものであるのか，あるいは人工呼吸器装着によるものであるのかについては現時点では不明である．前頭・側頭葉病変の有無に注目した症例の解析および病理学的な検討が必要である．

optineurin の遺伝子変異の影響

変異の影響を評価するため，培養細胞に *OPTN* 遺伝子を強制発現させ NF-κB 活性を測定した（**4**）．wild type を導入した細胞では生理的な働きの通り活性を抑制するが，Q398X や E478G 変異を導入した細胞では抑制効果は消失する．一方緑内障の変異である E50K では，wild type と同様に活性を抑制する．この傾向は TNF-α で刺激した場合でも同様であった．細胞内の分布をみると wild type では顆粒状にゴルジ装置に近接して存在するが，E478G 変異を有する場合，顆粒数が減少しゴルジ装置への近接も減少していた．E50K 変異では顆粒の大きさは大きくなるもののゴルジ装置と近接していた．

また IRF3（interferon regulatory factor 3）は NF-κB とともに自然免疫に関係するが，OPTN は生理的にはこの IRF3 の活性化を抑制する．ALS での変異を導入するとこの抑制効果は消失するが，緑内障の変異では消失しない．このことは ALS 変異によりこの系の脱抑制が起こることを意味しており，自然免疫，特にウイルス感染に対する持続的な過剰反応が ALS 発症に関与する可能性を示唆している[10]．これら *in vitro* の検討では ALS の変異と緑内

4 相対的 NF-κB 活性

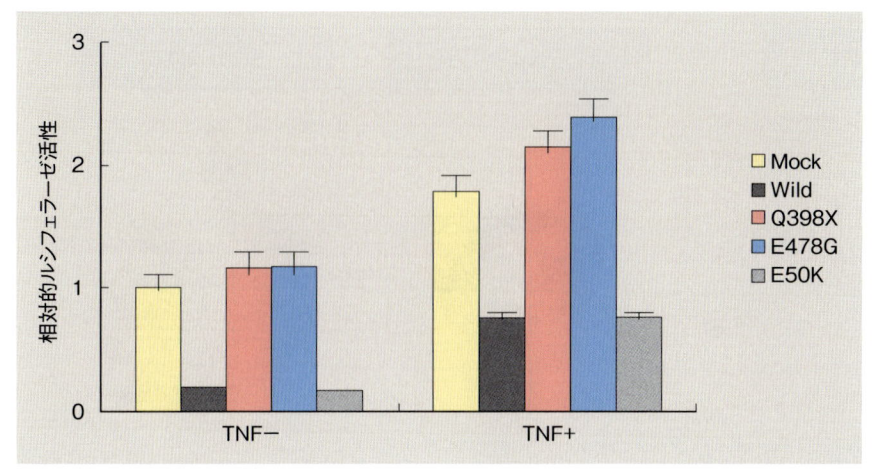

wild type では NF-κB 活性を抑制するが，ALS の変異を導入したものでは抑制しない．緑内障の変異では wild type と同様に抑制される．この傾向は TNF-α で刺激したときも同様．
(Maruyama H, et al. *Nature* 2010[7] より)

障の変異では挙動が異なっており，両者の発症メカニズムは違うものと考えられる．

病理学的検討

E478G 変異を有する患者脊髄では，後索は保たれ側索は脱髄し，前角運動神経細胞は減少し ALS の病理所見として矛盾しないが，ブニナ小体は認めなかった．残存運動神経細胞質には skein-like inclusion（糸かせ様封入体）を認め，p62 および TDP-43 抗体が陽性であったが，抗 OPTN 抗体には陰性であった．また，エオジン好性の細胞質内凝集体様構造物を認め，こちらは抗 OPTN 抗体陽性であった．ゴルジ装置の断片化は前角細胞の 73% に認め，その頻度が増加していた[11]．また孤発性 ALS 患者脊髄においてユビキチン抗体や TDP-43 抗体で染まる細胞質内封入体が抗 OPTN 抗体でも染まっていた．加えて，*SOD1* 変異陽性の家族性 ALS 患者脊髄では抗 SOD1 抗体で染まる封入体が抗 OPTN 抗体で陽性であった（**5**）．さらに，*FUS* 変異陽性症例や BIBD（basophilic inclusion body disease）症例においてニューロンの細胞質内塩基性封入体が OPTN・FUS・myosin VI の抗体で共通して染色された[12]．このように ALS の病態に大きく関わっている TDP-43・SOD1・FUS と OPTN が関連することは，多くの ALS の発症機序に OPTN が影響している可能性が考えられる．

おわりに

従来，ALS と optineurin の関係はまったく想定されていなかった．ALS と optineurin を結びつけた（ALS 発症に自然免疫や炎症が関係しているかもしれない）という意味で，今回の発見は発症機序の解明に向けて大きな手がかりをもたらした．さらに種々の原因遺伝子が報告されつつあり，これらの相

5 抗OPTN抗体による脊髄前角運動ニューロンの免疫染色

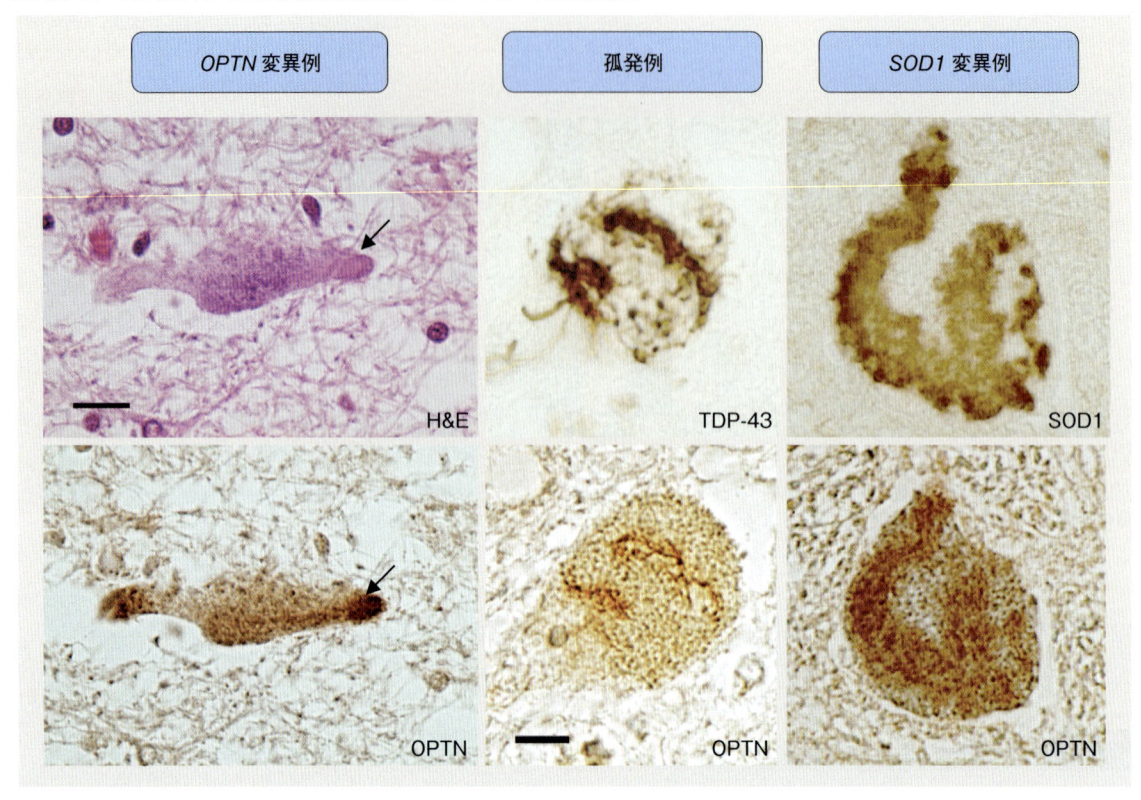

OPTN変異例のみならず，孤発例およびSOD1変異例においても抗OPTN抗体に染色される凝集物を認める．
scale bars 20μM

(Maruyama H, et al. Nature 2010[7]より)

互作用がどのようにALS発症に関係しているのか解明していき，根本的な治療法の開発をめざさなければならない．

(丸山博文，川上秀史)

文献

1) Li Y, et al. Interaction of an adenovirus E3 14.7-kilodalton protein with a novel tumor necrosis factor alpha-inducible cellular protein containing leucine zipper domains. *Mol Cell Biol* 1998；18：1601-1610.
2) Rezaie T, et al. Adult-onset primary open-angle glaucoma caused by mutations in *optineurin*. *Science* 2002；295：1077-1079.
3) Zhu G, et al. Optineurin negatively regulates TNFalpha-induced NF-kappaB activation by competing with NEMO for ubiquitinated RIP. *Curr Biol* 2007；17：1438-1443.
4) Wild P, et al. Phosphorylation of the autophagy receptor optineurin restricts salmonella growth. *Science* 2011；333：228-233.
5) Huqun, et al. A quantitatively-modeled homozygosity mapping algorithm, qHomozygosityMapping, utilizing whole genome single nucleotide polymorphism genotyping data. *BMC Bioinformatics* 2010；11 Suppl7：S5.
6) Huqun, et al. Mutations in the *SLC34A2* gene are associated with pulmonary alveolar microlithiasis. *Am J Respir Crit Care Med* 2007；175：263-268.
7) Maruyama H, et al. Mutations of optineurin in amyotrophic lateral sclerosis. *Nature* 2010；465：223-226.

8) Sugihara K, et al. Screening for OPTN mutations in amyotrophic lateral sclerosis in a mainly Caucasian population. *Neurobiol Aging* 2011 ; 32 : 1923. e9-10.
9) Ueno H, et al. Severe brain atrophy after long-term survival seen in siblings with familial amyotrophic lateral sclerosis and a mutation in the *optineurin* gene : A case series. *J Med Case Reports* 2011 ; 5 : 573.
10) Sakaguchi T, et al. Optineurin with amyotrophic lateral sclerosis-related mutations abrogates inhibition of interferon regulatory factor-3 activation. *Neurosci Lett* 2011 ; 505 : 279-281.
11) Ito H, et al. Clinicopathologic study on an ALS family with a heterozygous E478G optineurin mutation. *Acta Neuropathol* 2011 ; 122 : 223-229.
12) Ito H, et al. Optineurin is co-localized with FUS in basophilic inclusions of ALS with FUS mutation and in basophilic inclusion body disease. *Acta Neuropathol* 2011 ; 121 : 555-557.

IV. ALSの病態関連遺伝子と遺伝子変異
ALSの関連遺伝子解析
ゲノムワイド関連解析の発展と現状を中心に

Point
- 孤発性ALSに関して，他の多因子疾患同様に，SNP多型を利用したGWASにより，疾患関連遺伝子を同定しようとする試みがなされて報告されている．
- 日本人の集団においても，日本人のSNP多型に基づいたGWASが行われ，*ZNF512B*が疾患関連遺伝子として報告されている．
- common variantを解析対象としたSNP Chipを用いたGWASでは，すべての多因子疾患の家族内集積などの遺伝性を解明できていない．
- 今後，rare variantの解析，遺伝子発現解析などにより，GWASでは未解決となっているALSの病態解明が期待されている．

孤発性ALS疾患関連遺伝子解析

関連解析とは，メンデル遺伝形式を示す疾患の家系を研究対象とする連鎖解析とは異なる解析手法であり，疾患感受性遺伝子多型そのもの，あるいはそれと強い連鎖不平衡にある多型マーカーを同定する手法である．非血縁の患者群と，非血縁の対照群との間における，多型マーカーのアリル頻度の差として，疾患との関連を検出する手法である．疾患との関連が検出された多型マーカーの近傍には疾患感受性のある遺伝子が存在する可能性が高いと考えられている[1]．SNP（single nucleotide polymorphism：一塩基多型）によって検出される連鎖不平衡の及ぶ範囲は，数10 kb程度と狭い範囲に限られるため，SNP情報を利用したGWAS（genome wide association study：ゲノムワイド関連解析）では，ヒト全ゲノムにわたって高密度に数10万か所にものぼるSNP多型マーカーを設定する必要がある．さらに，多数のマーカー間の多重検定に対するBonferroni補正に耐えるためには，対象とする疾患群と，対照群，それぞれについて，大きなサンプルサイズを確保する必要があるとされている[1,2]．

2003年4月，ヒトゲノムの完全解読が達成された．その後，国際HapMapプロジェクトによりSNPのデータベースが公開されたことによって[3]，SNPを用いたGWASによる関連解析研究が盛んに行われるようになり，今日まで多くの報告がなされてきた．

その成果として，冠動脈疾患，2型糖尿病，クローン病，双極性障害，多発性硬化症そしてパーキンソン病といった多因子疾患の疾患感受性遺伝子が次々に同定され報告されてきた[2]．

孤発性ALSについても，疾患感受性遺伝子を明らかにするために，今日

Key words

連鎖不平衡
ある集団において，ある同じ疾患を持った2人の無関係な人が，遠い共通の祖先から疾患感受性遺伝子を引き継いだと仮定した場合，その感受性座位に近い座位の特定のアレルを共有する傾向があると推測できる．一般的に，集団は数十代さかのぼれば1つの大きな家系ととらえることができるため，集団レベルでの関連が，共通の祖先の疾患感受性遺伝子座位とその近くの連鎖したマーカー座位との間に存在するはずである．近くのマーカー座位では，特定のアレルによる組み合わせが，それぞれのアレル頻度から予測されるよりも多く，あるいは少なく起きることがあり，この現象が連鎖不平衡である．ほとんどの疾患関連研究では，連鎖不平衡による関連を発見することを目的としている．

1 今日までに報告されたALSに関するGWASの結果

報告	年	解析対象の国籍	解析数 ALS	解析数 対照	関連遺伝子	SNP	p値	オッズ比
Schymick et al	2007	アメリカ	276	271	—	—	—	—
Dunckley et al	2007	アメリカ	1287	1567	FLJ10986	rs 6700125	3.0×10^{-4}	1.35 (1.13〜1.62)
van Es et al	2007	オランダ, ベルギー, スウェーデン	1337	1366	ITPR2	rs 2306677	3.28×10^{-6}	1.58 (0.30〜1.91)
van Es et al	2008	オランダ, アメリカ, ベルギー, スウェーデン	1767	1767	DPP6	rs 10260404	5.40×10^{-8}	1.30 (1.18〜1.43)
van Es et al	2009	オランダ, アメリカ, アイルランド, ベルギー, スウェーデン, イギリス, フランス, ポーランド, ドイツ	4855	14953	UNC13A	rs 12608932	2.53×10^{-14}	1.20〜1.25
					9p21.2	rs 2814707	7.45×10^{-9}	1.16〜1.22
					9p21.2	rs 3849942	1.01×10^{-8}	1.15〜1.23
Cronin et al	2009	アイルランド, アメリカ, オランダ, ポーランド	1267	1336	—	—	—	—
Laaksovirta et al	2010	フィンランド	442	521	9p21.2	rs 3849942	9.11×10^{-11}	2.16 (1.72〜2.70)
Shatunov et al	2010	イギリス, アメリカ, オランダ, アイルランド, イタリア, フランス, ベルギー, スウェーデン	4133	8130	9p21.2	rs 3849942	4.64×10^{-10}	1.22
					9p21.2	rs 2814707	4.72×10^{-10}	1.22
Fernandez-Santiago et al	2011	ドイツ	595	681	—	—	—	—
Iida et al	2011	日本	1305	4244	ZNF512B	rs 2275294	5.60×10^{-5}	1.30 (1.14〜1.48)
Kwee et al	2012	アメリカ	1382	1309	—	—	—	—

までにSNPを用いたGWASが行われ，結果が多数報告されている（1）．2007年にSchymickら[4]が最初の報告を行っているが，比較的少数のALS患者と健常対照者との間で比較検討が行われた．多重検定の補正をBonferroni補正（p.190，**Keywords**参照）により行った結果，有意に孤発性ALSとの関連を持つ遺伝子は見出されなかった．解析症例数が少なかったことがその原因の一つと考察されている．その後のGWASの報告では解析症例数をより多く増やしている傾向があり，FLJ10986，DPP6，ITPR2，UNC13A，9p21.2など，多くの遺伝子あるいはゲノム領域について，孤発性ALSとの関連が解析され報告されてきた[5-10]．しかし一方で，これらの結果が，他のGWAS解析で再現できなかったとする解析結果も複数報告されている[11-13]．唯一，9p21.2に関しては，後にC9orf72遺伝子のイントロンに認められる6塩基（GGGGCC）の繰り返し配列の延長が孤発性および家族性ALSの発症者で認められるとの報告が複数の解析で再現され，報告されて

Keywords

国際HapMapプロジェクト

2002年に発足した国際プロジェクト．疾患関連研究を効果的に行うため，全ゲノム上の網羅的な連鎖不平衡（LD）の検討と，多型の解析を目的とした．ナイジェリアのヨルバ族90人，アメリカのユタ州在住の白人90人，中国北京在住の漢民族45人，東京在住の日本人45人について検討が行われた．現在，それぞれの集団で，400万を超えるSNPがタイピングされ，公開されている（http://hapmap.ncbi.nlm.nih.gov/index.html.ja）．

いる[14]．

日本人ALS患者集団でのGWAS解析

　日本人のALS患者についてもGWASでの解析が行われ，*ZNF512B*についてALSとの関連が報告されている[13]．日本人のゲノム情報で構成されたJSNPデータベースから，50,000か所のSNPを選び解析を行っている．日本のALS患者の長期縦断前向き臨床データおよび遺伝子リソースであるJaCALSに登録されている症例，Biobank Japan登録症例などをあわせ，合計ALS1,305例と健常対照4,244例で関連解析が行われ，p値が9.3×10^{-10}である関連SNP rs2275294が*ZNF512B*遺伝子内に同定された．このSNP rs2275294は，*ZNF512B*遺伝子の発現レベルに影響を与えるとされており，ALS剖検例の脊髄切片を用いた免疫組織染色で，健常対照との間でZNF512B抗体による免疫染色性の差が明らかとなっており，現在機能解析が進行中である．

　また，同時にこの報告では，それまで欧米で行われたGWASにおいてALSとの関連が報告されていた遺伝子，SNPについても検討が行われているが，*FLJ10986*，*ITPR2*，*DDP6*，*KIFAP3*，*UNC13A*については，ALSとの関連を再現することはできなかったと報告している．さらに，SNP rs2275294について，今までの欧米でのGWASで関連が指摘されていなかったことにふれており，その原因として，欧米で行われたGWASで主に使われていたIllumina社およびAffymetrics社のSNPアレイのプラットフォーム上には，SNP rs2275294が搭載されていなかったこと，さらには，HapMapプロジェクトの日本人データベースにも含まれていなかったことをあげている．これらの結果は，サンプルの母集団の違い，あるいは解析に用いるSNPデータセットの違いによって，GWASで得られる結果が一致しないという，SNP多型を用いたGWASの問題点を端的に示しているのかもしれない．

ゲノムワイド関連解析の現状と今後の展望

　SNP多型を用いたGWASが多数解析されてきた理論的根拠の一つに，common disease-common variant仮説がある[2,15]．ありふれた疾患（common disease）の疾患感受性因子は，集団の中にcommon（1〜5％）に存在する多様性であるといった仮説である．大規模なゲノムデータベースが整備される前の1990年代から提唱されているが，その後，ハイスループットなSNP多型のタイピング技術の進歩と，HapMapプロジェクトのデータ整備が進んだことにより，大規模にヒトのcommon variationを評価することが可能な状況になると[3]，minor allele frequencyが5％よりも大きなcommon SNPを搭載したSNP Chipを用いたGWASがALSを含む多くの多因子疾患で盛んに行われるようになった．2型糖尿病などでは，数万サンプルという大きなコホートで成果を出してきた．今日までに，2,000か所を超えるSNPが多因子疾患や複雑な形質に関連するとして報告されている（GWAS Catalog, http://

Keywords

Bonferroni補正
3つ以上の群でt検定を繰り返すと，有意水準が甘くなる傾向があるため，これを補正するために，検定を繰り返した数で有意水準を割るといった補正方法．検定数が多くなるとやや有意水準が厳しくなるといった側面がある．

2 病因リスクアレル頻度と遺伝学的な効果サイズ

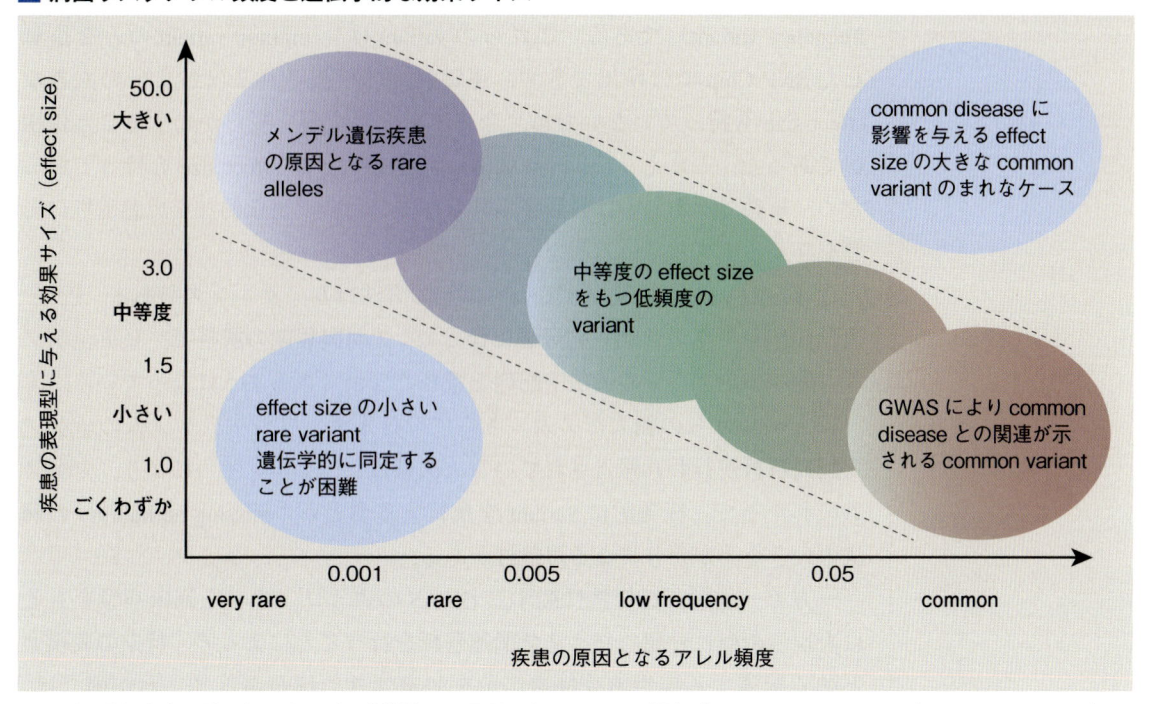

図中ラベル：
- 縦軸：疾患の表現型に与える効果サイズ（effect size）　50.0 大きい／3.0 中等度／1.5 小さい／1.0 ごくわずか
- 横軸：疾患の原因となるアレル頻度　0.001 very rare／0.005 rare／0.05 low frequency／common

- メンデル遺伝疾患の原因となる rare alleles
- common disease に影響を与える effect size の大きな common variant のまれなケース
- 中等度の effect size をもつ低頻度の variant
- effect size の小さい rare variant 遺伝学的に同定することが困難
- GWAS により common disease との関連が示される common variant

メンデル遺伝疾患を引き起こす配列の多様性は，原因となるアレルの頻度（minor allele frequency）はきわめてまれ（very rare）であるが，疾患の表現型に及ぼす効果サイズ（effect size）は大きいため，連鎖解析などで検出が可能である．また，アレル頻度が 5% 以上の common variant は，それぞれの多様性がもつ effect size は小さいものの，今日までに GWAS のもつ高い検出力により，明らかにされてきた．しかし，これら 2 つの解析では解決に至っていない疾患は多く残っており（missing heritability），アレル頻度が rare〜low frequency を示す多型の中にそれらが含まれている可能性が議論されている[15]．

（Costa V, et al. *Eur J Hum Genet* 2012[17] より）

www.genome.gov/26525384）[2]．しかし多くの場合，疾患との関連が示された SNP 多型の近傍に存在している連鎖不平衡の関係にある遺伝子を，便宜的に疾患感受性遺伝子と呼んでいるのであり，実際にその遺伝子が疾患の発症に関与しているという確固たる証拠は得られていない場合がほとんどである[2]．当初，GWAS の活用によって，多因子疾患の発症メカニズムの解明に大きな進展がみられると期待され，孤発性 ALS についても，発症リスクを変化させる SNP 多型を同定しようと多くの研究室が試みてきた．しかし，集団の中で比較的高頻度で存在する多型（common variant）が持っている疾患の表現型に対する効果サイズ（effect size）は小さいため，当初解明が期待されていた疾患感受性の遺伝的な病態のうち，ごく一部分しか明らかにできていないといった現状がある[15]．GWAS の成果は限定的であると言わざるをえず，ありふれた疾患（common disease）のうち，わずかについてのみ家系内集積を明らかにできたにとどまっている．残された多くの common disease についての遺伝学的な疾患感受性に関する多様性については，いまだ "行方不明" のまま（missing heritability）である[15]（**2**）．

この missing heritability を解決しうる可能性のあるものとして注目されているのが，minor allele frequency が 0.5% 以下の variant，いわゆるまれな多型

（rare variant）と，minor allele frequency が 0.5〜5％の低頻度な多型（low frequency variant）である．これらの variant は，common variant のみを搭載した SNP Chip では検出できず，連鎖解析で検出されるほどまでの大きな effect size も持っていないため，今日までその全貌を明らかにすることは困難であった．しかし，common variant に比べ大きな effect size を持っているため，単独で，あるいは複数組み合わさることで，遺伝的な疾患感受性に影響を与えるとされている[1,15]．

これらの variant を検出するいちばんの方法はシークエンスである．近年，次世代型シークエンサーの登場に伴って，2週間程度の解析で，ヒト全ゲノム（約 3 Gb）2人分の遺伝子配列を読むことができるようになっている．すでに，Watson らの個人ゲノム，さらには日本人，アジア人ゲノムの全ゲノム配列解析が行われ報告されている．次世代シークエンサーにより，全ゲノムにわたって，網羅的に variant を解析することが，missing heritability の解決の大きな手がかりになる可能性がある．

一方で，加齢黄斑変性に関する GWAS のように，患者を臨床病型をもとに表現型の群に分類したうえで関連解析を行うことによって，特定の表現型と強く関連する疾患感受性遺伝子を同定できた例がある[16]．わが国では，孤発性 ALS 患者の前向きコホートである JaCALS が現在進行中であり，詳細な ALS の前向き臨床情報とともに，DNA サンプルの集積を進めている．ALS 臨床像の解析結果と，網羅的な遺伝子解析の双方のデータを組み合わせることで，ALS 感受性遺伝子の同定につながることが期待されている．

また，実際に GWAS で同定された疾患関連 SNP 多型のうち，アミノ酸置換を伴う非同義置換の SNP は 10％に満たず，80％以上が遺伝子間の領域あるいはイントロンに存在するとされる．このような SNP 多型は，近傍に存在する遺伝子の転写制御に関与している可能性が高いとされており[1,17]，このような SNP 多型のデータと，マイクロアレイ技術を用いた遺伝子の網羅的発現プロファイルを結びつけ，eQTL（expression quantitative trait loci）を解析する手法により，孤発性 ALS の疾患関連遺伝子を見出したという報告も最近になり出てきている[18]．さらに，この eQTL の解析についても，マイクロアレイに代わり，次世代シークエンサーを用いてすべての RNA を解析する RNA-seq を用いることで，遺伝子発現のみでなく，スプライシング，アイソフォームの解析も同時に行うことができるようになってきている[17]．遺伝子の発現には，エピジェネティックな修飾もまた大きな影響を及ぼすため，クロマチン免疫沈降（ChIP）技術と次世代シークエンスを用いたクロマチンのエピジェネティック修飾の網羅的な解析（ChIP-seq）も有力な解析ツールになると思われる．さらには，CNV（copy number variant），挿入／欠失，リピート配列の延長（2塩基〜4塩基），大規模なゲノム再構成なども遺伝子発現に影響を与える[19]．

missing heritability の解明を進めるためには，低頻度な SNP 多型（rare variant）情報を含む，1,000 genome project のデータ[20]を活用しながら，

Keywords

1,000 genome project
2008年に，アメリカ，イギリス，中国を中心に開始されたプロジェクトで，さまざまな集団からピックアップされた2,500人分のヒト全ゲノムを，次世代シークエンサーを活用することで解読し，1％以上の頻度で存在するゲノム多型を見出し，網羅的な遺伝子多型のリソースを構築することを目的としている（http://www.1000genomes.org）．東京在住の日本人サンプル100例もこの中に含まれている．

JaCALSによる個々の遺伝情報に対応する前向き臨床情報の解析や，RNA-seq，ChIP-seqといった網羅的な遺伝子発現解析，あるいは網羅的なプロテオーム解析などを組み合わせることによって，今日までに解析できなかったvariantと疾患との関連を解析することが有効と思われる．新規のALS疾患感受性遺伝子同定が期待される．

（曽根　淳，田中章景，祖父江元）

文献

1) McCarthy MI, et al. Genome-wide association studies : Potential next steps on a genetic journey. *Hum Mol Genet* 2008 ; 17 : R156-165.
2) Visscher PM, et al. Five years of GWAS discovery. *Am J Hum Genet* 2012 ; 90 : 7-24.
3) Frazer KA, et al. A second generation human haplotype map of over 3.1 million SNPs. *Nature* 2007 ; 449 : 851-861.
4) Schymick JC, et al. Genome-wide genotyping in amyotrophic lateral sclerosis and neurologically normal controls : First stage analysis and public release of data. *Lancet Neurol* 2007 ; 6 : 322-328.
5) Dunckley T, et al. Whole-genome analysis of sporadic amyotrophic lateral sclerosis. *N Engl J Med* 2007 ; 357 : 775-788.
6) van Es MA, et al. ITPR2 as a susceptibility gene in sporadic amyotrophic lateral sclerosis : A genome-wide association study. *Lancet Neurol* 2007 ; 6 : 869-877.
7) van Es MA, et al. Genetic variation in DPP6 is associated with susceptibility to amyotrophic lateral sclerosis. *Nat Genet* 2008 ; 40 : 29-31.
8) van Es MA, et al. Genome-wide association study identifies 19p13.3 (UNC13A) and 9p21.2 as susceptibility loci for sporadic amyotrophic lateral sclerosis. *Nat Genet* 2009 ; 41 : 1083-1087.
9) Laaksovirta H, et al. Chromosome 9p21 in amyotrophic lateral sclerosis in Finland : A genome-wide association study. *Lancet Neurol* 2010 ; 9 : 978-985.
10) Shatunov A, et al. Chromosome 9p21 in sporadic amyotrophic lateral sclerosis in the UK and seven other countries : A genome-wide association study. *Lancet Neurol* 2010 ; 9 : 986-994.
11) Cronin S, et al. Screening for replication of genome-wide SNP associations in sporadic ALS. *Eur J Hum Genet* 2009 ; 17 : 213-218.
12) Fernandez-Santiago R, et al. No evidence of association of FLJ10986 and ITPR2 with ALS in a large German cohort. *Neurobiol Aging* 2011 ; 32 : 551 e551-554.
13) Iida A, et al. A functional variant in ZNF512B is associated with susceptibility to amyotrophic lateral sclerosis in Japanese. *Hum Mol Genet* 2011;20 : 3684-3692.
14) Renton AE, et al. A hexanucleotide repeat expansion in C9ORF72 is the cause of chromosome 9p21-linked ALS-FTD. *Neuron* 2011 ; 72 : 257-268.
15) Manolio TA, et al. Finding the missing heritability of complex diseases. *Nature* 2009 ; 461 : 747-753.
16) Klein RJ, et al. Complement factor H polymorphism in age-related macular degeneration. *Science* 2005 ; 308 : 385-389.
17) Costa V, et al. RNA-Seq and human complex diseases : Recent accomplishments and future perspectives. *Eur J Hum Genet* 2013 ; 21 : 134-142.
18) Diekstra FP, et al. Mapping of gene expression reveals CYP27A1 as a susceptibility gene for sporadic ALS. *PLoS One* 2012 ; 7 : e35333.
19) Stranger BE, et al. Relative impact of nucleotide and copy number variation on gene expression phenotypes. *Science* 2007 ; 315 : 848-853.
20) A map of human genome variation from population-scale sequencing. *Nature* 2010 ; 467 : 1061-1073.

IV. ALSの病態関連遺伝子と遺伝子変異

ALSの分子疫学と遺伝子解析の展望

> **Point**
> - *SOD1*をはじめとする家族性ALS（FALS）の原因遺伝子の同定は，孤発性ALS（SALS）の病態の解明にも寄与しており，SALSにおいてもゲノム研究の成果があがってきている．
> - 近年，FALSとSALSを，まったく異なる疾患として区別するのではなく，共通の遺伝的背景の異なる側面をみているとする考え方が提唱されている．
> - 疾患の分子疫学においては，①疾患頻度，②遺伝形式，③変異の種類，④遺伝子型表現型連関，などが重要である．
> - 従来の分子遺伝学的研究の主流であった，家族性疾患に対する連鎖解析，孤発性疾患に対する関連解析によっても，依然FALSの約半分，SALSの大部分は原因不明である．この現状を克服するためには，分子遺伝学の新たなアプローチを取り入れていく必要がある．
> - FALS研究においては，次世代シークエンサーによる超並列塩基配列解析が，すでに用いられている．
> - ALSのゲノム研究における今後の方向性にはcommon disease-multiple rare variant仮説，epistasis，gene-environment interaction，modifier geneなどがある．

ALSにおけるゲノム研究

　筋萎縮性側索硬化症（amyotrophic lateral sclerosis：ALS）において，ゲノム研究の貢献度は計り知れない．現状で確立している唯一のALSの原因は，*SOD1*をはじめとする家族性ALS（familial ALS：FALS）の原因遺伝子変異である．原因遺伝子の同定は，確実な臨床診断に寄与するのみならず，遺伝カウンセリングにも有用である．さらに，原因遺伝子の同定は，分子病態の解明，疾患モデルの構築を通じ，ALSの根本治療の開発につながると考えられる．

　また，FALSの原因遺伝子の同定は，孤発性ALS（sporadic ALS：SALS）の病態の解明にも寄与している．FALSの原因遺伝子である*TARDBP*，*FUS*，*OPTN*の遺伝子産物の蓄積や細胞内局在変化が，SALSの剖検脳の多くに認められ，FALSとSALSとの間に共通の疾患メカニズムが働いていることが強く示唆されている[1-3]．

　SALSにおいても，浸透率の低い原因遺伝子変異を有する症例の存在，疾患感受性遺伝子の同定などの成果があがってきており，ゲノム研究がSALSの分子基盤の解明に貢献してきている．

ALSの遺伝因子に関する理論的背景

　近年，FALSとSALSは，従来のようにまったく異なる疾患と区別するの

1 ALSの発症機構における遺伝因子の関与

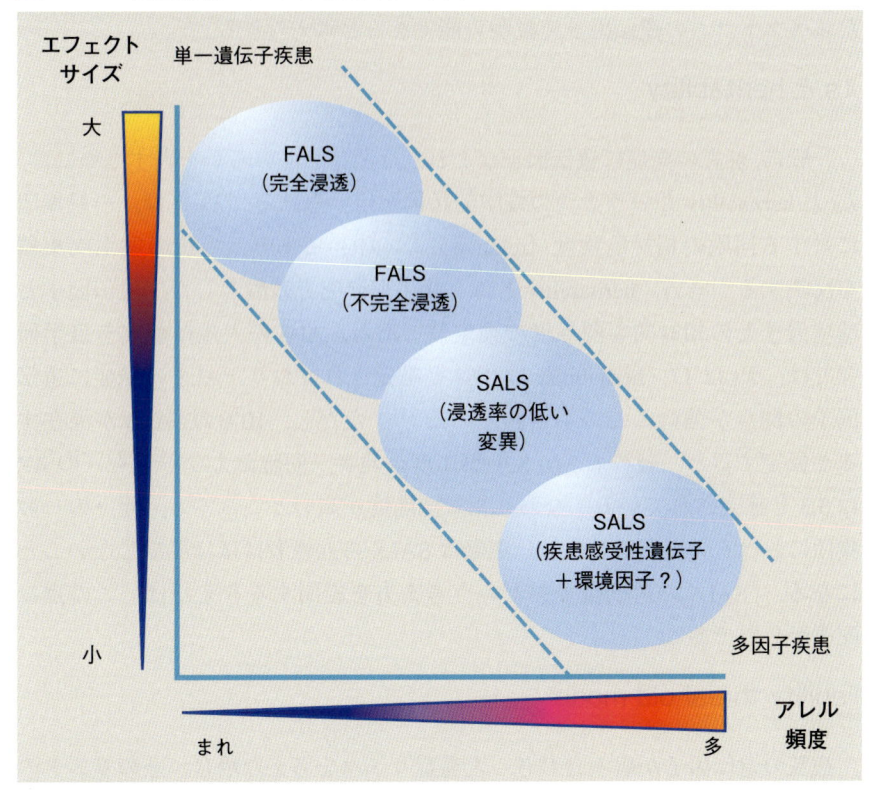

図中ラベル：
- 縦軸：エフェクトサイズ（大／小）
- 横軸：アレル頻度（まれ／多）
- 単一遺伝子疾患
- FALS（完全浸透）
- FALS（不完全浸透）
- SALS（浸透率の低い変異）
- SALS（疾患感受性遺伝子＋環境因子？）
- 多因子疾患

疾患の発症機構における遺伝因子の関与は，頻度（アレル頻度）とエフェクトサイズ（effect size）を2つの軸としたスペクトラムでとらえると理解しやすい．メンデル遺伝性の家族性疾患は，頻度がまれでエフェクトサイズの大きな単一の遺伝因子（原因遺伝子変異）によって発症する（単一遺伝子疾患）．一方，孤発性疾患は，頻度が高くエフェクトサイズの小さな複数の遺伝因子（疾患感受性遺伝子多型）の組み合わせと，環境因子の相互作用によって発症すると考えられている（多因子疾患）．これら両極の間には，頻度が低くエフェクトサイズの比較的大きな遺伝因子が存在する．ALSに当てはめて考えた場合，不完全浸透を示すFALS，一見孤発性であるがFALSの原因遺伝子変異を有するSALSなどは，こういった中間のスペクトラムに属すると考えられる．

ではなく，共通の遺伝的背景の異なる側面をみているとする考え方が提唱されている[4]．ALSの遺伝因子に関する理論的背景には，次のようなものがある．

遺伝因子のアレル頻度とエフェクトサイズの関係

　疾患の遺伝的背景については，遺伝因子のアレル（対立遺伝子）頻度とエフェクトサイズの2つの軸でとらえる考え方が提唱されている（**1**）[5]．この考え方をALSに当てはめた場合，メンデル遺伝性を示すFALSは，頻度は低いがエフェクトサイズが大きい単一の遺伝因子によって発症する．一方，SALSにおいては，頻度は高いがエフェクトサイズの小さい遺伝因子が複数関連し，それに環境因子の影響が加わって発症すると考えられる．これらの両極の間には，頻度が比較的低い一方で，エフェクトサイズが比較的大きい遺伝因子の存在が想定されている．ALSにおいても，明らかなメンデル遺伝性を呈さないものの，家系内集積が認められたり，臨床的にはSALSであ

Keywords

アレル（対立遺伝子）
ある1つの遺伝子座を占めうる複数の塩基配列のこと．ヒトの場合は，それぞれの遺伝子座について父母それぞれに由来する2つのアレルを持つ．

るがFALSの原因遺伝子変異を有していたりすることがあるのは，こういったスペクトラムの遺伝因子で説明可能であると考えられる．

λs と heritability

　一般に，疾患の発症に遺伝因子がどれだけ関与しているかを表すためには，λsとheritabilityという2つの疫学的指標が用いられる．λsとは，一般集団に対する同胞の相対危険度（relative risk：RR）であり，疾患の家系内集積を反映する．一方，heritabilityとは，双生児研究を基盤とした，遺伝因子と環境因子との相対的な関与度の推定値である．ALSの大規模前向き疫学研究では，λsは17，heritabilityは0.69と推定されており，ALSの発症に遺伝因子の関与が強いことが示されている[6,7]．ただし，10％のFALSが混在すると仮定すると，純粋なSALSの第1度近親者（同胞および子ども）のRRは3.3と推定されている．なお，相対危険度が高いといっても，元々の一般集団における頻度が低いので，実際はSALSの血縁者はほぼ発症しないことになる．「SALSの遺伝因子」という考え方を説明するうえでは，この点に配慮が必要である．

liability threshold model

　複数の遺伝因子が組み合わさった発症リスクを考えた場合，そのリスクの程度が遺伝因子の頻度に対して正規分布を呈し（例：身長，IQなど），一定の閾値を超えた場合に，環境因子の影響も加わって発症するというモデルを，liability threshold modelという（**2**）[4,8]．このモデルによれば，第1度近親者の発症危険率はおおよそ一般集団の危険率の平方根となることが示されている．ALSのlifetime prevalenceは300分の1といわれているが，この値を用いて理論的計算を行うと，第1度近親者（同胞および子ども）のRRは17.3となり，実際の観測値（同胞17，子ども9）と合致している[4]．また，このモデルからは，大部分の孤発性疾患と一部の家系内集積性を認める疾患とが，共通の遺伝因子で説明できること，発症リスクが低いと想定される群における発症者（たとえば男性乳癌）が，エフェクトサイズの大きい遺伝因子を有することなどが予測される．ALSにおいても，家系内集積性を認める例や，若年発症例（発症リスクが低いと想定される）などに着目して遺伝因子を探索することが，SALSの原因解明につながる可能性があると考えられる．

ALSの分子疫学

　疾患の分子疫学においては，①疾患頻度，②遺伝形式，③変異の種類，④遺伝子型表現型連関，などが重要である．これらの基本となるのが詳細な家族歴と臨床情報であり，家系図がすべての出発点である．

FALSの頻度と遺伝形式

　一般に，家族性ALS（FALS）はALSの5〜10％，孤発性ALS（SALS）

2 liability threshold model

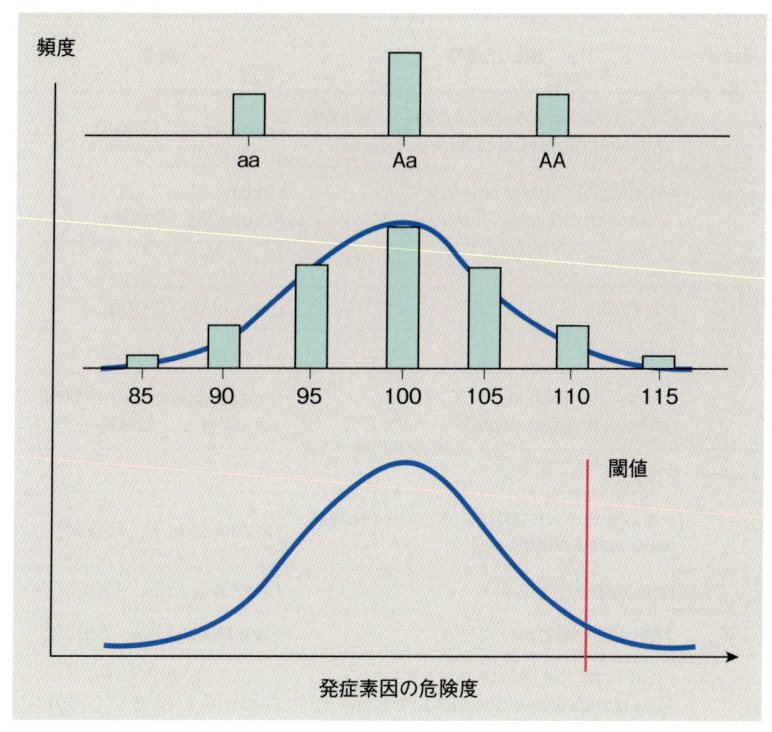

上段は単一の遺伝因子が発症に関連している場合，中段は，複数の遺伝因子が関連している場合のリスク分布．横軸が遺伝因子の影響の強さ，縦軸が遺伝因子の頻度を示す．たとえば身長，IQ などが当てはまると考えられる．環境因子によるノイズを考慮すると，理論的にリスクの分布は正規分布をとると考えられる．下段のように，このリスク分布の中で一定の閾値を超えた場合に疾患が発症するというモデルを，liability threshold model という．
（Andersen PM, et al. *Nat Rev Neurol* 2011[4] より）

はALSの90〜95％といわれている．本邦では，1974年に近藤らによる疫学調査で，運動ニューロン疾患全体の3.9％が「家族歴陽性例」であると報告されている[9]．ただし，個々の報告における頻度情報はばらつきがあり，人種差も示唆される．また，これらの頻度情報は，家族歴をどこまで詳細に取得するかにも依存していると考えられる[4]．

FALSの多くは常染色体優性の遺伝形式をとるが，常染色体劣性あるいはX染色体優性遺伝性のFALSもあり，遺伝形式はさまざまである．特に，FALSの場合，変異を有していても発症していない場合があること，すなわち「浸透率（penetrance）」が100％でない（不完全浸透）場合に注意すべきである．また，発症年齢が高いために，発端者の親の世代の情報が不十分なこともまれではなく，遺伝形式の推定が困難な場合もある．家族歴の聴取の際には，これらの点に留意する必要がある．

FALSの原因遺伝子とその変異

遺伝性疾患のデータベースであるOMIM（Online Mendelian Inheritance in Man）において，2012年11月時点でALSの原因遺伝子座としてALS1〜18およびALSFTD（ALS with frontotemporal dementia）の19遺伝子座が登録されており，そのうち17遺伝子座においては原因遺伝子が同定されている（3）．このように，遺伝性脊髄小脳失調症など他の遺伝性神経疾患と同様，FALSも遺伝的異質性（genetic heterogeneity）を有する疾患である．特筆す

3 家族性ALSの原因遺伝子

疾患	遺伝子座	遺伝形式	原因遺伝子	遺伝子産物	報告
ALS1	21q22	AD	SOD1	Cu/Zn superoxide dismutase 1, soluble (amyotrophic lateral sclerosis 1 〈adult〉)	Rosen et al. (1993)
ALS2	2q33	AR	ALS2	amyotrophic lateral sclerosis 2 (juvenile) homolog (human). Alsin	Hadano et al. (2001) Yang et al. (2001)
ALS3	18q21	AD	未同定		
ALS4	9q34	AD	SETX	senataxin	Chen et al. (2004)
ALS5	15q21	AR	SPG11	spatacsin	Orlacchio et al. (2010)
ALS6	16p11	AD, AR	FUS	fusion (involved in t(12;16) in malignant liposarcoma)	Kwiatkowski et al. (2009) Vance et al. (2009)
ALS7	20p11	AD	未同定		
ALS8	20q13	AD	VAPB	vesicle-associated membrane protein-associated protein B	Nishimura et al. (2004)
ALS9	14q11	AD	ANG	angiogenin	Greenway et al. (2006)
ALS10	1p36	AD	TARDBP	TAR DNA binding protein	Sreedharan et al. (2008)
ALS11	6q21	AD	FIG4	FIG4 homolog, SAC1 lipid phosphatase domain containing (S. cerevisiae)	Chow, C.Y. et al. (2009)[*1]
ALS12	10p15	AD, AR	OPTN	optineurin	Maruyama et al. (2010)
ALS13	12q24	AD	ATXN2	ataxin 2	Elden et al. (2010)
ALS14	9p13	AD	VCP	valosin-containing protein	Johnson et al. (2011)
ALS15	Xp11	XD	UBQLN2	ubiquilin 2	Deng et al. (2011)
ALS16	9p13	AR	SIGMAR1	sigma non-opioid intracellular receptor 1	Al-Saif et al. (2011)
ALS17	3p11	AD	CHMP2B	chromatin modifying protein 2B	Skibinski et al. (2005)[*2]
ALS18	17p13.2	AD	PFN1	profilin 1	Wu et al. (2012)[*3]
ALSFTD	9p21	AD	C9ORF72	chromosome 9 open reading frame 72	DeJesus-Hernandez et al. (2011) Renton et al. (2011)

[*1] Chow CY, et al. *Am J Hum Genet* 2009;84:85-88.
[*2] Skibinski G, et al. *Nat Genet* 2005;37:806-808.
[*3] Wu CH, et al. *Nature* 2012;488:499-503.

べきことに，これらの半数近くにあたる8遺伝子が，2010年以降に同定された遺伝子である．次世代シークエンサーに代表される近年の遺伝子解析能力の飛躍的向上が，ALSの原因遺伝子同定に大きく貢献している．

一般的に，FALSの20％が*SOD1*，5％が*FUS*，5％が*TARDBP*，2％が*ANG*の変異を有する[4]．本邦の分子疫学的研究では，FALSの20〜40％が*SOD1*，10％が*FUS*，2％が*TARDBP*と報告されており，やや*SOD1*, *FUS*の頻度が高いものの，既報告と比較的類似している[10]．一方，*C9ORF72*の変異は，強い創始者効果が認められ，人種による頻度の差が大きい．欧米では

Keywords

創始者効果
隔離された小さな亜集団が，より大きな集団から分離した場合，その亜集団の遺伝子頻度がもとの集団の遺伝子頻度と異なること．

FALS の 40％前後と頻度が高い一方，本邦では 2％と欧米に比較して頻度は低い[11]．ただし，ALS 多発地域で知られる紀伊半島南端の古座川周辺では，*C9ORF72* 変異が集積している傾向がある[12]．

その他の遺伝子の変異はまれであるが，本邦においては *ALS2*, *SETX*, *VAPB*, *SPG11*, *OPTN* などの変異の報告がある．

SALS における原因遺伝子変異

SALS の中にも一定の割合で FALS の原因遺伝子変異を有する例が存在し，臨床的に他の SALS と区別がつかないことには留意しておく必要がある．SALS の 0.7～7.3％に *SOD1*，0.6～0.7％に *FUS*，0.5～4.5％に *TARDBP*，0.3％に *ANG* の変異が認められる[4]．*C9ORF72* の変異は，創始者効果の強いフィンランドでは実に SALS の 21.1％の頻度で認められ，欧米全体では 5.5～7.8％の頻度であるが，本邦では 1％以下である[11,13]．

遺伝子型表現型連関（genotype-phenotype correlation）

原因遺伝子ごとに平均発症年齢をみてみると，*SOD1*, *FUS* 変異陽性例が 40 代，*TARDBP*, *C9ORF72* 変異陽性例は 50 代となっているが，症例によっても大きく異なる．*SOD1* 変異を有する ALS の特徴として，同じ変異であっても発症年齢はばらつく一方で，進行速度は比較的共通しているという指摘もある[10]．同様に，*C9ORF72* 変異による ALSFTD の発症年齢の幅も 39 歳から 83 歳と，かなりのばらつきがある．なお，他の反復配列伸長を伴う疾患と同様，*C9ORF72* 変異による ALSFTD においても表現促進現象を示唆する症例が散見されるが，確実に表現促進現象が存在するかどうかについては，今後の症例の蓄積が必要である[14,15]．

初発症状については，*SOD1* 変異陽性の FALS は下肢から症状が始まる傾向がある一方で，*TARDBP* 変異陽性の FALS は上肢から発症する傾向がある[16]．*C9ORF72* 変異による ALSFTD における初発症状は，球麻痺症状が全体の 30～40％を占め，ALS 全体からみると球麻痺型がやや多い[17]．

ALS の遺伝子解析における課題と展望

従来の分子遺伝学的研究は，家族性疾患に対する連鎖解析，孤発性疾患に対する関連解析が中心であった[*1]．しかしながら，依然 FALS の約半分，SALS の大部分は原因不明である．これらを克服していくためには，従来の方法だけではなく，分子遺伝学の新たなアプローチを取り入れていく必要がある．

*1
本章「ALS の関連遺伝子解析」（p.188）参照．

FALS

一般的に，家族性疾患の原因遺伝子同定は，連鎖解析により候補領域を特定した後，候補領域に存在する遺伝子を解析して，原因遺伝子変異を見出す，ポジショナルクローニングの手法が主流である．ポジショナルクローニング

の方法がこれまで成果を上げてきたのは，大家系における連鎖解析で，候補領域のかなりの絞り込みが可能である状況であった．ところが，ALS の場合，多くは高齢発症であり，経過も速いため，家系内の複数発症者の検体の取得は容易ではなく，候補領域の絞り込みはしばしば困難である．家族歴ははっきりしていても発症者 1 人だけとか，連鎖解析を適用し難い規模の家系試料しか集められない場合が多いということは，FALS 研究の根本的難しさである．

　こういった現状を打破しつつあるのが，次世代シークエンサーによる超並列塩基配列解析である．候補領域の絞り込みが不十分であっても，ゲノム全体を直接解析する全ゲノム解析，あるいは全エクソンを網羅的に解析するエクソーム解析を行うことにより，候補領域に存在する塩基置換をすべて網羅することが可能である．さらに，NHLBI GO Exome Sequencing Project（NHLBI-ESP）（https://esp.gs.washington.edu/drupal/），1000 Genomes（http://www.1000genomes.org/）など，集団内の変異に関する大規模なデータベースが急速に充実してきており，より効率よく原因遺伝子変異の絞り込みができるようになっている．

　FALS のゲノム研究におけるもう一つの問題点は，遺伝的異質性の高さである．原因遺伝子として確定するためには，複数家系における変異を同定することが必要である．ところが，*SOD1*，*C9ORF72*，*FUS* など一部の遺伝子を除けば，個々の原因遺伝子の頻度は低い．一家系における連鎖解析により候補領域がある程度絞り込めた場合でも，その後原因遺伝子同定になかなかつながらないのは，候補領域の重なる複数家系が同定されないために，候補領域のさらなる絞り込みが困難であること，いったん原因遺伝子候補が同定された場合でも，複数家系における変異同定が進まないために，原因遺伝子であることを確定できないこと，などの理由が考えられる．こういった現状を打開するためには，大規模な家系の収集と，国際的な共同研究態勢の構築が必須である．

SALS

　従来，孤発性疾患の感受性遺伝子の探索のためには，common disease-common variant 仮説，すなわち頻度の高い多型が疾患の発症に関連するという仮説に則ったゲノムワイド関連解析（genome-wide association study：GWAS）が主流であった．GWAS は，主として一塩基多型（single nucleotide polymorphism：SNP）をマーカーとして，患者群と対照群で頻度を比較し，疾患に有意に関連する遺伝因子を検出する方法である．ところが，GWAS によって同定された遺伝因子は，いずれもエフェクトサイズの小さいものが多く，想定される遺伝的素因との乖離が存在する．このような乖離，いわゆる missing heritability の解明が，近年のゲノム研究の大きな趨勢である．

　このような背景を踏まえたうえで，ALS のゲノム研究における今後の方向性を考えるうえでのキーワードを列挙する．

■ common disease-multiple rare variant 仮説

近年，頻度が低いがエフェクトサイズの大きい遺伝因子が，孤発性疾患の発症に関連しているという知見が蓄積してきている（common disease-multiple rare variant 仮説）．こういった遺伝因子の同定は，頻度の高い多型マーカーを用いた従来の GWAS では困難であり，遺伝子の塩基配列そのものを解析することが必要である．最近では，次世代シークエンサーの活用により，このような遺伝因子の検索をゲノムワイドに進めることが可能になった[18]．ただし，単に患者群と対照群の頻度比較のみで十分な統計学的検出力を得るためには，解析の規模を大きくすることが必要であり，膨大なコストがかかることには注意すべきである．効率よく遺伝因子を同定するためには，生物学的な知識なども組み合わせた統合的なアプローチが必要である．

■ epistasis

epistasis とは，複数の遺伝因子が組み合わさった場合，疾患の発症リスクが個々の遺伝因子によるエフェクトサイズの単純加算よりも高くなる現象である．epistasis 自体は純粋に確率的事象であるが，生物学的な意義づけを考えた場合，共通のパスウェイにおける複数の遺伝因子の組み合わせ，発現調節因子とその標的遺伝子の組み合わせなどは，個々のエフェクトサイズの単純加算以上の影響がありうる．近年 bioinformatics の分野では，グラフ理論，ネットワーク解析などの情報解析理論，Kyoto Encyclopedia of Genes and Genomes：KEGG（http://www.genome.jp/kegg/）に代表される生物学的パスウェイデータベースを基盤として，epistasis の分析が試みられている．ALS の研究においても，このような最新の手法を取り入れていく必要がある．

■ gene-environment interaction

孤発性疾患の発症モデルは，遺伝因子と環境要因が組み合わさって発症することが想定されている．従来の解析方法では，個々の遺伝因子のみに着目してエフェクトサイズを計算しているが，特定の環境要因の条件下では，それらの遺伝因子の影響が強く生じることも考えられる．このような遺伝因子と環境要因との相互作用（gene-environment interaction）の解明のためには，時系列データを含めた詳細な臨床情報，疫学的データ，ゲノム配列情報の統合が必須である．

■ modifier gene

ALS においては，*SOD1* 変異による FALS などのように，同一の原因遺伝子変異を有する症例でも発症年齢が異なるような場合が存在する．もちろん何らかの環境要因が関与している可能性も否定できないが，他の遺伝因子が発症を修飾している可能性も考えられる．SALS においても，*VEGF*，*CHGB*（Chromogranin B），*UNC13A* などが modifier gene の候補としてあげられている．このような遺伝因子の同定は，ALS の発症や進行を遅らせるような治療の開発につながると考えられる．

おわりに

　爆発的なゲノム解析能力の増大，それと歩調を合わせたデータベースの充実により，ALSの遺伝因子解明への道が開かれつつある．たとえ稀なものでも，遺伝因子の同定は，普遍的な分子標的治療につながる可能性を秘めている．リソースの充実，解析技術の進歩，情報科学の発展，これらが三位一体となった分子遺伝学的研究の推進が，ALSの克服のために不可欠であると考えられる．

（髙橋祐二）

文献

1) Kwong L, et al. TDP-43 proteinopathy : The neuropathology underlying major forms of sporadic and familial frontotemporal lobar degeneration and motor neuron disease. *Acta Neuropathologica* 2007 ; 114 : 63-70.
2) Hasegawa M, et al. Phosphorylated TDP-43 in frontotemporal lobar degeneration and amyotrophic lateral sclerosis. *Annals of Neurology* 2008 ; 64 : 60-70.
3) Deng H-X, et al. FUS-immunoreactive inclusions are a common feature in sporadic and non-SOD1 familial amyotrophic lateral sclerosis. *Annals of Neurology* 2010 ; 67 : 739-748.
4) Andersen PM, Al-Chalabi A. Clinical genetics of amyotrophic lateral sclerosis : What do we really know? *Nat Rev Neurol* 2011 ; 7 : 603-615.
5) Manolio TA, et al. Finding the missing heritability of complex diseases. *Nature* 2009 ; 461 : 747-753.
6) Fang F, et al. Familial aggregation of amyotrophic lateral sclerosis. *Ann Neurol* 2009 ; 66 : 94-99.
7) Al-Chalabi A, et al. An estimate of amyotrophic lateral sclerosis heritability using twin data. *J Neurol Neurosurg Psychiatry* 2010 ; 81 : 1324-1326.
8) Falconer DS. The inheritance of liability to certain diseases, estimated from the incidence among relatives. *Annals of Human Genetics* 1965 ; 29 : 51-76.
9) Kondo K, Tsubaki T. Genetic and environmental factor in the pathogenesis of motor neuron disease ; (1) Identification of the index cases. *Jinrui Idengaku Zasshi* 1974 ; 19 : 107-109.
10) Aoki M, et al. Clinical genetics of amyotrophic lateral sclerosis in Japan : An update. *Rinsho Shinkeigaku* 2012 ; 52 : 844-847.
11) Majounie E, et al. Frequency of the C9orf72 hexanucleotide repeat expansion in patients with amyotrophic lateral sclerosis and frontotemporal dementia : A cross-sectional study. *Lancet Neurol* 2012 ; 11 : 323-330.
12) Ishiura H, et al. C9ORF72 repeat expansion in amyotrophic lateral sclerosis in the Kii peninsula of Japan. *Arch Neurol* 2012 ; 69 : 1154-1158.
13) Ogaki K, et al. Analysis of C9orf72 repeat expansion in 563 Japanese patients with amyotrophic lateral sclerosis. *Neurobiol Aging* 2012 ; 33 : 2527. e11-16.
14) Gijselinck I, et al. A C9orf72 promoter repeat expansion in a Flanders-Belgian cohort with disorders of the frontotemporal lobar degeneration-amyotrophic lateral sclerosis spectrum : A gene identification study. *The Lancet Neurology* 2012 ; 11 : 54-65.
15) Boeve BF, et al. Characterization of frontotemporal dementia and/or amyotrophic lateral sclerosis associated with the GGGGCC repeat expansion in C9ORF72. *Brain* 2012 ; 135 : 765-783.
16) Millecamps S, et al. SOD1, ANG, VAPB, TARDBP, and FUS mutations in familial amyotrophic lateral sclerosis : Genotype-phenotype correlations. *J Med Genet* 2010 ; 47 : 554-560.
17) Stewart H, et al. Clinical and pathological features of amyotrophic lateral sclerosis caused by mutation in the C9ORF72 gene on chromosome 9p. *Acta Neuropathol* 2012 ; 123 : 409-417.
18) Guerreiro R, et al. TREM2 variants in Alzheimer's disease. *N Engl J Med* 2013 ; 368 : 117-127.

V. ALSの病態

グルタミン酸受容体のRNA編集異常

Point

- ALSは上位・下位運動ニューロンが進行性に変性・脱落することにより骨格筋の筋力低下が進行する臨床病理学的概念であり,その原因を問わない.
- ALS患者の90%以上は家系内発症がなく孤発性であり,大多数の孤発性ALS患者には既知の家族性ALS責任遺伝子変異は生じていない.
- 孤発性ALSの大多数例では残存する運動ニューロンにTDP-43病理が観察され,それらには例外なくRNA編集酵素ADAR2の発現が著減し,RNA編集を欠如したAMPA受容体のサブユニット(未編集型GluA2)が発現している.
- 未編集型GluA2の発現はCa^{2+}透過性AMPA受容体を介したメカニズムによる運動ニューロン死を引き起こすことから,大多数の孤発性ALSの病因は単一で,それにはADAR2の発現低下とTDP-43病理の発現が密接に関与していると考えられる.
- 上記の分子異常は加齢によっても運動ニューロンに現れ,ALSの病因には加齢に伴う*ADAR2*遺伝子発現低下のメカニズムが関与している可能性がある.

Keywords

前頭側頭型認知症(FTD)
若年発症(65歳未満)の認知症(痴呆)ではアルツハイマー病に次いで頻度が高い.記憶障害より性格変化や言語機能低下が目立つ.病理学的特徴から,タウ病変を伴うもの(FTLD-tau)とユビキチン病変を伴うもの(FTLD-U)に分けられている.

孤発性ALS
同胞発症のないALSで,メンデル型遺伝形式をとらないという意味であり必ずしも遺伝性疾患を否定してはいない.実際,数%には既知の責任遺伝子変異がみられ,突然変異や浸透率の低さがその原因と考えられている.危険因子や発症因子として未知の遺伝子(群)が関わっていないか,大規模な遺伝子検索がされている.

ALSの分子病態

筋萎縮性側索硬化症(amyotrophic lateral sclerosis:ALS)のように原因が未解明の疾患は,表現型と病理組織学的特徴から病名が付けられるため,単一な疾患に対する病名であるのか,疾患群(症候群)に対する命名なのか,の混乱がある.ALSは,臨床的に進行性の筋萎縮・筋力低下を引き起こす疾患であり,その臨床像を説明しうる程度の病理学的変化が上位運動ニューロンと下位運動ニューロンの選択的変性・脱落として認められることをもって確定診断するので,その病理学的変化を臨床像から推定することにより臨床診断を行っていることになる.

ALSの臨床像は多彩で,進行性球麻痺,遠位・近位優位,片麻痺,対麻痺などの上下肢の麻痺,前頭側頭型認知症(frontotemporal dementia:FTD)の合併などが,まれならずみられる.しかし,神経病理学的に観察される病変の特徴は部位の差こそあれ大多数例で驚くほど均一であり,臨床像の多彩さは,発症部位の多様性,上位・下位運動ニューロン徴候の有無,経過の遅速などによるもので,病因の多彩さによるのではない.いずれの身体部位から始まるかは確率的である.このような臨床的に観察されるALSの臨床像の多彩さを理解しておく必要はあるものの,ALSが単一疾患ではないという見方が病因的多様性に基づくことは,理解しておかねばならない.

ALS患者の90%以上は孤発性であり,5~10%程度は家族性に発症する.これまで(2012年9月末現在)に15種類以上の責任遺伝子が同定され,家

族性ALS患者の半数程度についての遺伝子変異が明らかになったとされているが，いずれの遺伝子変異も孤発性ALS患者に見出される頻度は低く，すべてを併せても数％を占めるにすぎない*1．したがって，孤発性ALSの理解があって初めてALSの全体像が把握できる．このような，臨床，病理，疫学，分子遺伝学的知見の蓄積により，近年，特に今世紀に入ってから，ALSとリンクする特異的分子病態が次々に明らかにされてきている．Charcotにより疾患概念が確立されて以来150年近く経ち，まだまだ不十分ではあるが，ようやくALSの発症機序の理解，標的治療への展望が見えてきたといえる．

ALS一般に通ずる分子病態は，①選択性（運動ニューロンの他のニューロンに対する選択性と，外眼筋支配運動ニューロン・膀胱括約筋支配運動ニューロンなどは除外される運動ニューロンの中での選択性），②経過（緩徐進行性だが他の変性疾患に比べ速いことと，5％弱の症例にみられる10年以上の緩徐な経過をとりうること），を説明できる必要がある．孤発性ALSに特異的とされる分子異常とその家族性ALS責任遺伝子変異との関連について，どこまでこれらを満たす分子病態が明らかになっているのかを以下に概説する．

孤発性ALSの分子病態

孤発性ALSの大多数に通じる疾患特異的な分子変化が明らかにされている．一つは，1999年に孤発性ALSの前角組織[1]，2004年に単一運動ニューロンレベルで明らかにされた[2]，AMPA受容体のサブユニットの一つであるGluA2*2におけるRNA編集異常であり[3]，もう一つは2006年に報告された病理学的な特徴で，脊髄運動ニューロンに出現するTDP-43の局在変化（TDP-43病理）である[4,5]．しかも，この両分子異常の間には密接な分子連関があることが最近明らかになった[6,7]．

GluA2 RNA編集異常とADAR2

AMPA受容体はイオンチャネル型グルタミン酸受容体のサブタイプであり，ほとんどの中枢神経に発現してNa^+，K^+の透過による膜電位の調節により中枢神経系の速い興奮性神経伝達に関わっている．4種のサブユニット（GluA1〜GluA4）の組み合わせによるヘテロ四量体であり，GluA2が含まれているかどうかでチャネル特性が大きく変わる．GluA2はpre-mRNAに転写された後にグルタミン・アルギニン（Q／R）部位にアデノシン・イノシン置換（CAG→CIG）が起こり（RNA editing），mRNA上のイノシンが翻訳時にグアノシンと認識されるので，遺伝子ではグルタミン（CAG）がコードされているにもかかわらず，蛋白はアルギニン（R：コドンはCGG）に置換されたGluA2が発現する．遺伝子にコードされた情報と異なるアミノ酸を産出するというWatson-Crickのセントラルドグマに反する生物現象である．この分子変化はadenosine deaminase acting on RNA 2（ADAR2）と呼ばれる

---

*1 欧米では*C9ORF72*遺伝子における6塩基（G_4C_2）繰り返し配列の伸長が孤発性ALSの5〜20％に認められるという報告があるものの，本邦・東アジアでこの遺伝子変異を持つ孤発性ALSの頻度はきわめて低い．

Memo
Jean-Martin Charcot（1825-93）
フランスの神経科・精神科医．amyotrophic lateral sclerosisを命名した．

*2 統一名称が確立するまではGluR2，GluR-Bなどと呼ばれた．

Keywords
RNA編集（RNA editing）
ゲノム情報がRNAに転写後に書き換えられる現象．哺乳類では中枢神経で活発に行われ，大多数がアデノシン→イノシンの一塩基置換である．

Keywords
TDP-43
ALS運動ニューロン，FTLD皮質ニューロンの封入体を構成するRNA結合蛋白．主に核に局在するがALS，FTLDなどで核から喪失し細胞質の封入体に局在することが病理学的な診断基準になっている．

1 AMPA受容体

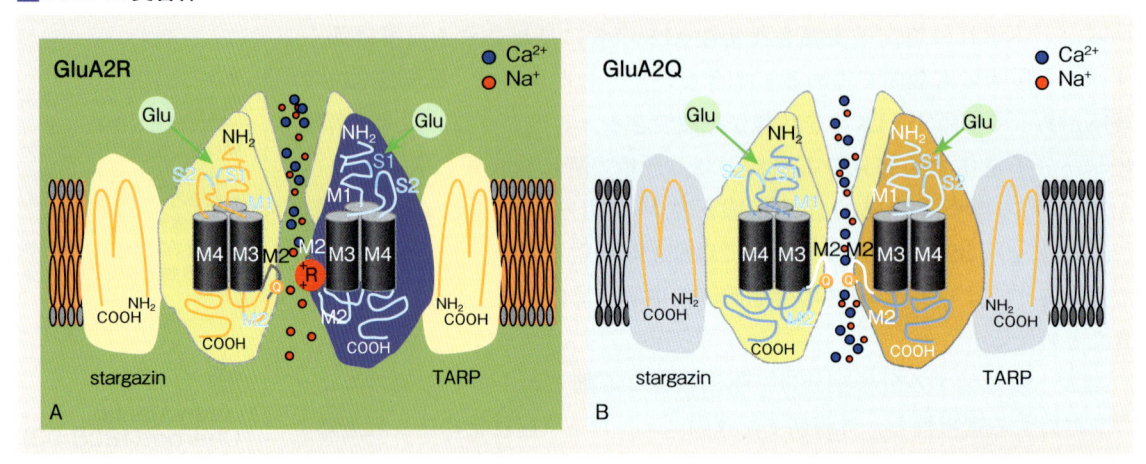

四量体を構成するサブユニットに編集型 GluA2（GluA2R）が含まれているとカルシウムイオン（Ca^{2+}）の透過が抑制される．これは，陽性荷電のアルギニン（R）がチャネルに面した Q／R 部位に位置しているためである（A）．これに対し GluA2 が含まれていても未編集型（GluA2Q）の場合，Q／R 部位には中性荷電のグルタミン（Q）が配置されるため，Ca^{2+} は透過できる（B）．
青：編集型 GluA2，橙：未編集型 GluA2，黄：GluA1，GluA3 または GluA4．M1～M4：AMPA 受容体の膜ドメイン．

（Kwak S, et al. *Neuropathology* 2010；30：182-188 より改変）

Key words

SBMA
下位運動ニューロンが緩徐な経過で変性し進行性の筋萎縮・筋力低下を呈するX染色体性遺伝形式の家族性運動ニューロン疾患（進行性筋萎縮症）．アンドロゲン受容体遺伝子のCAGリピートの異常伸長による．

RNA 編集酵素により触媒される．ちなみに，GluA2 以外の AMPA 受容体サブユニット GluA1, GluA3, GluA4 の Q／R 部位には RNA editing が起こらず，Q／R 部位はゲノム通り Q である．Q／R 部位は AMPA 受容体のチャネル内腔に面しており，陽性電荷を持つ R は中性の Q に比し，Ca^{2+} のチャネル通過を阻害する．ニューロンに発現する GluA2 はすべて編集されており，AMPA 受容体の大多数は GluA2 をサブユニットに持つので Ca^{2+} 非透過性である（ 1 ）．GluA2 を含んでも未編集型の場合，GluA2 を含まない AMPA 受容体（生理的に発現する）同様 Ca^{2+} 透過性が高いが，正常・病的を問わず未編集型 GluA2 を発現するニューロンは孤発性 ALS の運動ニューロン以外には知られていない．

孤発性 ALS の運動ニューロンでは ADAR2 の発現低下により相当数の運動ニューロンが未編集型 GluA2 を発現している[1,2,8]（ 2 -A）．したがって，このような運動ニューロンでは AMPA 受容体からの Ca^{2+} 流入が増大している．この分子変化は，孤発性 ALS の大多数の症例でみられており[8]，*SOD1* 関連 ALS や球脊髄性筋萎縮症（spinal and bulbar muscular atrophy：SBMA）などの他の運動ニューロン疾患を含め[9]，他の疾患ではみられない[10]．孤発性 ALS に疾患特異性の高いものである．また，RNA 編集酵素は ADAR2 以外に ADAR1, ADAR3 が知られているが，いずれも ALS 運動ニューロンでは変化がみられず，ADAR2 の発現低下はきわめて特異性が高い[8]．

運動ニューロンの変性と RNA 編集異常

患者の病的組織から得られた分子異常の多くは，原因であるより細胞死に伴って生じた二次的変化であることのほうが多い．上記の疾患特異的分子変

2 孤発性ALSにおけるADAR2-GluA2仮説

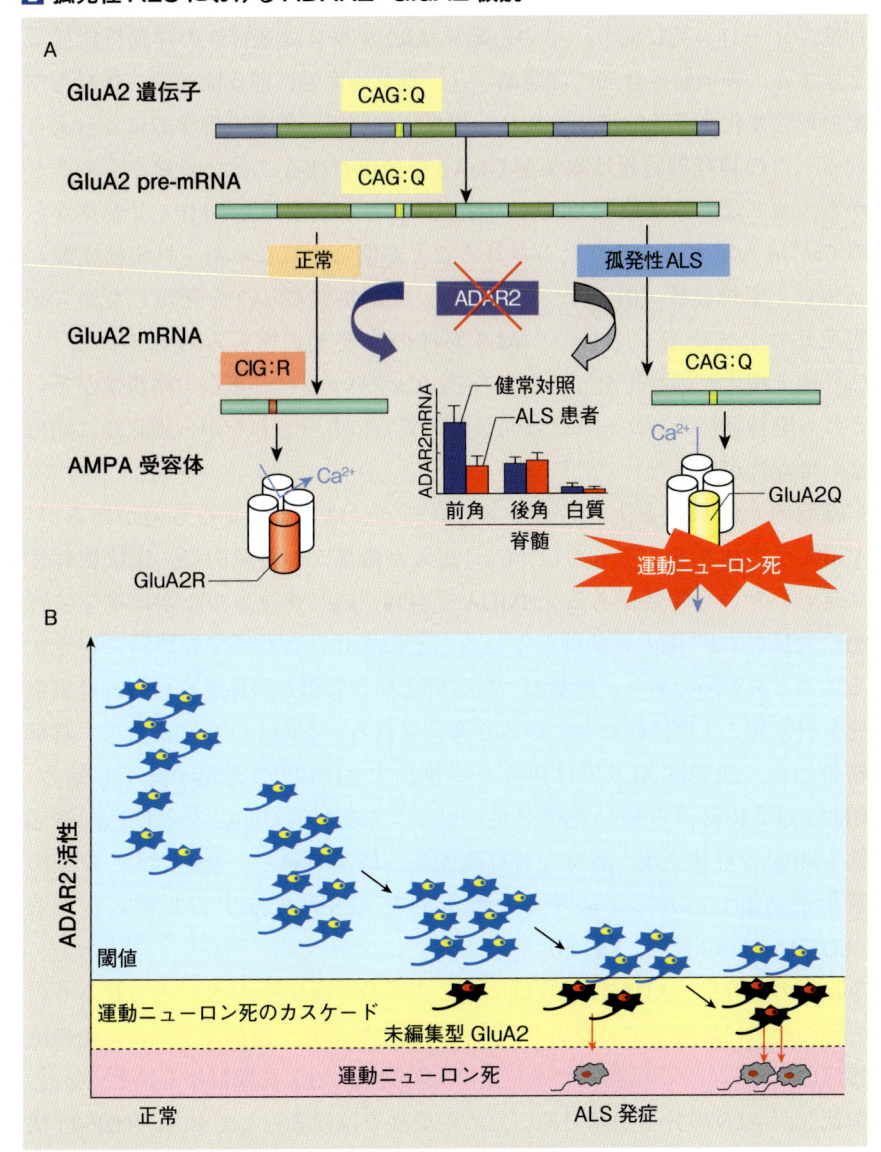

A：GluA2遺伝子（*GLUA2*）のグルタミン・アルギニン（Q／R）部位におけるCAGコドン（Q）がpre-mRNAへの転写後，正常ではADAR2が触媒する脱アミノ反応によりアデノシンからイノシンへ置換（A-I置換）されCIGへ変わる．翻訳時にCIGはCGGコドン（R）として読まれ，Q／R部位がRのGluA2蛋白になる．編集型GluA2（GluA2R）を含むAMPA受容体はCa^{2+}非透過性である．これに対し，孤発性ALS運動ニューロンではADAR2の発現が低下しており，A-I置換活性低下のためQ／R部位がQのGluA2蛋白（GluA2Q）が発現し，Ca^{2+}透過性が高いAMPA受容体が発現し，細胞死に陥る．
B：孤発性ALSではADAR2の発現が進行性に低下する．ある閾値以上であれば無症状であるが，それを超えて低下すると未編集型GluA2が発現する．そのような運動ニューロンは徐々に細胞死に陥る[12]．
（A：Kwak S, et al. *Neuropathology* 2010；30：182-188 より改変；B：Hideyama T, et al. *Front Mol Neurosci* 2011[12] より改変）

化が病因的意義を持つかどうかを調べるために，われわれはADAR2を運動ニューロン選択的にノックアウトしたコンディショナルADAR2ノックアウトマウス（AR2）を開発し，ADAR2の発現低下が運動ニューロン死を引き起こすこと，その際GluA2 Q／R部位のRNA編集低下が特異的に関与して

いることを明らかにした[11]．ADAR2 を欠損した運動ニューロンは緩徐な進行性ニューロン死に陥り，そのために AR2 マウスは進行性の運動機能低下を呈する．神経筋接合部には運動ニューロンの変性に伴う除神経，神経再支配の形態変化が経時的に観察され，線維束性収縮が電気生理学的にとらえられる．この神経細胞死は編集型 GluA2 を発現させることで回避できることから，もっぱら未編集型 GluA2 の発現により，すなわち AMPA 受容体からの Ca^{2+} 流入増大によりもたらされることが明らかになった．外眼筋支配ニューロン脳神経核（III，IV，VI）には，未編集型 GluA2 を発現しながら細胞死が生じていないという，ALS 同様の病変選択性もみられている[11]．Ca^{2+} 流入増大が細胞死をもたらすので，Ca^{2+} バッファー蛋白の発現量が多いこれら脳神経核のニューロンは同じ分子異常にさらされながら細胞死に陥らない可能性がある．

　細胞内 Ca^{2+} 濃度を上昇させるメカニズムにはさまざまなものがあるが，AMPA 受容体を介するものは，Ca^{2+} 流入が微量かつ持続的で，電位依存性に乏しいという特徴がある．NMDA 受容体，Ca^{2+} チャネルなどは電位依存的に大量の Ca^{2+} 流入を制御しているがその変化はきわめて短時間に終息することと好対照であり，微量かつ持続的という特徴が緩徐進行性の神経細胞死を引き起こす機序になっていると考えられる．このような観察結果，解析結果から，孤発性 ALS では何らかの原因で ADAR2 の発現が低下し始め，GluA2 Q／R 部位の RNA 編集活性の低下，未編集型 GluA2 を含む Ca^{2+} 透過性 AMPA 受容体発現，緩徐な神経細胞死へ順次連鎖し，運動ニューロンの減少があるレベル以下になると臨床的な ALS が発症すると考えられる（ADAR2-GluA2 仮説，**2** -B）[12]．

　以上のように，ADAR2 発現低下は，大多数の孤発性 ALS にみられるものの他の疾患には生じていないという高い疾患特異性，運動ニューロン死の直接原因であること，細胞死の進行速度・選択性が ALS に類似すること，など，前記した ALS の分子病態であるための要件をほぼ満たしており，TDP-43 病理に比べてさえ病因との関連性が高い．ALS に関するさまざまな観察事実を理解するうえにも合理的な解釈が可能な分子変化であるといえる[7]．

TDP-43 病理と ADAR2 発現低下の分子連関

　周知のように，運動ニューロンに観察される TDP-43 病理は ALS の病理学的指標とされている．この 2 種類の，一見関連性のない病的変化が，孤発性 ALS では同一の運動ニューロンにみられる[13]．逆に，同一症例の TDP-43 病理のみられない運動ニューロンでは ADAR2 の免疫活性も保たれている．両者ともに大多数の孤発性 ALS 運動ニューロンに共在しているのとは逆に，両者とも *SOD1* 関連 ALS には出現しないことは[9,14,15]，*SOD1* 関連 ALS，ひいては家族性 ALS 全般，と孤発性 ALS とは病因メカニズムが異なること，孤発性 ALS の大多数では共通の分子メカニズムが働いていることを示唆している．したがって，両者の分子連関を明らかにすることで，孤発性 ALS

Column

加齢とALS

ALSは，加齢とともに発症率・有病率が上がり，かつ発症後の進行速度が速まることが知られている[16,17]（**3**）．その分子メカニズムは未解明であるが，運動ニューロンが加齢に伴い脱落することは病理学的に知られており[18]，加齢による運動ニューロンの脆弱性亢進がその基盤にあることが予想されていた．ADAR2活性の低下はALS罹患の閾値を下げるので，ADAR2活性が加齢依存性に低下すれば疫学的観察の分子的根拠を与えると考えられる．マウス脊髄運動ニューロンにおける検討では，1.5歳齢を超えると，ADAR2の発現レベルが低下してくる．特にfast-fatigable motor neuronと呼ばれる，脊髄前角外側に位置しfast twitchに関わる運動ニューロンでは加齢性変化が強く，加齢依存的に未編集型GluA2を発現する運動ニューロンが増える[19]（**4**）．同時にTDP-43の局在が核から細胞質へ移動し，変性ニューロン数が増える．未編集型GluA2の発現は少量であっても運動ニューロン死を引き起こすので[12]，これはもっぱら未編集型GluA2の発現により引き起こされると考えられる．マウス運動ニューロンのみならず，ヒトの大脳でも加齢に伴うADAR2活性の低下を示唆するデータが報告されている．これらから，高齢者にみられる運動ニューロンの脱落[18]は加齢に伴うADAR2低下により，加齢によるALS有病率増加・進行速度増加の分子基盤となっている可能性がある（**5**）．厚生労働省の難病登録者数統計からは，年齢別有病率が年齢とともに増加することがみてとれる（**3**）．ALSが80歳以上ではまれであること，一般人口の70歳超人口に占める70歳代人口が60％であることを考えると（平成22年国勢調査），70歳代の有病率は60歳代の有病率の2倍近く（28.8／10万人）になり，ALSの有病率は年齢とともに加速する．さらに，100歳超長寿者の中に，*ADAR2*遺伝子のSNPsが見出されていること[20]を考えると，*ADAR2*は寿命に関連する遺伝子であり，高齢者ほど遺伝的にALSに罹りにくい*ADAR2*遺伝子SNPsを持つ割合が高まることが想定され，超高齢者でALSの有病率が頭打ちになることを反映すると考えられる（**5**）．

3 ALSの年齢別有病率

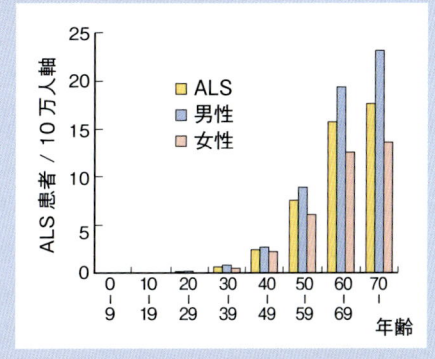

（平成22年度厚生労働省統計，国勢調査に基づく）

4 fast-fatigable motor neuronsにおける加齢性変化

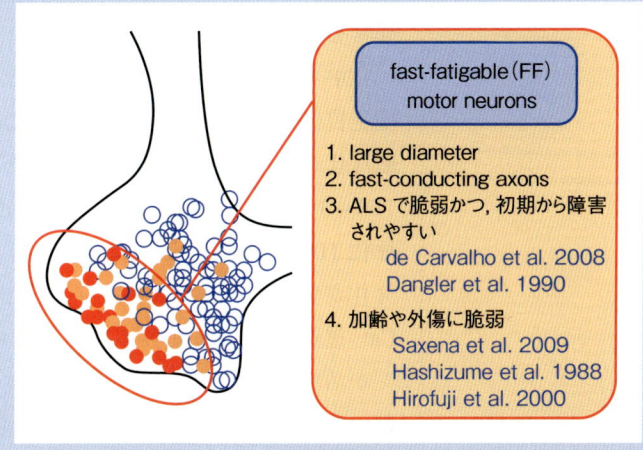

fast-fatigable（FF）motor neurons
1. large diameter
2. fast-conducting axons
3. ALSで脆弱かつ，初期から障害されやすい
   de Carvalho et al. 2008
   Dangler et al. 1990
4. 加齢や外傷に脆弱
   Saxena et al. 2009
   Hashizume et al. 1988
   Hirofuji et al. 2000

ADAR2は加齢とともに発現が低下し，マウスでの検討では脊髄前角（黒実線で右灰白質縁を示す）外側の運動ニューロン（fast-fatigable motor neurons）では加齢依存性に未編集型GluA2を発現し，TDP-43の局在異常が起こり，細胞死に陥る[19]．

5 加齢とALS

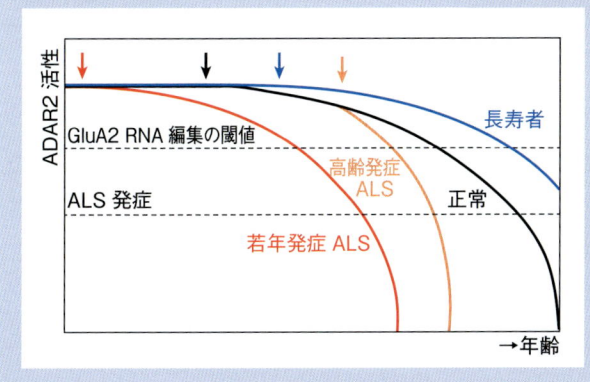

ADAR2活性は加齢（黒）およびALSの発症（赤・橙）で低下し，ある閾値に達すると未編集型GluA2の発現，運動ニューロン死のカスケードが流れ始め，運動ニューロン数がある程度以下に減るとALSが発症する．高齢発症ALS（橙）では発症時にすでに加齢によるADAR2活性低下が始まっているので，若年発症ALS（赤）に比しこのカスケードが速く進む．長寿者（青）ではADAR2の加齢に伴う低下が遅れるので，ALS発症の割合が低い．

に共通した運動ニューロン死のメカニズムを分子的に明らかにすることができると考えられる．

　この2種の分子異常は孤発性ALS運動ニューロン以外にも，加齢とともに一部の運動ニューロンに共存して現れる[19]ことから，両者の間には緊密な分子連関があり，恒常性破綻に伴って現れる可能性がある（**Column** 参照）．両者の分子連関には，いずれかが他方の上流に位置している可能性と，両者を同時に引き起こす上流のメカニズムが存在する可能性とがある．前者が後者を引き起こす可能性を培養細胞で検討してみると，全長TDP-43や断片化TDP-43の過剰発現，ノックダウン，ALS関連変異TDP-43の過剰発現のいずれもADAR2発現に影響しない[21]．ALS運動ニューロンではADAR2の発現低下が未編集型GluA2発現以前より生じているのに対し，TDP-43病理は未編集型GluA2を発現する運動ニューロンのみにみられること，TDP-43病理はADAR2発現低下を伴わない前頭側頭葉変性症，アルツハイマー病，ボクサー脳症など，ALS以外の病的環境下でも生じうることから考えると，TDP-43病理は未編集型GluA2発現の下流に生じた二次的な細胞内環境変化によりTDP-43の断片化を促進したためにもたらされた可能性が高い[16]．すなわち，TDP-43病理を引き起こす分子異常の原因は複数あり，以下に述べるように孤発性ALS運動ニューロンでは未編集型GluA2の発現がその分子異常を引き起こしている．

　TDP-43病理の内容は，生理的な核主体のTDP-43蛋白の局在が失われ，細胞質に形成される異常な封入体の構成蛋白として見出されること，異常な断片化・リン酸化が起こること，である[4,5]．TDP-43病理の形成メカニズムは，TDP-43の細胞質内における断片化による凝集塊の形成，そこへの全長・断片化TDP-43の巻き込みによると考えられている．ALS運動ニューロンで断片化が促進されるメカニズムが最近明らかになり，未編集型GluA2を含むCa^{2+}透過性AMPA受容体の発現でCa^{2+}依存性プロテアーゼであるカルパインが活性化しTDP-43を易凝集性断片に切断することが証明された．患者においてもカルパイン依存性のTDP-43断片が検出される[6]．TDP-43病理の形成が細胞死を引き起こすメカニズムに関しては，TDP-43がRNAのスプライシングに関与するRNA結合蛋白であることから，TDP-43と結合するRNAが探索されているものの病因に関連する候補RNAの特定や細胞死に至るカスケードは未解明である．

　また，運動ニューロンに現れるTDP-43病理はALSに高い特異性を持ち，大多数の孤発性ALSや，*TARDBP*関連ALS，最近明らかにされた欧米のALSに頻度の高い*C9ORF72*変異を伴うALS-Dなどで認められるものの，ALS関連遺伝子である*FUS*変異に伴うALSではみられない．このことは，ALSの表現型を引き起こしうる分子異常には複数あり，TDP-43病理／ADAR2発現低下はALSの大多数例にはあてはまる運動ニューロン死カスケードを反映しているが，異なるカスケードもあることを意味している．

6 孤発性ALSと代表的な遺伝性ALSにおける分子病態の比較

ALS	頻度	TDP-43病理	ADAR2発現低下	FUS陽性封入体	FTLD（臨床像・病理像）
孤発性ALS	ALSの90～95%	大多数症例 MN（約半数），CN	大多数症例 MN（TDP-43病理と共在）	少数例 MN，CN（少数）	15～20% FTLD-ALS-TDP[*1]，FTLD-ALS-FUS[*2]
*SOD1*関連ALS	家族性ALSの15～40%	なし	なし	なし	きわめてまれ
*TARDBP*関連ALS	家族性ALSの～1%	MN	なし	なし	きわめてまれ
*FUS/TLS*関連ALS	家族性ALSの1～5%	なし	？	MN（少数）	きわめてまれ
*C9ORF72*関連ALS	家族性ALSの30～50%[#] 孤発性ALSの5～20%[#]	MN，CN	？	なし	家族性FTLD-ALS FTLDの5～10%[#]

CN：大脳皮質ニューロン，MN：脊髄運動ニューロン．
[*1] FTLD-ALS-TDP：TDP-43病理を皮質ニューロン，運動ニューロンにともに持つFTLDで，*TARDBP*変異を伴わない．
[*2] FTLD-ALS-FUS：FUS病理を皮質ニューロン，運動ニューロンにともに持つFTLDで，*FUS/TLS*変異を伴わない．封入体にはFUS以外のFET蛋白（TAF15，EWS），transportin 1に対する免疫活性がある点，FUSのアルギニン残基がメチル化されていない点，など*FUS/TLS*関連ALSのFUS陽性封入体とは異なる特徴があり，封入体形成のメカニズムが異なると考えられている．
[#] 欧米における数値（本邦を含む東アジアでは家族性ALS，孤発性ALSともにまれ）．

FTLDとの関わり

ユビキチン陽性封入体を認める前頭側頭葉変性症（frontotemporal lobar degeneration with ubiquitin-positive inclusion：FTLD-U）の一部にALSを発症する割合が高いことが明らかにされた．また，孤発性ALSにはFTDを呈するものがまれではなく，そのような症例には前頭側頭葉中心にFTLD-Uの病変が認められ，FTLD-MND（motor neuron disease：運動ニューロン疾患）とされる[22,23]．特に，孤発性FTLD-MNDの中に，運動ニューロン，皮質ニューロンに共通してTDP-43病理（FTLD-ALS-TDP）やFUS陽性封入体（FTLD-ALS-FUS）が観察される例があり[24]，家族性の認知機能障害を伴うALSにも責任遺伝子（*UBQLN2*，*C9ORF72*）が同定されたことも相まって，ALSとFTLDの間には共通の発症機構が働いているという見方が強くなってきている．孤発性ALSの大脳運動野皮質組織でGluA2のRNA編集率を検討すると，Q/R部位は100%編集されており[1]，大脳皮質ニューロンでは脊髄運動ニューロンのような分子メカニズムは生じていないようである．これが，異なる分子メカニズムが働いているためなのか，同じ分子メカニズムが異なるニューロン種で異なる分子異常として現れているためなのかは，さらなる検討が必要である．

孤発性ALSと遺伝性ALSの異同から

TDP-43病理，FUS病理は*TARDBP*，*FUS*遺伝子の変異の有無にかかわらずALS運動ニューロンに現れる病理変化であり，ALS発症メカニズムを考

Keywords

C9ORF72
9番染色体のORF 72（open reading frame）と名づけられた機能未解明の遺伝子で，非翻訳領域の6塩基（G_4C_2）繰り返し配列の異常伸長が家族性の認知症を伴うALS家系に見出されたが，家族性の純粋型ALSないしFTLD，孤発性の純粋型ないし認知症を伴うALSおよび純粋型FTLDにも認められている．少数ながらALS・FTLD以外の疾患，健常者にも見出されている．欧米特にフィンランドに多いが（家族性ALSの50%），本邦を含む東アジア地域ではまれ．

えるうえで重要と考えられ，一項をもうけて言及する（**6**）．

注目すべきことに，FTLD-ALS-TDP 症例における *TARDBP* 遺伝子，FTLD-ALS-FUS 症例における *FUS／TLS* 遺伝子には変異は認めず，また *TARDBP* 関連 ALS，*FUS／TLS* 関連 ALS 症例はいずれも FTLD を合併しない（**6**）．そのため，病理像は似通っているにもかかわらず，FTLD-ALS-TDP と *TARDBP* 関連 ALS における TDP-43 病理の形成メカニズム，FTLD-ALS-FUS と *FUS／TLS* 関連 ALS における FUS 陽性封入体形成メカニズム，さらには細胞死に至る分子カスケードは異なっていると考えられる．TDP-43，FUS とも RNA 結合蛋白であるが，封入体形成という点では類似しているものの，同じ封入体には共存しないこと，同時に両方の封入体が形成されることはないこと，それぞれに結合する RNA 間には相同性がみられていないこと[25]などの点は，ALS 発症機構が異なるか封入体形成が ALS 発症に直接関わらないことを示唆する．見えるもの（病理学的観察）が必ずしも病因に積極的に関わっている分子異常を反映しているとは限らず，「目に見える」病理学的変化を生ずる「目に見えない」分子メカニズムの解析は必須である．さらに，FUS 陽性封入体の形成に関して，類似した病理像を呈しながら，変異の有無により発症メカニズムは必ずしも同一ではないことを示す知見が蓄積しており（**6**）[26-28]，「見えるもの」の類似性が必ずしも分子メカニズムの同一性を保証するわけではないことは，他の封入体を形成する疾患（アルツハイマー病，パーキンソン病など）における遺伝性・孤発性疾患の発症メカニズムの違いにも通ずると考えられる．

TDP-43 病理と ADAR2 発現低下との間に分子連関が見出されたことからは，ALS に関連した分子異常相互の関連を解析することで ALS の発症機序の理解が深まることが期待される．責任遺伝子が異なる家族性 ALS には異なる発症メカニズムが働いていることになるが，大多数の孤発性 ALS には共通のメカニズムが働いていることが示唆され，家族性 ALS の細胞死カスケードと孤発性 ALS のそれとが収斂する可能性もある．それぞれの疾患関連遺伝子変異による発症メカニズムの研究とともに，孤発性 ALS に特化した病因研究が必須である．

（郭　伸）

文献

1) Takuma H, et al. Reduction of GluR2 RNA editing, a molecular change that increases calcium influx through AMPA receptors, selective in the spinal ventral gray of patients with amyotrophic lateral sclerosis. *Ann Neurol* 1999 ; 46 : 806-815.
2) Kawahara Y, et al. Glutamate receptors : RNA editing and death of motor neurons. *Nature* 2004 ; 427 : 801.
3) Kwak S, Kawahara Y. Deficient RNA editing of GluR2 and neuronal death in amyotropic lateral sclerosis. *J Mol Med* 2005 ; 83 : 110-120.
4) Arai T, et al. TDP-43 is a component of ubiquitin-positive tau-negative inclusions in frontotemporal lobar degeneration and amyotrophic lateral sclerosis. *Biochem Biophys Res Commun* 2006 ; 351 : 602-611．
5) Neumann M, et al. Ubiquitinated TDP-43 in frontotemporal lobar degeneration and amyotrophic lateral sclerosis. *Science* 2006 ; 314 : 130-133.

6) Yamashita T, et al. A role for calpain-dependent cleavage of TDP-43 in amyotrophic lateral sclerosis pathology. *Nat Commun* 2012；3：1307.
7) 郭　伸. RNA editing 活性低下と TDP-43 病理—孤発性 ALS 運動ニューロンにおける疾患特異的両分子異常の分子連関. BRAIN and NERVE 2012；64(5)：549-556.
8) Hideyama T, et al. Profound downregulation of the RNA editing enzyme ADAR2 in ALS spinal motor neurons. *Neurobiol Dis* 2012；45：1121-1128.
9) Kawahara Y, et al. Underediting of GluR2 mRNA, a neuronal death inducing molecular change in sporadic ALS, does not occur in motor neurons in ALS1 or SBMA. *Neurosci Res* 2006；54：11-14.
10) Suzuki T, et al. Recent advances in the study of AMPA receptors. *Nihon Yakurigaku Zasshi* 2003；122：515-526.
11) Hideyama T, et al. Induced loss of ADAR2 engenders slow death of motor neurons from Q／R site-unedited GluR2. *J Neurosci* 2010；30：11917-11925.
12) Hideyama T, Kwak S. When Does ALS Start? ADAR2-GluA2 Hypothesis for the Etiology of Sporadic ALS. *Front Mol Neurosci* 2011；4：33.
13) Aizawa H, et al. TDP-43 pathology in sporadic ALS occurs in motor neurons lacking the RNA editing enzyme ADAR2. *Acta Neuropathol* 2010；120：75-84.
14) Mackenzie IR, et al. Pathological TDP-43 distinguishes sporadic amyotrophic lateral sclerosis from amyotrophic lateral sclerosis with SOD1 mutations. *Ann Neurol* 2007；61：427-434.
15) Tan CF, et al. TDP-43 immunoreactivity in neuronal inclusions in familial amyotrophic lateral sclerosis with or without SOD1 gene mutation. *Acta Neuropathol* 2007；113：535-542.
16) Atsuta N, et al. Age at onset influences on wide-ranged clinical features of sporadic amyotrophic lateral sclerosis. *J Neurol Sci* 2009；276：163-169.
17) Eisen A, et al. Duration of amyotrophic lateral sclerosis is age dependent. *Muscle Nerve* 1993；16：27-32.
18) Tomlinson BE, Irving D. The numbers of limb motor neurons in the human lumbosacral cord throughout life. *J Neurol Sci* 1977；34：213-219.
19) Hideyama T, Kwak S. Co-occurrence of TDP-43 mislocalization with reduced activity of an RNA editing enzyme, ADAR2, in aged mouse motor neurons. *PLoS ONE* 2012；7：e43469.
20) Sebastiani P, et al. RNA editing genes associated with extreme old age in humans and with lifespan in C. elegans. *PLoS One* 2009；4：e8210.
21) Yamashita T, et al. The abnormal processing of TDP-43 is not an upstream event of reduced ADAR2 activity in ALS motor neurons. Neurosci Res 2012；73：153-160.
22) Lomen-Hoerth C, et al. Are amyotrophic lateral sclerosis patients cognitively normal? *Neurology* 2003；60：1094-1097.
23) Ringholz GM, et al. Prevalence and patterns of cognitive impairment in sporadic ALS. *Neurology* 2005；65：586-590.
24) Mackenzie IR, et al. TDP-43 and FUS in amyotrophic lateral sclerosis and frontotemporal dementia. *Lancet Neurol* 2010；9：995-1007.
25) Lagier-Tourenne C, et al. Divergent roles of ALS-linked proteins FUS／TLS and TDP-43 intersect in processing long pre-mRNAs. *Nat Neurosci* 2012：15：1488-1497.
26) Dormann D, et al. Arginine methylation next to the PY-NLS modulates Transportin binding and nuclear import of FUS. *EMBO J* 2012；31：4258-4275.
27) Neumann M, et al. FET proteins TAF15 and EWS are selective markers that distinguish FTLD with FUS pathology from amyotrophic lateral sclerosis with FUS mutations. *Brain* 2011；134：2595-2609.
28) Neumann M, et al. Transportin 1 accumulates specifically with FET proteins but no other transportin cargos in FTLD-FUS and is absent in FUS inclusions in ALS with FUS mutations. *Acta Neuropathol* 2012；124：705-716.

V. ALSの病態

軸索輸送障害

Point
- 神経細胞は細胞体に比べて1,000～1万倍の長さの軸索を有しており，細胞体からシナプスまで，軸索上をさまざまな細胞小器官，蛋白質，脂質などが輸送されている．
- 軸索における物質の輸送障害（軸索輸送障害）および軸索変性は，ALSをはじめとする多くの運動神経変性疾患において，早期からみられる異常の一つである．
- 孤発性ALS患者においてdynactin-1の発現低下が病初期から認められ，ALS患者の軸索障害や神経変性に関与していると思われる．

軸索輸送障害と神経変性疾患

　運動神経細胞は全長1mにも及ぶ最も長い軸索を有し，細胞体からシナプス，神経筋接合部までをつないでいる．軸索は運動神経の体積の99％以上を占めているが，蛋白質や脂質の合成はほとんどすべて細胞体で行われている．そのため，シナプスや軸索遠位部で必要な蛋白質や細胞小器官などは細胞体から順行性に輸送され，また神経栄養因子や不要となった蛋白質，細胞小器官などは，そこから逆行性に細胞体に運ばれる[1]．これら軸索上の輸送を担っているのは主に2種類のモーター蛋白質複合体，順行性に動くキネシン（kinesin）と逆行性に動くダイニン／ダイナクチン（dynein／dynactin）である（**1**-A～C）[2]．また，これらの蛋白質が動く足場となる微小管やアクチンといった細胞骨格のネットワークが細胞体から軸索まで張り巡らされている．これまでに，筋萎縮性側索硬化症（amyotrophic lateral sclerosis：ALS）をはじめとして，球脊髄性筋萎縮症（spinal and bulbar muscular atrophy：SBMA）や脊髄性筋萎縮症（spinal muscular atrophy：SMA），家族性痙性対麻痺（familial spastic paraplegia：FSP）／遺伝性痙性対麻痺（hereditary spastic paraplegia：HSP）などの運動ニューロン疾患の患者やそのモデル動物において，軸索輸送の障害が広く認められている[2]．軸索輸送障害の原因としては，モーター蛋白質自体の変異から直接的に軸索輸送障害を起こすもの（kinesin-1の変異から発症する家族性痙性対麻痺やdynacitin-1の変異から発症する下位運動ニューロン疾患など）と，変異蛋白質が二次的に軸索輸送障害を引き起こすもの（変異superoxide dismutase-1〈SOD1〉が軸索上に蓄積して軸索輸送を阻害するALS1など）がある[3]．本項では，ALSを中心として，さまざまな運動ニューロン疾患において障害される軸索輸送障害について，その病態を中心に解説をする．

1 代表的なモーター蛋白質の模式図

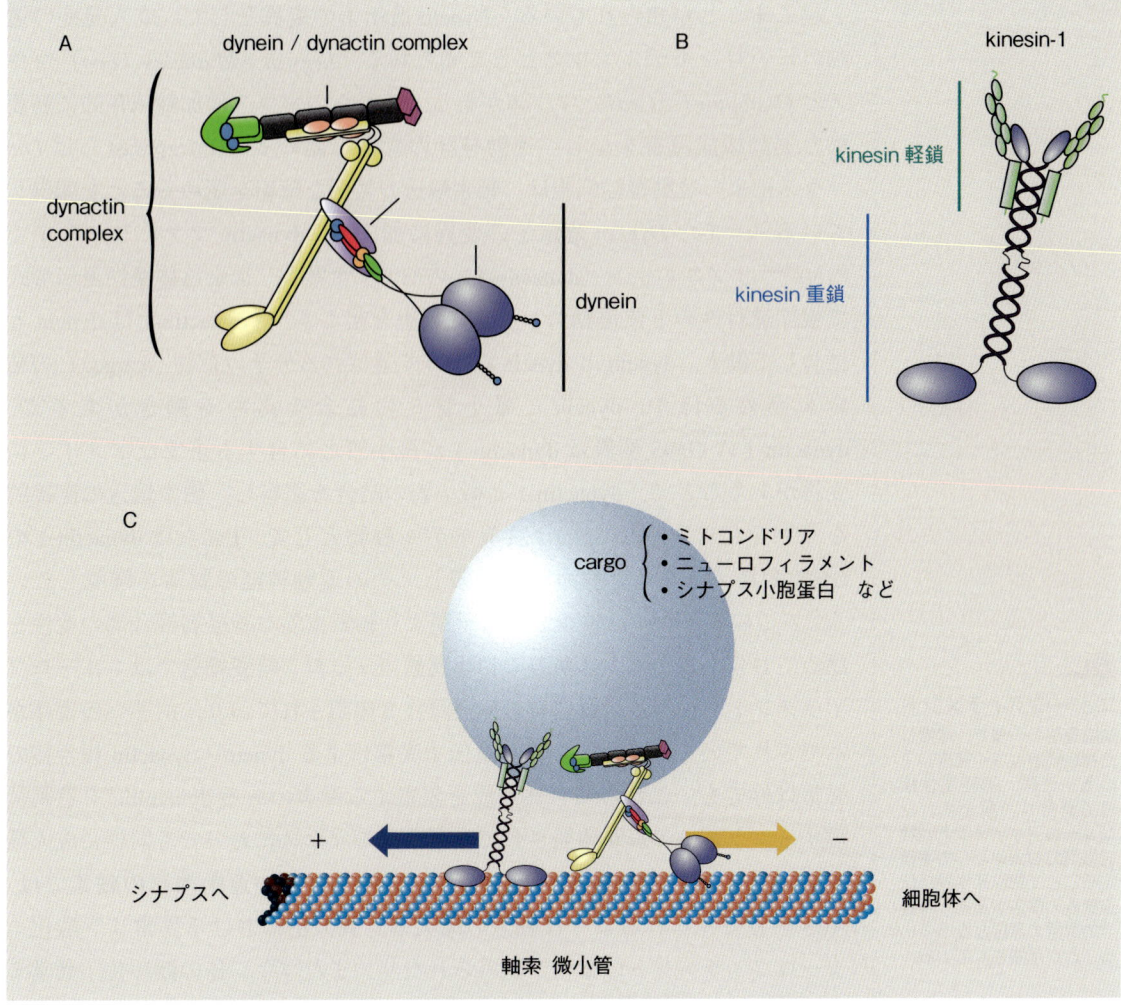

A：dynein / dynactin complex の模式図．逆行性輸送を担うこの複合体は，モーター機能を持つ dynein と，dynein と荷物 (cargo)，微小管をつなぐ働きをする dynactin complex の 2 つの主な構成から成る．
B：kinesin-1 は kinesin light chain（軽鎖）は cargo と結合し，kinesin heavy chain（重鎖）は微小管と結合するモータードメインである．
C：dynein / dynactin complex や kinesin はそれぞれ cargo と結合して，微小管上を特定の方向に動く．

(De Vos KJ, et al. *Annu Rev Neurosci* 2008 [2] より)

モーター蛋白質の変異と運動ニューロン疾患

運動ニューロン疾患の原因には，軸索輸送障害が直接的な役割をしている最も強い根拠として，軸索輸送を担う 2 つの重要な蛋白質，ダイニン（dynein）とキネシン（kinesin）の遺伝子異常が遺伝性の運動ニューロン疾患を引き起こすことがある[4]．はじめに，これらモーター蛋白質の異常で起こる運動ニューロン疾患に関して簡単に概説する．

dynein / dynactin 複合体の異常

上述のように，dynein / dynactin 複合体（**1**-A）は逆行性輸送を担う重要

な蛋白質であるが，それぞれの蛋白質の遺伝子変異は運動ニューロンの変性を起こすことが知られている．Dynein 遺伝子の変異として，成人発症の運動ニューロンモデルマウスとして知られる，Legs at odd angles（Loa）マウスと Cramping1（Cra1）マウスがある．これらのマウスは加齢依存的に筋萎縮と運動機能障害を呈し，運動神経の変性を認める．Hafezparast らは Loa マウス由来の運動神経細胞は，軸索輸送の著明な障害を認めることを報告している[5]．また Dynein 遺伝子の変異に加えて，dynactin ファミリーの中で P150^{Glued} サブユニット（dynactin-1）の G95S 変異は，常染色体優性遺伝形式で緩徐進行性の下位運動ニューロン疾患を起こす[6]．dynactin-1 は dynein と結合して働き，dynein と dynein によって運ばれる分子（荷物〈cargo〉）の結合を高めるほか，dynein と微小管との結合を高める働きがあるが，dynactin-1 の G59S 変異は dynactin-1 が微小管と結合する重要なドメインに変異があることで，dynactin-1 と微小管の結合を阻害し，軸索輸送の直接的な障害を起こす．dynactin-1 変異モデル動物として，Lai らは dynactin-1 の G59S 変異ノックインマウスを作製し，その運動神経の脱落を確認している[7]．このノックインマウスでは早期より軸索変性や神経筋接合部の変性を認めており，またマウスからの初代運動ニューロン培養細胞ではニューロフィラメントやシナプス蛋白質の輸送障害も確認されており，病態への寄与が示唆されている．また，これら遺伝子異常による dynein / dynactin 複合体の異常以外でも，これら複合体形成を阻害する働きのある dynamitin を過剰発現するマウスモデルが開発されており，そのマウスにおいても同様に成人発症の運動ニューロン疾患が起こる[8]．このマウスの運動神経の軸索では，ALS 患者でみられるような軸索の腫大と，腫大部における異常リン酸化ニューロフィラメントの蓄積が認められたり，またゴルジ体の断片化，異常ミトコンドリアの蓄積などが認められる．

kinesin の異常による運動ニューロン疾患

キネシン 1（kinesin1）は軸索の細胞骨格である微小管のプラス端に進む順行性の軸索輸送を担っているモーター蛋白質であり，モーター活性を持つ 2 つの重鎖（kinesin heavy chain）と，輸送される cargo と結合する 2 つの軽鎖（kinesin light chain）から構成される（**1**-B）．その主な働きは，さまざまな分子を順行性に軸索末端に輸送することである．その kinesin-1 family の中で，神経特異的に発現する KIF5A はアミロイド前駆蛋白質（APP）やシナプス小胞蛋白質のシンタキシン（syntaxin）の輸送など神経細胞の機能維持に非常に重要な働きをしている．KIF5A の遺伝子異常は，微小管と kinesin の結合を阻害し，家族性痙性対麻痺 10（SPG10〈spastic paraplegia type 10〉）を引き起こすことが知られている．SPG10 は常染色体優性遺伝形式をとる運動ニューロン疾患の一種で，比較的早期発症（10～20 代）し，下肢を中心とした筋力低下と痙性を特徴とする．病理学的には溯行変性現象（dying-back phenomenon）を主にした軸索変性像とニューロフィラメントや

Keywords

ニューロフィラメント
細胞骨格の一種で，成熟した神経細胞に広く発現している．近年，神経変性疾患で異常リン酸化されたニューロフィラメントが神経細胞の封入体として蓄積することで細胞死や神経伝達機能の障害が起き，神経学的異常の原因となっていることが示唆されている．

2 軸索輸送に影響を与える遺伝子変異を持つ遺伝性運動ニューロン疾患

MND type	Gene symbol	蛋白質	機能	臨床像
ALS1	SOD1	Cu / Zn superoxide dismutase	解毒酵素	典型的なALSから非典型例までさまざまな変異がある
ALS2	ALS2	alsin	グアニンヌクレオチド交換因子 signaling：エンドソームの働きを調節	若年発症，進行性の筋力低下と筋萎縮
ALS8 and SMA	VAPB	synaptobrevin-associated membrane protein B （VAPB）	vesicular trafficking；小胞体-ゴルジ体間輸送の調節	成人発症，緩徐進行で上位，下位両方の徴候を呈する SMAと似た表現型を呈することもある
LMND	DCTN1	dynactin-1 （p150^{glued}）	逆行性輸送の調節	緩徐進行性の下位運動ニューロン症状を呈する
ALS	CHMP2B	charged multivesicular body protein 2B （CHMP2B）	vesicular trafficking；ESCRTIII （endosomal secretory complex required for transport）の機能を調節する	下位運動ニューロン優位の運動神経症状
SBMA	AR	アンドロゲン受容体	DNA結合転写因子	緩徐進行性の下位運動ニューロン症状を呈する
SPG3	ATL1	atlastin	vesicular trafficking；GTPaseファミリーに属する，軸索の形成や進展に寄与する	純粋型 若年発症で緩徐進行性
SPG4	SPAST	spastin	AAAファミリーに属するATP分解酵素．微小管の形成に作用．	原則純粋型 発症時期はさまざま
SPG10	Kif5A	kinesin （K1F5A）	順行性輸送を制御	若年発症，進行性の下肢筋力低下と痙性

ALS：筋萎縮性側索硬化症，SMA：脊髄性筋萎縮症，LMND：下位運動ニューロン疾患，SBMA：球脊髄性筋萎縮症，SPG：痙性対麻痺．

ミトコンドリア，シナプス小胞蛋白質などの異常な蓄積が認められる．

以上にあげたように，軸索輸送のモーター蛋白質自体の変異や障害により，著明な軸索輸送障害が起こると運動ニューロンの変性が起こることが確認されてきた．また，その変性過程ではALS患者の運動ニューロンにみられる特徴的な変化（軸索腫大，ニューロフィラメントの蓄積など）と同様の変化が確認されており，ALSの病態に軸索輸送障害が関与していることを示唆している．

運動ニューロン疾患と軸索輸送障害

次に，運動ニューロン疾患の病態における軸索輸送障害について概説する．近年ALSをはじめとした運動ニューロン疾患を起こす原因遺伝子が，数多く発見されているが，その中で多くの遺伝子が直接的に，また間接的に軸索輸送障害を起こすことが確認されている（2）．以下，いくつかの代表的な運動ニューロン疾患において，軸索輸送障害がどのように関与しているか，概説していく．

ALS

　ALSは大きく分けて90％を占める遺伝歴のない孤発性ALSと，残りの遺伝性ALSに分類される．大部分を占める孤発性ALSの良いモデル動物はいまだなく，多くの研究が変異SOD1遺伝子を持ったトランスジェニックマウスによって行われてきている．この変異SOD1マウスモデルにおいて，slow axonal transportの障害は最も早期に表れる変化の一つであり，これによりニューロフィラメントやミトコンドリアなどのオルガネラが軸索に蓄積する[9]．SOD1における軸索輸送障害の機序として，変異SOD1のミスフォールディングにより，軸索輸送機構に障害を与える可能性が示唆されている．すなわち，変異したSOD1に起因するミトコンドリア障害によって，軸索輸送にかかわるモーター蛋白質へのATP供給が減少することで，軸索輸送障害が生じる．一方で，運動ニューロンに隣接して存在するグリアからのtumor necrosis factor-α（TNF-α）シグナルなどの炎症性シグナルによって，モーター蛋白質の一つであるkinesinがリン酸化され，その機能が阻害されることで軸索輸送に障害を起こすことも報告されている[2]．

　一方，孤発性ALS患者においても，前述のように異常なニューロフィラメントやミトコンドリア，オートファゴソームなどの蓄積が報告されており，軸索輸送障害が病態に関与している可能性が示唆されている[10]．しかしながら，どのような機序で軸索輸送障害が引き起こされているのかは，これまで明らかにされていない．

　われわれは，レーザーマイクロダイセクション法とcDNAマイクロアレイ法を組み合わせた網羅的な遺伝子発現解析により，孤発性ALS運動ニューロン特異的に発現上昇を示す52遺伝子，発現低下を示す144遺伝子を同定している．次に，これらの発現動態をさまざまな病期の孤発性ALS患者脊髄において神経変性マーカーとの関係で詳細に検討したところ，ニューロフィラメントの蓄積などに先立ち，dynactin-1の発現低下を見出した（**3**）[11,12]．dynactin-1の発現低下は，脊髄運動ニューロン特異的な変化であり，変性のみられない脊髄背側の神経細胞や，小脳プルキンエ細胞などでは発現の低下は認められなかった．上述のように，dynactin-1遺伝子の変異は家族性の運動ニューロン疾患の原因になることが知られているため，われわれは孤発性ALS患者において，dynactin-1遺伝子の発現低下が軸索輸送障害を起こし，運動ニューロンの変性に関与しているという仮説を立てている．その仮説の検証として，現在われわれはdynactin-1の運動ニューロンにおける発現低下を再現することで，孤発性ALSの病態を反映する動物モデルの開発を行っている．動物モデルとして，運動ニューロン特異的なdynactin-1ノックダウン線虫を作製し，行動解析や軸索輸送の検証，治療法の開発などを行っている．未発表データではあるが，このモデル線虫は著明な運動機能の低下と軸索障害を呈し，軸索においては，シナプス小胞蛋白（シナプトブレビン）やオートファゴソームの著明な輸送障害がtime-laps imagingで観察された．ま

3 ALS 患者における dynactin-1 発現低下

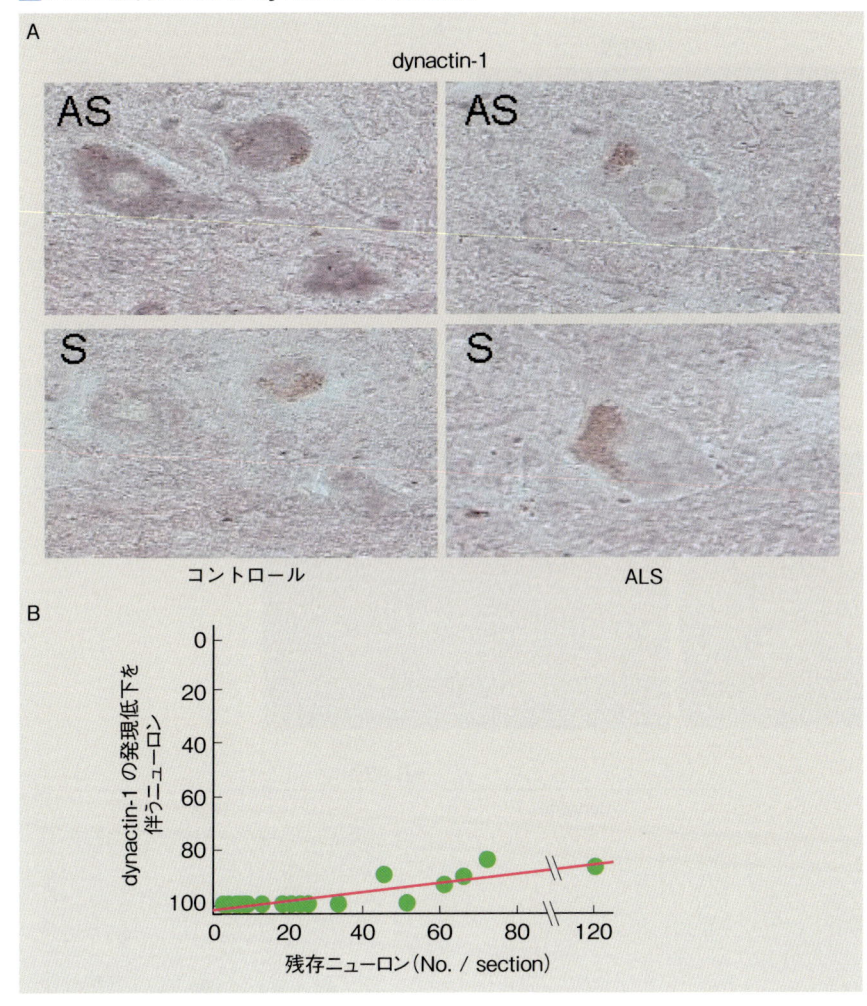

A：孤発性 ALS 患者脊髄前角細胞における，dynactin-1 の *in situ* hybridization. ALS 患者では著明な dynactin-1 の発現低下を認める．
B：ALS 患者における脊髄前角細胞の残存ニューロン数と，dynactin-1 発現の相関図．ALS 患者では，残存ニューロンが多く残っている患者においても，すでに dynactin-1 の発現低下を認めていることから，非常に早期から起きている現象であるといえる．
(Jiang YM, et al. *J Neuropathol Exp Neurol* 2007[12] より)

た，軸索輸送を促進する薬剤として報告がある Trichostatin A (TSA) を用いた治療実験も行っており，軸索輸送，軸索変性，運動機能の改善効果を確認している．

SBMA

球脊髄性筋萎縮症 (SBMA) は，遺伝性の運動ニューロン疾患の一つであり，脳幹や脊髄の運動ニューロンが選択的に脱落する．SBMA の直接的な病因は，アンドロゲン受容体 (AR) の第1エクソンにおける，異常伸長したトリプレット CAG リピートが蓄積することである．変異 AR の核内における蓄積は，転写因子やそのコアクチベーターを阻害することで，さまざまな遺伝子の発現変化を起こす．この SBMA のモデルマウスにおいても，軸索輸送の障害が報告されている．変異 AR が cJUN *N*-terminal kinase (JNK) の活性化を起こし，kinesin-1 重鎖のリン酸化を促進し，kinesin-1 の機能を抑制する[13]．また，SBMA モデルマウスの神経筋接合部では，リン酸化ニューロフィラメントが著明に蓄積しており，さらに逆行性輸送のマーカーであ

4 SBMAマウスにおけるdynactin-1発現低下と，軸索輸送障害

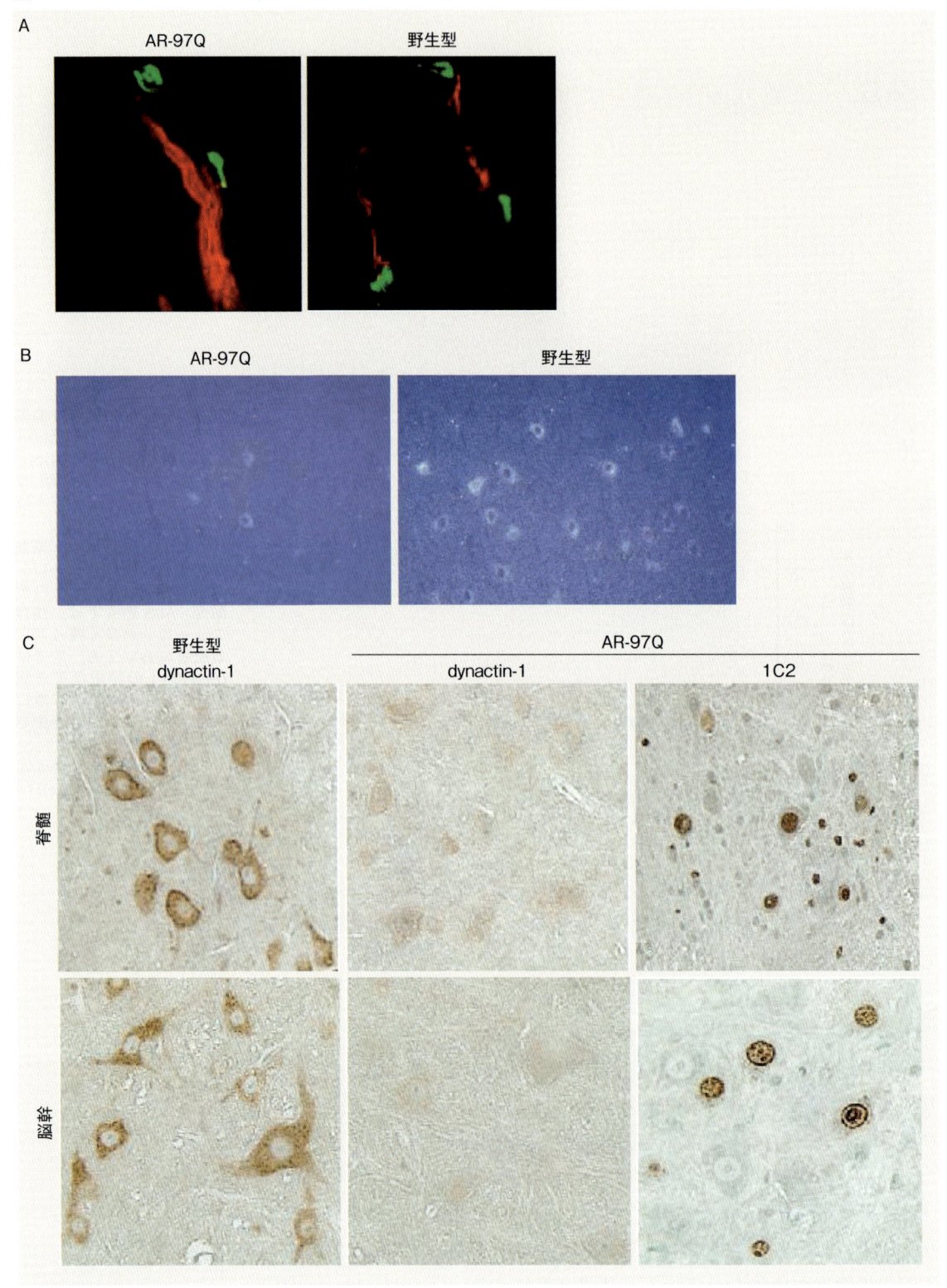

A：SBMAマウス神経筋接合部におけるリン酸化ニューロフィラメント（赤色）とbungarotoxin染色（緑：神経筋接合部のマーカー）．神経筋接合部において，リン酸化ニューロフィラメントは著明に蓄積している．
B：フルオロゴールドによる脊髄前角細胞の標識．フルオロゴールドを筋注し，一定時間後に脊髄における標識の程度を確認する．逆行性輸送が落ちているAR-97Qマウスでは著明に標識が弱いことがわかる．
C：SBMAマウスでは，変異ARの蓄積マーカー（1C2）陽性の細胞で，dynactin-1の発現が著明に落ちている．

る．フルオロゴールドによる神経細胞のラベリング実験では，SBMAマウスで有意に染色性が落ちていた（ 4 -A，B）．さらにSBMA患者やモデルマウスの脊髄前角運動ニューロンにおいて，dynactin-1の発現は顕著に低下しており，逆行性輸送障害の原因と推測された（ 4 -C）[14]．

SMA

脊髄性筋萎縮症（SMA）は常染色体劣性遺伝の運動ニューロン疾患であり，下位運動神経の選択的障害が認められる．SMAの原因遺伝子として，survival motor neuron 1（*SMN1*）遺伝子が同定されており，その変異や欠損によってSMN1の機能異常が起こる[15]．SMN1はRNA代謝に重要な役割をしており，SMN1の発現低下は，シナプス小胞の減少やシナプス間の伝達障害，さらに神経筋接合部におけるニューロフィラメントの蓄積などを引き起こす．SMAのモデルマウスでは，順行性，逆行性両方の軸索輸送の障害が確認されており，シナプス小胞の減少や神経筋接合部におけるリン酸化ニューロフィラメントの蓄積を引き起こしていると推定されている[16]．

FSP

家族性痙性対麻痺（FSP）は，下肢の痙縮と筋力低下を呈する神経変性疾患群の総称である．皮質脊髄路や後索路といった錐体路の変性が特徴である．FSPは錐体路徴候以外の症状の有無により，純粋型FSPと複合型FSPに分けられる．複合型FSPでは精神発達遅滞や失調，錐体外路徴候，視野異常，てんかんなどの症状を呈する．さまざまな原因遺伝子によりFSPが起こるが，その中でatlastin, spastin，そしてKIF5Aは軸索輸送に関連した蛋白質である．KIF5Aは前述のように順行性軸索輸送を担っており，またatlastinやspastinは小胞体-ゴルジ体間のvesicle traffickingが主な働きである[17]．

結語

近年の遺伝子研究の発展に伴い，運動ニューロン疾患を起こす原因遺伝子が，次々と同定されている．それらの遺伝子の研究や，それら遺伝子の変異を持ったモデル動物の研究を通じて，多くの運動ニューロン疾患の共通のメカニズムとして，軸索輸送障害が存在していることが明らかになってきた．その中で，SOD1をはじめとして，間接的にモーター蛋白質の機能を低下させるものもあれば，一部のFSPや変異dynactin-1による家族性ALSのようにモーター蛋白質に直接障害が起こり機能低下を起こすものがある．非常に興味深いことに，運動ニューロン疾患でかなりの比率を占める，遺伝性ではない孤発性ALSではdynactin-1の発現低下が確認され，それはdynein／dynactin complexの機能低下に結びついていることが推測される．これら間接的，直接的なモーター蛋白質の機能低下はどちらも軸索輸送の障害を介して，ミトコンドリアやニューロフィラメントの異常蓄積といった結果につながり，神経変性に寄与していると推測される（ 5 ）．今後，分子標的療法と

5 運動ニューロン疾患と軸索輸送障害—まとめ

SBMA：球脊髄性筋萎縮症，FSP：家族性痙性対麻痺，ALS：筋萎縮性側索硬化症．

して軸索輸送障害の原因自体を治療する方法（ウイルスベクターを用いた遺伝子導入など）の開発や，軸索輸送全体の機能を底上げする薬物のスクリーニングなど，軸索輸送障害の改善をターゲットにした治療法開発が期待される．

（池中建介，田中章景）

文献

1) Holzbaur EL. Motor neurons rely on motor proteins. *Trends Cell Biol* 2004；14(5)：233-240.
2) De Vos KJ, et al. Role of axonal transport in neurodegenerative diseases. *Annu Rev Neurosci* 2008；31：151-173.
3) Tanaka FK, et al. [Role of axonal transport in ALS]. *Rinsho Shinkeigaku* 2011；51(11)：189-191.
4) Hirokawa N, Takemura R. Molecular motors in neuronal development, intracellular transport and diseases. *Curr Opin Neurobiol* 2004；14(5)：564-573.
5) Hafezparast M, et al. Mutations in dynein link motor neuron degeneration to defects in retrograde transport. *Science* 2003；300(5620)：808-812.
6) Puls I, et al. Mutant dynactin in motor neuron disease. *Nat Genet* 2003；33(4)：455-456.
7) Lai C, et al. The G59S mutation in p150 (glued) causes dysfunction of dynactin in mice. *J Neurosci* 2007；27(51)：13982-13990.
8) LaMonte BH, et al. Disruption of dynein / dynactin inhibits axonal transport in motor neurons causing late-onset progressive degeneration. *Neuron* 2002；34(5)：715-277.
9) Bilsland LG, et al. Deficits in axonal transport precede ALS symptoms in vivo. *Proc Natl Acad Sci U S A* 2010；107(47)：20523-20528.
10) Sasaki S, Iwata M. Impairment of fast axonal transport in the proximal axons of anterior horn neurons in amyotrophic lateral sclerosis. *Neurology* 1996；47(2)：535-540.
11) Jiang YM, et al. Gene expression profile of spinal motor neurons in sporadic amyotrophic lateral sclerosis. *Ann Neurol* 2005；57(2)：236-251.

12) Jiang YM, et al. Gene expressions specifically detected in motor neurons (dynactin 1, early growth response 3, acetyl-CoA transporter, death receptor 5, and cyclin C) differentially correlate to pathologic markers in sporadic amyotrophic lateral sclerosis. *J Neuropathol Exp Neurol* 2007 ; 66(7) : 617-627.
13) Morfini G, et al. JNK mediates pathogenic effects of polyglutamine-expanded androgen receptor on fast axonal transport. *Nat Neurosci* 2006 ; 9(7) : 907-916.
14) Katsuno M, et al. Reversible disruption of dynactin 1-mediated retrograde axonal transport in polyglutamine-induced motor neuron degeneration. *J Neurosci* 2006;26(47): 12106-12117.
15) Lorson CL, et al. Spinal muscular atrophy : Mechanisms and therapeutic strategies. *Hum Mol Genet* 2010 ; 19(R1) : R111-118.
16) Dale JM, et al. The spinal muscular atrophy mouse model, SMA Δ 7, displays altered axonal transport without global neurofilament alterations. *Acta Neuropathol* 2011 ; 122 (3) : 331-341.
17) Salinas S, et al. Hereditary spastic paraplegia : Clinical features and pathogenetic mechanisms. *Lancet Neurol* 2008 ; 7(12) : 1127-1138.

ALSと酸化ストレス

> **Point**
> - 脳神経は酸素消費率の高い臓器で脂質を多く含むことから，もともとフリーラジカルによる酸化ストレス障害に侵されやすい．また，運動ニューロンは活性酸素障害に対する防御機構が脆弱である．
> - ALSの酸化ストレス障害については，遺伝性ALS家系でCu／Zn SOD（*SOD1*）遺伝子に点突然変異が見出されたことで決定的となった．
> - ALSの酸化ストレスとして最も重要な点は，ALSの発症以降も，酸化ストレスセンサーシステムの中心となるKeap1-Nrf2系の発動がきわめて微弱なものにとどまり，下流の酸化ストレス軽減蛋白TRXやGSH，HO1の発現もきわめて微弱なままALS末期に至ることである．
> - ALSモデルマウスにおけるミトコンドリアDNA異常の蓄積がミトコンドリア機能の進行性障害と運動ニューロン死に深く関係していることが強く示唆され，ALSにおけるミトコンドリアDNAの再生障害はきわめて重要である．
> - ALSにおけるオートファジーは不溶性蛋白の処理機構の一つとして重要であると考えられるが，ALSモデルマウスでの発症早期からMaAPが亢進して次第に増強していく事実は，ALSの脊髄において次第に処理すべき不溶性蛋白の蓄積が進行していることを裏づけているものと思われる．
> - ALSに対する酸化ストレス軽減療法としては，エダラボンを用いた臨床試験が注目されている．

ALSの病態と酸化ストレス

　筋萎縮性側索硬化症（amyotrophic lateral sclerosis：ALS）の病態には老化や酸化ストレス，ミトコンドリア障害，炎症，神経栄養因子機能障害，性ホルモン，コレステロール代謝，オートファジー，血管新生障害などが関与しているものと推測されているが，本稿ではこのうち主として酸化ストレスを中心に述べる．一般に酸化ストレスが発生すると，生体では引き続いて炎症反応や栄養因子の発現による組織修復機構が発動する．雌ALSモデルマウスの卵巣を摘除すると発症週齢には影響しないが生存期間が短くなり，この卵巣摘除マウスに酸化ストレス軽減作用のあるエストロゲンを与えると，生存期間を戻し神経症状の悪化を遅延させた[1]．筆者らは2007年に，ALS髄液中の炎症マーカーMCP-1と血管新生などに関わる神経栄養因子VEGFの比（MCP-1／VEGF）が診断に有用であることを報告している[2]（**1**）．皮膚生検では帝京大学の小野精一らのグループにより逆にVEGF増加所見が報告され，病態との関連で注目されている[3]（**2**）．またALSモデルマウスでは，

1 ALS患者のCSF所見

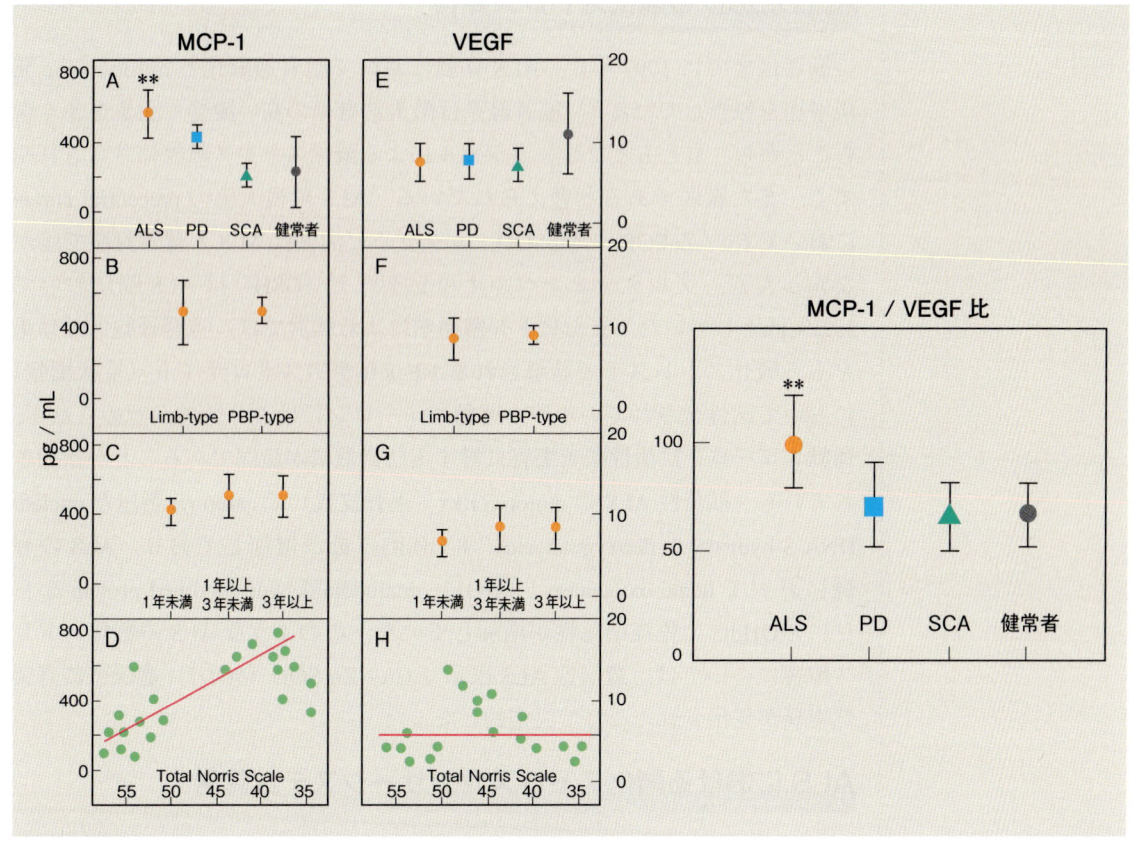

左：脊髄液中のMCP-1，中央：VEGF，右：MCP-1／VEGF比．
ALS患者はパーキンソン病（Parkinson disease：PD）患者，脊髄小脳失調症（spinocerebellar ataxia：SCA），健常者と比較して有意に高い．**$p < 0.01$

2 健常者（A）とALS患者（B）の皮膚VEGF染色の差

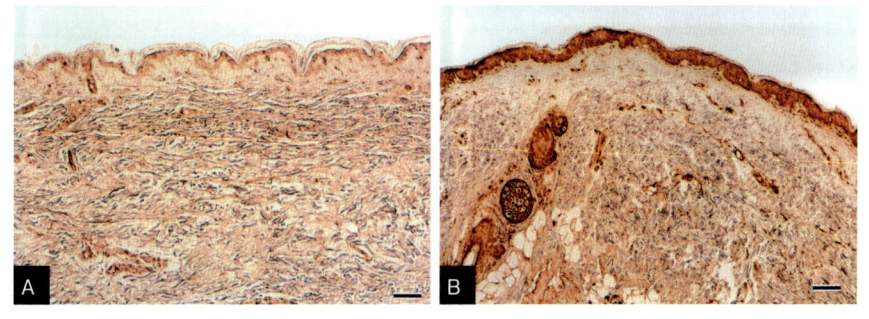

ALS患者皮膚においてVEGF染色が増強していることに注目．

（帝京大学小野精一先生より提供）

発症前から特に雄で血清総コレステロールとLDLコレステロール値が低下しており，雄ALSマウスにおける代謝亢進が示唆されている[4]．さらに，中枢神経内でコレステロール代謝に関与している*LXR*遺伝子をノックアウトしたマウスでは，雄でALS症状を発現した[5]．

ALSにおける酸化ストレス障害

　筆者はすでに1997年に，ALS脊髄において脂質過酸化とnitrotyrosine発現増加を報告している[6]．脳神経系は酸素消費率の高い臓器で脂質を多く含むことから，もともとフリーラジカルによる酸化ストレス障害にさらされやすく，また脆弱であると考えられている．ALS剖検大脳のprecentral cortexにおいてCu/ZnSODやMnSOD，カタラーゼ活性はALSと健常対照で差がなかったが，グルタチオンペルオキシダーゼ（GSH）はALS脳において39.2%低下していた．またヒト脊髄標本による検討では，神経細胞保護効果をもち酸化ストレス下で誘導されるNF-κBがアストロサイト（星状細胞）において活性化されているが，運動ニューロンにはこの活性が認められず，運動ニューロンは活性酸素傷害に対する防御機構が脆弱であることが指摘されている．孤発性ALSのmotor cortex（運動皮質）でcarbonyl蛋白とnuclear DNA 8-hydroxy-2'-deoxyguanosine（8-OHdG）量が増加しており，ALSの脊髄においてheme oxygenase-1（HO1），malondialdehyde-modified proteinならびに8-OHdGの免疫染色性が増加していた．このようなALSの酸化ストレス障害については，遺伝性ALS家系でCu/Zn SOD（*SOD1*）遺伝子に点突然変異が見出されたことで決定的となった．

ALSにおける酸化ストレスセンサーシステム異常

　生体において酸化ストレスが発生するとKeap1とNrf2を中心とするストレスセンサーシステムが作動し，次いで酸化ストレス軽減反応のためのチオレドキシン（TRX）やGSH，HO1などの下流蛋白が発現してくる（**3**）．生理的（normoxidative）状態でNrf2とKeap1はKeap1中心に配位しているZnによって結合し，ユビキチン化されたNrf2は常にプロテアソームで分解され，細胞内濃度が増加しないように制御されている（**3**上）．いったん酸化ストレス（reactive oxygen species：ROS）が発生すると，Keap1中心に配位しているZnが攻撃されてNrf2とKeap1の結合が乖離するため，Nrf2がユビキチン-プロテアソーム系による分解を受けにくくなり細胞内濃度が増加する．その結果，自由度を増して核内移動したNrf2はARE（antioxidant responsive element）とEpRE（electrophile responsive element）に結合して，TRXやGSH，HO1などの下流蛋白を発現させ酸化ストレス軽減反応が開始されるシステムになっている（**3**下）．

　最近の筆者らの研究によれば，ALSモデルマウスの脊髄前角細胞において，発症以前からこのKeap1-Nrf2系の発動が起こっており，当該細胞における酸化ストレスの発生は間違いないものと考えられる．しかしALSの酸化ストレスとして最も重要な点は，ALSが発症した以降の時期においても，このKeap1-Nrf2系の発動がきわめて微弱なものにとどまり，下流の酸化ストレス軽減蛋白TRXやGSH，HO1の発現もきわめて微弱なままALS末期に至ることである[7]（**4**）．すなわち，生起している酸化ストレスがきわめて

3 酸化ストレスセンサーシステムと下流蛋白

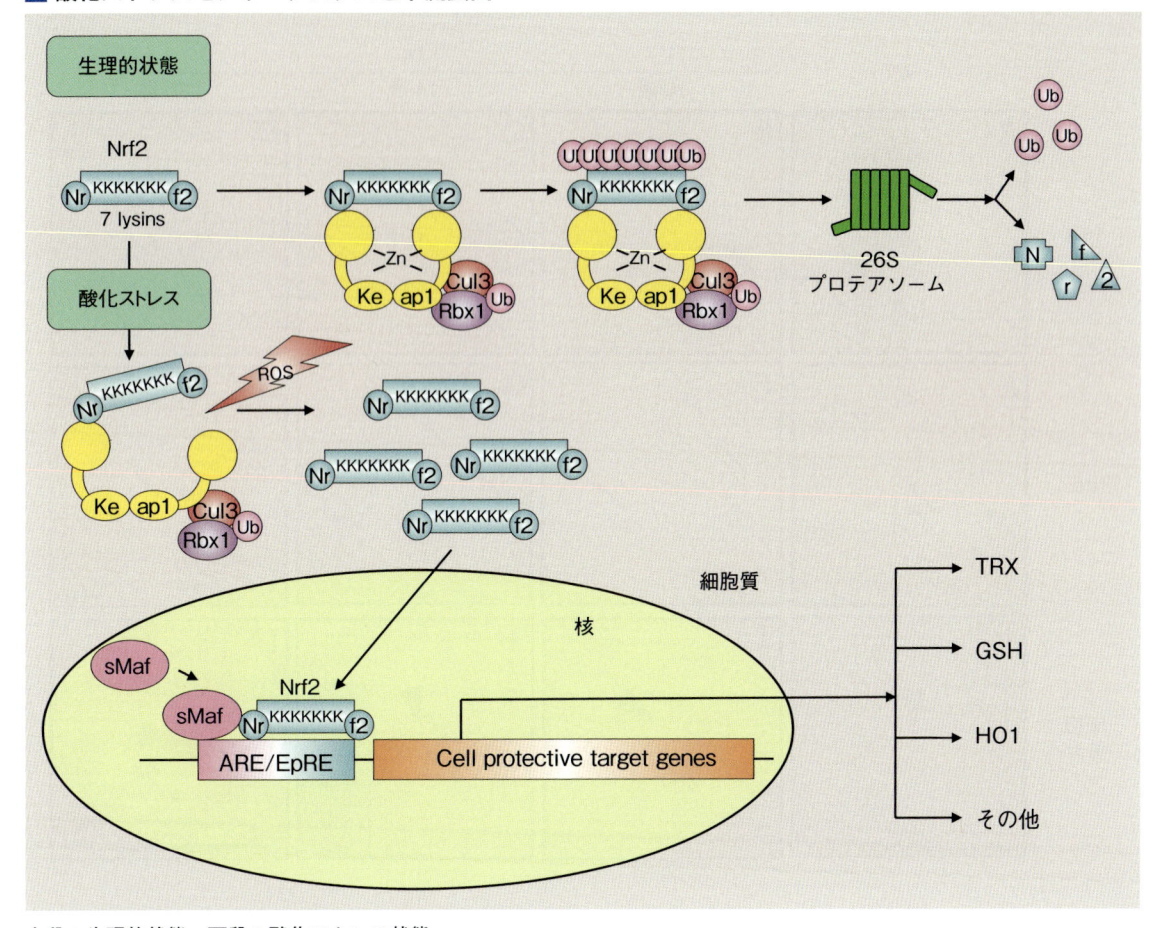

上段：生理的状態，下段：酸化ストレス状態.
ARE（antioxidant responsive element），EpRE（electrophile responsive element）.

微弱であるか，実際に生起している酸化ストレスに見合ったストレスセンサーシステムおよび下流蛋白反応が実行されていないことが明らかにされた[7]（**4**）．このメカニズムについては今後の解明が待たれるところであるが，ALSの病態解明と治療法開発を考えるにあたって，きわめて重要な課題が明らかにされたといえる．

ミトコンドリア障害とオートファジー

神経細胞の変性過程におけるミトコンドリア障害の重要性については，虚血性障害においてすでに筆者らが1995年に報告している[8]．また割田らがG93A変異*SOD1*遺伝子導入モデルマウスを用いて検討したところ，脊髄前角細胞が脱落し臨床症状が出現するよりかなり以前の時期である25週から，脊髄前角にDNAの過酸化指標である8-OHdGの発現を認めた[9]（**5**）．35週では前角細胞の脱落と，前角・後角ともに8-OHdGの発現と増強を認めた．一方，野生型マウスでは，25週，35週とも8-OHdGの発現は認められなかった．8-OHdGは核ではなく細胞質に小顆粒状にみられ，これはミトコンドリアDNAの過酸化修飾を示している．培養細胞において慢性的なミトコン

4 ALSモデルマウスにおける酸化ストレスセンサー Keap1-Nrf2 系の障害

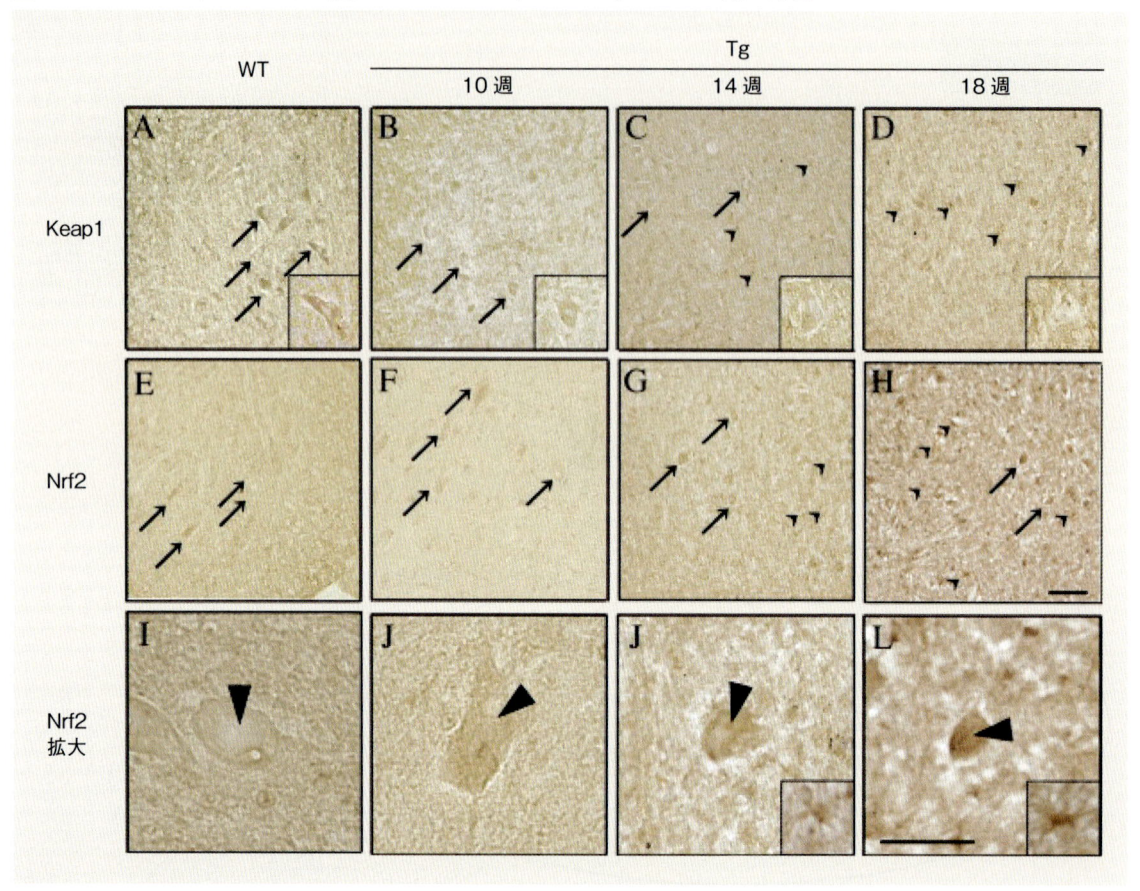

ドリア障害により運動ニューロンが特異的に脆弱であることも報告されており[10]，ALS モデルマウスにおけるミトコンドリア DNA 異常の蓄積がミトコンドリア機能の進行性障害と運動ニューロン死に深く関係していることが強く示唆される．同時に起きているミトコンドリア内における脂質と蛋白の過酸化障害も重要であり，村上らが明らかにした，ALS におけるミトコンドリア DNA の再生障害はきわめて重要である[11]（ 6 ）．

また筆者らのグループが，変異 *SOD1* 遺伝子導入マウスに低酸素負荷を行い脊髄での神経栄養因子 VEGF，BDNF，GDNF 蛋白の発現変化を検討したところ，正常酸素濃度（21％）の状態では正常マウスと変異 *SOD1* 遺伝子導入マウスにおいて，BDNF と GDNF では発現に差異がなかったのに対して，VEGF のみ発現量が 2 倍に増加していた[12,13]（ 7 ）．このことは変異 *SOD1* 遺伝子が存在しているというだけで，酸化ストレスがマウス脊髄に生じており，しかも神経栄養因子の中で VEGF だけが，これに対応して発現増加しているということを示している．次いで 8％の低酸素をマウスに負荷すると，GDNF は変化しないが，BDNF は正常マウスと変異 *SOD1* 遺伝子導入マウスとも同様に著明な蛋白誘導がみられ，驚くべきことに VEGF は正常マウス

5 ALSモデルマウス脊髄の8-OHdG染色（過酸化DNA）

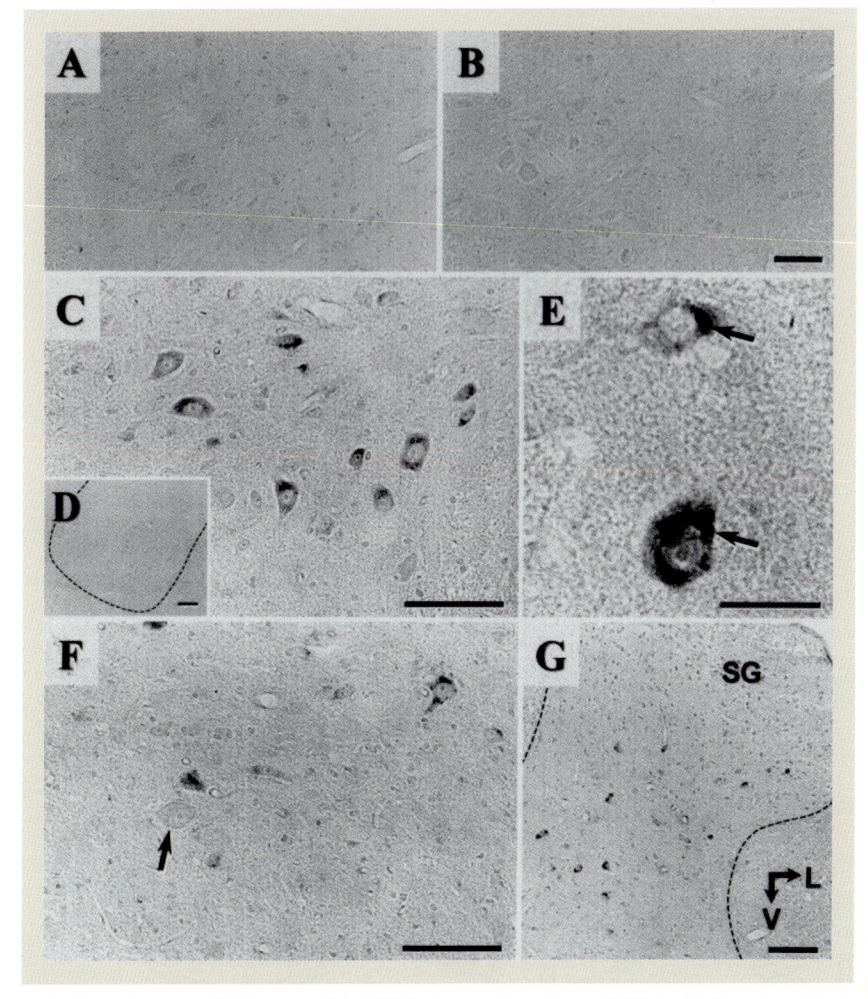

正常（A, B）および変異 *SOD1* 遺伝子導入（C～G）マウス．生後25週（A, C～E）および35週（B）．

でBDNF同様の著明な発現誘導がみられたのに対して，変異 *SOD1* 遺伝子導入マウスではすでに2倍増加していた基礎値以上の発現誘導はまったくみられなかった（**7**）．しかもこの現象はマウスが発病する以前の生後12および24週から一貫して認められたのである．すなわち低酸素負荷と同時に発生しているはずの酸化ストレスに対して，変異 *SOD1* 遺伝子導入マウスではVEGFを介した脊髄保護反応が発病のずっと以前から選択的に失われているということを示しており，ALS発症における酸化ストレスとVEGFの関連性を考えるうえできわめて重要な発見である．

オートファジーについて筆者の研究室の森本らは，ALSモデルマウスの脊髄前角細胞においてMaAPが亢進していることを報告している[14]．さらに筆者の研究室の田らは最近，ALSモデルマウスでのオートファジーについて *in vivo* optical imaging に成功し，脊髄切片上でも明らかに脊髄灰白質でのMaAP光シグナルの増強を *ex vivo* で確認できた[15]（**8**）．ALSにおけるオ

6 ALSモデルマウスのミトコンドリアDNA再生関連蛋白変化

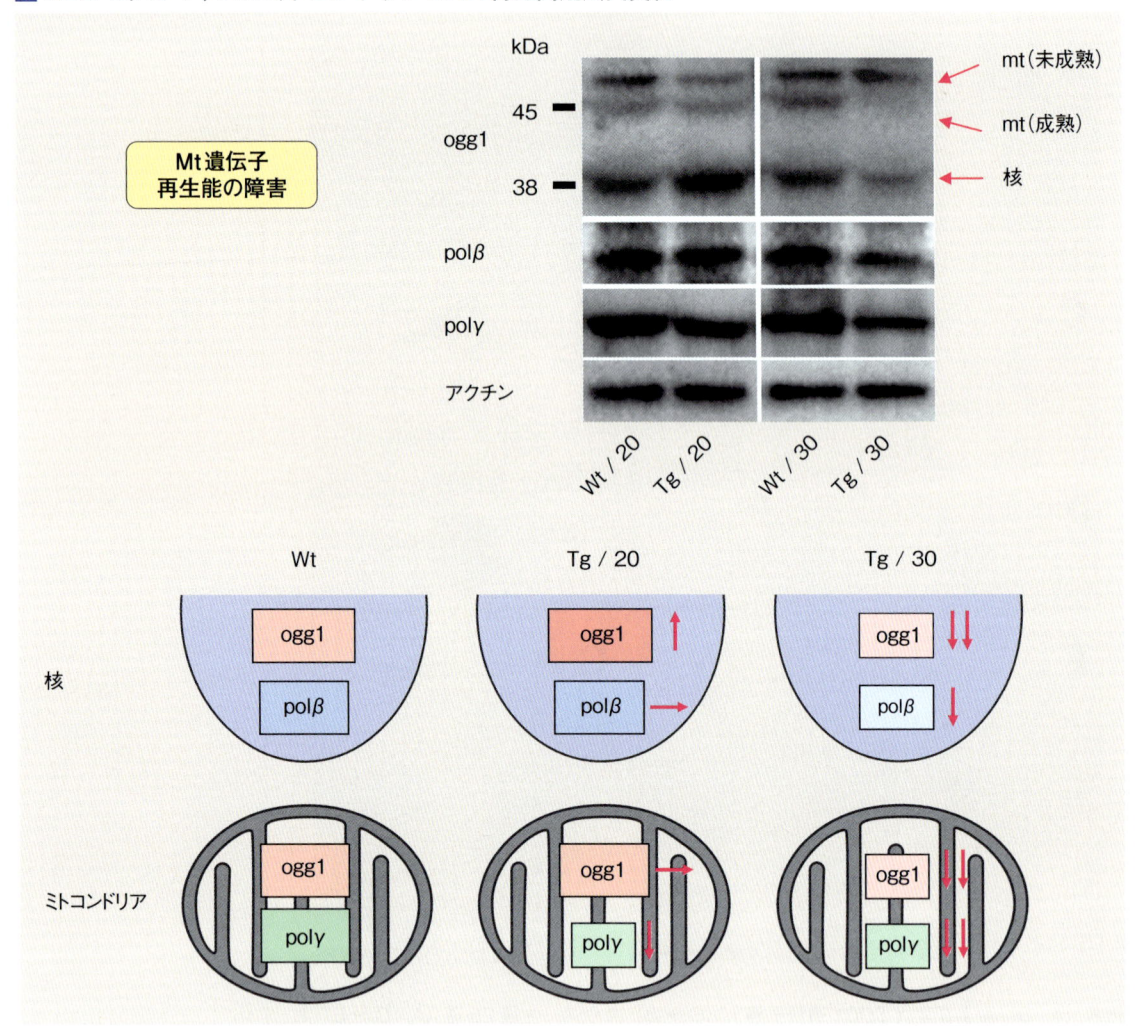

ミトコンドリア（Mt）内では生後20週齢からpolγが低下し始め，30週齢ではogg1も著明に低下する．

ートファジーは不溶性蛋白の処理機構の一つとして重要であると考えられるが，このモデルマウスでの発症早期からMaAPが亢進して次第に増強していく事実は，ALSの脊髄において次第に処理すべき不溶性蛋白の蓄積が進行していることを裏づけているものと思われる．したがって，脊髄運動神経細胞でのオートファジー効率化あるいはオートファジー賦活化は，ALSの進行抑制戦略に重要な示唆を与えるものと考えられる．

ALSへの酸化ストレス軽減療法

ALSに対する酸化ストレス軽減療法としては，吉野らによって行われたエダラボン（ラジカット®）を用いた臨床試験が注目されている[16]．この臨床第II相試験では，19名のALS患者を30 mg/日と60 mg/日投与群に分け，一部リルゾール（リルテック®）を併用しつつラジカルスカベンジャーエダ

7 ALS モデルマウス脊髄での低酸素負荷後の神経栄養因子 VEGF，BDNF，GDNF の発現変化

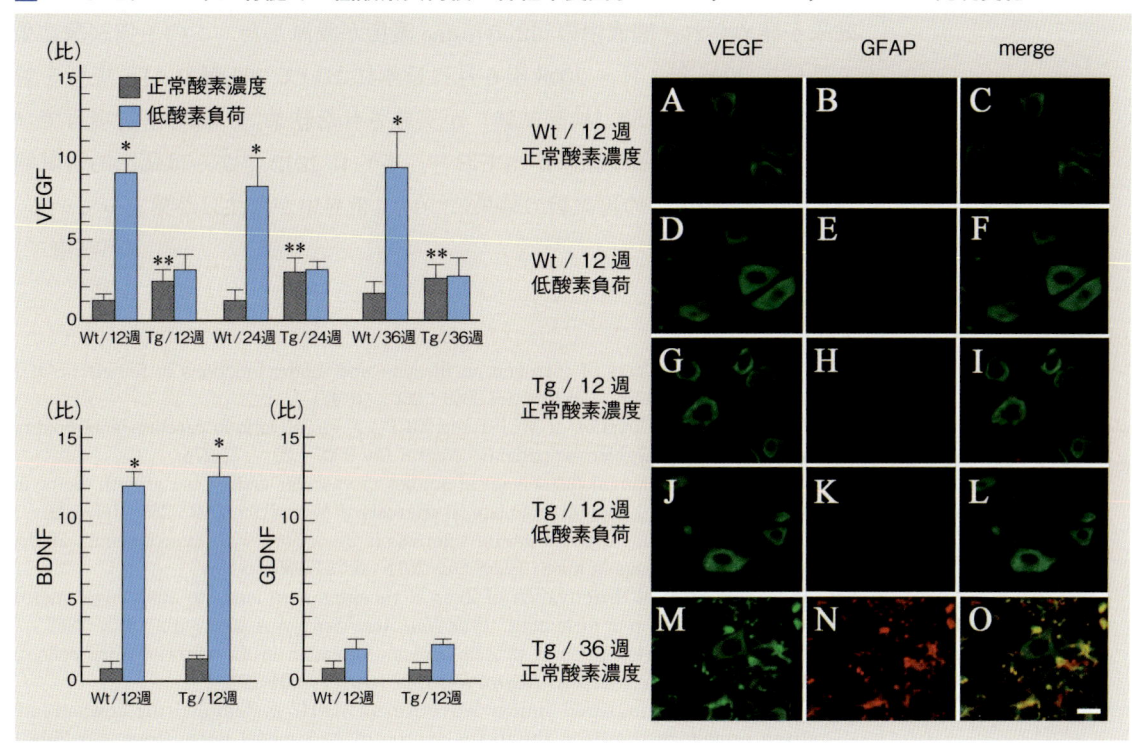

低酸素後の応答が神経栄養因子の中でも VEGF のみ選択的に誘導不良であることがわかる．
*$p<0.001$，**$p<0.01$．

(Murakami T, et al. *Brain Res* 2003 [12] より)

8 正常マウス（左：A，C）とオートファジーマウス＋ ALS モデルマウスの二重遺伝子導入マウス（右：B，D）における GFP 発光（上：A，B）とその疑似カラーイメージ（下：C，D）

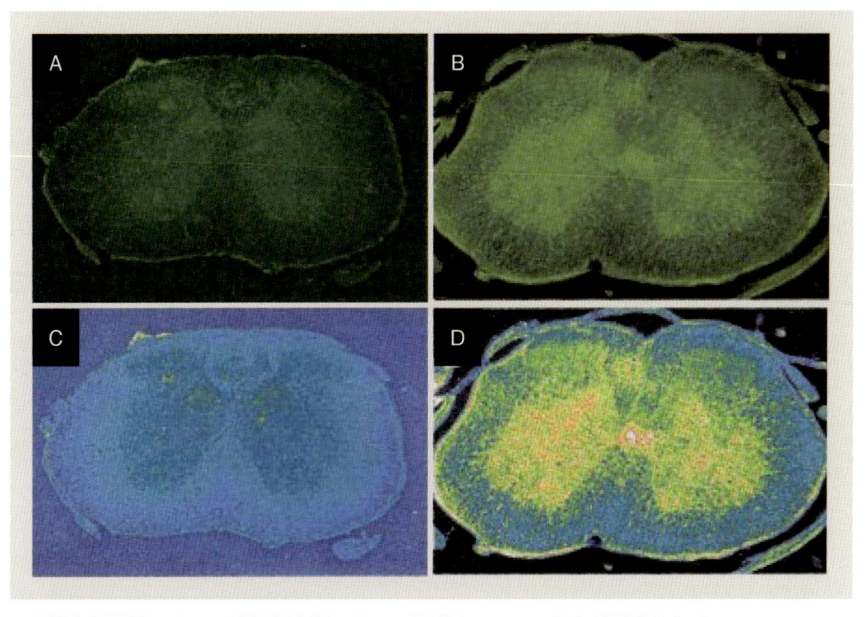

二重遺伝子導入マウスの脊髄灰白質において顕著な *ex vivo* 発光が観察される．

ラボンを静脈投与し24週間観察したところ，60 mg／日投与群で進行抑制効果が認められ，髄液中のnitrotyrosine濃度が激減した．この予備試験結果を受けて2006年4月〜2008年6月に日本において200例のALS患者を対象に臨床第III相試験（検証試験）が実施された結果，一部の解析項目でプラセボに対して有効な結果が出ており，さらに2012年からは臨床的再試験が行われており，この再試験の結果について世界中から注目が集まっている．

（阿部康二）

文献

1) Choi CI, et al. Effects of estrogen on lifespan and motor functions in female hSOD1 G93A transgenic mice. *J Neurol Sci* 2008；268：40-47.
2) Nagata T, et al. Elevation of MCP-1 and MCP-1／VEGF ratio in cerebrospinal fluid of amyotrophic lateral sclerosis patients. *Neurol Res* 2007；29：772-776.
3) Suzuki M, et al. Immunohistochemical studies of vascular endothelial growth factor in skin of patients with amyotrophic lateral sclerosis. *J Neurol Sci* 2009；285：125-129.
4) Kim SM, et al. Amyotrophic lateral sclerosis is associated with hypolipidemia at the presymptomatic stage in mice. *PLoS One* 2011；6：e17985（p.1-5）.
5) Andersson S, et al. Inactivation of liver X receptor beta leads to adult-onset motor neuron degeneration in male mice. *Proc Natl Acad Sci U S A* 2005；102：3857-3862.
6) Abe K, et al. Upregulation of protein-tyrosine nitration in the anterior horn cells of amyotrophic lateral sclerosis. *Neurol Res* 1997；19(2)：124-128.
7) Mimoto T, et al. Impaired antioxydative Keap1／Nrf2 system and the downstream stress protein responses in the motor neuron of ALS model mice. *Brain Res* 2012；1446：109-118.
8) Abe K, et al. Ischemic delayed neuronal death：A mitochondrial hypothesis. *Stroke* 1995；26：1478-1489.
9) Warita H, et al. Oxidative damage to mitochondrial DNA in spinal motoneurons of transgenic ALS mice. *Brain Res Mol Brain Res* 2001；89：147-152.
10) Kaal EC, et al. Chronic mitochondrial inhibition induces selective motoneuron death in vitro：A new model for amyotrophic lateral sclerosis. *J Neurochem* 2000；74：1158-1165.
11) Murakami T, et al. Early decrease of mitochondrial DNA repair enzymes in spinal motor neurons of presymptomatic transgenic mice carrying a mutant SOD1 gene. *Brain Res* 2007；1150：182-189.
12) Murakami T, et al. Hypoxic induction of vascular endothelial growth factor is selectively impaired in mice carrying the mutant SOD1 gene. *Brain Res* 2003；989：231-237.
13) Ilieva H, et al. Sustained induction of survival p-AKT and p-ERK signals after transient hypoxia in mice spinal cord with G93A mutant human SOD1 protein. *J Neurol Sci* 2003；215：57-62.
14) Morimoto N, et al. Increased autophagy in transgenic mice with a G93A mutant SOD1 gene. *Brain Res* 2007；1167：112-117.
15) Tian F, et al. In vivo optical imaging of motor neuron autophagy in a mouse model of amyotrophic lateral sclerosis. *Autophagy* 2011；7：985-992.
16) Yoshino H, Kimura A. Investigation of the therapeutic effects of edaravone, a free radical scavenger, on amyotrophic lateral sclerosis（Phase II study）. *Amyotroph Lateral Scler* 2006；7：241-245.

V. ALSの病態
グリア関連病態

Point
- ALSにおけるグリア細胞の活性化は病理学的に認められるが，最近では，グリア細胞由来の炎症関連分子の知見が集積している．
- ALSなど多くの神経変性疾患モデルにおいて，グリア細胞など非神経細胞が神経変性に関与していることが示され，「非細胞自律性」の神経変性という新たな病態メカニズムが提唱されている．
- ALSのグリア病態の解明を通じた新たな疾患バイオマーカーの開発が期待される．

ALSにおけるグリアの活性化

　筋萎縮性側索硬化症（amyotrophic lateral sclerosis：ALS）において変性する運動ニューロンの周囲環境は，その他のニューロン，アストロサイト（astrocyte；星状細胞），ミクログリア（小膠細胞），オリゴデンドロサイト（oligodendrocyte；乏突起膠細胞），血管内皮細胞などの多様な細胞群により構成され，グリア細胞にも病理学的変化を認める．

　免疫組織化学法の開発により，ALSの剖検組織における詳細なグリア病変の検出が可能となった．ALSの剖検例では，一次運動野・脳幹・脊髄前角・皮質脊髄路においてミクログリアが小さな細胞体と細い突起を持つ休止状態（resting state；周囲環境をsurveyしている状態）から，細胞体が膨化して太い突起を持つ活性化状態に形態学的に変化していることが報告されている[1]．さらに最近では，ポジトロンエミッション断層撮影法（PET）を用いた分子イメージング法により，進行期のALS患者の運動皮質でミクログリアの活性化が検出されている[2]．ALSにおけるアストロサイトの病理変化も報告されており，脊髄では運動ニューロンが存在する前角以外にも後角や皮質脊髄路が灰白質に入る部位，大脳では運動皮質を含む皮質灰白質，皮質下白質にアストロサイトーシス（アストロサイトの増殖・肥大化）を認める[3]．

ALSにおける「非細胞自律性」の神経変性

　ALSをはじめとした神経変性疾患におけるグリア細胞の活性化は，これまで神経変性に随伴する二次的病理変化という位置づけであったが，ALSモデルマウスとして知られる変異SOD1マウスを用いた研究によりグリア細胞が一次的に病態を修飾しうることが明らかになってきた．変異SOD1マウスではすべての細胞群に変異SOD1を発現するが，ミクログリアあるいはアストロサイトに発現する変異*SOD1*遺伝子を除去するとモデルマウスの疾患

Key words

SOD1（Cu/Zn superoxide dismutase
優性遺伝性ALSの原因遺伝子として1993年に同定された．SOD1は153アミノ酸から成る蛋白で，正常では銅，亜鉛イオンを配位する二量体を形成し，スーパーオキシドを過酸化水素に変換する反応を触媒する酵素として知られる．患者由来のSOD1変異のほとんどは1アミノ酸置換をきたす点変異であるが，蛋白質の一部を欠くフレームシフト変異の報告もある．疾患由来の変異を有するSOD1の酵素活性は，保持されているものからまったく欠失しているものまで多様である．酵素活性の有無はALSの発症には無関係であり，変異SOD1蛋白質がもたらす毒性により神経変性をきたすと考えられている．

1 ALSにおける「非細胞自律性」の運動ニューロン変性の想定機序

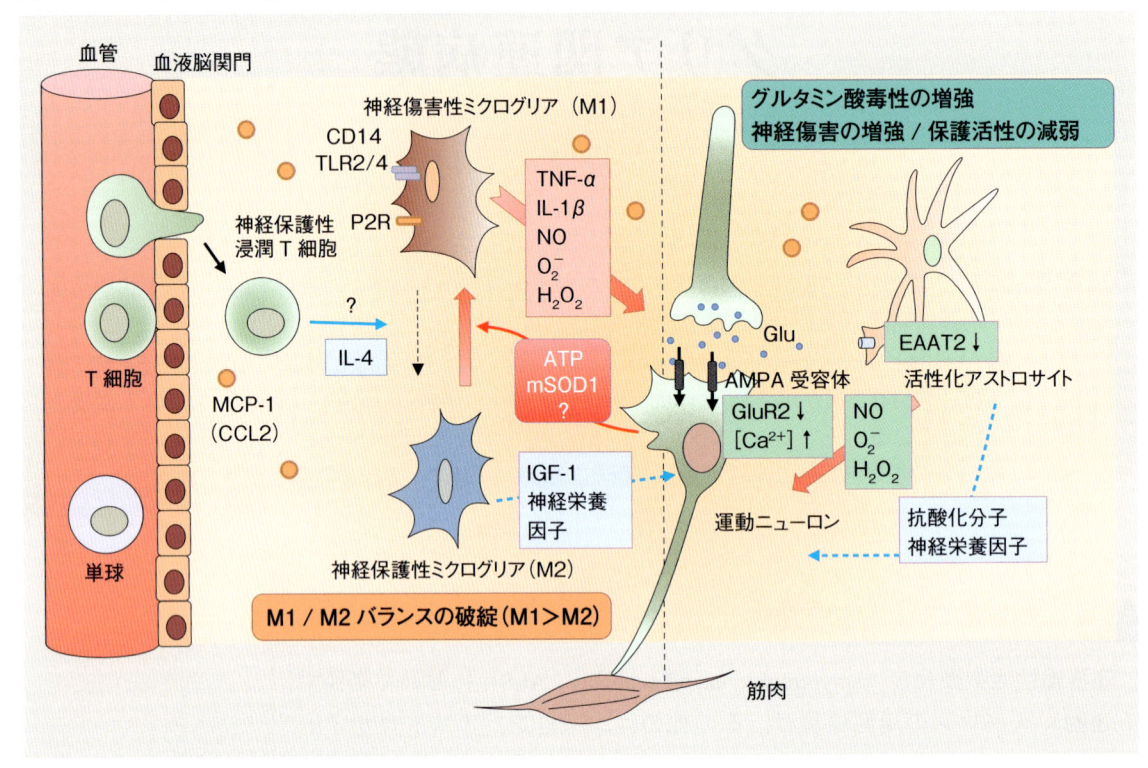

運動ニューロン内部の病的変化の蓄積に加えて，アストロサイトによるグルタミン酸のクリアランスの減少および活性酸素の放出や，神経傷害性ミクログリアの増加（M1＞M2）による炎症性サイトカイン，活性酸素の放出により，運動ニューロンにさらなる傷害が加わり病態が悪化すると考えられる．運動ニューロン保護性の因子の欠乏も病態悪化に関与している．これらグリア細胞による神経毒性は孤発性ALSにもある程度共通する現象と考えられている．
赤矢印は，運動ニューロン傷害性，青矢印は運動ニューロン保護性に作用していることを示す．

Keywords

変異SOD1マウス
ALS変異を有するヒトSOD1遺伝子を全身に発現するトランスジェニックマウスで，脊髄運動ニューロンの選択的変性による骨格筋麻痺を生じ，グリア細胞の活性化も含めてALS病態をよく再現するモデルとして研究に用いられている．最もよく用いられているものは93番アミノ酸がグリシンからアラニンへ変異している遺伝子を発現するSOD1^{G93A}マウスであり，その生存期間は約5か月である．

進行は遅延し，生存期間が延長した[4,5]．また，骨髄移植により出生時に全身のミクログリア・マクロファージを野生型に置換した変異SOD1マウスの疾患進行は遅延した[6]．運動ニューロンに発現する変異SOD1は，神経変性メカニズムに重要な役割を果たしているが，これらの研究結果は，ミクログリアやアストロサイトに発現する変異SOD1も神経変性過程に積極的に関与することを示している．神経変性疾患における神経細胞死は，これまで細胞死に陥る細胞自身に原因があると一般的に考えられてきたが，周囲の非神経細胞が神経変性に積極的に関与している現象はALSに限らず変性疾患全般に共通する現象である可能性があり，「非細胞自律性」の神経変性（non-cell autonomous neurodegeneration）という概念として，そのメカニズムの解明は重要な研究テーマとなっている．

ALSにおけるグリア細胞の分子病態

孤発性ALSにおけるグリア細胞の分子病態の解析は，剖検由来の凍結脊髄試料や脳脊髄液の解析など解析手法が限られている．一方，変異SOD1マウスを用いた解析は，疾患の病期と分子変動を比較することが可能であるた

め有効なアプローチといえる．活性化したグリア細胞から炎症性サイトカインなどの細胞傷害性因子が放出されてALSの病態を修飾していることが，変異SOD1マウスの解析から明らかになってきているが，モデルマウスでみられる分子変動が孤発性ALSと共通しているか検証する必要がある．以下に，ALSにおけるグリア細胞の分子病態について概説する（**1**）．

ミクログリア

変異SOD1マウスの脊髄病巣では，多くの炎症性サイトカインなどの細胞傷害性分子やケモカインの発現上昇が報告されている[7-11]（**2**）．このうちTNF-α，IFNγ，M-CSF，CCL-2などは孤発性ALSにおいても上昇することが知られている．また細胞表面抗原では，CD11b，Iba1，CD68といったマーカー以外に，CD11c，DEC205，CD40など樹状細胞マーカーの上昇がみられ，これらの細胞が調節する自然免疫系の病態への関与が示唆される[12,13]．ミクログリアの活性化状態は2種類存在すると考えられ，M1，M2と呼ばれる．ALSモデルマウスの病巣では，細胞傷害性のM1ミクログリアが優位であると考えられている[14]．Tリンパ球はALSモデルマウスの疾患進行期に脊髄に浸潤することが報告され[12,15]，ミクログリアの活性調節因子の一つと考えられるが，孤発性ALS病巣でのTリンパ球検出の報告は限定的であり，引き続き検討が必要である．

アストロサイト

ALSの病巣ではアストロサイトにおけるGFAP（glial fibrillary acidic protein）の発現上昇がみられ，活性化マーカーとして以前から知られている．変異SOD1マウスでは，アストロサイトに発現するグルタミン酸トランスポーターEAAT2の発現が減少することが報告されており[16]，グルタミン酸興奮毒性の増強が病態に関与していると考えられる．EAAT2の減少は孤発性ALS患者の運動皮質や脊髄においても報告され[17]，ALSの治療薬であるリルゾール（リルテック®）の作用機序の一つがシナプス部位でのグルタミン酸放出抑制であることからもALSにおけるグルタミン酸毒性の機序は重要と考えられる．さらに，孤発性およびSOD1変異を有するALS患者の死後脊髄から分離した神経前駆細胞をアストロサイトに分化させたところ，ES細胞由来の運動ニューロンに対して毒性を発揮し，炎症性サイトカインの高発現がみられた[18]．アストロサイトにおける他の病態機序としては，神経保護機能の低下や酸化ストレスの関与などが考えられている．

その他のグリア細胞

ALSにおいてオリゴデンドロサイトとNG2細胞についての報告は少ないが，最近オリゴデンドロサイトにおける乳酸トランスポーターMCT1（monocarboxylate transporter 1）の発現がALS患者およびモデルマウスで低下していることが報告され，病態への関与が示唆される[19]．また，NG2細

Memo

M1／M2ミクログリア
近年の研究でマクロファージの活性化状態に二面性があることが判明し，それぞれM1／M2マクロファージと呼ばれている．ミクログリアにも同様の活性化状態があることが近年提唱されている．M1ミクログリア（classically-activated microglia）は活性酸素種（NO，O_2^-，H_2O_2）や炎症性サイトカイン（TNF-α，IL-1βなど）を分泌し細胞傷害性と考えられている．一方M2ミクログリア（alternatively-activated microglia）は，神経栄養因子（IGF-1など）を分泌して細胞保護的に働くと考えられている[14]．M1／M2の活性調節にTリンパ球が関与するという学説もあるが，今後の検証が必要である．

2 変異 SOD1 マウス（SOD1-G93A）の脊髄組織において増加する，ミクログリア関連 mRNA, 蛋白の一覧および細胞変化

疾患ステージ	増加 mRNA	増加蛋白質	細胞変化
発症前	TNF-α（Elliott, 2001；Yoshihara, 2002；Henslay, 2003） IL-1α, IL-12, IL-18, MIF（macrophage migration inhibitory factor）, JAK3, TGF-β2, TGF-β3（Hensley, 2002, 2003；Yoshihara, 2002） IL-1β（Hensley, 2002, 2003；Butovsky, 2012） IL-1R antagonist（Chiu, 2008；Yoshihara, 2002） MCP-1（CCL2）（Henkel, 2006；Butovsky, 2012） CCL4, RANTES（CCL5）, CXCL10, CSF-1, C4a, MAFF（Butovsky, 2012） CD86（B7-2）, osteopontin, CD44（osteopontin receptor）, IGF-1, CD11c, cholesterol 25-hydroxylase, MMP-12（Chiu, 2008） CD68（Yoshihara, 2002；Henkel, 2006） CD14, CD18（Henkel, 2006）	ICAM-1（Alexianu, 2001）	ミクログリア（alert stage） 反応性アストロサイト
発症期	vimentin, serine protease inhibitor（SPI 2-4）, clusterin, Bcl-xL, cathepsin D, CD147（Yoshihara, 2002） CD54（ICAM-1）（Chiu, 2008） CD123（Henkel, 2006） CXCR4, CCL3, IL-18RAP, TLR2, PDGF-A（platelet-derived growth factor alpha）, C3aR1, BCL-6, PGK-1（Butovsky, 2012）	iNOS（Almer, 1999） FCγRI（Alexianu, 2001）	運動ニューロンの減少 反応性ミクログリア
末期	IFNγ, TGF-β1（Hensley, 2003） apolipoprotein II C（Chiu, 2008） C3, GNAS, IL-1R1（Butovsky, 2012）	IL-1α, IL-1β, IL-2, IL-3, IL-5, IL-6, IL-10, IL-12, IFNγ, growth stimulatory chemokine KC, MIP-1α, RANTES（CCL5）（Hensley, 2003） cathepsin D（Yoshihara, 2002）	運動ニューロンの減少 アストロサイトーシス 著明なミクログリア活性化

野生型マウスあるいは野生型 SOD1 発現トランスジェニックマウスと比較して，変異 SOD1 マウス（G93A 変異）の脊髄において増加するミクログリア関連分子を病期ごとに示した．変異 SOD1 トランスジェニックマウスの脊髄病巣において，発症前から TNF-α や IL-1β などの炎症性サイトカイン，MCP-1（CCL2）や RANTES（CCL5），CXCL10 などの炎症性ケモカインの発現上昇が報告されている．TNF-α, IFNγ, MCP-1（CCL2）などは孤発性 ALS においても上昇することが知られている．また，細胞変化については運動ニューロンの減少に先立ってグリア細胞の活性化が観察されている．

（山中宏二，山下博史．BRAIN and NERVE 2007；59(10)：1163-1170 より改変）

胞は中枢神経系の環境の変化に最初に反応する細胞の一つであるが，変異 SOD1 マウスにおいても選択的にオリゴデンドロサイトに分化することが示され，アストログリオーシスへの関与は否定的である[20]．ALS の病態についての NG2 細胞，オリゴデンドロサイトの役割については未解明の点が多く，今後の検討が必要である．

今後の展望

　ALS のグリア病態に関する多くの知見は変異 SOD1 マウスにおいて得られており，孤発性 ALS と共通の病態も存在すると考えられるが，両者の比較検討は常に重要な課題である．また，孤発性 ALS における末梢血や髄液のバイオマーカーの検討からは，免疫系，炎症関連分子の病態への関与が示唆され，グリア病態の理解を深めるうえでこれらの情報は相互に重要といえる．最後に，孤発性神経変性疾患では，疾患の進行を遅延させることが現実的な治療目標となるため，疾患進行を規定する因子の検索は非常に重要である．ALS の疾患進行を規定する細胞群として同定されたグリア細胞は治療標的として有望である[*1]．具体的には，グリア細胞を標的とした細胞補充療法や，グリア細胞の機能調節因子を介した運動神経周囲の環境保全を目標とした治療法の開発が期待される．

（山中宏二，小峯　起）

*1 本巻 VI.「グリアを標的とした運動ニューロン疾患の治療戦略」(p.282) 参照.

文献

1) Kawamata T, et al. Immunologic reactions in amyotrophic lateral sclerosis brain and spinal cord tissue. *Am J Pathol* 1992 ; 140(3) : 691-707.
2) Turner MR, et al. Evidence of widespread cerebral microglial activation in amyotrophic lateral sclerosis : An [11C](R)-PK11195 positron emission tomography study. *Neurobiol Dis* 2004 ; 15(3) : 601-609.
3) Nagy D, et al. Reactive astrocytes are widespread in the cortical gray matter of amyotrophic lateral sclerosis. *J Neurosci Res* 1994 ; 38(3) : 336-347.
4) Boillée S, et al. Onset and progression in inherited ALS determined by motor neurons and microglia. *Science* 2006 ; 312(5778) : 1389-1392.
5) Yamanaka K, et al. Astrocytes as determinants of disease progression in inherited amyotrophic lateral sclerosis. *Nat Neurosci* 2008 ; 11(3) : 251-253.
6) Beers DR, et al. Wild-type microglia extend survival in PU.1 knockout mice with familial amyotrophic lateral sclerosis. *Proc Natl Acad Sci U S A* 2006 ; 103(43) : 16021-16026.
7) Hensley K, et al. Message and protein-level elevation of tumor necrosis factor alpha (TNF alpha) and TNF alpha-modulating cytokines in spinal cords of the G93A-SOD1 mouse model for amyotrophic lateral sclerosis. *Neurobiol Dis* 2003 ; 14(1) : 74-80.
8) Yoshihara T, et al. Differential expression of inflammation-and apoptosis-related genes in spinal cords of a mutant SOD1 transgenic mouse model of familial amyotrophic lateral sclerosis. *J Neurochem* 2002 ; 80(1) : 158-167.
9) Hensley K, et al. Temporal patterns of cytokine and apoptosis-related gene expression in spinal cords of the G93A-SOD1 mouse model of amyotrophic lateral sclerosis. *J Neurochem* 2002 ; 82(2) : 365-374.
10) Butovsky O, et al. Modulating inflammatory monocytes with a unique microRNA gene signature ameliorates murine ALS. *J Clin Invest* 2012 ; 122(9) : 3063-3087.
11) Almer G, et al. Inducible nitric oxide synthase up-regulation in a transgenic mouse model of familial amyotrophic lateral sclerosis. *J Neurochem* 1999 ; 72(6) : 2415-2425.
12) Alexianu ME, et al. Immune reactivity in a mouse model of familial ALS correlates with disease progression. *Neurology* 2001 ; 57(7) : 1282-1289.
13) Henkel JS, et al. Presence of dendritic cells, MCP-1, and activated microglia / macrophages in amyotrophic lateral sclerosis spinal cord tissue. *Ann Neurol* 2004;55(2): 221-235.
14) Henkel JS, et al. Microglia in ALS : The good, the bad, and the *resting*. *J Neuroimmune Pharmacol* 2009 ; 4(4) : 389-398.
15) Chiu IM, et al. T lymphocytes potentiate endogenous neuroprotective inflammation in a mouse model of ALS. *Proc Natl Acad Sci U S A* 2008 ; 105(46) : 17913-17918.

16) Howland DS, et al. Focal loss of the glutamate transporter EAAT2 in a transgenic rat model of SOD1 mutant-mediated amyotrophic lateral sclerosis (ALS). *Proc Natl Acad Sci U S A* 2002 ; 99(3) : 1604-1609.
17) Rothstein JD, et al. Selective loss of glial glutamate transporter GLT-1 in amyotrophic lateral sclerosis. *Ann Neurol* 1995 ; 38(1) : 73-84.
18) Haidet-Phillips AM, et al. Astrocytes from familial and sporadic ALS patients are toxic to motor neurons. *Nat Biotechnol* 2011 ; 29(9) : 824-828.
19) Lee Y, et al. Oligodendroglia metabolically support axons and contribute to neurodegeneration. *Nature* 2012 ; 487(7408) : 443-448.
20) Kang SH, et al. NG2+ CNS glial progenitors remain committed to the oligodendrocyte lineage in postnatal life and following neurodegeneration. *Neuron* 2010 ; 68(4) : 668-681.

Further reading

- Ilieva H, et al. Non-cell autonomous toxicity in neurodegenerative disorders : ALS and beyond. *J Cell Biol* 2009 ; 187 : 761-772.
  基礎研究の視点から「非細胞自律性」の神経変性メカニズム全般を解説した総説.

- Phillips T, Robberecht W. Neuroinflammation in amyotrophic lateral sclerosis : Role of glial activation in motor neuron disease. *Lancet Neurol* 2011 ; 10 : 253-263.
  ALSモデルとミクログリアという視点で最近の研究動向を概説している.

- Lasiene J, Yamanaka K. Glial cells in amyotrophic lateral sclerosis. *Neurol Res Int* 2011 ; 718987.
  ALSにおけるすべてのグリア細胞群における病態を概説し，臨床との関連にも言及した総説.

V. ALSの病態
RNA結合蛋白質（TDP-43，FUS）

> **Point**
> - 患者脳・脊髄内に蓄積する異常TDP-43は，高度にリン酸化および断片化されており，また一部はユビキチン化されている．
> - TDP-43の異常蓄積物は，病気の種類，脳の部位，細胞の種類などで異なる病理パターンを示す．
> - また，その病理パターンは，生化学的解析パターンとの間に明らかな相関関係が認められる．
> - FUS／TLSについては，少なくとも現時点では，TDP-43のような生化学的異常所見を明確に識別することはできていない．

TDP-43とその異常

　TDP-43は，筋萎縮性側索硬化症（amyotrophic lateral sclerosis：ALS）や前頭側頭葉変性症（frontotemporal lobar degeneration：FTLD）患者脳におけるタウ陰性ユビキチン陽性異常構造物の主要構成成分として，2006年，NeumannらおよびAraiらによって同定された[*1]．

　TDP-43は，本来，核に局在する蛋白質であるが，ALSやFTLD患者の脳・脊髄の神経細胞やグリア細胞では，核での局在消失とともに，主に細胞質や突起内，あるいは症例によっては核内に異常構造物の形態をとって蓄積する病変が認められる．また重要な形態学的特徴として，異常構造物として蓄積するTDP-43が線維構造をとっていることが電子顕微鏡観察から示されており[1]，さらに，この異常蓄積物は高度にリン酸化・断片化され，またその一部はユビキチン化されていることも明らかになっている[2,3]．これらの性質は，アルツハイマー病における細胞内異常蓄積蛋白質のタウや，パーキンソン病におけるαシヌクレインと共通する特徴であり，神経変性疾患における異常蛋白質の共通性を考えるうえでも重要な性質である．

　一方，TDP-43の異常蓄積物は，病気の種類，脳の部位，細胞の種類などでさまざまな形態をとる．たとえば，ALSや運動ニューロン疾患を伴うFTLD（FTLD with MND〈motor neuron disease〉：FTLD-MND）では，スケイン様封入体（skein-like inclusion），球状封入体（round inclusion），グリア細胞質内封入体（glial cytoplasmic inclusion：GCI）などとして観察され[2,3]，一方，FTLDのうち意味性認知症（semantic dementia：SD）では変性神経突起（dystrophic neurite：DN）が多く観察されることが知られている．そして興味深いことに，これらの病理パターンは，抗リン酸化TDP-43抗体を用いたウエスタンブロット解析により検出される断片パターンと相関関係が認めら

[*1] 本巻 IV.「TDP-43」（p.166）参照．

神経変性疾患のpropagation theory

Column

　神経変性疾患を特徴づける病理構造物の構成蛋白が，「プリオン」のように正常蛋白を異常に変換して脳内に広がることで病気が進行するという説．ある特定の神経だけがなぜ変性するのか？どうして病気が進行するのか？など，これまで謎であった神経疾患の中心的テーマを考えるうえで，また治療の観点から重要な意味をもつ．

　タウやαシヌクレイン（αSyn）の病変の広がりが臨床症状と密接に関係し，病気のステージ分類に有用であることは神経病理学的に示されていたが，線維化した細胞内蛋白が膜を通過して細胞間を伝わるという発想はなかった．筆者らは線維化蛋白の毒性を調べていた際，それが比較的容易に細胞に入り正常分子を異常に変換することを見出して，この考えに至った．2008年，胎児脳のドパミン神経の移植を受けたパーキンソン病患者で，移植された胎児の組織にαSyn病変が認められたことからこの考えが注目を集めるようになった．

　今この説を支持する報告が急増しているが，最近αSynについては脳内伝播がほぼ立証される結果が公表された[14,15]．野生型マウスの脳内に線維化αSynを接種すると，約3か月でリン酸化αSyn病変が出現し，それが時間経過に伴って広がるという．Leeら，筆者らのグループの報告である．筆者らの実験では，線維化ヒトαSyn接種により，内在性マウスαSynが異常化，蓄積することが明確に示された．また患者脳由来のαSynの接種でも同じ結果が起こることも示された．同様のことがTDP-43でも考えられ，今後の実験的検証が期待される．

　どの細胞に，どの蛋白質の，どんな構造変化が起こるかによって，病変の広がりが決まる可能性がある．分子メカニズムの解明が重要であり，細胞内異常蛋白の伝播を制御する薬剤や方法が見つかれば，病気の進行を遅らせることができるかもしれない．

れることがわかってきた[4]．さらには，病理像の広がりと同様に，そのバンドパターンは，同一個体であれば脳のどの部位をとっても同じパターンを示すことも明らかになった（**1**，**2**）．

FUS

　2009年，家族性ALS（familial ALS：FALS）の一型であるALS6の遺伝子解析において，TDP-43と類似のドメインをもつ分子の探索を優先させた結果，*FUS / TLS*がその原因遺伝子として同定された[6,7]＊2．実際に，ALSの患者脳・脊髄において，TDP-43陰性FUS / TLS陽性の細胞質内異常凝集物の蓄積が確認されている．また，TDP-43によって示されたALSとFTLDの共通性，TDP-43とFUSの構造，機能および蓄積の類似性（核から細胞質への移行傾向）から，atypical FTLD-U（FTLD with ubiquitin-positive inclusion）やbasophilic inclusion body diseaseなどのFTLD群についてもFUS / TLSの免疫組織染色が行われた結果，タウ・TDP-43陰性でFUS / TLS陽性の異常構造物が存在することが明らかになった[7-9]．しかし，FUS / TLSの場合は，少なくとも現時点においてはTDP-43におけるリン酸化・断片化のような明確な生化学的異常所見は明らかになっていない．

TDP-43とFUS / TLSの類似点と相違点

　TDP-43とFUS / TLSについては，これまでの研究からいくつかの類似点と相違点が認められる．まずは，その構造（RNA結合）と機能（転写調節）の点で両者は非常によく類似しており，ともにRNA認識モチーフとグリシンリッチドメインを有し，mRNAのスプライシングなどに関与すると考え

＊2
本巻 IV.「FUS / TLS」（p.173）参照．

1 各種 TDP-43 プロテイノパチーにおけるリン酸化 TDP-43 陽性 C 末端断片パターンの違い

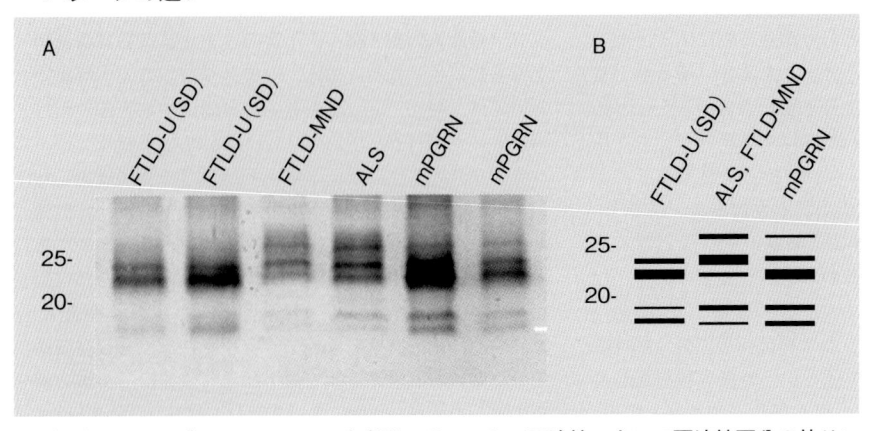

A：各種 TDP-43 プロテイノパチー患者脳のサルコシル不溶性 – ウレア可溶性画分の抗リン酸化抗体反応性.
B：15%ポリアクリルアミドゲルによるウエスタンブロット解析.
FTLD-U（SD）患者由来サンプルでは 23 および 24 kDa のバンドと 18 および 19 kDa のバンドが確認でき，特に 23 kDa のバンドが最も太く検出されるとともに，19 kDa よりも 18 kDa バンドが濃く検出される．一方，FTLD-MND や ALS 患者由来サンプルでは，23，24 および 26 kDa の 3 本のバンドと 18 および 19 kDa の 2 本のバンドが確認でき，特に 24 kDa のバンドが濃く検出されるとともに，18 kDa よりも 19 kDa バンドのほうが濃く検出される．さらに，PGRN 変異をもつ FTLD 患者由来サンプルでは，ALS タイプと同様の上 3 本および下 2 本のバンドが確認できるが，ALS タイプとは異なり 23 kDa のバンドが最も濃く検出され，また，18 および 19 kDa のバンドが同等の強度で検出される．

(Hasegawa M, et al. *Ann Neurol* 2008[1] より)

2 ALS および FTLD 患者のさまざまな脳部位における C 末端断片パターン

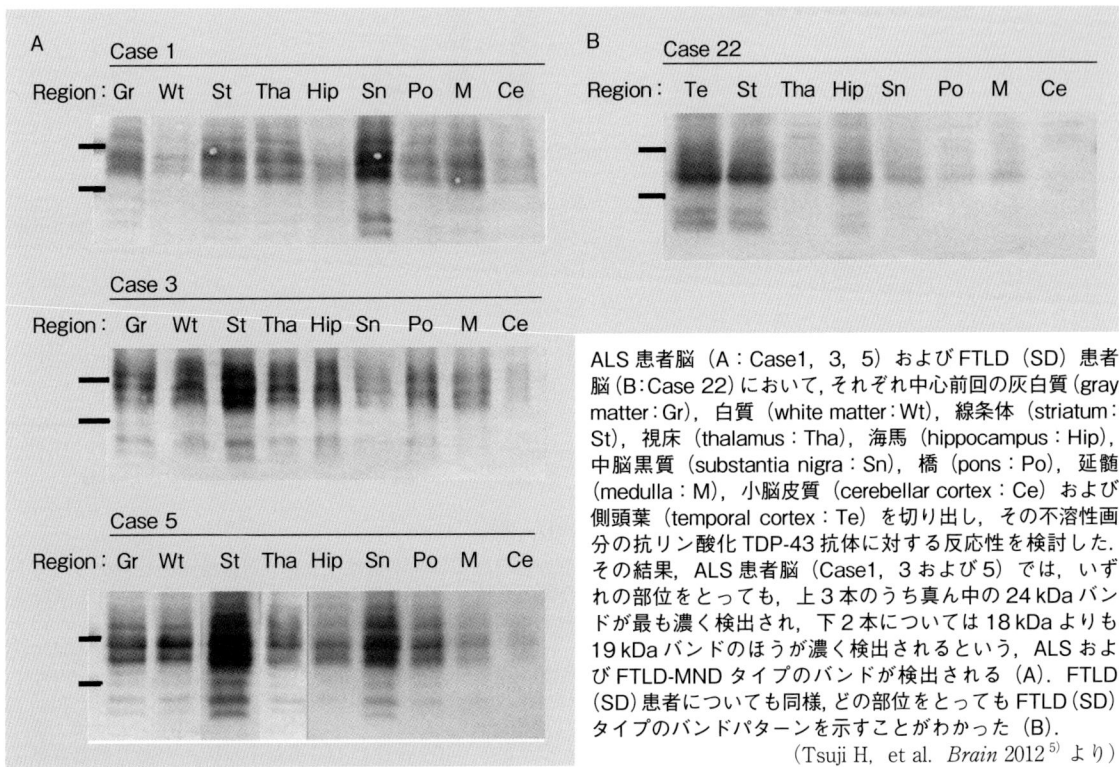

ALS 患者脳（A：Case1, 3, 5）および FTLD（SD）患者脳（B：Case 22）において，それぞれ中心前回の灰白質（gray matter：Gr），白質（white matter：Wt），線条体（striatum：St），視床（thalamus：Tha），海馬（hippocampus：Hip），中脳黒質（substantia nigra：Sn），橋（pons：Po），延髄（medulla：M），小脳皮質（cerebellar cortex：Ce）および側頭葉（temporal cortex：Te）を切り出し，その不溶性画分の抗リン酸化 TDP-43 抗体に対する反応性を検討した．その結果，ALS 患者脳（Case1, 3 および 5）では，いずれの部位をとっても，上 3 本のうち真ん中の 24 kDa バンドが最も濃く検出され，下 2 本については 18 kDa よりも 19 kDa バンドのほうが濃く検出されるという，ALS および FTLD-MND タイプのバンドが検出される（A）．FTLD（SD）患者についても同様，どの部位をとっても FTLD（SD）タイプのバンドパターンを示すことがわかった（B）．

(Tsuji H, et al. *Brain* 2012[5] より)

異常TDP-43の生化学的特徴

TDP-43は，その名前のとおり電気泳動による分離で43 kDaの位置に泳動される分子であるが，患者脳・脊髄には，これよりも見かけ上分子量が大きい45 kDaのバンドが検出される．このバンドはホスファターゼを用いた脱リン酸化処理により43 kDaに移動することから，リン酸化による変化であることがわかる．つまり，患者脳内に蓄積するTDP-43は高度にリン酸化されているということである．われわれは試行錯誤の結果，リン酸化される可能性があるSer, Thr残基のリン酸化ペプチドを合成し，それに対する特異抗体を作製，剖検脳標本における反応性を確認するという作業を繰り返し行い，C末端にある複数のリン酸化部位（特にSer403, Ser404, Ser409, Ser410）を同定した[2]．これらのリン酸化TDP-43に対する抗体は，正常TDP-43が局在する核を染めることなく，ALSのスケイン様封入体やグリア細胞質内封入体，FTLDのさまざまな異常構造物を特異的に染めた[2]．また，ウエスタンブロット解析においては，ALS, FTLD患者脳の界面活性剤不溶性画分特異的に，45 kDaバンド，18〜26 kDaの断片，レーン全体がスメア状に染まる異常TDP-43を強く検出した[2]．つまり，これまでのリン酸化非依存性TDP-43抗体は正常のTDP-43とも強く反応するため，組織学的にも生化学的にも異常TDP-43との判別が困難だったわけだが，この抗リン酸化TDP-43抗体の開発により，明瞭に，感度良く，その異常を検出できるようになり，現在ではその診断におおいに活用されている．また，その後の解析より，患者脳・脊髄に蓄積するリン酸化TDP-43は線維構造をとっており，そのためプロテアーゼに対する抵抗性が高いことも明らかとなった．これも異常TDP-43の重要な生化学的特徴の一つである[5]（**3**）．

3 ALSおよびFTLD患者脳由来不溶性画分の各種TDP-43抗体に対する染色性

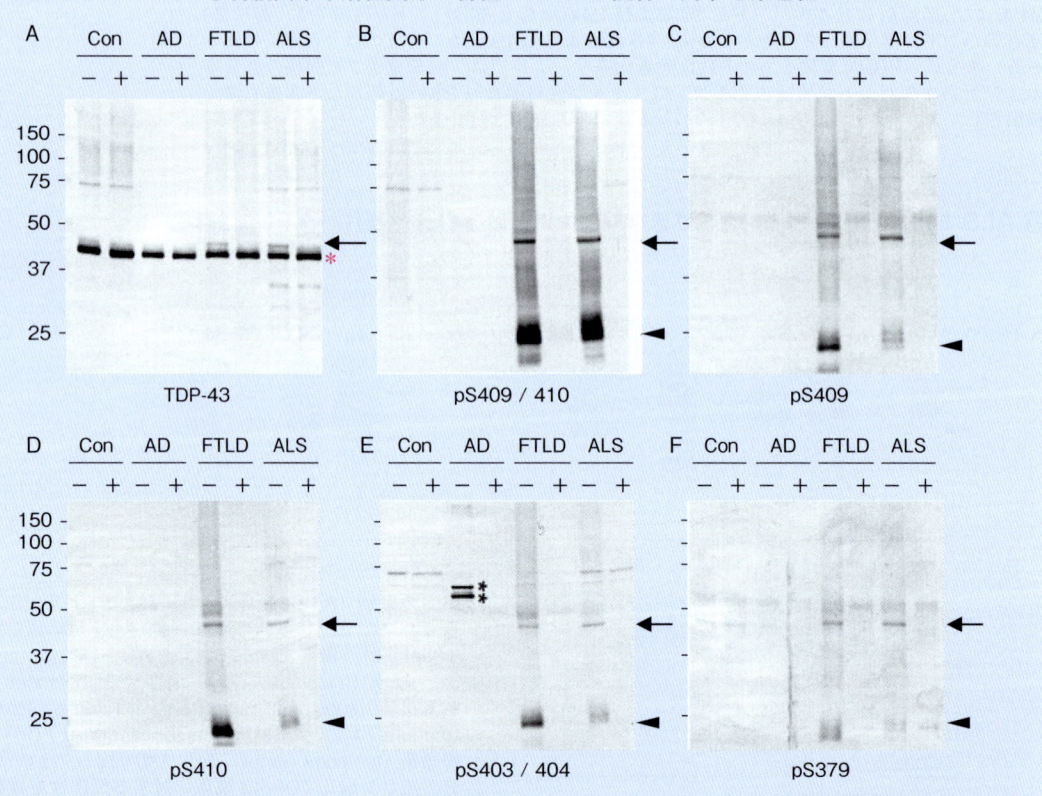

アルツハイマー病（AD），FTLD（SD）およびALS患者脳からサルコシル不溶性-ウレア可溶性画分を抽出し，市販の抗非リン酸化TDP-43抗体（A），およびわれわれが作製した抗リン酸化TDP-43抗体（B：pS409/410, C：pS409, D：pS410, E：pS403/404, F：pS379）に対する染色性を比較した．その結果，抗非リン酸化TDP-43抗体は，どのサンプルに対しても43 kDaの正常TDP-43（＊）を検出すると同時に，FTLD・ALS特異的に45 kDaバンド（←）も検出した．このバンドはホスファターゼ処理（各＋レーン）による脱リン酸化で消失することから，リン酸化TDP-43を示すと考えられる．一方，われわれが作製した各種抗リン酸化TDP-43抗体はFTLDおよびALS患者脳特異的に45 kDaのバンドと25 kDa付近の数本のバンド（◀），さらにレーン全体に広がるスメアを検出．特にpS409/410抗体はこれらの異常構造物を強く検出することから，409番目と410番目のセリン（Ser）残基は患者脳・脊髄において最も強くリン酸化されている部位であることが示唆される．

(Hasegawa M, et al. *Ann Neurol* 2008[1] より)

られている．また，両蛋白質ともミスセンス変異によりALSを発症し，遺伝子産物が神経細胞およびグリア細胞に蓄積するという共通点がある．また疾患の表現型として，ALS，FTLD，両者の合併という3型が存在する点も共通している点であろう．一方，相違点としては，正常神経細胞においてTDP-43は核にのみ局在するが，FUS/TLSは核と細胞質のどちらにも存在が認められる．また封入体を形成した細胞において，TDP-43が核から消失するのに対し，FUS/TLSは核の染色性が低下するものや，ほとんど変化しないものなど，さまざまである．また，先にも述べたとおり，不溶性画分に回収されるTDP-43には，リン酸化や断片化，ユビキチン化など明らかな異常が認められるのに対し，FUS/TLSは現在までのところ，そのような異常修飾を示唆する明確な所見は得られていない．ただし，FUS/TLSに関しては，最近，そのメチル化が病態発症に関与しているとの報告もあり[10]，今後の解析が待たれる．

TDP-43の細胞・動物モデル

実際の病態を再現するモデルの構築は，疾患の種類にかかわらず，その発症機序の解明や治療・予防薬剤の探索に役立つと考えられる．そこで筆者らは，まず，培養細胞株を用いてTDP-43凝集体蓄積モデルの構築を試みた．先に述べたとおり，患者脳にはC末端断片が多く蓄積していることから，TDP-43のC末端断片（162-414，あるいは218-414）をGFPの融合蛋白質として細胞に発現させたところ，リン酸化されたTDP-43凝集体が細胞質内に形成されることがわかった[11]．また，ALSのミスセンス変異のほとんどがこのC末端断片の凝集を強める効果が示され，さらに，凝集しやすいC末端断片と全長TDP-43を一緒に細胞に発現すると，全長TDP-43が凝集体に取り込まれるとともにその核の局在が消失した[11]．これは，患者脳において，TDP-43凝集体が存在する細胞の核ではTDP-43の染色が消失する現象と一致する．この結果から考察するに，TDP-43の凝集は，まずTDP-43が切断され，その結果，細胞質内に凝集しやすいC末端断片が生じ，これが凝集の引き金になるという機序が考えられる．しかしながら，患者脳・脊髄では異なる大きさの複数の断片が検出されること，また，断片のパターンは病理すなわち異常構造物の形態と密接な関係があることなどから，筆者らは断片化よりも凝集，蓄積のほうが先に起こる可能性が高いのではないかと考えている[12,13]．この点は，今なお，さかんに議論されている最中のテーマであり，今後の進展が期待されるところである．

一方，動物モデル[*3]としては，野生型ヒトTDP-43やALS患者の変異を導入したTDP-43を過剰発現するトランスジェニック（transgenic：Tg）マウスが作製され，複数報告されている．痙攣や運動機能の障害，行動異常などの症状を示すものがほとんどであるが，その病理については，細胞質内への局在変化が起こっていると報告するものや異常蓄積がほとんどみられないというものまで，さまざまである．現時点での報告を総合すると，これらTg

*3
本章「ALSの動物モデル」
（p.252）参照．

マウスは患者脳・脊髄にみられるような TDP-43 の病理は非常にまれか，ほとんどないにもかかわらず，かなり初期から運動機能の障害や異常という症状が出ているようである．TDP-43 は RNA 結合蛋白質であり，その機能が多岐にわたること，また，その発現は非常に厳密に制御されていることなどを考えると，Tg 動物における異常症状の発症は，TDP-43 病理の再現というよりはむしろ TDP-43 過剰発現による別の障害や異常によるものである可能性が高い．したがって，今後は少し別のアプローチから動物モデルの構築を試みる必要があると考えられる．

（山下万貴子，長谷川成人）

文献

1) Hasegawa M, et al. Phosphorylated TDP-43 in frontotemporal lobar degeneration and amyotrophic lateral sclerosis. *Ann Neurol* 2008；64：60-70.
2) Arai T, et al. TDP-43 is a component of ubiquitin-positive tau-negative inclusions in frontotemporal lobar degeneration and amyotrophic lateral sclerosis. *Biochem Biophys Res Commun* 2006；351：602-611.
3) Neumann M, et al. Ubiquitinated TDP-43 in frontotemporal lobar degeneration and amyotrophic lateral sclerosis. *Science* 2006；314：130-133.
4) Tsuji H, et al. Molecular analysis and biochemical classification of TDP-43 proteinopathy. *Brain* 2012；135：3380-3391.
5) Tsuji H. et al. Epitope mapping of antibodies against TDP-43 and detection of protease-resistant fragments of pathological TDP-43 in amyotrophic lateral sclerosis and frontotemporal lobar degeneration. *Biochem Biophys Res Commun* 2012；417：116-121.
6) Kwiatkowski TJ Jr, et al. Mutations in the FUS/TLS gene on chromosome 16 cause familial amyotrophic lateral sclerosis. *Science* 2009；323：1205-1208.
7) Vance C, et al. Mutations in FUS, an RNA processing protein, cause familial amyotrophic lateral sclerosis type 6. *Science* 2009；323：1208-1211.
8) Munoz DG, et al. FUS pathology in basophilic inclusion body disease. *Acta Neuropathol* 2009；118：617-627.
9) Neumann M, et al. A new subtype of frontotemporal lobar degeneration with FUS pathology. *Brain* 2009；132：2922-2931.
10) Dormann D, et al. Arginine methylation next to the PY-NLS modulates Transportin binding and nuclear import of FUS. *EMBO J* 2012；31：4258-4275.
11) Nonaka T, et al. Truncation and pathogenic mutations facilitate the formation of intracellular aggregates of TDP-43. *Hum Mol Genet* 2009；18：3353-3364.
12) Arai T, et al. Phosphorylated and cleaved TDP-43 in ALS, FTLD and other neurodegenerative disorders and in cellular models of TDP-43 proteinopathy. *Neuropathology* 2010；30：170-181.
13) Hasegawa M, et al. Molecular dissection of TDP-43 proteinopathies. *J Mol Neurosci* 2011；45：480-485.
14) Luk KC, et al. Pathological alpha-synuclein transmission initiates Parkinson-like neurodegeneration in nontransgenic mice. *Science* 2012；338：949-953.
15) Masuda-Suzukake M, et al. Prion-like spreading of pathological α-synuclein in brain. *Brain* 2013；136：1128-1138.

V. ALSの病態
オートファジー

> **Point**
> - オートファジーは真核細胞にみられる分解系で，蛋白質などの細胞質成分のみならず，細胞小器官などの大きな構造物の丸ごとの分解をも媒介する．
> - 酵母から高等動植物に至るまで，絶食や飢餓によって栄養素が欠乏するとオートファジーが誘発され，細胞は自身の細胞質成分を過剰に分解してアミノ酸を産生し，蛋白質合成やエネルギー源としての再利用を行って，生理的に適応している．
> - 高等動物では栄養が豊富な状態でもオートファジーが恒常的に起こっており，蛋白質や細胞器官の細胞内品質管理にも重要な役割を担っている．特に，神経細胞などの非分裂細胞では老廃物の除去が生存に必須であるため，オートファジーによる細胞内蛋白質の品質管理は重要である．
> - オートファジーは非選択的分解経路と考えられてきたが，選択的なユビキチン化蛋白質分解機構があることも明らかになってきた．
> - 最近，ALSの病態機序にオートファジーが関与しているとの報告がなされている．

オートファジーの概念

　有核細胞の細胞質内器官の蛋白質分解経路には，大きく分けてユビキチン-プロテアソーム系とオートファジー-ライソゾーム系の2つの経路があり，これらによって蛋白質の品質管理がなされ，細胞の恒常性が維持されている（**1**）．ユビキチン-プロテアソーム系は，変性蛋白質，misfolded（unfolded）proteinなどの異常蛋白質のほか，DNA修復，転写制御，免疫応答などに対する短寿命蛋白質を分解基質としている．ここでは，分解基質となる標的蛋白質にユビキチンが結合し，ユビキチン分子間で縮合反応を繰り返してポリユビキチン鎖が形成され，ユビキチン化した蛋白質は分解装置であるプロテアソームに輸送されて選択的分解がなされる．

　他方，オートファジー-ライソゾーム系には，その輸送方法により3つのタイプがある．すなわち，ライソゾーム膜が内腔へ貫入しながら細胞質成分を取り囲んで分解するミクロオートファジー，細胞質シャペロンが標的蛋白質をライソゾームへ送り込んで分解するシャペロン介在性オートファジー，二重の隔離膜（phagophore）で囲まれた細胞質内成分をライソゾームへ送り込むマクロオートファジーである[1)]．細胞質成分の細胞内での一括した非選択的分解は主にマクロオートファジーによって行われ，一般的にオートファジーといえばマクロオートファジーを指す．オートファジーによる分解は，まずphagophoreと呼ばれる二重の隔離膜が形成されて細胞質内小器官を取

1 蛋白質の品質管理

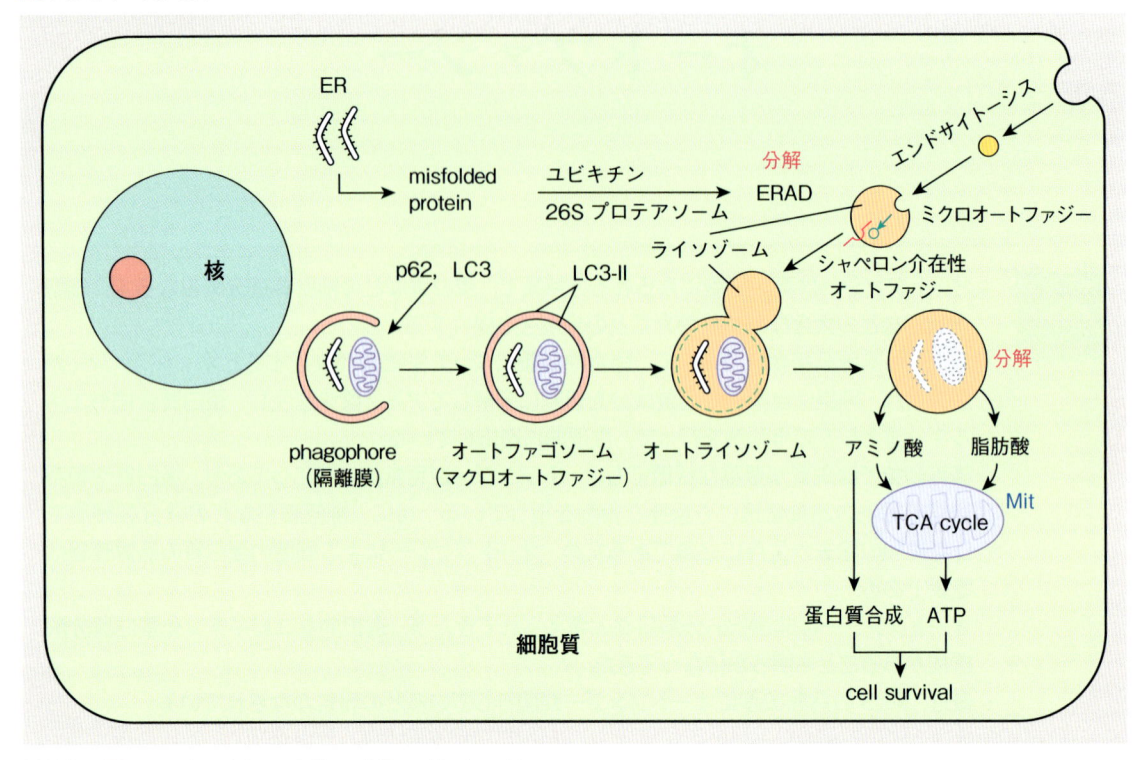

図1 蛋白質の品質管理

ERAD：ER-associated degradation, Mit：mitochondria.

り囲み，小器官を二重の膜で完全に包み込んだオートファゴソーム（autophagosome）と呼ばれる構造物ができる．その後，オートファゴソームの外膜がライソゾームと融合して細胞小器官が一重の膜で包まれたオートライソゾーム（autolysosome）が形成され，内膜は取り囲まれた細胞質に由来する内容物とともに消化，分解される．分解されたアミノ酸や脂肪酸は再び細胞質に戻って飢餓適応，糖新生，エネルギー新生，蛋白質合成などに再利用され，蛋白質の品質管理がなされている[2]．

オートファジーの生理的意義

飢餓時の蛋白質代謝

酵母から高等動植物に至るまで，絶食や飢餓によって栄養素が欠乏するとオートファジーが誘導され，細胞は自身の細胞質成分を過剰に分解することによりアミノ酸を産生し，蛋白質合成やエネルギー源としての再利用を行い，栄養欠乏に適応している（図2）．たとえば，オートファジー欠損酵母では，飢餓時に蛋白質合成が誘導されず生存率が低下し，また細胞内再構築ができないために胞子形成が不能となる[3]．オートファジー欠損マウスは，哺乳させない飢餓時には野生型と比較して早期に死亡し，血漿や組織でアミノ酸濃度が有意に低下している[4]．

図2 オートファジーを活性化する因子

誘導的オートファジー
・飢餓
・小胞体ストレス
・酸化ストレス
・低酸素状態
・興奮毒性
・感染症（ウイルス，細菌）など

定常的オートファジー
・細胞内品質管理
・組織恒常性
・抗原提示
・癌抑制など

細胞内品質管理

　飢餓やストレス適応としてのオートファジーは過剰な自己分解によるものであるが，高等動物では栄養が豊富な状態でもオートファジーが恒常的に低レベルで生じており，定常的オートファジーと呼ばれる（**2**）．特に脳，肝臓，心臓などで重要である[5,6]．オートファジー欠損細胞では，ユビキチン化蛋白質の異常蓄積や封入体形成が起こることから，オートファジーは異常蛋白質を分解，利用することで細胞内小器官の数や品質を管理し，その恒常性を維持している．特に，神経細胞などの非分裂細胞では老廃物の除去が生存に必須であるため，オートファジーによる細胞内蛋白質の品質管理は重要である．

オートファジーの分子機構

　オートファゴソーム形成に必須な *ATG* 遺伝子群の約半数は，ユビキチンによる翻訳後修飾反応系と類似した2つの蛋白質結合反応系（Atg8系とAtg12系）を構成している．Atg12は，ユビキチンのE1（活性化酵素）様酵素Atg7によりATP依存的に活性化され，E2（結合酵素）様酵素Atg10に転移され，最終的に標的蛋白質Atg5にイソペプチド結合される．Atg12-Atg5結合体はAtg16と複合体を形成して隔離膜に存在し，隔離膜の伸長に必須であるが，隔離膜の伸長とともに隔離膜から解離する．LC3（酵母Atg8の高等動物ホモローグ）はオートファゴソームに局在することから，オートファゴソームマーカーとして利用されている．オートファゴソームの形成には，Atg12-Atg5結合体の形成のほか，Atg1キナーゼ複合体の形成などが必須である．栄養が豊富な条件下では，target of rapamycin（TOR）依存的にリン酸化されたAtg13は，Atg1キナーゼ複合体から解離しているが，貧困な栄養下では，Atg13は脱リン酸化されてAtg1と複合体を形成する[7]．すなわち，Atg1-Atg13の相互作用はTOR依存性に解除されてオートファジーが抑制されるが，TORの阻害剤であるラパマイシン処理によりオートファジーは誘導される．

　オートファジー欠損脳（Atg5あるいはAtg7）ではユビキチン陽性の封入体がみられるが，プロテアソーム活性は正常であることから，オートファジーによる一括丸ごとの分解の阻害がmisfolded（unfolded）proteinの異常蓄積を引き起こし，その結果としてユビキチン陽性の封入体が形成されることが指摘されている．このことは，恒常的なオートファジーが細胞内品質管理機構の維持に重要であることを示している．

オートファジー選択的基質―p62とLC3

　p62蛋白質は，C末端に存在するユビキチン鎖結合ドメインを介してユビキチン鎖と結合し，N末端のPhox and Bem1p（PB1）ドメインを介してPB1をもつ他の蛋白質（p62など）と自己オリゴマーを形成する．オートファジーが障害されるとp62が蓄積し，ユビキチン-p62陽性凝集体が形成される．

一方，LC3は翻訳後修飾のあとに細胞質ゾルの型（LC3-I）に処理され，その後オートファゴソームの内膜と外膜に変換され局在する（LC3-II）．LC3は，E1様酵素Atg7により活性化され，E2様酵素Atg3に転移され，ホスファチジルエタノールアミン（PE）にアミド結合されるユビキチン様分子である．PE化されたLC3（LC3-II）は隔離膜の伸長に必須で，外膜に局在するLC3-IIはシステインプロテアーゼAtg4Bにより膜から切断されて再利用される．一方，内膜に局在するLC3はオートファゴソームに取り囲まれた細胞質成分とともに分解される．p62は，オートファゴソームの形成部位に局在し，オートファゴソームの内膜および外膜に局在するLC3-IIとの相互作用によりオートファジー-ライソゾーム系で選択的に分解されるが，p62はユビキチン鎖と結合することから，ユビキチン化蛋白質も同時にオートファジー-ライソゾーム系に運ばれると考えられる．

　以上のように，ユビキチン鎖結合蛋白質であるp62が，LC3と結合してオートファジー依存性に分解されることから，オートファジーによる蛋白質分解経路には非選択的な分解経路以外に，選択的なユビキチン化蛋白質分解経路もあることが判明した．

オートファジーとALS

　コンディショナルAtg7の脳特異的オートファジー欠損マウスでは，生後2週齢以降に振戦や反射異常，4週齢で自発運動低下や協調運動障害などの神経症状を呈し，28週までに死亡する．病理学的には，大脳皮質，海馬（錐体細胞），小脳（プルキンエ細胞や顆粒細胞）での神経細胞の脱落，さまざまな部位で神経細胞内にみられるユビキチン陽性封入体など，神経系の異常が認められている．また，アルツハイマー病，ハンチントン病，パーキンソン病などの神経変性疾患でも，オートファジーの関与が報告されている．

　筋萎縮性側索硬化症（amyotrophic lateral sclerosis：ALS）の病態機序に関しても，オートファジーの関与が指摘されている[8-13]．たとえば，変異*SOD1*（G93A）導入マウスでは，オートファゴソームの二重の膜に存在するLC3-IIの免疫活性が上昇している[8,9]．オートファジー-ライソゾーム系の輸送機構の変異が，ALSを伴う前頭側頭型認知症と関連しているとの報告もある[10]．ALSにおける病理学的検索では，抗LC3抗体による免疫組織学的検索で，正常と思われるあるいは変性した前角細胞の細胞質が時に陽性に染色される（ 3 ）[11]（対照例の細胞質では陰性）．また，p62がskein-like inclusion（ 4 ）やround body（ 5 ）に局在している（ブニナ小体には局在していない）[11,12]．ALSでは電顕的観察で，しばしば前角細胞の細胞質内で二重の膜で囲まれたオートファゴソーム（ 6 ）[11]，単膜で覆われたオートライソゾーム（ 7 ）[11]がみられるが，これは正常と思われる前角細胞よりも変性した前角細胞の細胞質でより頻繁に認められている．電顕上，オートファジー関連の構造物は，round body（ 7 ）[11]，skein-like inclusion[11,13]（ 8 ），ブニナ小体[11]などのALSに特徴的な封入体と密接に関連している．これらの所見

オートファジー | 249

3 脊髄前角細胞の細胞質（→）が抗LC3抗体で陽性に染色されている（ALS症例）

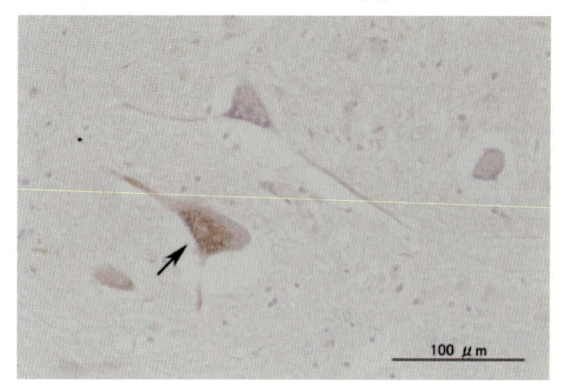

（Sasaki S. *J Neuropathol Exp Neurol* 2011 [11] より）

4 skein-like inclusion（→）が抗p62抗体で陽性に染色されている（ALS症例）

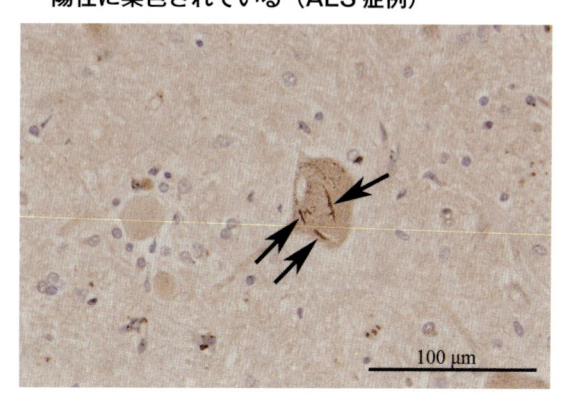

5 round body（→）が抗p62抗体で陽性に染色されている（ALS症例）

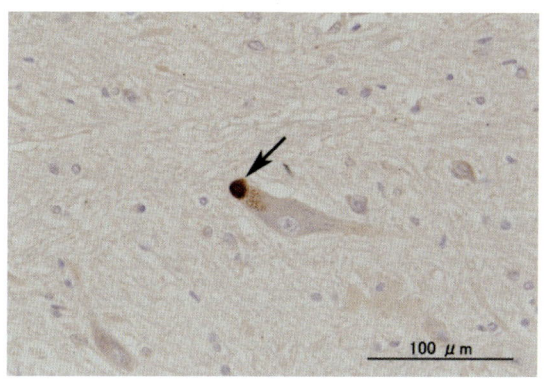

（Sasaki S. *J Neuropathol Exp Neurol* 2011 [11] より）

6 オートファゴソームの電顕像（ALS症例）

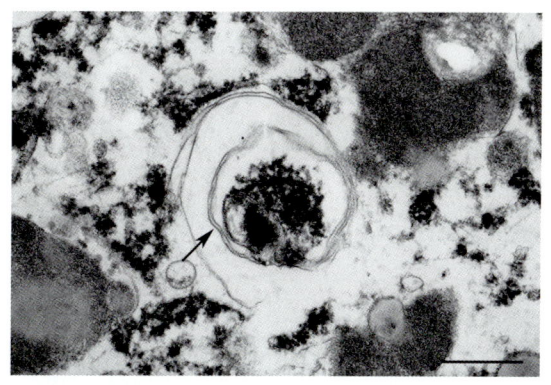

前角細胞の細胞質内のミトコンドリアと小胞体と思われる構造物が二重の膜（→）で取り囲まれている．Bar=0.5 μm．
（Sasaki S. *J Neuropathol Exp Neurol* 2011 [11] より）

7 オートライソゾームの電顕像（ALS症例）

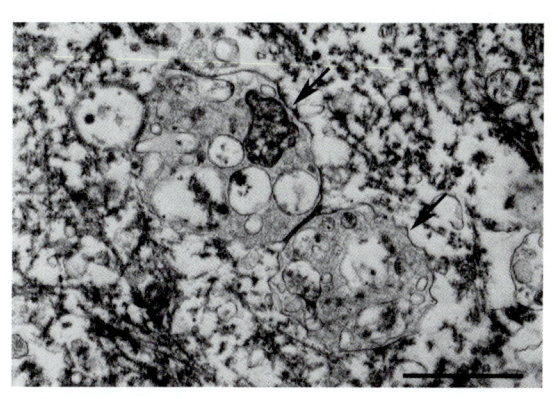

単膜で覆われ，その中にミトコンドリアやその他の細胞小器官を含むオートライソゾーム（→）がround bodyの中にみられる．Bar=1 μm．
（Sasaki S. *J Neuropathol Exp Neurol* 2011 [11] より）

8 skein-like inclusionが二重の膜（→）で覆われている（オートファゴソーム）（ALS症例）

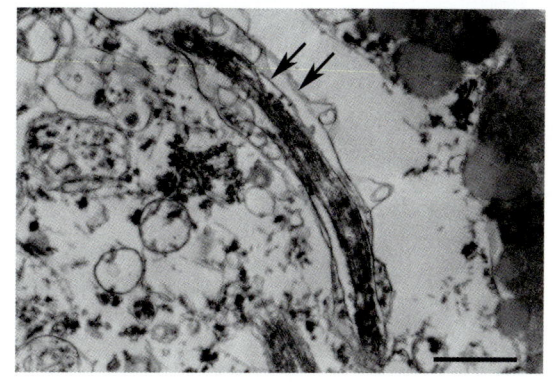

Bar=1 μm．
（Sasaki S. *J Neuropathol Exp Neurol* 2011 [11] より）

は，ALSにおけるオートファジーの一義的な標的が，細胞質ゾルの蛋白質のみならず封入体（凝集体）それ自体であることを示唆している．ALSの初期段階では，オートファジーの活性化が異常蛋白質の凝集体や封入体を隔離，分解し，神経細胞障害に対して抑制的に作用するが，病後期には異常蛋白質の過剰産生によりオートファジー機構に破綻が生じ，あるいはオートファジー自体の機能障害によって凝集体（封入体）が細胞質内に過剰に蓄積されることにより，前角細胞の変性が惹起され，最終的に神経細胞死が生じると考えられる．

ALS治療におけるオートファジーの関与

　オートファジーを利用してのALS治療にはリチウム治療があるが，その効果に関しては，賛否両論がある．すなわち，一方では，リチウムはオートファジーを誘導して神経保護作用を有するため，ALS治療に有効であるとの報告がなされている．たとえば，リチウム単独あるいは抗酸化作用物質との併用療法はALSマウスモデルの運動機能の改善や寿命の延長をもたらし[14-16]，さらに脊髄の器官型スライス培養ではリチウムを長期間投与することにより用量依存性に運動神経の興奮性神経毒による細胞死が抑制される[17]．リチウムとバルプロ酸の併用療法をALSマウスに施すと，それぞれの単独療法よりも初発症状の発現時期を遅延させ，神経脱落症状のスコアを減少させ，かつ寿命の延長がみられる[18]．ALS患者でのリチウムとリルゾールの併用による15か月間の無作為パイロット試験では，リルゾール単独療法に比較して，ALSFRS-Rで神経症状の悪化や肺活量の低下を抑制し，寿命を延長させた，などである[15]．

　他方，長期のリチウム治療は，何ら治療的効果をもたらさないとの報告もなされている[19]．たとえば，雌のALSマウスのリチウム治療では，治療効果も神経保護作用もみられなかった[20]．炭酸リチウムの血中濃度が有効範囲内にあるグループと有効濃度以下にあるグループ間で，生存期間や自律性の喪失などの主要評価項目に有効性がみられなかったばかりでなく，低用量であっても有害作用および投与中止例が高率にみられたため，試験が中止された[21]．最近実施されたリチウムとリルゾールの併用療法とリルゾールの単独療法の無作為二重盲検プラセボ対照治験で，併用療法には単独療法と比較してALSの進行を抑制させる作用はみられなかった[22]，などである．したがって，ALSにおけるリチウム治療の効果に関しては，評価が定まっていないのが現状である．

（佐々木彰一）

文献

1) Klionsky DJ, Emr SD. Autophagy as a regulated pathway of cellular degradation. *Science* 2000；290：1717-1721.
2) Klionsky DJ. Autophagy：From phenomenology to molecular understanding in less than a decade. *Nat Rev Mol Cell Biol* 2007；8：931-937.

3) Tsukada M, Ohsumi Y. Isolation and characterization of autophagy-defective mutants of Saccharomyces cerevisiae. *FEBS Lett* 1993 ; 333 : 169-174.
4) Kuma A, et al. The role of autophagy during the early neonatal starvation period. *Nature* 2004 ; 432 : 1032-1036.
5) Komatsu M, et al. Loss of autophagy in the central nervous system causes neurodegeneration in mice. *Nature* 2006 ; 441 : 880-884.
6) Hara T, et al. Suppression of basal autophagy in neural cells causes neurodegenerative disease in mice. *Nature* 2006 ; 441 : 885-889.
7) Kamada Y, et al. Tor-mediated induction of autophagy via an Apg1 protein kinase complex. *J Cell Biol* 2000 ; 150 : 1507-1513.
8) Morimoto N, et al. Increased autophagy in transgenic mice with a G93A mutant SOD1 gene. *Brain Res* 2007 ; 1167 : 112-117.
9) Li L, et al. Altered macroautophagy in the spinal cord of SOD1 mutant mice. *Autophagy* 2008 ; 4 : 290-293.
10) Rusten TE, Simonsen A. ESCRT functions in autophagy and associated disease. *Cell Cycle* 2008 ; 7 : 1166-1172.
11) Sasaki S. Autophagy in spinal cord motor neurons in sporadic amyotrophic lateral sclerosis. *J Neuropathol Exp Neurol* 2011 ; 70 : 349-359.
12) Mizuno Y, et al. Immunoreactivities of p62, an ubiquitin-binding protein, in the spinal anterior horn cells of patients with amyotrophic lateral sclerosis. *J Neurol Sci* 2006 ; 249 : 13-18.
13) Nakano I, et al. On the possibility of autolysosomal processing of skein-like inclusions. Electron microscopic observation in a case of amyotrophic lateral sclerosis. *J Neurol Sci* 1993 ; 120 : 54-59.
14) Ferrucci M, et al. A systematic study of brainstem motor nuclei in a mouse model of ALS, the effects of lithium. *Neurobiol Dis* 2010 ; 37 : 370-383.
15) Fornai F, et al. Lithium delays progression of amyotrophic lateral sclerosis. *Proc Natl Acad Sci U S A* 2008 ; 105 : 2052-2057.
16) Shin JH, et al. Concurrent administration of Neu2000 and lithium produces marked improvement of motor neuron survival, motor function, and mortality in a mouse model of amyotrophic lateral sclerosis. *Mol Pharmacol* 2007 ; 71 : 965-975.
17) Calderó J, et al. Lithium prevents excitotoxic cell death of motoneurons in organotypic slice cultures of spinal cord. *Neuroscience* 2010 ; 165 : 1353-1369.
18) Feng H, et al. Combined lithium and valproate treatment delays disease onset, reduces neurological deficits and prolongs survival in an amyotrophic lateral sclerosis mouse model. *Neuroscience* 2008 ; 155 : 567-572.
19) Gill A, et al. No benefit from chronic lithium dosing in a sibling-matched, gender balanced, investigator-blinded trial using a standard mouse model of familial ALS. *PLoS One* 2009 ; 4 : e6489.
20) Pizzasegola C, et al. Treatment with lithium carbonate does not improve disease progression in two different strains of SOD1 mutant mice. *Amyotroph Lateral Scler* 2009 ; 10 : 221-228.
21) Chiò A, et al. Lithium carbonate in amyotrophic lateral sclerosis. Lack of efficacy in a dose-finding trial. *Neurology* 2010 ; 75 : 619-625.
22) Aggarwal SP, et al ; Northeast and Canadian Amyotrophic Lateral Sclerosis consortia. Safety and efficacy of lithium in combination with riluzole for treatment of amyotrophic lateral sclerosis : A randomised, double-blind, placebo-controlled trial. *Lancet Neurol* 2010 ; 9 : 481-488.

ALS の動物モデル

V. ALS の病態

Point

- 筋萎縮性側索硬化症（ALS）の 10％を占める家族性 ALS（FALS）の原因遺伝子として，*SOD1*, TDP-43, FUS, AGN, VCP, optineurin, C9ORF72 の変異が同定されている．
- 孤発性 ALS（sALS）患者の脊髄運動ニューロンで認められる細胞質内封入体には異常 SOD1 蛋白質の蓄積を認めず，2006 年には主要な構成成分として TDP-43 が同定されたことから，TDP-43 の蓄積による毒性獲得（gain of function）や核内からの消失による機能喪失（loss of function）のいずれか，もしくは両者が ALS の発症に関わっていると考えられている．
- 各種の ALS モデルにおいて表現型や病理学的な所見には明確な種差があり，よりヒトに近い種でのモデル作製が理想的である．一方で，世代時間や多系統の維持などの問題で下等生物のほうが生物学的に系統学的研究には適しており，ショウジョウバエなどで多くの疾患モデルが樹立している．
- マウスによるモデルでは，ヒト野生型 TDP-43，ヒト変異型 TDP-43 の過剰発現だけでなく，マウス TDP-43 の過剰発現においても神経毒性を獲得することが示されている．

家族性 ALS と SOD1

　筋萎縮性側索硬化症（amyotrophic lateral sclerosis：ALS）の大部分は孤発性だが，家族性の発症も 10％程度を占める．1993 年に superoxide dismutase 1（*SOD1*）の変異が家族性 ALS（familial ALS：FALS）の約 20％に報告され[1]，異常な変異 SOD1 蛋白質が凝集して細胞質内封入体を形成し，毒性を獲得する（gain of toxic function）と考えられた．変異 *SOD1* 遺伝子を過剰発現したトランスジェニック（Tg）マウスは進行性の麻痺や筋萎縮を呈し，周囲にグリオーシスを伴う神経細胞死がみられるなど，ALS の複数の特徴を再現した優れたモデルである．しかし，*SOD1* 変異による FALS は後索変性を伴いブニナ小体を欠くなど，ALS の約 90％を占める孤発性 ALS（sporadic ALS：sALS）とは異なる特徴を持っており，この変異 *SOD1* Tg マウスで有効であった多くの薬剤が実際の sALS 患者での臨床治験では無効であり，このマウスが sALS 患者の病態をどの程度反映しているかは疑問視されている．

TDP-43 の異常局在

　孤発性 ALS や *SOD1* 遺伝子変異のない FALS 患者の脊髄運動ニューロンで認められる細胞質内封入体には SOD1 の蓄積は認めず，2006 年に sALS の病変部位における神経細胞内の不溶性凝集体の主要成分として TAR DNA-binding protein 43（TDP-43）が同定され[2]，複数のFALS家系からTDP-43のさまざまな遺伝子変異が同定された[3]．TDP-43は種を超えてユビキタスに発現している蛋白質で，主に核内に局在し遺伝子の転写，選択的スプライシング，mRNAの安定化，micro RNAプロセッシングなど複数の機能を有している．ALS／FTLD（frontotemporal lobar degeneration；前頭側頭葉変性症）患者においてTDP-43はしばしば細胞質に異常局在して封入体を形成し，一方で核のTDP-43染色性が消失するという特徴的な病理所見を示し，その病理診断において必要不可欠な所見とされるようになった．発症メカニズムとしてはその病理学的特徴から，TDP-43の核での機能喪失（loss of function）あるいはSOD1と同様にTDP-43の凝集・蓄積による毒性の獲得（gain of function）のいずれか，あるいはその両方が病態に関与していると推測されている．また，ALS／FTLD患者脳の病変部位で蓄積している凝集体はユビキチン化され，TDP-43は異常リン酸化を受けて，一部断片化されることが報告されている．

新しい遺伝子変異の同定

SOD1，TDP-43の遺伝子変異を持たないFALS家系においては近年，RNA結合蛋白質であるfused in sarcoma（FUS）の変異が報告された[4,5]．本来核に局在するFUSが細胞質に凝集し封入体を形成することから，TDP-43と同様に，核での機能喪失によるloss of functionとFUSの凝集・蓄積によるgain of functionが発症に関与していると考えられる．その他にもangiogenin（AGN），valosin-containing protein（VCP），senataxin，optineurin，chromosome 9 open reading frame 72（C9ORF72）の変異が同定されており，特にC9ORF72は，イントロン内のGGGGCC hexanucleotide repeatの異常伸長で，初めてのnon-coding RNAの病態であり，またフィンランドにてFALSの46％，sALSの21％と高頻度に認められたことから注目されている[6]．この遺伝子異常は日本人ではまれであるが，紀伊半島に集積するsALSの一部にC9ORF72変異が認められて話題になっている．

TDP-43の小動物モデル

TDP-43[*1]の特徴

sALSやTDP-43遺伝子変異のあるFALS患者の脊髄運動ニューロンの神経細胞質内に凝集しているTDP-43は本来核内に局在し，HIV遺伝子のtrans-activation responsive regionに結合する分子として同定されたRNA代謝に関わるRNA結合蛋白質である．2つのRNA認識モチーフ（RRM1, RRM2），核移行シグナル（NLS），核外移行シグナル（NES）などを持っており，FALSにおけるTDP-43遺伝子変異の多くはC末端側のグリシンリッチドメインに存在している（**1**）．

sALSの発症メカニズムを解明するために，TDP-43を用いたモデル動物の

*1
本巻Ⅳ．「TDP-43（p.166），本章「RNA結合蛋白質（TDP-43, FUS）」（p.239）参照．

1 TDP-43のシェーマ

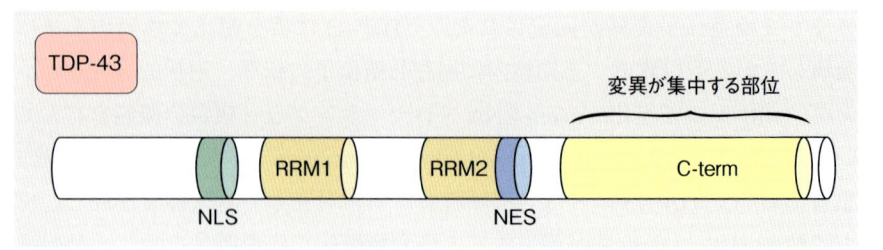

NLS：nuclear localizing signal, RRM：RNA recognition motif, NES：nuclear export signal.

研究が多く行われているが，マウスなどのげっ歯類や霊長類ではヒト相同遺伝子の保存性が高いという利点があるものの，モデルの樹立や解析に時間がかかり，網羅的研究には適さない．そのためショウジョウバエや線虫，ゼブラフィッシュなどの遺伝子操作が容易で世代時間が短く，多系統の維持が可能な小動物を用いた研究が多数行われている．TDP-43の核内からの消失によるloss of function，細胞質での凝集・蓄積によるgain of function，NLSもしくはNESの変異の導入によるTDP-43の細胞内異常局在，RNA代謝異常などによる神経毒性の獲得を発症メカニズムと考えており，さまざまなモデルの作製が行われている．

ショウジョウバエモデル

TDP-43遺伝子を欠失させたショウジョウバエモデルでは，発生段階での半致死，運動障害や寿命短縮などが示されている[7]．TDP-43の発現によりこれらは回復し，RNA結合能を障害されたRRM1変異型TDP-43の発現では回復しないことから，TDP-43のloss of function仮説を裏づける結果となっている．また一方で，ヒト野生型TDP-43を過剰発現するTgモデルでも発生段階での半致死や進行性の運動障害を生じ，一部の運動ニューロンには細胞質内封入体を認め，生化学的にも少量のC末断端の蓄積を認める[8]．

TDP-43の異常局在による毒性を調べたモデルとしてNLS変異型，NES変異型モデルが作製されており，TDP-43が細胞質に局在するNLS変異型では重度の複眼変性や寿命短縮を示しており，核に局在するNES変異型でも複眼では明らかな表現型は生じないが寿命短縮を認めている[9]．このことは，ヒトのsALSで認められるTDP-43の細胞内異常局在が神経毒性を示すことを表している．

線虫モデル

ショウジョウバエとは異なり，TDP-43の欠失モデルでは運動障害は認めない[10]．これらのことから動物間の種差により表現型の相違が大きいことがわかる．ヒト野生型TDP-43の過剰発現モデルでは運動障害はあるものの，TDP-43の異常局在は認めず，NLSやRRM，C末端の欠失モデルには運動障

害はなかった．

TDP-43 のマウス / ラットモデル

TDP-43 のノックアウトマウス

　ホモ接合型のノックアウト（KO）マウスは胎生期早期に致死的であるが，ヘテロ接合型の KO マウスでは TDP-43 の mRNA，蛋白量は野生型とほぼ同等である[11]．培養細胞における研究で TDP-43 自身が mRNA の 3'-UTR に結合し RNA 安定性を変化させ，negative feedback を介して TDP-43 の発現量を自己調節することが報告されており[12]，ヘテロ接合型 KO マウスでは正常なアレルから発現した TDP-43 mRNA の安定性を増強することで発現量を補っている可能性がある．ヘテロ接合型 KO マウスでは無症状であるとする報告もあるが，Kraemer らは高齢マウスで軽度の運動障害を認めたことを報告している．また，出生後に TDP-43 を欠失させたマウスでは急速に体重減少がみられ短期間で死亡することが判明し，肥満と関連する遺伝子 *Tbc1d1* の骨格筋での発現量が低下することが示されている[13]．

TDP-43 の過剰発現マウス

　ヒト TDP-43^{A315T} をマウスプリオンプロモーター下に発現する Tg マウスでは 3～4 か月頃から歩行障害，体重減少，顕著な寿命短縮を呈し，脊髄前角運動ニューロンの軸索数の減少と脱落・変性，グリオーシス，筋変性を認めた[14]．大脳皮質および脊髄前角の運動ニューロンにおいて細胞質内でのユビキチンの蓄積，ユビキチン陽性凝集体を認めたが，これらは TDP-43 陰性であった．Swarup らはヒト野生型および FALS 変異型ヒト TDP-43^{G348C}，TDP-43^{A315T} のプロモーターを含む遺伝子断片を発現させたモデルを作製し，変異型 TDP-43 を発現した 2 つのモデルにおいてユビキチン化された TDP-43 陽性の細胞質内封入体を脊髄，海馬，大脳皮質に認めた．異常局在は加齢により増加し，野生型の発現では認めなかった[15]．

　ヒト野生型 TDP-43 をマウス Thy-1 プロモーター下に発現する Tg マウスでは TDP-43 の発現量依存的に下肢伸展反射の異常，歩行障害，寿命短縮をきたした[16]．大脳皮質および脊髄前角の運動ニューロンの脱落とグリオーシスがあり，一部の細胞質および核内に TDP-43 陽性かつユビキチン陽性の封入体を認め，封入体含有ニューロンでは核内の TDP-43 が減少もしくは消失していた．Tsai らはマウス CaMKII プロモーターを用いてマウス TDP-43 を皮質，海馬に過剰発現させると，学習・記憶障害，運動障害を呈し，グリオーシスを伴った皮質神経細胞脱落を認めることを報告した[17]．これはマウスの TDP-43 を過剰発現させた Tg マウスであり，TDP-43 の過剰発現による神経毒性がヒト TDP-43 に特異的なものではないことがわかる．

　これらの Tg マウスでは核，細胞質にユビキチン陽性封入体が出現することが示されているが，細胞質内封入体の TDP-43 染色性は陰性で，陽性のも

のはあったとしてもまれである．多くのモデルで TDP-43 の 25, 35～37kDa の C 末端断片が検出されるが，Wils らは特に 25kDa の C 末端断片が病態進行に伴って増加することから，この C 末端断片が病態に関与すると推察した[16]．異常リン酸化 TDP-43 が脊髄運動神経細胞の核内封入体や細胞質に凝集体として検出されるとの報告もある．Igaz らは，ヒト wild type TDP-43 の核を主体とした過剰発現が前脳，皮質脊髄路の神経変性と相関することを報告するとともに，NLS の欠失により細胞質に限局した TDP-43 の発現によって内因性のマウス TDP-43 が低下し神経変性が起きることを報告した[18]．他の報告でも TDP-43 封入体を有する細胞で核の TDP-43 が減少していることを示している[14,16,17]．

　病変部位の細胞質凝集体が異常なミトコンドリア群により形成されていることを示している報告もある．Shan らは，Tg マウスでみられる TDP-43 陽性の核内封入体に FUS および SC35 が共局在し，コイル小体対（gemini of coiled bodies：GEMs）の形成が障害されていることを示した[19]．TDP-43 が GEMs の形成に必要で，発現パターンの変化が RNA 代謝に影響を及ぼし，特に TDP-43 Tg マウスでは，細胞構造に関連する遺伝子の発現パターンやスプライシングパターンの変化が多くみられ，脊髄のニューロフィラメントの mRNA，蛋白質の発現量が低下していることを示した．Xu らは TDP-43^{M337V} の過剰発現マウスにてミトコンドリア凝集体や異常にリン酸化されたタウ蛋白の存在を報告している[20]．

TDP-43 のラットモデル

　Zhou らは BAC クローンを元にヒト *TDP* minigene を作製し，野生型あるいは変異型 TDP-43^{M337V} を過剰発現させた Tg ラットを作製した[21]．発現量依存性に運動障害が進行し，寿命短縮および脊髄前角での運動神経細胞脱落を認めている．一方で野生型 TDP-43 Tg ラットでは，変異 TDP-43 と同程度の蛋白発現があるにもかかわらず 200 日齢まで異常所見を認めなかったことから，野生型よりも変異型のほうが強い神経毒性を有している可能性が考えられる．

動物モデルによる疾患 modifier の研究

EPHA4 と vulnerability

　ALS 患者では血中 EPHA4（ephrin type-A receptor 4）の発現量が発症年齢と逆相関しており，SOD1 G93A の過剰発現に EPHA4 のヘテロ欠損も起こした double Tg マウスでは，EPHA4 の欠損していないマウスに比べて有意に運動機能の改善と生存期間の延長がみられる．ALS では太い運動線維のほうが細い線維よりも障害を受けやすい vulnerability があるが，EPHA4 の発現は太い線維で細い線維よりも約 1.5 倍多く，EPHA4 はこの vulnerability に関与している可能性があると同時に，疾患の modifier として治療可能性も有し

Keywords

EPHA4
軸索誘導において軸索伸長を反発する効果を持つ ephrin の細胞膜結合型レセプター．

TDP-43の霊長類モデル

よりヒトに近いモデルとして霊長類であるカニクイザルに，ヒト野生型 TDP-43 発現アデノ随伴ウイルス（AAV）ベクター（**2**-A）を頸髄に注入した．TDP-43 過剰発現サルモデルの作製が行われている（**2**-B）[24]．脊髄前角で TDP-43 の細胞質への異常局在と核での内因性サル TDP-43 の染色性低下が認められ，核や細胞質の一部には微細な TDP-43 陽性凝集体を形成した（**2**-C）．病初期において脊髄前角の外側核群のほぼすべての神経細胞で TDP-43 の核から細胞質への局在の変化を示し（**2**-D），対側の脊髄前角の外側核群においても発症前からほぼすべての神経細胞にて TDP-43 は細胞質への異常局在が認められた．

一方，ラットの頸髄の同部位にサルとまったく同じ野生型 TDP-43 発現 AAV を注入すると，サルとほぼ同様の進行性の運動麻痺，電気生理学的異常を示したが，TDP-43 の発現は前角細胞の核に限局していた．このことは，TDP-43 発現および神経細胞死には明確な種差があることを示している．

2 TDP-43 過剰発現サルモデル

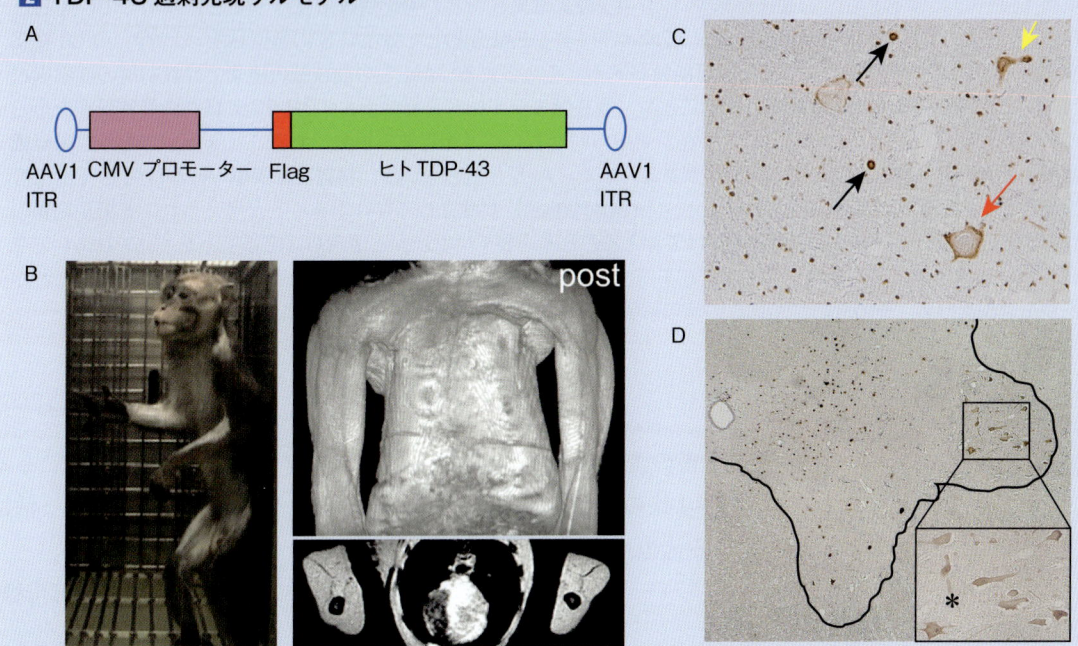

A：ヒト野生型 TDP-43 を発現した AAV ベクター．
B：左前肢の麻痺により垂れ手を示す．MRI でも上腕・前腕の筋萎縮がわかる．
C：頸髄前角細胞の TDP-43 染色（proteintech）．TDP-43 が細胞質に異常局在している神経細胞では核の染色性が低下している（→）．核に発現する神経細胞（→），変性突起（→）．
D：第 8 頸髄前角細胞の TDP-43 染色．外側核群の神経細胞ではほとんどの細胞で TDP-43 の異常局在がみられる

ている[22]．

オートファジー活性化因子

FTLD-U（FTLD with ubiquitin-positive inclusion）は TDP-43 陽性封入体を有し，TDP-43 proteinopathy として ALS と同じ疾患群であると考えられる．TDP-43 を過剰発現させた FTLD-U マウスにおいてオートファジー活性化因子である rapamycin による治療を施すと，caspase-3 の発現量が低下し TDP-43 陽性封入体も減少，生化学的にもウレア可溶性分画において full-length の TDP-43 や 35kDa と 25kDa の断片の減少を認める．学習・記憶障害の軽減や

ディベート

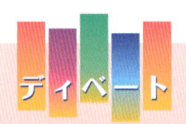

ALS動物モデルの今後

　変異TDP-43が家族性ALSの原因の一つであり，ほぼ全例のsALSの運動ニューロンの細胞質内凝集体の主要構成蛋白が不溶性のTDP-43であるという事実は，TDP-43の何らかの機能異常がALS病態と深く関係していることを示している．さらに，家族性FTLDにおいてTDP-43の3'-UTRの変異が見つかっており，これらの患者脳でTDP-43の発現量が1.5倍に増加していたことが示されている事実は[25]，TDP-43の発現量の病態がsALSの本質である可能性を示唆する．ところが，sALS患者の脊髄運動ニューロンでTDP-43が増加しているかについては否定的な報告もあり[26]，TDP-43の過剰発現モデルが本当にsALSの病態を反映しているかはわかっていない．しかし，TDP-43の過剰発現モデルの病変の運動ニューロン選択性などはsALSの特徴を再現しており，変異TDP-43によるFALSの臨床徴候やTDP-43の異常局在などの神経病理所見がsALSに類似していることから，野生型TDP-43の過剰発現が変異TDP-43によるFALSもしくはsALSに類似したconformation変化やTDP-43の機能異常をきたしている可能性があると考えられる．sALSの剖検脳の検索で発症初期の症例ほどTDP-43の細胞内異常局在の比率が高いことや，霊長類モデルにて発症前からTDP-43の細胞内異常局在を示していることは，TDP-43の細胞内異常局在が発症の初期もしくは発症前の現象であることを示しており，神経細胞死の上流の分子機構に関与する可能性がある．また，ALSに限らないが，神経変性疾患の機序は発症（onset）の機序と，病態進展の機序（progression / propagation）が独立して存在することが考えられ，モデル動物の作製とその意義についてはこの両者を分けて考えることも必要ではないかと筆者らは感じている．いずれにしてもTDP-43過剰発現による動物モデルは現在までで一段落したと考えられるが，真のsALSモデルの開発はこれからが正念場といえ，その成功がsALSの病因解明，治療法開発に必須であることは間違いない．

運動機能障害の進行の遅延も認める．オートファジーのマーカーであるLC3-II / LC3-I比の上昇を伴っており，rapamycinを含むオートファジー活性化因子による治療可能性を示している[23]．

（横田隆徳，阿部圭輔）

文献

1) Rosen DR, et al. Mutations in Cu / Zn superoxide dismutase gene are associated with familial amyotrophic lateral sclerosis. *Nature* 1993 ; 362 : 59-62.
2) Neumann M, et al. Ubiquitinated TDP-43 in frontotemporal lobar degeneration and amyotrophic lateral sclerosis. *Science* 2006 ; 314 : 130-133.
3) Sreedharan J, et al. TDP-43 mutations in familial and sporadic amyotrophic lateral sclerosis. *Science* 2008 ; 319 : 1668-1672.
4) Vance C, et al. Mutations in FUS, an RNA processing protein, cause familial amyotrophic lateral sclerosis type 6. *Science* 2009 ; 323 : 1208-1211.
5) Kwiatkowski TJ Jr, et al. Mutations in the FUS / TLS gene on chromosome 16 cause familial amyotrophic lateral sclerosis. *Science* 2009 ; 323 : 1205-1208.
6) DeJesus-Hernandez M, et al. Expanded GGGGCC hexanucleotide repeat in noncoding region of C9ORF72 causes chromosome 9p-linked FTD and ALS. *Neuron* 2011 ; 72 : 245-256.
7) Feiguin F, et al. Depletion of TDP-43 affects Drosophila motoneurons terminal synapsis and locomotive behavior. *FEBS Lett* 2009 ; 583 : 1586-1592.
8) Li Y, et al. A Drosophila model for TDP-43 proteinopathy. *Proc Natl Acad Sci U S A* 2010 ; 107 : 3169-3174.
9) Ritson G, et al. TDP-43 mediates degeneration in a novel Drosophila model of disease caused by mutations in VCP / p97. *J Neurosci* 2010 ; 30 : 7729-7739.
10) Ash P, et al. Neurotoxic effects of TDP-43 overexpression in C.elegans. *Hum Mol Genet* 2010 ; 19 : 3206-3218.

11) Kraemer BC, et al. Loss of murine TDP-43 disrupts motor function and plays an essential role in embryogenesis. *Acta Neuropathol* 2010 ; 119 : 409-419.
12) Ayala YM, et al. TDP-43 regulates its mRNA levels through a negative feedback loop. *EMBO J* 2011 ; 30 : 277-288.
13) Chiang PM, et al. Deletion of TDP-43 down-regulates Tbc1d1, a gene linked to obesity, and alters body fat metabolism. *Proc Natl Acad Sci U S A* 2010 ; 107 : 16320-16324.
14) Wegorzewska I, et al. TDP-43 mutant transgenic mice develop features of ALS and frontotemporal lobar degeneration. *Proc Natl Acad Sci U S A* 2009 ; 106 : 18809-18814.
15) Swarup V, et al. Pathological hallmarks of amyotrophic lateral sclerosis / frontotemporal lobar degeneration in transgenic mice produced with TDP-43 genomic fragments. *Brain* 2011 ; 134 : 2620-2626.
16) Wils H, et al. TDP-43 transgenic mice develop spastic paralysis and neuronal inclusions characteristic of ALS and frontotemporal lobar degeneration. *Proc Natl Acad Sci U S A* 2010 ; 107 : 3858-3863.
17) Tsai KJ, et al. Elevated expression of TDP-43 in the forebrain of mice is sufficient to cause neurological and pathological phenotypes mimicking FTLD-U. *J Exp Med* 2010 ; 207 : 1661-1673.
18) Igaz LM, et al. Dysregulation of the ALS-associated gene TDP-43 leads to neuronal death and degeneration in mice. *J Clin Invest* 2011 ; 121 : 726-738.
19) Shan X, et al. Altered distributions of Gemini of coiled bodies and mitochondria in motor neurons of TDP-43 transgenic mice. *Proc Natl Acad Sci U S A* 2010 ; 107 : 16325-16330.
20) Xu YF, et al. Expression of mutant TDP-43 induces neuronal dysfunction in transgenic mice. *Mol Neurodegener* 2011 ; 6 : 73.
21) Zhou H, et al. Transgenic rat model of neurodegeneration caused by mutation in the TDP gene. *PLoS Genet* 2010 ; 6 : e1000887.
22) Van Hoecke A, et al. EPHA4 is a disease modifier of amyotrophic lateral sclerosis in animal models and in humans. *Nat Med* 2012 ; 18 : 1418-1422.
23) Wang IF, et al. Autophagy activators rescue and alleviate pathogenesis of a mouse model with proteinopathies of the TAR DNA-binding protein 43. *PNAS* 2012 ; 109 : 15024-15029.
24) Uchida A, et al. Non-human primate model of amyotrophic lateral sclerosis with cytoplasmic mislocalization of TDP-43. *Brain* 2012 ; 135 : 833-846.
25) Gitcho MA, et al. TARDBP 3'-UTR variant in autopsy-confirmed frontotemporal lobar degeneration with TDP-43 proteinopathy. *Acta Neuropathol* 2009 ; 118 : 633-645.
26) Rabin SJ, et al. Sporadic ALS has compartment-specific aberrant exon splicing and altered cell-matrix adhesion biology. *Hum Mol Genet* 2010 ; 19 : 313-328.

V. ALSの病態

ALSのバイオマーカー

> **Point**
> - ALSでは診断や病期を評価するバイオマーカーとして確立されたものはなく，その開発が期待されている．
> - ALSのバイオマーカーの候補として，TDP-43，サイトカイン，リン酸化NF-H，シスタチンCなどがあげられる．
> - ALSのバイオマーカーが確立したものになるためには，標準化したプロトコールのもと多施設共同大規模研究などで検証する必要がある．

筋萎縮性側索硬化症（amyotrophic lateral sclerosis：ALS）の診断は臨床診断基準に基づき臨床経過，臨床症状，神経学的所見および電気生理学的検査によって行われる．上位運動ニューロン徴候と下位運動ニューロン徴候を全身に認める症例ではALSの診断に迷うことは少ない．しかし，特に病初期などで上位あるいは下位運動ニューロン徴候を欠く場合や一部に限局している場合，ALSの診断が難しくなり診断の遅れにつながる．ALSの発症から診断に至るまでの期間は平均10～18か月と報告されており，早期の治療介入，方針決定のためには，ALSの早期診断を可能にするバイオマーカーが必要である．また，通常ALSは発症から20～48か月程度で呼吸不全に至るが，10％程度の患者が発症後1年以内に死亡する一方，5～10％の患者は発症10年後に生存するなど個別の患者で生存期間が差が大きいので，予後の判断には症状の進行に関わるバイオマーカーが有効である．現時点ではALSの診断や病期を評価するバイオマーカーは存在しない[1]が，これまでにALSで検討された生化学的バイオマーカーを **1** にまとめ[2]，そのうち代表的なバイオマーカーについて解説する．

TDP-43

2006年にALSおよびユビキチン陽性封入体を認める前頭側頭葉変性症（frontotemporal lobar degeneration with ubiquitin-positive inclusions：FTLD-U）の変性部位の神経細胞やグリア細胞質内にTDP-43（TAR DNA binding protein of 43kDa：TDP-43）が封入体を形成し，封入体が存在する細胞では核でのTDP-43の発現は正常群よりむしろ低下していることが報告された[3]．現在，TDP-43陽性封入体は孤発性ALSの病理診断の最も鋭敏なマーカーとされており，髄液中および血液中のTDP-43もALS診断の有力なバイオマーカー候補と考えられている．

Steinackerらは髄液中のTDP-43に由来する45 kDaのバンドをイムノブロ

Keywords

TDP-43
TDP-43とは不均一核内リボ核酸蛋白（heterogeneous nuclear ribonucleoprotein：hnRNP）の一種であり，核に局在しRNAや他のhnRNPと結合し，RNAの安定化，スプライシング，転写調節などに関与する蛋白質である．2006年に前頭側頭葉変性症や筋萎縮性側索硬化症の変性部位に出現するユビキチン陽性封入体を構成する蛋白であることが報告され，神経変性疾患におけるTDP-43の関わりが注目されている．
本巻 IV.「TDP-43」（p.166），V.「RNA結合蛋白質（TDP-43, FUS）」（p.239）参照．

1 これまで検討された主な ALS のバイオマーカー

バイオマーカーの種類	バイオマーカー	ALS での変化
血液脳関門, 血液脊髄関門の破綻	MMP-2 メタロプロテアーゼ, MMP-9 メタロプロテアーゼ	増加
血液髄液関門の機能不全	髄液総蛋白, アルブミン, IgG	増加
神経軸索の変性関連	リン酸化ニューロフィラメント H, リン酸化ニューロフィラメント H / C3 比, リン酸化ニューロフィラメント L, タウ蛋白	増加
	トランスグルタミナーゼ活性	初期増加, 後期減少
	アミロイド β1-42	減少
活性酸素ストレス関連	4-ヒドロキシノネナール, 3-ニトロチロシン, 8-ヒドロキシ-2'-デオキシグアノシン, グルタチオンペルオキシダーゼ, 尿酸, グルタチオン	増加
	SOD1	増加 or 減少
神経伝達関連	グルタミン酸	増加
神経保護関連	色素上皮由来因子, TDP-43	増加
	血管内皮増殖因子	増加 or 減少
	プログラニュリン	増加, 後期減少
	シスタチン C	減少, 緩徐進行例で増加
炎症, 免疫活性化関連	インターロイキン 6, インターロイキン 8, 補体 C3, C4, ペルオキシナイトライト, プロスタグランジン E$_2$, ネオプテリン, CCL2, G-CSF, CCL4, CXCL10	増加
グリア活性化関連	エリスロポエチン, S100b	減少
	グルタミン合成酵素	増加

(Tarasiuk J, et al. *J Neural Tasnsm* 2012[2] より)

ッティングで検出して定量し, ALS 群 (15 例) は対照群 (13 例) と比較して有意に発現が増加したと報告している ($p=0.03$)[4]. また, Kasai らは ELISA 法で ALS 群 (30 例), 対照群 (29 例) の TDP-43 を定量し, ALS 群で有意に上昇していることを示した ($p<0.05$). さらに発症 10 か月以内の患者では 11 か月以上経過した患者よりも有意に高いことを示した ($p<0.05$)[5]. また, ALS 群 (27 例) とその他の神経変性疾患や神経免疫疾患などの対照群 (50 例) との比較では ALS 群で髄液中 TDP-43 が高く, 感度 59.3%, 特異度 96.0% で ALS を他の疾患とで鑑別できた報告もある[6]. これらの結果から ALS 患者での髄液 TDP-43 上昇はその病態を反映している可能性がある.

神経細胞質内で封入体として蓄積している TDP-43 は翻訳後修飾を受けて C 末端がリン酸化されている[7]. 病理学的に診断された FTLD 患者とアルツハイマー病患者では, TDP-43 病理を有する群で血漿中のリン酸化 TDP-43

2 髄液中 CCL2 濃度と ALSFRS-R（重症度）（A）および進行速度（B）との相関関係

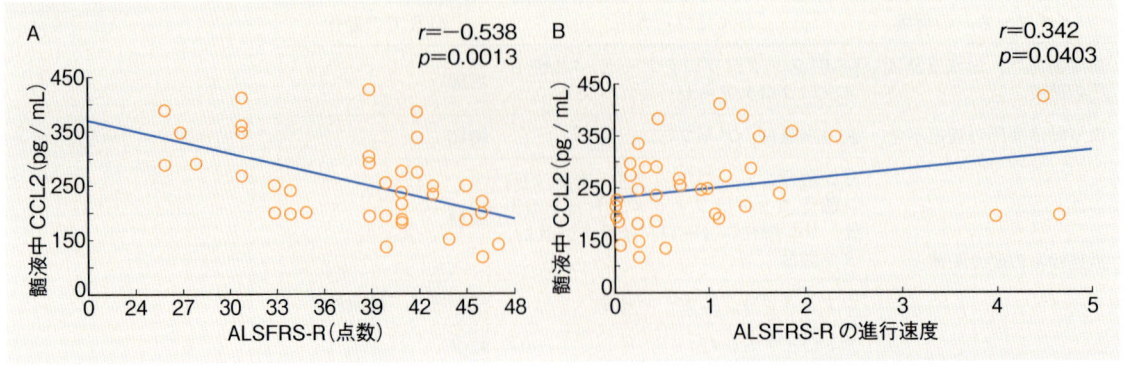

A $r=-0.538$, $p=0.0013$

B $r=0.342$, $p=0.0403$

(Tanaka M, et al. *J Neuropathol Exp Neurol* 2006[10] より)

が高く，血漿中リン酸化 TDP-43 と TDP-43 病理の程度との間に有意な相関関係がみられた（$r=0.54$, $p<0.001$）[8]．現時点では ALS において髄液中のリン酸化 TDP-43 を測定した報告はなくその変動は明らかではないが，今後の検討が期待される．

サイトカイン

Key words
サイトカイン
サイトカインは可溶性蛋白質であり，およそ 10^{-10}〜10^{-12} M のごく微量で特定の標的細胞表面の特異的受容体を介して生理活性を発揮する．多くの種類があるが，特に免疫，炎症に関係したものが多い．細胞の増殖，分化，細胞死，あるいは創傷治癒などに関係するものもある．

　サイトカインは多機能蛋白で多発性硬化症などの免疫疾患のみならず，アルツハイマー病，およびパーキンソン病などの神経変性疾患での関与も報告されている．ALS においても髄液や血清中の CCL2（macrophage chemoattractant protein-1：MCP-1），IL-6，IL-8，TNF-α，TGF-β などさまざまなサイトカインの上昇が報告されている．近年多項目蛍光ビーズイムノアッセイ法により髄液・血清中のサイトカインを多項目同時測定できるようになった．Mitchell らは ALS 群（41 名）の髄液で正常対照群（33 名）に対して CCL2，CCL3，CCL4（macrophage inflammatory protein-1α），IL-2，IL-6，IL-15，IL-17，G-CSF，血管内皮増殖因子（vascular endothelial growth factor：VEGF），granulocyte-macrophage colony stimulating factor（GM-CSF），basic fibroblast growth factor（bFGF）が有意な変化を示した．そのうち IL-10，IL-6，GM-CSF，IL-2，IL-15 を用いると感度 87.5％，特異度 91.2％で ALS を鑑別できると報告している[9]．

　われわれは ALS 患者群（37 名），その他の非炎症性神経疾患患者群（33 名）の髄液で 17 種類のサイトカインを測定し，ALS 患者群では G-CSF と CCL2 が有意な上昇を認めた．また，CCL2 と ALS の重症度を示す改訂版 ALS functional rating scale（ALSFRS-R，48 点満点で重症ほど点数が低い）とが逆相関（$r=-0.538$, $p=0.0013$），ALSFRS-R の進行速度（〈48 − ALSFRS-R スコア〉／罹病期間〈月〉）と正の相関関係（$r=0.342$, $p=0.0403$）を認め（**2**），CCL2 は運動神経細胞に対して障害性に働くことが推察された．G-CSF は運動神経の培養細胞である NSC34 への酸化ストレス，飢餓ストレスに対する神経保護作用を認めるが，ALS 患者の脊髄前角細胞では G-CSF 受容体の発

VI. ALS および関連運動ニューロン疾患の治療と介護

運動ニューロン疾患に対する再生医療の展望

Point
- 幹細胞から分化した運動ニューロンを用いて，運動ニューロンの機能回復と新たな神経回路形成を目的にした研究と治療法の開発が進められている．
- 幹細胞から分化した神経前駆細胞を移植する治療法の開発が進められている．
- 運動ニューロン疾患由来の幹細胞から分化誘導した運動ニューロン細胞を用いて，病態メカニズムの研究が行われている．

幹細胞の定義と種類

幹細胞（stem cell）とは，自己複製能とさまざまな種類の細胞に分化できる多分化能をもつ細胞と定義される．これに対して，分化細胞の系譜に入り（commitment），有限回の分裂の後に単一細胞に分化をする過程に入った細胞を前駆細胞（progenitor cell）と呼ぶ．運動ニューロン疾患の再生医療に向けた研究を目的に使用される主な細胞には，神経前駆細胞（neural progenitor cells：NPCs），神経幹細胞（neural stem cells：NSCs），間葉系幹細胞（mesenchymal stem cells：MSCs），胚性幹細胞（embryonic stem cells：ESCs〈ES 細胞〉），人工多能性幹細胞（induced pluripotent stem cells：iPSCs〈iPS 細胞〉）などがあげられ，採取する部位（ソース）と分化能力の点において異なる（**1**）[1]．神経幹細胞は，ニューロン，アストロサイト（astrocyte；星状膠細胞），オリゴデンドロサイト（oligodendrocyte；乏突起膠細胞）に分化することができる．ヒト ES 細胞は，受精卵をソースとするため倫理上の問題や移植の際の拒絶反応がさけられないが，体細胞をソースとする iPS 細胞はそれらを克服する幹細胞として注目されている（**Column** 参照）．

運動ニューロン疾患における再生医療とは

運動ニューロンの再生とは，運動ニューロンの機能回復とともに運動ニューロンの神経回路の再形成を促すことである．運動ニューロン疾患における再生医療は，外部から細胞を補充する移植医療と，特定の薬物や遺伝子を導入して内在性の運動ニューロンの機能を改善する治療に分けられる．

これまで，幹細胞から分化誘導した運動ニューロンやグリア細胞の主な研究用途は，宿主の罹患部へ補充する移植用細胞であったが，最近では病態を解明する研究材料として利用されている．すなわち，運動ニューロン疾患を呈する個体由来の幹細胞から運動ニューロン細胞やグリア細胞へ分化して，病態を再現し，いかに運動ニューロンが変性するかについての病態の解明，

Key words
グリア細胞（神経膠細胞）
神経系を構成する細胞の中で神経細胞（ニューロン）以外の細胞を示す．中枢神経においては，主にアストロサイト（星状膠細胞），オリゴデンドロサイト（乏突起膠細胞），ミクログリア（小膠細胞）によって構成されている．神経細胞を物理的に支持する細胞であると同時に，中枢神経における免疫機能，シグナル伝達の機能制御，ニューロンへの栄養因子の提供など重要な役割を果たしている．

人工多能性幹細胞（induced pluripotent stem cells：iPSCs〈iPS細胞〉） Column

　2006年，山中らによって，iPS細胞が発見されて以来，体細胞からES細胞と同様の多能性幹細胞を作製することが可能になった[11]．ES細胞で発現している4種類の転写因子（Oct3／4，Sox2，Klf4など）を，皮膚や血液などの末梢組織から得られた体細胞へ導入することによりiPS細胞が得られる．iPS細胞は理論上無限に増殖し，分化誘導因子によって，さまざまな種類の細胞に分化することができる．2008年には，ALS患者由来iPS細胞から運動ニューロンを分化することができることが示され[12]，2009年にはSMA患者由来iPS細胞から分化誘導された運動ニューロンがSMAの病態を再現することが示された[8]．それ以降，運動ニューロン疾患以外にも，パーキンソン病[13-16]，ハンチントン病[17]，フリードライヒ運動失調症[18]など多くの神経変性疾患由来のiPS細胞が作製され，それらから分化した細胞が病態と密接に関係していることから，新たな疾患モデル，創薬の研究対象として注目を集めている．また，分化した細胞は，自家移植片として拒絶反応が少ないことが予想され，倫理的な問題を克服する点で，さまざまな疾患における移植医療の可能性が広がった．一方で，今後の臨床応用に向けて，移植後の細胞からの腫瘍形成の回避など安全性についても十分に検討することが必要である．

1 運動ニューロン疾患の再生医療における幹細胞の種類と特性

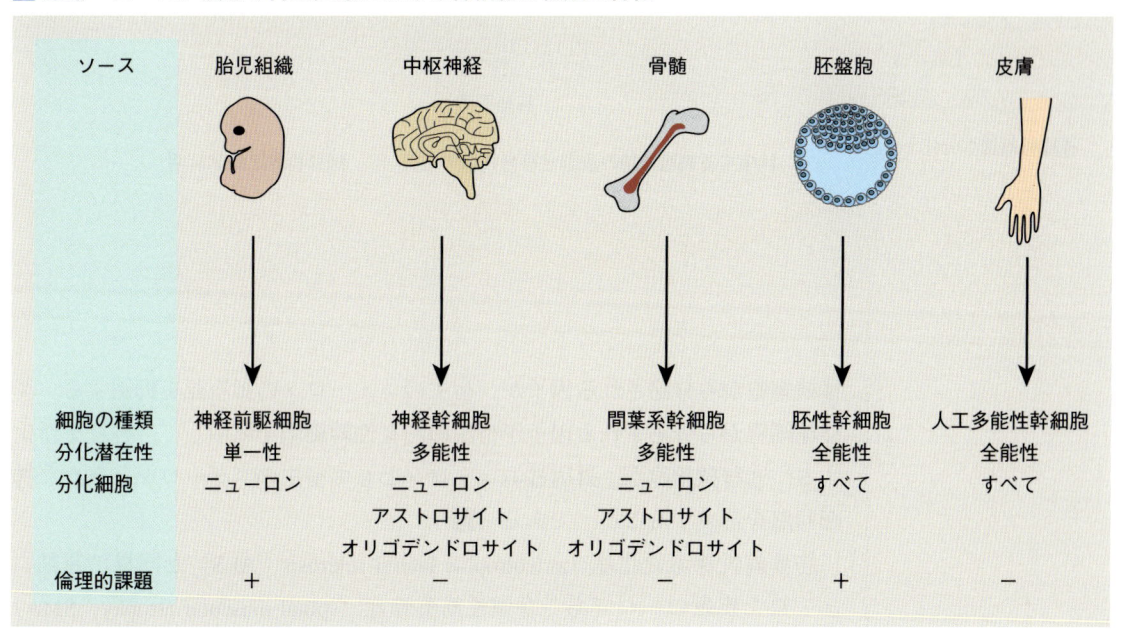

ソース	胎児組織	中枢神経	骨髄	胚盤胞	皮膚
細胞の種類 分化潜在性 分化細胞	神経前駆細胞 単一性 ニューロン	神経幹細胞 多能性 ニューロン アストロサイト オリゴデンドロサイト	間葉系幹細胞 多能性 ニューロン アストロサイト オリゴデンドロサイト	胚性幹細胞 全能性 すべて	人工多能性幹細胞 全能性 すべて
倫理的課題	＋	－	－	＋	－

単一性：基本的に単一種類の細胞にしか分化しない．
多能性：他胚葉には分化しないが，多種類の細胞への分化が可能．
全能性：三胚葉（内胚葉，中胚葉，外胚葉）すべてに分化が可能．

（Lunn JS, et al. *Regen Med* 2011[1] より）

さらには病態に基づいた新規の薬剤や治療方法を細胞レベルで検討することが可能になった（**2**）．

運動ニューロン疾患のための移植医療への展望

　現在のところ，運動ニューロン疾患を対象とした移植医療は開発されていない．幹細胞そのもの，もしくはそれらから分化した神経前駆細胞を運動ニューロン疾患のモデル動物に移植し，その病状が改善するかについて，さまざまな形で検討されている．その目的は以下の3つに大きく分けられる．①

2 運動ニューロン疾患における再生医療の展望

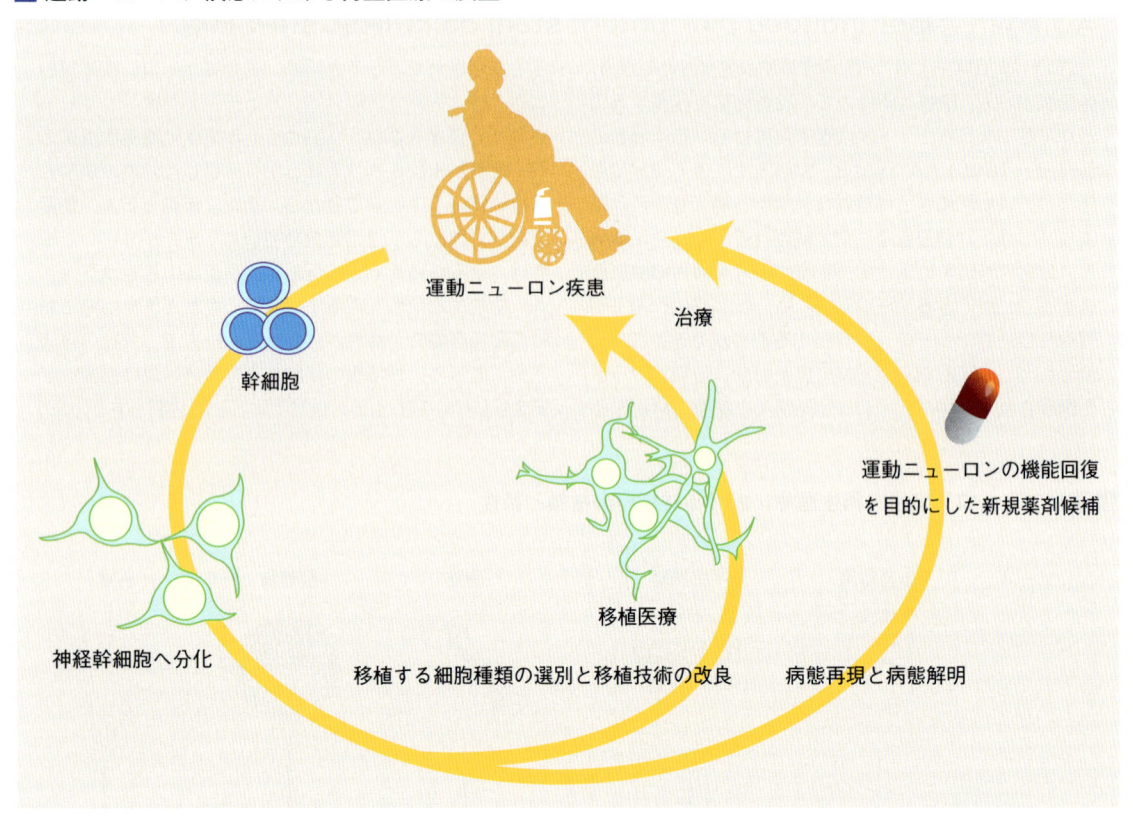

移植細胞から分泌される因子が，宿主のニューロンの細胞死を抑制する，②移植細胞から分泌される因子が宿主の内在性幹細胞を賦活して，神経を新生する，③移植細胞が，外因性ニューロンとして宿主のニューロンと新たな神経回路を形成すること，である（**3**）.

筋萎縮性側索硬化症（amyotrophic lateral sclerosis：ALS）と同様に運動ニューロン疾患の一つである脊髄性筋萎縮症（spinal muscular atrophy：SMA）のモデルマウスに，マウス神経幹細胞を髄腔内移植すると，生存期間が延長することが報告されている[2]．

ALSの原因遺伝子の一つであるヒト変異 superoxide dismutase 1（SOD1）を過剰発現する ALS のモデル動物に，ヒト神経前駆細胞を脊髄内移植することによる，発症時期の遅延と生存期間の延長が報告されている[3]．ヒトにおいても，胎児由来ヒト神経幹細胞を ALS 患者に脊髄内移植する臨床治験が米国にて進行中である[4]．

しかしながら，どの程度の数のどのような種類の細胞を移植するか，いかに移植した細胞が生着する環境や拒絶反応をコントロールするかなど，検討すべきさまざまな課題が残されている．

運動ニューロン疾患の病態メカニズムの解明に向けた研究

遺伝子異常を有する幹細胞から分化した運動ニューロンやグリア細胞は，

3 運動ニューロン疾患のための移植医療についての研究

移植する細胞			モデル		
種	幹細胞	分化細胞の特色	種	遺伝的特徴	投与経路；観察期間
ヒト	UBCs		マウス	SOD1-G93A	経静脈；66日
マウス	BM		マウス	SOD1-G93A	腹腔内；4週
ヒト	NPCs	GDNF産生	ラット	SOD1-G93A	脊髄内移植；90～100日
ヒト	NPCs		ラット	SOD1-G93A	脊髄内移植；62日
マウス	NPCs		マウス	SOD1-G93A	脊髄内移植；70日
ヒト	NPCs	GDNF産生	ラット	SOD1-G93A	脊髄内移植；70日
ラット	GRP		ラット	SOD1-G93A	脊髄内移植；90日
ヒト	UBCs		マウス	SOD1-G93A	経静脈；7～8週
ヒト	MSCs	GDNF産生	ラット	SOD1-G93A	筋肉注射；80日
マウス	ESCs	HB9::GFP ラベリング	マウス	Smn－/－ SMN2＋/＋ SMN△7＋/＋	髄腔内
マウス	ESCs	運動ニューロン	ラット	SOD1-G93A	脊髄内移植；10週
マウス	BM	GFPラベリング	マウス	SOD1-G93A	骨髄内；12週
ヒト	NPCs	VEGF産生	マウス	SOD1-G93A	髄腔内；70日
ヒト	NPCs	BDNF, GDNF, NT-3, IGF-1, VEGF	マウス	SOD1-G93A	脳槽注入；75日
ヒト	NPCs		ラット	SOD1-G93A	脊髄内移植；56日
マウス	BM		マウス	SOD1-G93A	経静脈；70日
ラット	NPCs	GFPラベリング	ラット	SOD1-G93A	経静脈；14, 26週
マウス	ESCs	GFPラベリング, NPCs分化	マウス	Smn－/－ SMN2＋/＋ SMN△7＋/＋	髄腔内
ヒト	MSCs	ALS患者由来	マウス	SOD1-G93A	脳槽注入；60日
ヒト	UBCs	VEGF, FGF2	マウス	SOD1-G93A	後眼窩注入；24～28週
ヒト	NPCs		ヒト	ALS患者	脊髄内移植

（次頁につづく）

3 運動ニューロン疾患のための移植医療についての研究（つづき）

種	幹細胞	分化細胞の特色	発症時期	生存期間	その他	参照
ヒト	UBCs		遅延	2〜3週	中枢神経へ遊走し、ニューロンへ分化	Garbuzova-Davis S, et al. (2003)
マウス	BM		遅延	13日	内在運動ニューロン保護、ニューロンへ分化	Corti S, et al. (2004)
ヒト	NPCs	GDNF産生	不変	不変		Klein SM. (2005)
ヒト	NPCs		遅延	10日	内在運動ニューロン保護、ニューロンへ分化	Xu L, et al. (2006)
マウス	NPCs		遅延	23日	内在運動ニューロン保護、ニューロンへ分化	Corti S, et al. (2007)
ヒト	NPCs	GDNF産生	不変	不変	内在運動ニューロン保護	Suzuki M, et al. (2007)
ラット	GRP		不変	17日	内在運動ニューロン保護、アストロサイトへ分化	Lepore AC, et al. (2008)
ヒト	UBCs		遅延	変動	量依存的な生存、サイトカインを制御	Garbuzova-Davis S, et al. (2008)
ヒト	MSCs	GDNF産生	不変	28日	内在運動ニューロン保護、ニューロンへ分化	Suzuki M, et al. (2008)
マウス	ESCs	HB9::GFPラベリング		5.12日		Corti S, et al. (2008)
マウス	ESCs	運動ニューロン	不変	不変	移植片の消失	Lopez-Gonzalez R, et al. (2009)
マウス	BM	GFPラベリング	不変	10日	脊髄内にGFP細胞、グリア細胞へ分化	Ohnishi S, et al. (2009)
ヒト	NPCs	VEGF産生	遅延	12日	アポトーシスを抑制	Hwang DH, et al. (2009)
ヒト	NPCs	BDNF, GDNF, NT-3, IGF-1, VEGF	不変	不変	内在運動ニューロン保護、アストロサイトへ分化	Park S, et al. (2009)
ヒト	NPCs				宿主側と移植片間で、シナプス形成	Xu L, et al. (2009)
マウス	BM		4日遅延	17日	内在運動ニューロン保護、ニューロンへ分化	Corti S, et al. (2010)
ラット	NPCs	GFPラベリング			中枢神経へ遊走し、ニューロンへ分化	Mitrecic D, et al. (2010)
マウス	ESCs	GFPラベリング、NPCs分化		6〜8日		
ヒト	MSCs	ALS患者由来	不変	7日	量依存的な生存	Kim H, et al. (2010)
ヒト	UBCs	VEGF, FGF2			中枢神経へ遊走し、グリア細胞へ分化	Rizvanov AA, et al. (2011)
ヒト	NPCs				フェーズI治験	Glass JD, et al. (2012)

4 幹細胞を用いた運動ニューロン疾患の病態研究

種	幹細胞	幹細胞 分化細胞特色	遺伝的特色	結果 運動ニューロン	その他	参照
マウス	ESCs	アストロサイトと運動ニューロン	SOD1-G93A	SOD1変異持つアストロサイト上で運動ニューロン細胞死	変異運動ニューロン内にSOD1凝集あり	Di Georgio FP, et al. (2007)
マウス	ESCs	アストロサイトと運動ニューロン	SOD1-G93A, SOD1-G37R, SOD1-G85R	SOD1変異持つアストロサイト上で運動ニューロン細胞死	変異アストロサイトが特異性をもって毒性	Nagai M, et al. (2007)
ヒト, マウス	ESCs	マウスアストロサイト, ヒト運動ニューロン	SOD1-G93A (マウス)	SOD1変異持つアストロサイト上で運動ニューロン細胞死	変異アストロサイトが特異性をもって毒性	Di Georgio FP, et al. (2008)
ヒト	ESCs	アストロサイト, 運動ニューロン	SOD1-G37R レンチウイルスベクター	SOD1変異持つアストロサイト上で運動ニューロン細胞死	変異アストロサイト周囲で炎症性反応あり	Marchetto M, et al. (2008)
ヒト	iPSCs	運動ニューロン	SMN-/- (SMAI型)	ニューロン分化能低下	SMN蛋白発現低下	Ebert AD, et al. (2009)
ヒト	iPSCs	運動ニューロン	SMN-/- (SMAI型)	ニューロン分化能低下 神経突起短縮	SMN蛋白発現低下	Chang T, et al. (2011)
ヒト	iPSCs	運動ニューロン	VAPB-P56S	変化なし	VAPB発現の低下	Minte-Neto, et al. (2011)
ヒト	iPSCs	運動ニューロン	TDP-43-M337V	PI3K阻害剤で細胞死	TDP-43の発現変化	Bilican B, et al. (2012)
ヒト	iPSCs	運動ニューロン	TDP-43-M337V, TDP-43-Q343R, TDP-43-G298S	ヒ素負荷で細胞死, 神経突起短縮	TDP-43の発現変化	Egawa N, et al. (2012)

その遺伝子異常を保持しているため，責任遺伝子の異常をもつ家族性運動ニューロン疾患由来の幹細胞を用いた研究が行われている（**4**）．

ALS責任遺伝子 *SOD1* 異常をもつマウスのESCsから分化誘導したグリア細胞は，運動ニューロンに対して毒性をもち，運動ニューロンをとりまく周辺の細胞／環境が病態に寄与することを示している[5-7]．

SMA患者由来のヒトiPSCsから分化した運動ニューロンでは，SMN蛋白量の低下，神経の分化能の低下を認め，さらに既存の候補薬剤を加えることによってそれらが改善した[8]．これは，疾患由来の幹細胞から分化した運動ニューロンが，疾患病態の再現と治療効果を確認する手段として用いることが可能であることを示している．Tar DNA-binding protein 43（TDP-43）遺伝子の異常をともなうALS患者由来のヒトiPS細胞から分化した運動ニューロンでは，TDP-43蛋白の発現の変化と運動ニューロンの脆弱性を認め，これらの性質を利用して病態解明に向けた研究が期待される[9,10]．

その他，数多くの神経変性疾患由来のiPS細胞が病態を再現するモデルとして有用であることが示されているが，クローン間の分化指向性の違い等のばらつきをどのように評価するか，など研究を進めるうえで今後の課題がある．

〔江川斉宏，井上治久〕

文献

1) Lunn JS, et al. Stem cell technology for the study and treatment of motor neuron diseases. *Regen Med* 2011 ; 6 : 201-213.
2) Corti S, et al. Embryonic stem cell-derived neural stem cells improve spinal muscular atrophy phenotype in mice. *Brain* 2010 ; 133 : 465-481.
3) Xu L, et al. Human neural stem cell grafts ameliorate motor neuron disease in SOD-1 transgenic rats. *Transplantation* 2006 ; 82 : 865-875.
4) Glass JD, et al. Lumbar intraspinal injection of neural stem cells in patients with amyotrophic lateral sclerosis : Results of a phase I trial in 12 patients. *Stem Cells* 2012 ; 30 : 1144-1151.
5) Di Giorgio FP, et al. Non-cell autonomous effect of glia on motor neurons in an embryonic stem cell-based ALS model. *Nat Neurosci* 2007 ; 10 : 608-614.
6) Nagai M, et al. Astrocytes expressing ALS-linked mutated SOD1 release factors selectively toxic to motor neurons. *Nat Neurosci* 2007 ; 10 : 615-622.
7) Yamanaka K, et al. Astrocytes as determinants of disease progression in inherited amyotrophic lateral sclerosis. *Nat Neurosci* 2008 ; 11 : 251-253.
8) Ebert AD, et al. Induced pluripotent stem cells from a spinal muscular atrophy patient. *Nature* 2009 ; 457 : 277-280.
9) Bilican B, et al. Mutant induced pluripotent stem cell lines recapitulate aspects of TDP-43 proteinopathies and reveal cell-specific vulnerability. *Proc Natl Acad Sci U S A* 2012 ; 109 : 5803-5808.
10) Egawa N, et al. Drug screening for ALS using patient-specific induced pluripotent stem cells. *Sci Transl Med* 2012 ; 4 : 145ra104.
11) Takahashi K, et al. Induction of pluripotent stem cells from adult human fibroblasts by defined factors. *Cell* 2007 ; 131 : 861-872.
12) Dimos JT, et al. Induced pluripotent stem cells generated from patients with ALS can be differentiated into motor neurons. *Science* 2008 ; 321 : 1218-1221.
13) Nguyen HN, et al. LRRK2 mutant iPSC-derived DA neurons demonstrate increased susceptibility to oxidative stress. *Cell Stem Cell* 2011 ; 8 : 267-280.
14) Byers B, et al. SNCA triplication Parkinson's patient's iPSC-derived DA neurons accumulate α-synuclein and are susceptible to oxidative stress. *PLoS One* 2011 ; 6 : e26159. Epub 2011 Nov16.
15) Seibler P, et al. Mitochondrial Parkin recruitment is impaired in neurons derived from mutant PINK1 induced pluripotent stem cells. *J Neurosci* 2011 ; 31 : 5970-5976.
16) Devine MJ, et al. Parkinson's disease induced pluripotent stem cells with triplication of the α-synuclein locus. *Nat Commun* 2011 ; 2 : 440. doi : 10. 1038 / ncomms1453.
17) HD iPSC Consortium. Induced pluripotent stem cells from patients with Huntington's disease show CAG-repeat-expansion-associated phenotypes. *Cell Stem Cell* 2012 ; 11 : 264-278.
18) Ku S, et al. Friedreich's ataxia induced pluripotent stem cells model intergenerational GAA・TTC triplet repeat instability. *Cell Stem Cell* 2010 ; 7 : 631-637.

VI. ALS および関連運動ニューロン疾患の治療と介護

ALSにおける
ワクチン・抗体療法の開発

> **Point**
> - 神経変性疾患における病態の本質である，原因蛋白質の異常構造体を標的とした治療である．
> - 現時点では家族性 ALS における SOD1，孤発性 ALS における TDP-43 において疾患特異構造の解析が進められている．
> - 変異 SOD1 に対するワクチン・抗体療法はモデル動物レベルで効果が証明されている．
> - パーキンソン病におけるシヌクレインや，アルツハイマー病におけるタウ蛋白質と同様，変異 SOD1 は細胞外分泌され，さらに細胞間を伝播することが実験レベルで示されており，ワクチン・抗体療法ではこの伝播の抑制が期待されている．

　神経変性疾患の共通病理所見として，神経細胞死，グリオーシス（神経膠症），異常蛋白質の蓄積という3者があげられる．臨床遺伝学，遺伝子工学やプロテオミクスの進歩により，現在まで筋萎縮性側索硬化症（amyotrophic lateral sclerosis：ALS）のさまざまな原因遺伝子とそれによって合成される変異蛋白質や蓄積蛋白質が同定されてきた（**1**）．変異蛋白質の多くは，アミノ酸置換や欠失により天然状態とは異なる異常構造をとる（ミスフォールド蛋白質；**Memo** 参照）．ALS に対するワクチン，抗体療法とは，ミスフォールド蛋白質の除去や毒性作用の阻害を目的とした治療である．ここではワクチン・抗体療法をまとめて免疫療法と呼ぶ．

神経変性疾患における免疫療法の病態背景

蛋白質ミスフォールド病としての神経変性疾患

　神経変性疾患に対するワクチン療法が注目されたのは1993年，米国のSchenk らが，アルツハイマー病モデルマウスに対する凝集アミロイドベータワクチン治療の成功を報告したことによる[1]．この背景には，アルツハイマー病患者脳病巣において神経細胞外に蓄積する老人斑の周囲に，ミクログリア（小膠細胞）が集積し老人斑を貪食する現象が従来知られていたことから，生体は凝集蛋白を異物として認識しうるのではという着想があった．

原因蛋白質の細胞外分泌と細胞間伝播

　こうした背景を受け，パーキンソン病におけるαシヌクレイン，タウオパチーにおけるリン酸化タウ，そして ALS における変異 SOD1（superoxide dismutase 1）を抗原としたワクチン療法の有効性が各々モデルマウスで報告

> **Memo**
> **蛋白質の構造異常と疾患**
> 蛋白質はリボゾーム上で翻訳された後，分子内のさまざまな結合様式を受け適切に折りたたまれ（フォールディング），さらにグリコシレーションなどの翻訳後修飾や他分子の会合を経て天然構造をとる．蛋白質の立体構造をコンフォメーションといい，突然変異などによって蛋白質のフォールディングに異常が生じた場合，ミスフォールディングという．多くの神経変性疾患ではこの過程が病態に関与していることが考えられており，このためコンフォメーション病，あるいは蛋白質ミスフォールド病ともいわれる．

1 遺伝性ALSでこれまでに判明した主な遺伝子異常と蓄積蛋白質

疾患タイプ	染色体	遺伝子名	gene symbol	遺伝形式	凝集体形成
ALS1	21q22.1	superoxide dismutase 1	SOD1	常優	有（SOD1）
ALS2	2q33	amyotrophic laterals slerosis 2	ALS2	常劣	不明
ALS3	18q21	unknown	—	常優	
ALS4	9q34	senataxin	SETX	常優	不明
ALS5	15q15.1-21.1	unknown	—		
ALS6	16q12	Fused in sarcoma	FUS	常優/常劣	有（FUS, TDP-43）
ALS7	20p13	unknown	—	常優	
ALS8	20q13.33	vesicle-associated membrane protein-associated protein B	VAPB	常優	有（VAPB）
ALS9	14q11	angiogenin	ANG	常優	不明
ALS10	1p36.22	TAR DNA-binding protein	TARDBP	常優	有（TDP-43）
ALS11	6q21	FIG4 homolog, SAC1 lipid phosphatase domain containing (S. cerevisiae)	FIG4	常優	不明
ALS12	10p13	optineurin	OPTN	常優/常劣	有（Optineurin, TDP-43）
ALS14	9p13.3	Valosin-coating protein	VCP	常優	有（TDP-43）
ALS15	Xp11.21	ubiquilin 2	UBQLN2	伴優	有（ubiquilin2, TDP-43）
ALS16	9p13.3	sigma non-opioid intracellular receptor 1	SIGMAR1	常劣	不明
ALS17	3p11.2	charged multivesicular body protein 2B	CHMP2B		有（TDP-43）
ALS18	17p13.3	profilin 1	PFN1	常優	有（TDP-43）

常優：常染色体優性，常劣：常染色体劣性，伴優：伴性優性．

された．しかしながら，これらの蛋白質の細胞内局在は細胞質でありいわゆる分泌蛋白質ではない．αシヌクレインとSOD1についてはすでに一定の割合で分泌されることが報告されていたが，抗体の作用部位については細胞内外のいずれかについて一定の見解に至らなかった．ところが2008年，パーキンソン病患者の線条体に移植した胎児間葉系細胞由来ドパミン産生細胞においてレヴィ小体が形成されたことが報告されてから，αシヌクレインの細胞間伝播が強く疑われるようになった．さらに嗅球のみに変異タウを発現するトランスジェニックマウスにおいても吻側から尾側に向けてリン酸化タウの蓄積が経時的に拡大することが報告され，変異SOD1蛋白質も培養細胞レベルで細胞外分泌と細胞間伝播することが報告された．免疫療法は原因蛋白質の細胞間伝播を抑制する可能性を有するため，病態に基づく分子標的治療として近年再び注目されている[2]．

免疫療法のストラテジー

　免疫療法は大別して，標的抗原をワクチンとして接種し宿主の抗体産生を促す自動免疫（active immunization）と，抗体の段階で宿主に投与する他動免疫（passive immunization；抗体療法ともいう）の2者に分けられる．最終的には抗体であるイムノグロブリン分子が抗原と結合することで，ミクログリアなどの免疫担当細胞を介した標的分子の除去や，原因分子の作用部位配列の競合阻害による中和作用を期待している．

■自動免疫

　数回のワクチン接種で長期の抗体産生が期待できる．投与回数とコストが少ないという利点がある反面，産生される抗体がポリクローナルで不均一であること，さらに抗体産生の過程で惹起される獲得免疫反応によって生じる炎症性サイトカインやケモカインが細胞傷害性作用を起こす危険性がある．アルツハイマー病患者に対するワクチンの臨床治験で脳炎という有害事象が生じたが，その主な原因としてこのサイトカインによる神経障害作用が疑われている．神経毒性炎症反応に関連するサイトカインは主にTh1系（細胞性免疫）によって産生されるが，抗炎症作用を有するinterleukin（IL）-4やIL-12の誘導を伴うTh2系にシフトさせることが重要と考えられている（**Memo**参照）．しかしALSモデルマウスで試みられた最初のペプチドワクチンであるglatiramer acetate（Copaxone® / 2013年現在国内未承認）は抗炎症性サイトカインの誘導を目的としたペプチドワクチンであるが，残念ながらALSでは動物実験の追試や，その後の小規模臨床治験でも有効性は示されず保護的免疫環境の誘導のみではALSの治療効果は得られない．

■他動免疫

　特定の抗原決定基（エピトープ）にのみ反応するモノクローナル抗体を投与するため，抗原のデザイン戦略がきわめて重要である．原因蛋白質はすべてが病原構造をとっているわけではなく，特に翻訳後修飾を経てオリゴマー化やアミロイド形成，リン酸化などの病原構造をとる．あるいは分子同士の異常な会合に局所アミノ酸配列部位が関わっていることがある．こうした病原構造や，局所配列を特定したうえでそれらを特異的に認識し，天然状態の蛋白質には極力反応しないものが望まれる．従来モノクローナル抗体はまずマウスの免疫により作製し，ヒトへの投与には可変領域以外をイムノグロブリンG（IgG）配列に置換させたキメラ抗体を再構築する必要があった．一部マウスの配列を残しているため，免疫抑制薬の同時服用が必要な場合がある．ところが最近，抗体工学の進歩により抗原結合部位である相補性決定領域（CDR）以外をヒトの配列に組み換える完全ヒト化抗体の作製が可能となり，さらにマウスのIgG遺伝子をヒト遺伝子に組み換えたヒトIgG産生トランスジェニックマウスが開発され，天然型ヒトモノクローナル抗体の直接生成が可能となった．

Memo

抗原の暴露に続く獲得免疫系は，マクロファージなどの免疫担当細胞の抗原提示を受けたCD4陽性ヘルパーT細胞（naïve T細胞）の活性化によっていくつかのサイトカイン特性を有するT細胞が誘導される．従来はTh1，Th2細胞の2種類が知られていたが，近年さらにTh17とregulatory T細胞の2系統の関与が明らかとなった．Th2細胞は抗炎症作用とB細胞の誘導作用を有するインターロイキン4（IL-4）を分泌し，一方Th1細胞は神経障害性サイトカインであるインターフェロンγ（IFNγ）やtumor necrosis factor α（TNF-α）を産生しマクロファージやNK細胞を活性化する．

ALS における免疫療法研究の現状

ALS における免疫療法の候補蛋白質

　ALS は 5～10％が遺伝性である．家族性 ALS 患者の 20％で SOD1 遺伝子の突然変異が存在し[3]，変異 SOD1 蛋白質の構造異常が運動ニューロン変性の分子基盤であることが判明した．以降多くの原因遺伝子が同定され[*1]，原因遺伝子が合成する蛋白質が病巣の運動ニューロンやグリア細胞に蓄積することが示された．一方孤発性 ALS におけるユビキチン化封入体の構成成分は長らく不明であったが，2006 年欧米の研究グループから，孤発性 ALS と前頭側頭葉変性症（frontotemporal lobar degeneration：FTLD）のユビキチン化封入体の成分として TAR DNA-binding protein 43-kDa（TDP-43）が同定された[4,5]．さらに家族性 ALS の一部に TDP-43 の突然変異が同定された．これらのうち，FUS，SOD1，optineurin（OPTN）や ubiquilin2（UBQLN2）は孤発性 ALS の封入体に存在する症例が報告されており，家族性 ALS と孤発性 ALS の両者で病態への関与が疑われている．さらに VCP，OPTN，UBQLN2 変異症例では TDP-43 の異常蓄積が報告されている（**1**）．以上から，変異 SOD1 と TDP-43 は免疫療法の治療標的として注目されている．

変異 SOD1 に対する免疫療法

　SOD1 は文字通りスーパーオキシドという細胞毒性の強い活性酸素種を不均化する酵素（dismutase）である．細胞質に豊富に存在する可溶性蛋白質である．生理状態では二量体を形成し，分子内のジスルフィド結合が立体構造の維持に重要と考えられている．SOD1 は 153 アミノ酸から成る比較的低分子の蛋白質であるが，これまで 140 種類以上の突然変異が報告され，あらゆる機能ドメインで変異が存在する．現在変異 SOD1 による ALS は SOD1 の抗酸化酵素としての機能喪失ではなく，コンフォメーション異常に基づく新たな毒性機能の獲得によると考えられ，これまで実に多くのパスウェイが報告されている[6]　[*2]．

■変異 SOD1 の病原構造とその関連配列

　変異 SOD1 に対する免疫療法の標的抗原は，①変異蛋白質に共通する三次構造，②オリゴマーなどの高分子構造形成に関わる局所アミノ酸構造，③ミスフォールドした SOD1 のみで出現（露出）する配列である．変異 SOD1 に共通する三次構造は不明であるが，特定の変異型 SOD1 蛋白質を抗原として作製した多くのモノクローナル抗体の中に複数の変異 SOD1 と反応し，かつ天然型の野生型 SOD1 とは反応しないものが報告されている．なかでも C4F6 抗体はエクソン 4 内の 38 アミノ酸に親和性を有し，この部位は外側に向いたループとそれを挟む 2 つの β シートを含んでおり，この部位が突然変異によってミスフォールドすると，外からアクセスがしやすい位置に構造変化を起こすと考えられる．さらに SOD1 の二量体形成会合面配列（SEDI）は，

*1 本巻 IV．「SOD1」（p.150）～「Optineurin」（p.181）参照．

*2 詳細な病態機序については，本巻 IV．「SOD1」（p.150）参照．

ディベート

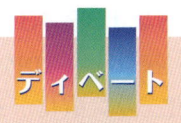

孤発性ALSにおけるSOD1の関与は？

孤発性ALS症例におけるSOD1の関与を示唆する研究報告は1994年の免疫組織化学研究報告に遡る[*3]. さらにミスフォールドSOD1特異認識抗体が, 孤発性ALS患者の病巣におけるSOD1を認識するという報告が主な根拠となっている[*4]. その本体は酸化されたSOD1と考えられており, 培養細胞に酸化ストレスを与えると野生型SOD1が変異SOD1様の性状を獲得する. 一方, SOD1のSEDI抗体による検討では孤発性ALS組織にミスフォールドSOD1は存在せず, さらに変異SOD1を有する家族性ALS症例では, TDP-43陽性封入体の出現がきわめてまれであると考えられている[*5]. SOD1は細胞質に豊富に存在するため, 酸化SOD1が運動ニューロン死に積極的に関与するとすれば, 有力な治療標的となる. しかし細胞内における野生型SOD1の自己酸化がALS病態を起こすか否かはいまだ不明であり, さらなる知見の集積が必要である.

ミスフォールドすると細胞質側に露出すると考えられており, これを利用した抗体（SEDI抗体）は複数の異なる変異SOD1と反応する[7].

■変異SOD1蛋白質の細胞外分泌と細胞間伝播

細胞質蛋白質であるSOD1が生理状態で細胞外に分泌されることは知られていたが, 2006年に変異SOD1蛋白質が神経分泌蛋白質とともに神経細胞外に分泌され, ミクログリアを活性化し運動ニューロン毒性を示すことが報告された[8]. 一方細胞外に投与された変異SOD1蛋白質は細胞内に取り込まれ, 野生型のSOD1蛋白質のミスフォールディングを促しさらに隣接する細胞に, ミスフォールドSOD1が伝播することが報告された[9]. よって細胞間の変異SOD1をブロックすることにより疾患の進行を抑制できる可能性がある.

■変異SOD1に対する免疫療法研究の現状

2007年, 変異型SOD1を抗原としたワクチンがALSモデルマウスで発症と進行を遅らせること, マウスの免疫によって得られた抗変異SOD1血清由来のIgGの脳室内投与が発症後の進行を有意に抑制することが報告された[10]. さらに2009年変異SOD1に対するモノクローナル抗体の脳室内持続投与[11]や, SOD1蛋白質の二量体会合面に該当するペプチド抗原（SEDI）を用いたワクチン治療のALSモデルマウスに対する有効性[12]が報告されるなど, 動物実験レベルでは有効性が確認されている. さらに近年, 世界中で変異SOD1ないしはミスフォールド状態の野生型SOD1を特異的に認識するさまざまなモノクローナル抗体の開発が進んでいる.

TDP-43蛋白質に対する免疫療法の可能性

TDP-43は孤発性ALSや変異SOD1を有さない家族性ALS患者の病巣の運動ニューロンやオリゴデンドログリアの細胞質においてユビキチン陽性の封入体を形成する. 膨大な種類のRNAスプライシングや安定化に関与すると考えられているが, ALS病態における役割は不明である[*6].

[*3] Shibata N, et al. Neurosci Lett 1994; 179(1-2):149-152.

[*4] Bosco DA, et al. Nat Neurosci 2010;13(11):1396-1403.

[*5] Mackenzie IR, et al. Ann Neurol 2007;61(5):427-434.

[*6] 本巻V.「RNA結合蛋白質（TDP-43, FUS）」(p.239)参照.

■ ALS 病態特異的な TDP-43 の構造異常

　ALS において，特徴的な TDP-43 の構造異常や翻訳後修飾として 25 kDa や 35 kDa の断片化，リン酸化があげられる．いずれも病態への積極的な関与が疑われている．断片化のメカニズムの一つとして，TDP-43 がカスパーゼ認識アミノ酸配列を有することが報告されており，この切断部位をエピトープとして作製した抗体は，細胞質に異所性局在した TDP-43 を認識するが，核内の正常な TDP-43 を認識しない [13]．この結果は細胞質の TDP-43 はカスパーゼのアクセスを受けやすいような立体構造変化を起こしていると考えられ，病態に関連する TDP-43 のみを標的とするためには，このような異常なコンフォメーションを同定することがきわめて重要である．

■ TDP-43 の伝播性の可能性

　ALS の症状が通常 1 か所から始まり，徐々に広がっていくことから，ミスフォールドした TDP-43 が細胞間に伝播される可能性が検討されている [14]．実際，組換え蛋白質を用いた実験では，凝集させた TDP-43 を可溶性の TDP-43 溶液に投与すると徐々に凝集化が進む（seeding）[15]．今後動物モデルでの証明が待たれる．

結語

　ALS が蛋白質ミスフォールディング病であることが判明した現在，抗体・ワクチンによる免疫療法は有望な分子標的治療として注目されている．さらに抗体工学の進歩はめざましく，今後細胞内蛋白質を標的とした抗体療法（intrabody）の研究開発も期待される．今後は評価系としてのモデル動物の確立と投与方法の最適化，中枢神経系や特定の細胞へのドラッグデリバリーシステムの開発が必要である．

（漆谷　真）

文献

1) Schenk D, et al. Immunization with amyloid-beta attenuates Alzheimer-disease-like pathology in the PDAPP mouse. *Nature* 1999 ; 400(6740) : 173-177.
2) 大野美樹, 漆谷真. 神経変性疾患に対する免疫療法の現状. 細胞工学 2011 ; 30(10) : 1054-1059.
3) Rosen DR, et al. Mutations in Cu / Zn superoxide dismutase gene are associated with familial amyotrophic lateral sclerosis. *Nature* 1993 ; 362(6415) : 59-62.
4) Arai T, et al. TDP-43 is a component of ubiquitin-positive tau-negative inclusions in frontotemporal lobar degeneration and amyotrophic lateral sclerosis. *Biochem Biophys Res Commun* 2006 ; 351(3) : 602-611. Epub 2006/11/07.
5) Neumann M, et al. Ubiquitinated TDP-43 in frontotemporal lobar degeneration and amyotrophic lateral sclerosis. *Science* 2006 ; 314(5796) : 130-133.
6) Ilieva H, et al. Non-cell autonomous toxicity in neurodegenerative disorders : ALS and beyond. *J Cell Biol* 2009 ; 187(6) : 761-772.
7) Rakhit R, et al. An immunological epitope selective for pathological monomer-misfolded SOD1 in ALS. *Nat Med* 2007 ; 13(6) : 754-759.
8) Urushitani M, et al. Chromogranin-mediated secretion of mutant superoxide dismutase proteins linked to amyotrophic lateral sclerosis. *Nat Neurosci* 2006 ; 9(1) : 108-118. Epub 2005/12/22.
9) Papadeas ST, et al. Astrocytes carrying the superoxide dismutase 1 (SOD1G93A) mutation induce wild-type motor neuron degeneration in vivo. *Proc Natl Acad Sci U S*

  A 2011；108(43)：17803-17808. Epub 2011/10/05.
10) Urushitani M, et al. Therapeutic effects of immunization with mutant superoxide dismutase in mice models of amyotrophic lateral sclerosis. *Proc Natl Acad Sci U S A* 2007；104(7)：2495-2500. Epub 2007/02/06.
11) Gros-Louis F, et al. Intracerebroventricular infusion of monoclonal antibody or its derived Fab fragment against misfolded forms of SOD1 mutant delays mortality in a mouse model of ALS. *J Neurochem* 2010；113(5)：1188-1199. Epub 2010/03/30.
12) Liu HN, et al. Targeting of monomer／misfolded SOD1 as a therapeutic strategy for amyotrophic lateral sclerosis. *J Neurosci* 2012；32(26)：8791-8799.
13) Zhang YJ, et al. Aberrant cleavage of TDP-43 enhances aggregation and cellular toxicity. *Proc Natl Acad Sci U S A* 2009；106(18)：7607-7612. Epub 2009/04/23.
14) Fujimura-Kiyono C, et al. Onset and spreading patterns of lower motor neuron involvements predict survival in sporadic amyotrophic lateral sclerosis. *J Neurol Neurosurg Psychiatry* 2011；82(11)：1244-1249. Epub 2011/09/17.
15) Furukawa Y, et al. A seeding reaction recapitulates intracellular formation of Sarkosyl-insoluble transactivation response element (TAR) DNA-binding protein-43 inclusions. *J Biol Chem* 2011；286(21)：18664-18672. Epub 2011/04/02.

Further reading

- Shibata N, et al. Cu／Zn superoxide dismutase-like immunoreactivity in Lewy body-like inclusions of sporadic amyotrophic lateral sclerosis. *Neurosci Lett* 1994；179(1-2)：149-152.
SOD1 に突然変異を有さない孤発性 ALS 患者病理組織におけるユビキチン陽性封入体に，SOD1 が含まれることを最初に報告した論文.

- Bosco DA, et al. Wild-type and mutant SOD1 share an aberrant conformation and a common pathogenic pathway in ALS. *Nat Neurosci* 2010；13(11)：1396-1403. Epub 2010/10/19.
孤発性 ALS 患者の脊髄運動ニューロンに酸化された SOD1 が豊富に含まれることを，異常構造をとった SOD1 のみを認識するモノクローナル抗体を使って証明した論文.

- Mackenzie IR, et al. Pathological TDP-43 distinguishes sporadic amyotrophic lateral sclerosis from amyotrophic lateral sclerosis with SOD1 mutations. *Ann Neurol* 2007；61(5)：427-434.
孤発性 ALS と SOD1 変異以外の家族性 ALS の剖検脳脊髄において，TDP-43 陽性封入体が高頻度にみられる一方，SOD1 に突然変異を有する家族性 ALS 患者では TDP-43 封入体がまったく存在しないことを多数剖検例の免疫組織化学的解析によって示した有名な論文. 変異 SOD1 を有する家族性 ALS は，それ以外の ALS と異なる病態を有すると結論づけている.

VI. ALSおよび関連運動ニューロン疾患の治療と介護

グリアを標的とした運動ニューロン疾患の治療戦略

Point
- 神経変性にはグリアの活性化による神経炎症が関与している.
- 神経炎症の主体はミクログリアで, 神経保護, 傷害双方に働く.
- ミクログリアの機能調節は運動ニューロン疾患をはじめとするさまざまな神経変性疾患の治療戦略になりうる.

神経変性疾患におけるグリア細胞の重要性

　神経変性疾患の病因に関連する数々の遺伝子異常や, 神経細胞内外の異常蛋白の蓄積が明らかにされている. 神経変性の機序として, これら遺伝子異常, 異常蛋白の蓄積による神経細胞の機能異常による細胞死 (自律性神経細胞死：cell autonomous neuronal cell death) としてとらえる研究が長く主流であった. 最近になって, 神経細胞自体の異常ではなく, 周囲のグリア細胞の異常により神経細胞が死滅していく (非自律性神経細胞死：non-cell autonomous neuronal cell death), という概念が提唱され, グリア細胞の重要性に注目が集まっている[*1]. 筋萎縮性側索硬化症 (amyotrophic lateral sclerosis：ALS) のモデル動物であるヒト変異 (Cu/Zn) superoxide dismutase-1 (mSOD1) トランスジェニック (SOD1Tg) マウスにおいて, 神経細胞のみに mSOD1 を過剰発現させても症状は軽微であるのに対し, グリア細胞に mSOD1 を過剰発現させると重症化し, 通常の SOD1Tg と同様の経過をとることが示されている[1]. また, レット症候群モデルであるメチル CpG 結合蛋白 2 (MeCp2) 欠損マウスでは, アストロサイト (astrocyte) に MeCp2 を強制発現させると症状が改善する[2]. これらの知見は, 従来, 瘢痕形成とみられていたグリオーシス (gliosis) が, より活発に神経変性本体に関与していることを示唆しており, 神経炎症としてとらえる考え方が一般化している. 神経変性のトリガーは神経細胞の側にあると推測されるが, その後, グリア細胞の活性化によって神経炎症が起こり, 神経変性が進行すると考えられる. 本稿では, グリア炎症の中心を担うミクログリア (microglia) を標的とした運動ニューロン疾患, 特に ALS の治療戦略について紹介する.

[*1] 本巻 V. 「グリア関連病態」 (p.233) 参照.

ALS におけるミクログリアの活性化

　PET による ALS 患者の検討では, 大脳の皮質運動野に末梢性ベンゾジアゼピン受容体陽性の活性化ミクログリアの集積が認められ, この集積は臨床的な上位ニューロンの障害所見と一致していた[3]. この活性化の機序として,

mSOD1 がミクログリアに TNF-α，IL-1β，一酸化窒素（NO）などの炎症性因子の産生を誘導することも示されている．さらに，ALS の剖検脊髄でミクログリアのトル様受容体（Toll-like Receptor：TLR）4 が上昇していることや，mSOD1 が TLR4 や CD14 と結合することから，異常蓄積蛋白（mSOD1）が細胞外に漏出し周囲のミクログリアを活性化し，炎症を誘導している可能性が示唆されている[4]．同様の，ミクログリアの活性化はアミロイドβやαシヌクレインでもみられることから，さまざまな異常蓄積蛋白（misfolded protein）が同様なミクログリアの活性化を引き起こして神経変性疾患の病態に関与している可能性が想定される．

ミクログリアを標的とした治療戦略

ミクログリアは活性化に伴い神経傷害因子と神経保護因子の両方を分泌する．神経傷害因子としては炎症性サイトカイン，NO，活性酸素，興奮性アミノ酸などがあり，神経保護因子としては神経栄養因子，トランスフォーミング増殖因子（transforming growth factor：TGF）βファミリー，インターロイキン（interleukin：IL）-6 ファミリー，抗酸化酵素などを産生する．したがって，ミクログリアを標的とした治療では，ミクログリアの活性化抑制や，より特異的に神経傷害因子を抑制し，神経保護因子の分泌を促進させる戦略が考えられる．あるいは，神経傷害因子を分泌するミクログリア（M1）と，神経保護因子を分泌するミクログリア（M2）という 2 つのサブタイプの存在が示唆されているが，これらが事実ならば，前者を抑制して後者を活性化するような治療も有用と考えられる．

ミクログリアの活性化抑制

ミノサイクリン（ミノマイシン®）はミクログリアの活性化を抑制し，炎症性サイトカイン，活性酸素，NO などの産生を抑制するため，神経変性疾患治療薬の候補と考えられ，ALS モデルをはじめさまざまな神経変性疾患モデルで治療効果が検討された．一部有効との報告もあるが，全体には培養系で想定されたほどの改善効果はみられなかった．この原因として，ミノサイクリンはミクログリアの神経傷害性因子とともに，神経保護作用をも抑制する可能性が考えられる．さらに慢性的な抗菌薬投与は，他の感染症などのリスクもあり，いまだ実用化されておらず，神経傷害能のみを特異的に抑制する治療法が期待されている．

胃で産生される成長ホルモン分泌促進ペプチド，グレリンは摂食障害などの治療効果が期待されているが，最近，ミクログリアの活性化を抑制し，炎症因子の産生を抑えることにより，運動神経の細胞死を抑制することが示された．また，ミクログリアの炎症性因子，特に TNF-α の産生を抑制することから，サリドマイド（サレド®）が候補にあがったが，臨床治験では有効性がみられなかった．同様にリポキシゲナーゼ阻害薬もミクログリアの TNF-α の産生を抑制することが示されたが，臨床応用には至っていない．最

Keywords

トル様受容体（TLR）

免疫細胞表面にある受容体で，細菌の糖蛋白やウイルスの DNA，RNA などを感知して自然免疫（病原体を排除する非特異的な免疫作用）を作動する機能を持つ．TLR1 〜 11 が知られている．活性化された TLR は，細胞内シグナル伝達経路を介して，転写因子の IRF や NF-κB を活性化し，それぞれ IFNα，β または，IL-1，IL-6，IL-8 などサイトカインを誘導し炎症を惹起する．

近，メチレンブルー（MB）がミクログリアの NO を抑制することから，ALS モデルに対する効果が検討され，その発症を遅らせ，臨床像を有意に改善することが示された．MB 治療により，脊髄のミクログリアの数は変化なかったが，サイトカイン，ケモカインの産生は有意に低下していることから，神経炎症を改善して神経変性を抑制したと考えられている[5]．

ミクログリア由来の傷害因子の特異的な抑制

ミクログリア由来の神経傷害因子の検討から，われわれは，グルタミン酸が最も強力な神経傷害因子であることを明らかにした[6]．TNF-α は単独では神経細胞死を誘導しないが，ミクログリアにグルタミン酸を産生させ，間接的に強い神経細胞傷害を引き起こす．現在唯一認可された薬剤，リルゾール（リルテック®）は実験動物の脳内のグルタミン量を減少させることから，グルタミン酸放出阻害が主な作用機序とされているが，その機序は明らかではない．アストロサイトのグルタミン酸トランスポーターを上昇させることによるグルタミン酸の低下の可能性も示されているが，これに対する反論も出されている．グルタミン酸受容体の Na チャンネル阻害に働くことも示されているので，グルタミン酸の作用を全体に抑制する薬剤と考えられる．したがって，大量に投与すれば生理的なグルタミン酸の作用をも抑制し，副作用も出る可能性がある．日本における第 3 相試験では有効性が確認されなかった．最近，従来の臨床トライアル 1,477 例のまとめがなされ，100 mg 投与は 2, 3 か月の生存延長効果があり，球症状には軽度の効果があるものの，筋力低下には効果がない，と結論づけられた．したがって，より特異的にミクログリアのグルタミン酸の産生，放出を抑制することが必要であると考えられる．

われわれは，活性化ミクログリアによるグルタミン酸産生，放出機序が生理的なものとは異なり非常に特異であることを明らかにした[7]．すなわち，生理的にはグルタミン酸はトランスアミナーゼの作用により産生され，グルタミン酸トランスポーターを介して吸収，放出されるのに対し，活性化ミクログリアでは細胞外のグルタミンを基質としてグルタミナーゼによって産生され，ギャップ結合から放出される（**1**）．したがって，グルタミナーゼ阻害薬，あるいはギャップ結合阻害薬により，生理的なグルタミン酸産生系に影響を及ぼさず（副作用を誘導することなく）病的な活性化ミクログリア由来のグルタミン酸産生，放出のみを阻害することが可能である．実際に，この両阻害薬とも，脳虚血モデルにおいて，海馬の神経細胞の遅延型神経細胞死を用量依存性に抑制した．われわれは，脳移行性を有するギャップ結合阻害薬（INI0602）の合成に成功し，種々の神経変性疾患モデルでその効果を検討した．INI0602 は ALS モデル動物（急性型，慢性型）の臨床症状を有意に改善し，生存日数を延長させ，病理学的にも脊髄前角の運動神経脱落を有意に抑制し，ALS の治療薬の候補となり得ると考えられた（**2**）[7]．

グリアを標的とした運動ニューロン疾患の治療戦略 | 285

1 ミクログリアのグルタミン酸産生

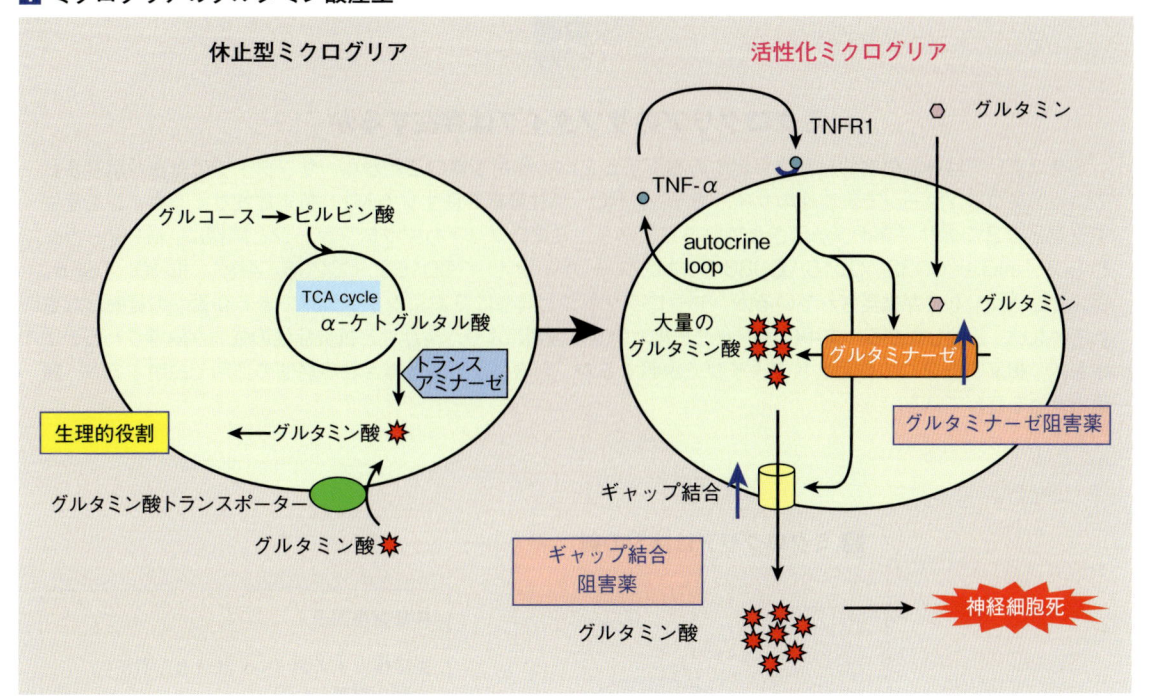

生理的状態と異なり，活性化ミクログリアではグルタミナーゼとギャップ結合の表現が増強しており，細胞外のグルタミンを基質として，グルタミナーゼの作用によりグルタミン酸を産生し，それをギャップ結合から放出し神経傷害を誘導する．

2 新規合成，脳移行性ギャップ結合阻害薬（INI0602）の ALS モデル（mSOD1 Tg mouse：G93A）に対する有効性

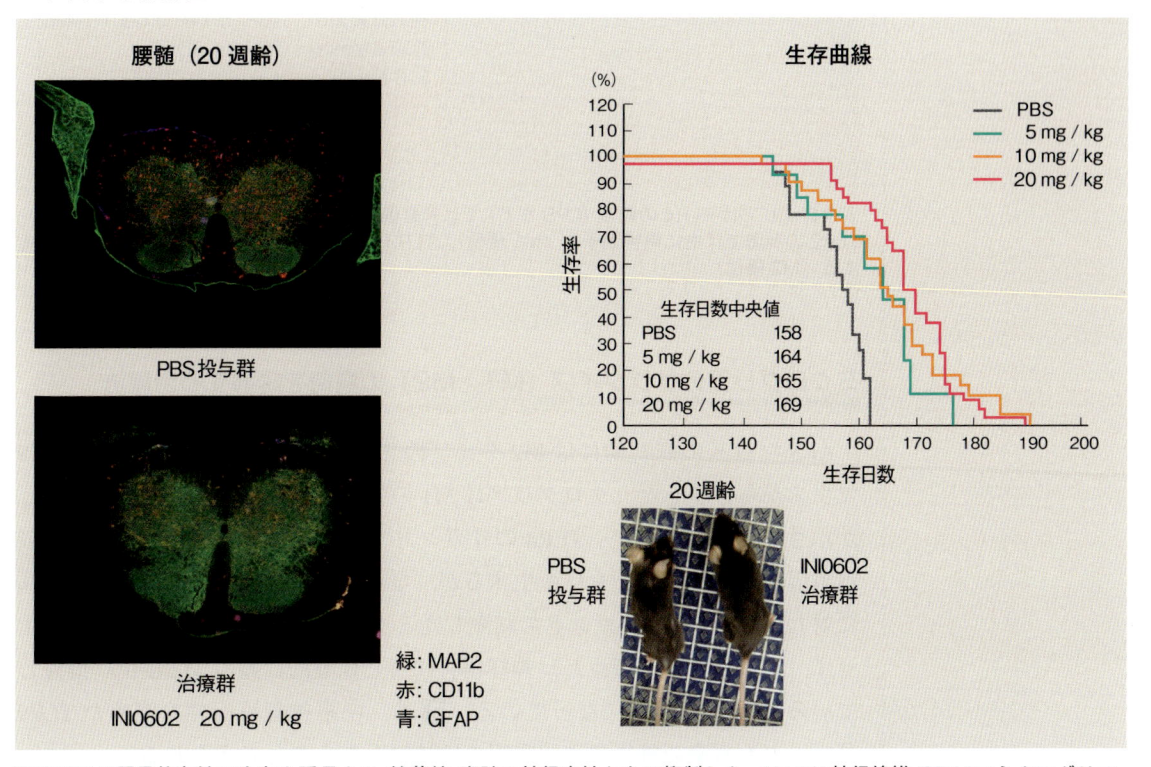

INI0602 は用量依存性に生存を延長させ，筋萎縮，脊髄の神経変性ともに抑制した．MAP2；神経線維，CD11b；ミクログリア，GFAP；アストロサイト，の各マーカーで染色．

ディベート

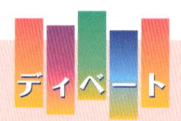

ミクログリアのサブタイプは存在するか

　ミクログリアは神経傷害的と神経保護的の相反する2つの作用を持つことから，サブタイプの存在が示唆されている．マクロファージで炎症性のサイトカイン，NO，活性酸素を産生するM1，抗炎症性サイトカインを産生するM2の2つのサブタイプが示されていることから，ミクログリアもマクロファージと同様に，M1マーカーとして，iNOS，CD32，CD16，CD86が，M2マーカーとしてCD163，CD206，Arg1，IL-10，TGFβ，CCL22，Ym1などが推奨されているが，マクロファージと同様に2群にタイプ分けできるか否かの証明はなされていない．しかしながら，文中に述べたごとく，刺激の種類により，炎症性と抗炎症性の強弱が誘導されるのは確かで，相反する2つの作用をサブタイプで説明するか，刺激によって誘導される別個の作用で説明するか，議論の余地を残している．

3 ミクログリアは諸刃の剣

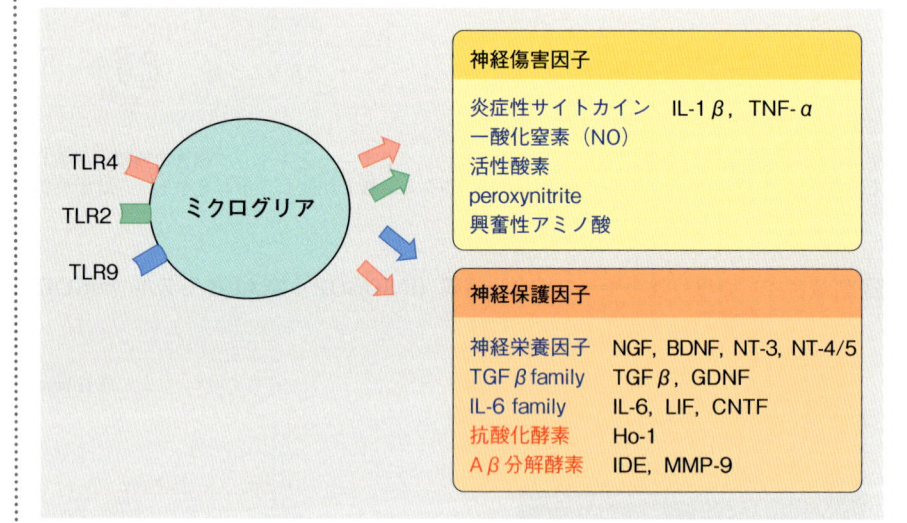

神経傷害因子
炎症性サイトカイン　IL-1β，TNF-α
一酸化窒素（NO）
活性酸素
peroxynitrite
興奮性アミノ酸

神経保護因子
神経栄養因子　NGF, BDNF, NT-3, NT-4/5
TGFβ family　TGFβ, GDNF
IL-6 family　IL-6, LIF, CNTF
抗酸化酵素　Ho-1
Aβ分解酵素　IDE, MMP-9

TLR4, TLR2, TLR9 → ミクログリア

ミクログリアはTLR4の刺激（LPSなど）では神経傷害因子，神経保護因子双方を産生するが，TLR2の刺激では主に傷害因子を（M1優位），TLR9のシグナルでは主に神経保護因子を産生する（M2優位）．

ミクログリアのサブタイプ（M1, M2）の偏倚を誘導する治療法

　ALSマウスの病初期にはM2タイプのミクログリアが多く，末期のALSマウスから分離したミクログリアはM1の特徴を持ち神経傷害性に働くことが示されている．また，TLR4のリガンドで刺激されたミクログリアは神経傷害因子，保護因子ともに産生するが，全体として神経傷害性に働く．これに対して，TLR9のリガンドで刺激したミクログリアは神経傷害因子を産生せず，抗酸化酵素を産生し，神経傷害に対し保護的に働くM2優位に偏倚していることが明らかになっている（3）[8]．中枢神経移行性を高めたTLR9リガンドも将来の神経変性治療薬の候補になりうると考えられる．
　最近，TLR2がAβの受容体として働き，ミクログリアを活性化し，神経

傷害性に作用することが報告された[9]．ミクログリアのTLR2を欠損させるとM2優位となり，神経保護的に働くことから，アルツハイマー病ではミクログリアのTLR2を抑制することが治療戦略になり得る可能性が示されている．また，Rhoキナーゼ阻害薬のファスジル塩酸塩水和物（エリル®）は血管拡張作用や血管攣縮抑制作用を持ち，くも膜下出血後の攣縮抑制に用いられているが，ミクログリア細胞株の活性化を抑制し，抗炎症性のM2を誘導することが報告された．その他，慢性神経因性疼痛モデルでは，脊髄のミクログリアのmicroRNA-124が低下し，M1優位になっており，microRNA-124の髄腔内投与で慢性神経因性疼痛，アロディニアが軽減し，M1／M2バランスも正常化するとの報告もある[10]．脊髄損傷モデルを抗IL-6モノクローナル抗体で治療すると，M1優位であった脊髄内のミクログリアがM2に偏倚することが示された．さらに，それらのM2は貪食能も亢進していることから，死細胞や蓄積異常蛋白の除去にも有用である可能性が示されている[11]．これらの知見は，種々の薬剤で神経傷害性のミクログリア（M1）を抑制し，神経保護的に働くM2への偏倚を誘導できる可能性を示唆しており，将来的の治療戦略を考えるうえで，有用であると考えられる．

（錫村明生）

文献

1) Yamanaka K, et al. Astrocytes as determinants of disease progression in inherited amyotrophic lateral sclerosis. *Nat Neurosci* 2008；11：251-253.
2) Lioy DT, et al. A role for glia in the progression of Rett's syndrome. *Nature* 2011；475：497-500.
3) Turner MR, et al. Evidence of widespread cerebral microglial activation in amyotrophic lateral sclerosis：An[11C](R)-PK11195 positron emission tomography study. *Neurobiol Dis* 2004；5(3)：601-609.
4) Casula M, et al. Toll-like receptor signaling in amyotrophic lateral sclerosis spinal cord tissue. *Neuroscience* 2011；179：233-243.
5) Dibaj P, et al. Influence of methylene blue on microglia-induced inflammation and motor neuron degeneration in the SOD1G93A model for ALS. *PLoS ONE* 2012；7：e43963.
6) Takeuchi H, et al. Tumor necrosis factor-α induces neurotoxicity via glutamate release from hemichannels of activated microglia in an autocrine manner. *J Biol Chem* 2006；281：21362-21368.
7) Takeuchi H, et al. Blockade of gap junction hemichannel suppresses disease progression in mouse models of amyotrophic lateral sclerosis and Alzheimer's disease. *PLoS One* 2011；6：e21108.
8) Doi Y, et al. Microglia activated with the toll-like receptor 9 ligand CpG attenuate oligomeric amyloid β neurotoxicity in in vitro and in vivo models of Alzheimer's disease. *Am J Pathol* 2009；175：2121-2132.
9) Liu S, et al. TLR2 is a primary receptor for Alzheimer's amyloid β peptide to trigger neuroinflammatory activation. *J Immunol* 2012；188：1098-1107.
10) Willemen HL, et al. MicroRNA-124 as a novel treatment for persistent hyperalgesia. *J Neuroinflammation* 2012；9：143.
11) Guerrero AR, et al. Blockade of interleukin-6 signaling inhibits the classic pathway and promotes an alternative pathway of macrophage activation after spinal cord injury in mice. *J Neuroinflammation* 2012；9：40.

球脊髄性筋萎縮症に対する分子標的治療法の開発

Point
- 男性ホルモン（テストステロン）依存性の変異アンドロゲン受容体の核内集積がSBMAの分子病態の中心と考えられている．
- SBMAに対する進行抑制治療法（disease-modifying therapy）として，男性ホルモン依存性病態に基づいた治療法開発が進んでいる．
- 変異アンドロゲン受容体蛋白質の代謝を標的とした治療法の開発も進んでいる．

SBMAの分子病態

　球脊髄性筋萎縮症（spinal and bulbar muscular atrophy：SBMA）はアンドロゲン受容体（AR）第1エクソン内のCAG繰り返し配列（CAGリピート）の異常伸長を原因とする成人発症の遺伝性運動ニューロン疾患である[1]．SBMAと同様にCAGの異常伸長を原因とする疾患としてハンチントン病や脊髄小脳失調症が知られており，これらポリグルタミン病と呼ばれる疾患では，異常伸長したポリグルタミン鎖を有する病原性蛋白質が神経細胞内に蓄積することが共通する病態と考えられている．ARにおけるポリグルタミン鎖の伸長が細胞障害を誘導するメカニズムとしては，AR本来の機能が低下するloss of functionと，新たに毒性を獲得するgain of toxic functionの2通りが考えられる．ARは運動ニューロンに対して栄養因子として作用することが示されており，こうした機能の低下がSBMAの病態に関与している可能性があるが，*AR*遺伝子が欠損しても運動ニューロン障害には至らないことが患者およびノックアウトマウスで明らかとなっていることなどから，病原性ARによる細胞障害の本質はgain of toxic functionと考えられている[2]．

　ポリグルタミン鎖の伸長した変異蛋白質は折りたたみ異常により高次構造の異常を呈し，不溶性のオリゴマーを形成してニューロンの核内に集積する．核内に集積した異常ポリグルタミン蛋白質は転写因子などの核蛋白質と相互作用することによってそれらの機能を障害し，転写障害やDNA損傷などの細胞障害を誘導する可能性が示唆されている．病原性ARについても，運動ニューロンの核内にび漫性に集積し，転写調節因子などの機能を低下させることにより転写障害を惹起することが示されている[3]．核内における病原性ARの分布形態としては，び漫性集積の他に核内封入体として認識される凝集体があるが，この形態はオリゴマーよりも毒性が低いことが示唆されており，異常蛋白質の毒性を減弱させるための細胞の防御反応である可能性がある[4]．また，病原性ARがニューロン内で毒性を発揮していることは明らか

1 SBMAの分子病態と治療法開発

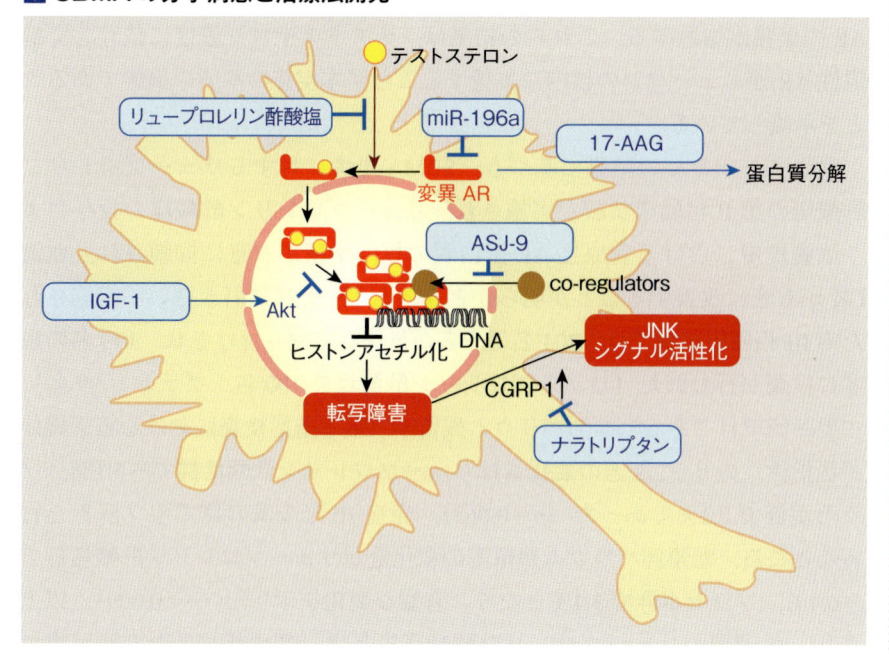

SBMAでは原因蛋白質である変異ARが核内に集積し，転写障害などを介してミトコンドリア機能障害や軸索輸送障害，TGF-βシグナル阻害などが生じると考えられている．変異ARの核内移行や分子間相互作用・翻訳後修飾を制御することでSBMAの病態が抑制される可能性が示されている．また，UPSやHSP・オートファジーなどの蛋白質分解系や内因性miRNAを利用した治療法が期待される．

(Katsuno M, et al. *Arch Neurol* 2012[2] より改変)

であるが，近年SBMAにおける運動ニューロン-骨格筋のクロストークがニューロン変性の病態に重要な役割を果たしていることも明らかとなりつつある（p.292, **Column** 参照）．

SBMAにおけるホルモン依存性病態と治療法開発

現時点でSBMAに対する有効性が確認された治療法はないが，動物モデルなどを用いた病態解明に基づいて治療法の開発が行われており，なかでも男性ホルモンをターゲットとした治療法は臨床試験における proof-of-concept が進められている．SBMAの病因蛋白質であるARは通常熱ショック蛋白質（HSP）などの蛋白質と複合体を形成し不活化された状態で細胞質に存在するが，リガンドである男性ホルモンの存在下ではこれらの蛋白質と離れて核内へと移行する（**1**）．SBMAの動物モデルでは，患者と同様の進行性筋力低下や神経原性筋萎縮が認められ，これらの所見は雌に比べて雄でより強く観察されることが報告されている[5,6]．症状の重症な雄マウスに去勢術を行うと，病原性ARの核内集積が著明に抑制され，筋力低下などの症状や寿命は著しく改善する．こうした効果はテストステロン分泌を抑制する黄体形成ホルモン刺激ホルモン（luteinizing hormone-releasing hormone：LHRH）アナログであるリュープロレリン酢酸塩（リュープリン®）のマウスへの投与によっても同様に観察される[7]．逆に，雌マウスにテストステロンを投与する

Key words

proof-of-concept
治療法の開発において，治療標的や介入方法など基本的な理論が正しいことを証明し，その治療方法が有効である可能性の証拠を得ること．具体的には第Ⅰ～早期第Ⅱ相臨床試験までを指すことが多い．

Key words

熱ショック蛋白質（HSP）
細胞が熱等のストレスにさらされた際に発現が上昇して細胞を保護する蛋白質の一群であり，分子シャペロンとして機能する．他の蛋白質の折りたたみ（フォールディング）を介助することにより，その蛋白質の立体構造を正常に保つことで蛋白質の正常機能の発揮を補助する一方，異常蛋白質のプロテアソームでの分解を促進する作用を持つ．

と，雄マウスと同様の高度な筋力低下・筋萎縮が生じ，病理学的にも病原性ARの集積が増悪する．これらの結果は，テストステロン濃度に依存して病原性ARがニューロンの核内に集積することが本疾患の病態の根幹であることを示唆している．

マウスモデルでの結果に基づき，SBMA患者に対するリュープロレリン酢酸塩の第II相臨床試験が実施され，リュープロレリン酢酸塩の投与により陰嚢皮膚における病原性AR蛋白質の核内集積が有意に抑制され，血清CKが有意に改善することが明らかとなった[8]．それに引き続いて実施された第III相臨床試験では，204名の患者が無作為に割り付けされ，199名の患者に投薬が行われた（リュープロレリン酢酸塩群100名，プラセボ99名）．主要評価項目である咽頭部バリウム残留率（嚥下造影検査における嚥下機能評価指標）の0〜48週の変化量はリュープロレリン酢酸塩群で-5.1％，プラセボ群で0.2％であった（$p=0.063$）．発症10年未満の群でサブ解析を行ったところ，咽頭部バリウム残留率の変化量がリュープロレリン酢酸塩群で-6.4％，プラセボ群で3.4％となり，有意な変化を示した（$p=0.009$）．以上より，48週間のリュープロレリン酢酸塩投与は，咽頭部バリウム残留率で評価したSBMA患者の嚥下機能に統計学的に有意な改善効果を示すには至らなかったものの，発症からの期間が短い患者においては嚥下機能を改善する可能性があると考えられた[9]．米国NIHで実施された，テストステロンの活性化を抑制する5α還元酵素阻害薬であるdutasteride（Avodart® / 2013年現在国内未承認）の臨床試験においても，運動機能に対する効果は明確には示されなかったものの，嚥下機能の改善を示唆する結果が得られており，発症からの経過期間が比較的短い症例を中心とした，さらなる検証が今後必要と考えられる[10]．

その他の治療法開発

ARの分子間相互作用・翻訳後修飾を介した治療法

テストステロンはARの核内移行を促進するのみならず，AR分子間の相互作用（N / C interaction）や，ARとAR調整因子（co-regulator）との相互作用を促進する作用が知られており，これらの分子変化もSBMAにおけるニューロン変性の機序に寄与していると考えられている[11]．また，ARの調節因子であるARA70はARの核内移行を制御していることが知られており，ARA70の機能を薬剤によって阻害することで病原性ARの核内集積が抑えられ，SBMAモデルマウスの運動機能や病理所見が改善することが報告されている[12]．一方，AktによってARがリン酸化されるとリガンドであるテストステロンとの結合が減弱すること，およびこの現象がインスリン様成長因子（IGF-1）によって促進されることが知られているが，SBMAモデルマウスの骨格筋においてIGF-1を高発現すると，病原性ARの凝集が抑制され，マウスの表現型が改善することが報告されている[13]．このことは，AR蛋白

Key words
インスリン様成長因子（IGF-1）
インスリンと配列が高度に類似したポリペプチドで，成長ホルモンの刺激により主に肝臓で産生される．IGF-1受容体はチロシンキナーゼ活性を有しており，IGF-1が受容体に結合するとAktシグナルが活性化され，細胞の成長や増殖が刺激される．

質の翻訳後修飾の調整がSBMAの治療法となり得ることとともに，運動ニューロンのみならず骨格筋が治療法開発の重要なターゲットであることを示唆している．

蛋白質分解系を介した治療法

ユビキチン-プロテアソーム系（UPS）は神経細胞内に蓄積した異常蛋白質の低毒化や分解を促進する作用を有し，神経変性に対する生体の防御機構として注目されている．17-allylamino-17-demethoxygeldanamycin（17-AAG）はSBMAモデルマウスにおいて，UPSによる病原性AR蛋白質の選択的な分解（degradation）を促進し，症状や病理所見を改善することが明らかとなっている[14]．また，HSPは構造変化した蛋白質を正常な構造に戻す（refolding）作用を有することが知られており，なかでもHSP70は神経変性疾患との関連が強いと考えられている．HSP70誘導剤であるgeranylgeranylacetoneはSBMAモデルマウスにおいてHSP70などの発現を誘導し，神経変性を抑制することが明らかとなっている[15]．以上より，UPS賦活化やHSP誘導を介した治療法はSBMAなどの神経変性疾患の病態を抑止する有望な治療法と期待される．一方，ライソゾーム依存性分解経路であるオートファジーも，細胞質における病原性ARの分解を解してSBMAの病態を抑止することが報告されており，オートファジーの活性化がSBMAの治療法になる可能性が培養細胞を用いた実験で示されている[16]．

内因性マイクロRNAを介した治療法

マイクロRNA（miRNA）は生体内に存在する蛋白質をコードしないRNA（non-coding RNA）であり，標的となるmRNAの3' UTRに相補的に結合し，その発現を調節すると考えられている．網羅的発現解析によりSBMAマウス脊髄でmiR-196aの発現が亢進していること，およびこのmiRNAがCUGBP2, Elav-like family member 2（CELF2）という分子の発現を抑制することが見出されている．CELF2はAR mRNAの安定性に必要であり，miR-196aによりCELF2の発現が低下すると病原性ARのmRNAや蛋白質の発現レベルが低下し，miR-196aを発現するアデノ随伴ウイルスベクター（AAV-miR-196a）をSBMAモデルマウスに投与すると運動機能や病理学的所見が改善することが報告されている[17]．

転写障害などを標的とした治療法

ポリグルタミン病では核内に集積した変異蛋白質が転写障害を惹起することが知られており，SBMAモデルマウスについても病変部における血管内皮増殖因子（VEGF）などの遺伝子の転写障害が報告されている[18]．他のポリグルタミン病と同様，SBMAにおける転写障害のメカニズムの一つはヒストンのアセチル化障害と考えられており，ヒストンのアセチル化を亢進すヒストン脱アセチル化酵素（HDAC）阻害薬の有効性がSBMAの動物モ

Keywords

ユビキチン-プロテアソーム系（UPS）
フォールディング異常を有する蛋白質（ミスフォールド蛋白質）などの変性蛋白質を細胞から除去するシステム．標的蛋白質にユビキチンが結合し，これがプロテアソームに運ばれてプロテアーゼ活性により分解される．

オートファジー（自食作用）
細胞が正常に有する蛋白質分解システムの一つで，飢餓などのストレスに反応し，細胞質の蛋白質や細胞小器官などを液胞やライソゾームで分解する機構を指す．リン脂質二重膜で細胞小器官などを取り囲むマクロオートファジーと，異常蛋白質を直接液胞やライソゾームに取り込むミクロオートファジーなどがある．

マイクロRNA（miRNA）
細胞内に存在する20〜25塩基ほどの長さの1本鎖RNAであり，蛋白質をコードしないノンコーディングRNA（ncRNA）の一種である．相補的な配列を介して標的となるメッセンジャーRNA（mRNA）の3'側非翻訳領域に結合し，その翻訳を阻害したり，mRNAの分解を誘導する．

Column

SBMAにおける非細胞自律性神経変性

　神経変性疾患の病理学的特徴は選択的なニューロン脱落であり，その病態としてニューロン内あるいは周囲における異常蛋白質の蓄積が加齢とともにニューロンの機能障害を引き起こすことであると考えられてきたが，近年ニューロン周囲に存在する非神経細胞における病的プロセスがニューロンの変性に大きな役割を果たしていることが示唆されており，非細胞自律性神経変性（non-cell autonomous degeneration）として注目されている[21]．SBMAでは血清クレアチニンキナーゼの高値や筋病理における筋線維の大小不同や中心核の増加などの筋原性を示唆する所見から，骨格筋にも一次性の病変があることが示唆されている[22]．SBMAのノックインマウスモデルでは運動ニューロンの障害に先行して骨格筋に病変がみられることが報告されている[23]．また，ラットの野生型ARをマウス骨格筋のみで強制発現させると，骨格筋の変性とともに運動ニューロン軸索の萎縮が生じ，こうした病変は去勢やAR拮抗薬によって抑制されることが報告されている[24]．さらに，病原性ARはニューロンのみならず骨格筋においても転写の調節異常を惹起することも示されている[25]．骨格筋を形成する細胞のうち衛星細胞（satellite cell）は他の細胞よりも高いレベルでARを発現することが知られており，病原性ARが何らかのメカニズムで衛星細胞の機能を障害することが想定されている[26]．こうしたことから，骨格筋の変性が二次的に運動ニューロンの機能障害につながりうると考えられている（2）．

2 SBMAにおける運動ニューロン-骨格筋クロストークの異常

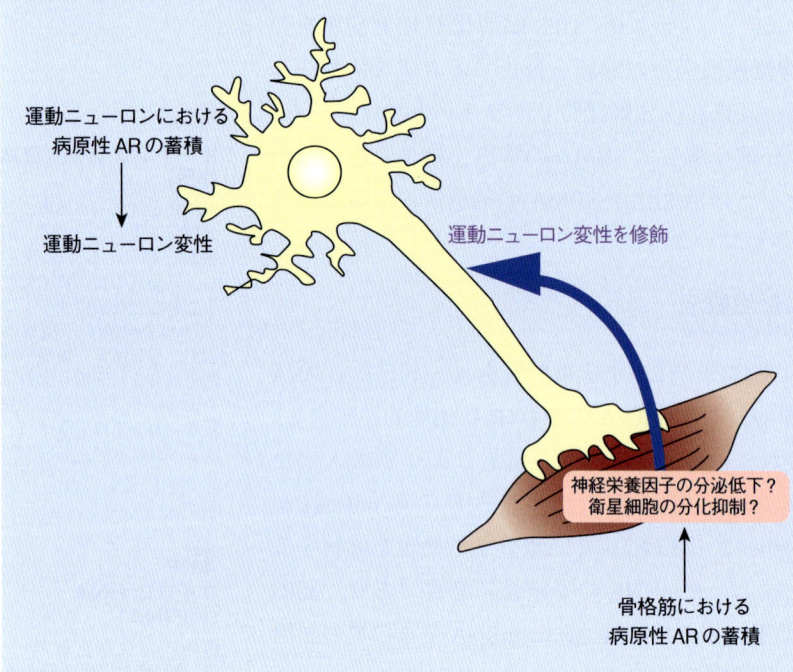

- 運動ニューロンにおける病原性ARの蓄積
- 運動ニューロン変性
- 運動ニューロン変性を修飾
- 神経栄養因子の分泌低下？衛星細胞の分化抑制？
- 骨格筋における病原性ARの蓄積

SBMAでは骨格筋における病原性ARの発現が骨格筋の機能障害を介して運動ニューロンの変性を修飾する可能性が示唆されている．そのメカニズムとしては，骨格筋における衛星細胞の分化障害や神経栄養因子の分泌障害などが想定されているが，詳細な分子機序は解明されていない．

デルで示されている[19]．また，SBMAモデルマウスの脊髄ではカルシトニン遺伝子関連ペプチド（CGRP1）の転写が亢進していることが見出されており，CGRP1がJNKシグナルの活性化を介した運動ニューロン変性を誘導することが示されている[20]．セロトニン受容体アゴニストであるナラトリプタン（アマージ®）は運動ニューロンにおけるCGRP1の発現量を低下させ，JNKシグナルを抑制し，SBMAモデルマウスの運動機能や寿命を改善する．

今後の展望

　SBMAの病態の中心は変異ARの核内集積であるが，それによって引きこされるさまざまな細胞内の分子変化がニューロン死に寄与していると考えられる．臨床において神経症状発症後に治療を行う場合には，残存するニューロン内でこうしたさまざまな病態がすでに進行していることが予想されるため，病原性ARの蓄積のみならず，それによって生じるさまざまな分子経路に対しても治療法の開発が期待される．神経変性疾患に対する治療法開発は動物モデルの開発を足がかりとして急速に進められているが，動物モデルを用いた非臨床試験で認められた治療法の効果が，臨床試験では再現されにくいこともアルツハイマー病をはじめとするさまざまな疾患で明らかとなってきている．今後，SBMAの病態を抑止する根本治療法の開発をさらに進めるためには，基礎研究・臨床研究の両面からの革新的アプローチが必要であり，そのためにはヒトの病態を忠実に再現する動物モデルの開発や，より早期の治療開始，複数の分子を標的とした多剤併用療法の検討，などが必要と考えられる（**Column** 参照）．

（勝野雅央，足立弘明，祖父江元）

文献

1) Kennedy WR, et al. Progressive proximal spinal and bulbar muscular atrophy of late onset. A sex-linked recessive trait. *Neurology* 1968；18：671-680.
2) Katsuno M, et al. Molecular pathophysiology and disease-modifying therapies for spinal and bulbar muscular atrophy. *Arch Neurol* 2012；69：436-440.
3) Adachi H, et al. Widespread nuclear and cytoplasmic accumulation of mutant androgen receptor in SBMA patients. *Brain* 2005；128：659-670.
4) Jochum T, et al. Toxic and non-toxic aggregates from the SBMA and normal forms of androgen receptor have distinct oligomeric structures. *Biochim Biophys Acta* 2012；1822：1070-1078.
5) Katsuno M, et al. Testosterone reduction prevents phenotypic expression in a transgenic mouse model of spinal and bulbar muscular atrophy. *Neuron* 2002；35：843-854.
6) Chevalier-Larsen ES, et al. Castration restores function and neurofilament alterations of aged symptomatic males in a transgenic mouse model of spinal and bulbar muscular atrophy. *J Neurosci* 2004；24：4778-4786.
7) Katsuno M, et al. Leuprorelin rescues polyglutamine-dependent phenotypes in a transgenic mouse model of spinal and bulbar muscular atrophy. *Nat Med* 2003；9：768-773.
8) Banno H, et al. Phase 2 trial of leuprorelin in patients with spinal and bulbar muscular atrophy. *Ann Neurol* 2009；65：140-150.
9) Katsuno M, et al. Efficacy and safety of leuprorelin in patients with spinal and bulbar muscular atrophy（JASMITT study）：A multicentre, randomised, double-blind, placebo-controlled trial. *Lancet Neurol* 2010；9：875-884.
10) Fernández-Rhodes LE, et al. Efficacy and safety of dutasteride in patients with spinal and bulbar muscular atrophy：A randomised placebo-controlled trial. *Lancet Neurol* 2011；10：140-147.
11) Nedelsky NB, et al. Native functions of the androgen receptor are essential to pathogenesis in a Drosophila model of spinobulbar muscular atrophy. *Neuron* 2010；67：936-952.
12) Yang Z, et al. ASC-J9 ameliorates spinal and bulbar muscular atrophy phenotype via degradation of androgen receptor. *Nat Med* 2007；13：348-353.

13) Palazzolo I, et al. Overexpression of IGF-1 in muscle attenuates disease in a mouse model of spinal and bulbar muscular atrophy. *Neuron* 2009 ; 63 : 316-328.
14) Waza M, et al. 17-AAG, an Hsp90 inhibitor, ameliorates polyglutamine-mediated motor neuron degeneration. *Nat Med* 2005 ; 11 : 1088-1095.
15) Katsuno M, et al. Pharmacological induction of heat-shock proteins alleviates polyglutamine-mediated motor neuron disease. *Proc Natl Acad Sci U S A* 2005 ; 102 : 16801-16806.
16) Montie HL, et al. Cytoplasmic retention of polyglutamine-expanded androgen receptor ameliorates disease via autophagy in a mouse model of spinal and bulbar muscular atrophy. *Hum Mol Genet* 2009 ; 18 : 1937-1950.
17) Miyazaki Y, et al. Viral delivery of miR-196a ameliorates the SBMA phenotype via the silencing of CELF2. *Nat Med* 2012 ; 18 : 1136-1141.
18) Sopher BL, et al. Androgen receptor YAC transgenic mice recapitulate SBMA motor neuronopathy and implicate VEGF164 in the motor neuron degeneration. *Neuron* 2004 ; 41 : 687-699.
19) Minamiyama M, et al. Sodium butyrate ameliorates phenotypic expression in a transgenic mouse model of spinal and bulbar muscular atrophy. *Hum Mol Genet* 2004 ; 13 : 1183-1192.
20) Minamiyama M, et al. Naratriptan mitigates CGRP1-associated motor neuron degeneration caused by expanded polyglutamine repeat tract. *Nat Med* 2012 ; 18 : 1531-1538.
21) Yamanaka K, et al. Astrocytes as determinants of disease progression in inherited amyotrophic lateral sclerosis. *Nat Neurosci* 2008 ; 11 : 251-253.
22) Sorarù G, et al. Spinal and bulbar muscular atrophy : Skeletal muscle pathology in male patients and heterozygous females. *J Neurol Sci* 2008 ; 264 : 100-105.
23) Yu Z, et al. Androgen-dependent pathology demonstrates myopathic contribution to the Kennedy disease phenotype in a mouse knock-in model. *J Clin Invest* 2006 ; 116 : 2663-2672.
24) Monks DA, et al. Overexpression of wild-type androgen receptor in muscle recapitulates polyglutamine disease. *Proc Natl Acad Sci U S A* 2007 ; 104 : 18259-18264.
25) Mo K, et al. Microarray analysis of gene expression by skeletal muscle of three mouse models of kennedy disease / spinal bulbar muscular atrophy. *PLoS One* 2010 ; 5 : e12922.
26) Sambataro F, Pennuto M. Cell-autonomous and non-cell-autonomous toxicity in polyglutamine diseases. *Prog Neurobiol* 2012 ; 97 : 152-172.

VI. ALS および関連運動ニューロン疾患の治療と介護
ALS の治療の現状と展望
臨床治験のレビューを含めて—米国を中心に

> **Point**
> - 米国神経学会（AAN）によって2009年に改訂されたALSガイドラインは，10年前のガイドラインと比べてエビデンスの量と質が格段に改善し，ほとんどの治療項目でエビデンスに基づいた推奨ができるようになった．
> - AANは，ALSガイドラインを発行するだけでなく，ガイドラインに沿った治療が実際に施行されるように，quality measureという概念を提起・推進してきており，治療の質の向上を図っている．
> - ALS治療薬に関して，幅広い薬剤による数多くの臨床治験が現在進行中であるが，新しい治療薬に結びつくような結果は現時点では得られていない．
> - ALS患者の運動神経細胞内の病態に対して細胞外のさまざまな病因因子が加わっており，病態・病因解明の過程を複雑なものにしているが，これを解明するにはさらに患者を対象とした臨床研究が必要である．
> - 米国では，ALS患者にとって明らかに有害な偽治療・似非治療から患者・家族を守ろうという活動が行われている．

　筋萎縮性側索硬化症（amyotrophic lateral sclerosis：ALS）は長いあいだ「難病中の難病」といわれ，治療の手立てがほとんどなかった．しかし1996年にリルゾール（リルテック®）が承認され，1999年には米国神経学会により，ALSの初めてのガイドライン（Practice Parameter）が発表された．その後さらに臨床治療のエビデンスが少しずつ集積され，2009年には追加・改訂されるまでになった．

　ALSの病態・原因の研究，臨床治験がますます加速度的な進歩をみせている中で，ALS治療の臨床研究にも目が向けられるようになってきた．ここでは，主に米国を主体としたALSの治療，さらに臨床治験の現状をも含めて，その全体的な展望を試みたい．

ALS の治療

　本稿では，EBM（エビデンスに基づく医学）を基にしたALSの治療を説明したい．

　読者はEBMの概念と方法にはすでによく通じていることと思うが，この治療概念は米国の医療診療の中にますます深く組み入れられつつある．簡単にいうと，「患者の治療を正しく行うため，臨床治療上の疑問を提起し，疑問解決のため，医学文献を系統的に検索・分類し，推奨の程度を決定する研究過程」ということであろう[*1]．

*1 www.neurology.org の Appendix を参照．

1 エビデンスに基づくレビューと推奨レベル

エビデンス・クラス	研究・治験の方法	推奨レベル
クラス I	無作為・比較対照群のある臨床治験で、ほぼ完全な追跡データと二重盲検法によるデータの解析による研究・治験	レベル A：治療・薬剤投与効果が確立された場合、「治療すべきである」
クラス II	無作為性に欠陥のある治験、またはコホートにマッチした対照群を使用する研究で、盲検法によるデータの解析による研究・治験	レベル B：治療・薬剤投与効果の可能性が高い場合、「検討すべきである」
クラス III	コホートに対しての研究で、データ分析は独立している研究・治験	レベル C：治療・薬剤投与効果の可能性がある場合、「検討してもよい」
クラス IV	上記の基準に合わない研究・治験	レベル U：決定不可、支持することも否定することもできない

（AAN〈米国神経学会〉www.neurology.org の Appendix に基づく）

2 米国 ALS ガイドラインをふまえたうえでの ALS 患者を治療するための基本的要素

- 疾患の深い理解
- 患者への関心と責任
- 希望をもたらす態度
- 診断の適切な告知と話し合い
- 職種の異なる専門家による集学的チーム医療
  （ALS 専門外来・センター）
- 最大限の対症療法
- 栄養管理、呼吸管理
- 臨床治験
- 疼痛・苦痛の軽減
- 終末期の緩和療法

1 に、エビデンス・クラスと推奨レベルを示す。エビデンスがないとわかった項目に関しては、さらに臨床研究が必要と指摘される。

前述したように、ALS の治療方法は確かに変わりつつあるが、ALS が難病中の難病であることに変わりはなく、治療に携わる医療従事者の個人的心構えが大切と思われる。2 に筆者の個人的見解を示す。ALS の治療は診断の告知に始まるといっても過言ではなく、時間をかけ、患者・家族の質問に答える必要がある。私事ながら、ALS を専門に 30 年以上も同じことを続けているが、告知がいちばん難しいと思う。このように、エビデンスのない項目に関しては、われわれの経験がまだ必要となるが、医師の告知法を改善しうる研究、すなわちしっかりとしたエビデンスが必要となってくる。

米国神経学会による 2009 年の ALS ガイドライン[1,2]は、10 年前のガイドライン[3]と比べるとエビデンスの質と量が格段に改善した。いくつかの治療項目、さまざまな症候治療、コミュニケーション・緩和ケア・告知に関してはまったくエビデンスが得られなかったが、それ以外のほとんどの治療項目では、いくつかのクラス I のエビデンスも含んで、確固たる推奨ができるようになった。米国 ALS ガイドラインの詳細は 2010 年、2011 年の日本神経学会におけるランチョンセミナーなどでも紹介されたが、その主な項目を 3 に示す。

新しいエビデンスが示されたもののうち、栄養・呼吸管理、チーム医療クリニックは、すべての患者にとって特に大切と思われるので、以下に問題点をあげたい。

3 米国神経学会の2009年版ALSガイドライン（抜粋）

治療項目	エビデンス・クラス	推奨レベル	コメント
薬剤治療 　リルゾール（リルテック®）	4 クラス I	レベル A	投与すべきである
体重安定化に対するPEGの効果	2 クラス II, 7 クラス III	レベル B	PEGを検討すべきである
PEGの延命効果	2 クラス II	レベル B	PEGの延命効果のため，検討すべきである
PEGを行う時期	1 クラス II	レベル U	FVCが50%以上のとき，しかしエビデンス不十分
呼吸管理の方法	6 クラス III	レベル C	夜間オキシメトリー・仰臥位FVCまたは最大吸気圧・sniff鼻吸気圧を検討してもよい
非侵襲的呼吸補助器（NIV）による生存期間の延長・FVC低下の遅延	1 クラス I, 3 クラス III・ 1 クラス I, 1 クラス III	レベル B	NIVの使用を検討すべきである
非侵襲的呼吸補助器（NIV）によるQOLの改善	5 クラス III	レベル C	NIVの使用を検討してもよい
侵襲的呼吸補助（TIV）	2 クラス III	レベル C	TIVは希望する患者のQOL改善のため，検討してもよい，ただし家族介護人の負担は増す
ALSチーム医療クリニックへの紹介とQOLの改善	2 クラス II・ 1 クラス III	レベル B とレベル C	紹介を検討すべきであり，QOLの改善のため検討してもよい
症候治療	エビデンスなし	レベル U	支持も否定もなし
薬物抵抗性の流涎（A型ボツリヌス毒素〈ボトックス®〉）	1 クラス I・ 1 クラス III	レベル B	検討すべきである
偽性球麻痺による情動障害	1 クラス I（現在は2 クラス I）	レベル B（現在はレベル A）	投与すべきである（現在）
認知/行動障害のスクリーニング	2 クラス II，多数のクラス III	レベル B	スクリーニングテストを考慮すべきである
コミュニケーション・緩和ケア・告知	エビデンスなし	レベル U	支持も否定もなし

経腸栄養による栄養管理

　PEG（percutaneous endoscopic gastrostomy；経皮的内視鏡的胃瘻造設術）による経腸栄養は，食事の経口摂取が困難なALS患者において体重安定化のために検討すべきである（レベルB）．さらに，PEG施行は生存期間の延長におそらく有効であり，検討すべきであると判断されるが（レベルB），十分なデータが得られていないため，その効果を定量化することはできなかった．

　問題はいつPEGを行うかということであるが，FVCが予測値の50%を上回っていればリスクは小さいかもしれない（クラスIII研究1件）．これは，1999年の米国ALSガイドラインの指標であるが，それ以降新しいエビデンスがない状態なので，現在もこの値を参考にしている．

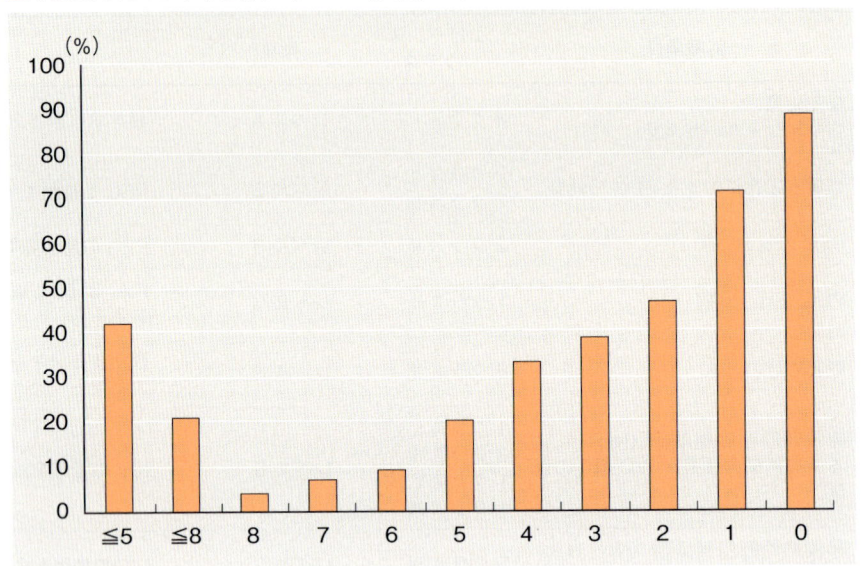

4 ALSFRS-Rの球症状スケール（横軸）と経腸栄養の使用（縦軸）

ALSFRS-Rの球症状スケールは正常で12，機能がまったく消失すると0である．経腸栄養を受け入れた患者は，球症状スケールが8以下の患者で20%，5以下になった患者では40%以上．球症状スケールの低下に伴って経腸栄養の使用率が次第に高くなること，つまり，かなり球症状が悪化しないと，経腸栄養を受け入れないことを示している．

　また経腸栄養を行う方法として，PEGがよいかX線透視下の胃瘻造設術（radiologically inserted gastrostomy：RIG）がよいかについて英国で研究中であるが，現時点では結論は出ていない．

　いちばん大きな問題は，患者が経腸栄養を容易に受け入れないということである．1999年の米国ALSガイドラインが発行された後にはPEGの使用率が伸びたが，全体としては著明な伸びとはいえなかった[4,5]．食物の形態を身体に適応させることで体重の減少を最小限にとどめるという経腸栄養の有用性を説明しても，この治療を積極的に受け入れようという患者はまれである．われわれが以前行った，ALSFRS-Rの球症状スケールと経腸栄養使用との関係の研究では，球麻痺がかなり進行しないとPEGを受け入れないという患者側の問題があった[6]（**4**）．

　球麻痺が進行した時点では，呼吸機能の低下も併発するので，問題はさらに複雑になってくる．また，PEGの使用頻度はALS専門クリニックやASLセンターによって大きなばらつきがあるが，これは各施設の医師のPEGに対する考え方と推奨の仕方の違いによるものと考えられる．高度のエビデンスが出れば医師の推奨の仕方も変わると思われるので，この領域では，さらなる新しい高度のエビデンスを出しうる質の良い臨床研究が必要となる．

非侵襲的呼吸補助器（NIV）による呼吸管理

　呼吸管理は栄養管理と並んでALS患者にとって最も大切な治療法である．1999年の米国ALSガイドラインでは「肺活量が50%になれば，NIV（non-invasive ventilator；非侵襲的呼吸補助器）の使用を考慮する」とされ，保険でも認められている[3]．1999年以前では肺活量40％以下の患者でNIVの使用頻度は9％，ガイドライン発表後の2000年以降で21％とその率は増加したが，全体としてはPEGと同様まだ低率で，しかもALSセンターによってばらつきがある[4,5]．

　NIVの使用が生存期間の延長・FVC低下の遅延をもたらし，さらに睡眠障害，日中の覚醒・認知機能，活気・活動力，運動能力を含めたQOLの改善に効果があるという新しいエビデンスを基にして，NIVの使用はさらに普及すると思われる．NIVの使用を決めるにあたり，3つの異なる呼吸テスト方法が推奨されているので，自分の慣れた方法をうまく組み合わせ，早期に呼吸障害を見つけてNIVを使用すべきである．

　しかし，球麻痺の進んだ患者では時にNIVがうまく使えないこと，かなりの患者において，夜間のNIV自動的作動と患者自身の呼吸発現がうまく連鎖しないこと[7]が報告されており，その他にもNIVの延命効果をさらに延ばすのにはいかなる方法があるのか，質の高いエビデンスを作り上げるために，良い臨床的研究が必要である．さらに，NIVを処方しても使用しない患者がかなりいるというアドヒアランスの問題も考えなければならない．

multidisciplinary clinic（集学的チーム医療クリニック）

　1999年と2009年の米国ALSガイドラインの大きな違いは，2009年版で，集学的チーム医療クリニックの効果（生存期間を延ばし，QOLの改善に役立つというエビデンス）を認め，こうしたクリニックへの使用・紹介が薦められたことである[2]．

　米国では80以上のALS専門クリニックがあるが，米国筋ジストロフィー協会と米国ALS協会は，それぞれ独立に35以上のALSセンターを認定している．センターによりその内容が多少異なるが，複数の専門医・種々の治療士が患者（家族も含めて）の治療に携わり，また幅広い相談に乗っている（**5**）．このALS患者への治療体制は，過去20年以上欧米のALS治療の標準形式となってきた．

　集学的チーム医療クリニックは，ALS患者の治療および臨床治験を含めた治療の臨床研究に最適である．しかしその一方で，チーム医療に対する保険の支払いは主に医師の診療費のみで，パラメディカルによる治療への支払いは認められておらず，経済的には賢明な治療体制とはいえない側面もある．

その他の治療

　偽性球麻痺による情動障害，強制泣き笑いに対する対症治療薬として，デキストロメトルファンとキニジンの合剤は著明な効果がある．この治験を始めるにあたって，日本での計画もあったが，「日本では患者の偽性球麻痺による情動障害，強制泣き笑いの症状はあまり問題にならない」とのことで治験には至らなかった．必要があれば，医師の処方により薬剤師が調合できる

5 ALSチーム医療クリニック

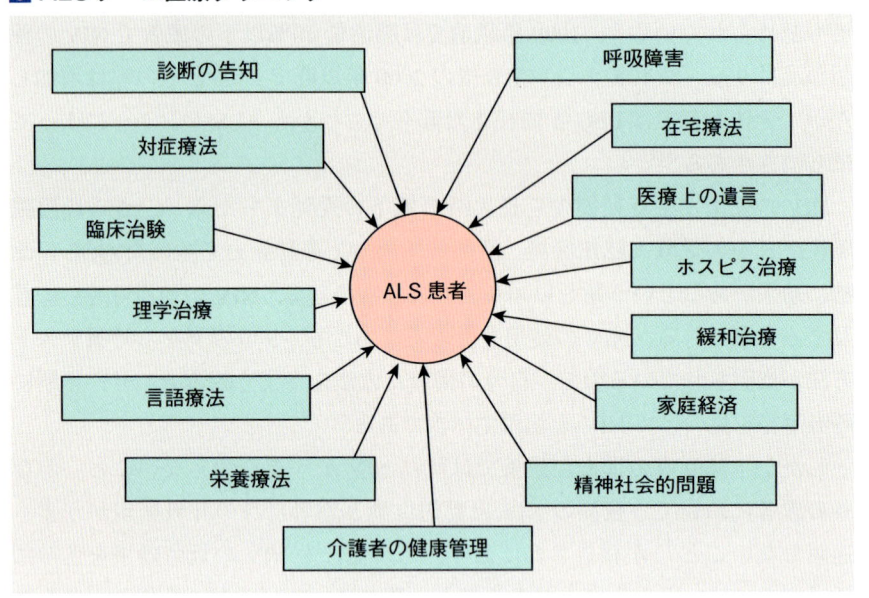

```
           診断の告知                    呼吸障害
       対症療法                              在宅療法
                                              医療上の遺言
       臨床治験
                        ALS患者              ホスピス治療
       理学治療
                                              緩和治療
       言語療法
                                              家庭経済
           栄養療法                    精神社会的問題
                    介護者の健康管理
```

ALS患者のチームクリニックには，諸種の専門家が必要である．ALSの専門医，看護師，理学療法士，作業療法士，栄養士，言語療法士，ソーシャルワーカー，心理療法士，呼吸器科医，呼吸療法士，研究助手などがチームとして，患者の必要に応じて，診察し，質問に答え，専門医とともに患者の最も必要とする治療を行う．

はずである．デキストロメトルファンとキニジンの合剤の第2の報告は2009年の米国ALSガイドラインの後に発表されたので[8]，今回のガイドラインにはその結果は入れられていないが，2つのクラスIのエビデンスがあるため，もし今ガイドラインを作るとしたら，この薬剤の使用はタイプAの推奨となろう．

また，3に示したように，薬物抵抗性の流涎に対しては唾液腺へのA型ボツリヌス毒素（ボトックス®）の注射が効果があり，使用を検討すべきである[2]．

疲労・疲労感はほとんどのALS患者に起こるもので，効果的な対症療法がなかったが，少数の患者の治験ではあるが二重盲検法による無作為化対照臨床治験によって，モダフィニルはALSに起こる疲労に効果的であるとの結果が出た[9]．このエビデンスも2009年版米国ガイドラインの後に発表されたものである．

「運動はどうするのか？」という質問はALS患者からよく問われる．無作為化対照臨床治験を行った結果では，抵抗性筋力運動はQOLの改善と筋力増強のために効果的という結果を得た[10]．ALSのリハビリテーションは，米国ALSガイドラインの質問項目にはないためガイドライン外のことになるが，ある程度の抵抗性筋力運動は薦めることを検討すべきである．

現在異論のある治療法

米国ではNIVの他に，横隔膜ペーシング（diaphragm pacing：DP）の使用

が提唱されている．患者の希望が高いこと，機器会社および研究者がこの治療を強力に推進していることなどもあって，米国FDAは例外的使用（compassionate use）として2011年にDPの実験治療を認可した．これは，横隔膜腹腔面に内視鏡により横隔膜神経の筋挿入部に電極を埋め込む方法で，実験的治療法であるため，患者研究のためのIRBの許可を必要とする．現在のところ効果があるというエビデンスはない[11]．英国とフランスで1件ずつ研究が行われており，米国でも無作為化対照臨床治験が始まろうとしている．

ALS治療の質の向上と保険返済の利点

米国ALSガイドラインは患者治療の質を向上させることが目的である．

1999年版ALSガイドライン発表後，前述のように，PEGおよびNIVの使用率がガイドライン発表以前と比べて確かに上昇した．しかし，上昇しても全体からみると，その率は依然としてまだ低かった．当時は"ALS C. A. R. E."というプログラムがあって，治療の現状，さらにはALSガイドラインの影響を調査することができたが，2009年版ALSガイドラインではそのようなプログラムはなく，新しいガイドラインがALS治療にどの程度影響を与えたかはまったくわからないというのが現状である．

米国ALSガイドラインは，発行した時点でのALS治療のエビデンスと推奨のタイプを示すことによって，ALS患者を診る医師がこのガイドラインに則って治療することを期待している．しかし現実には，医師の行動・治療方法を変えることはなかなか難しい．

米国神経学会は，ガイドラインを発行するだけでなく，さらに一歩前進し，ガイドラインに則った治療が実際に施行されるように，治療の質の評価（quality measure）という概念を提起し，推進してきた．神経系統の主要な疾患（脳卒中，痙攣疾患，パーキンソン病など）はquality measureが導入され，すでに*Neurology*に発表されている．米国神経学会とJoint Commission（医療施設の認可・医療の質の基準決定の機関）とが合同で神経系医療の質を測り，ガイドラインに則った治療を行うように推奨し，ガイドラインに則った治療が行われていれば，適切な保険返済の支払いが受けられる．

ALSのquality measureは現在進行中である．

まず，米国神経学会の中でALS特別委員会が作られ，その委員会はALSガイドラインの中からquality measureとして特に大切と思われる下記の11の治療項目を選択した．①チーム医療クリニックの治療計画，②リルゾールの使用，③ALSにおける認知障害のスクリーニング，④倒れの有無（ALS Falls Querying），⑤対症療法，⑥呼吸状態の観察，⑦NIV使用，⑧栄養状態の観察，⑨栄養管理，⑩意思疎通法の改善，⑪ALS末期のケア．

これらの治療項目が患者の治療に導入されている事実を，患者の電子カルテの中に簡潔に記載することが必要である．この基準に見合えば保険の支払いが加算される．すなわち，医師への支払いを良くすることで，治療の質を

6 ALSの原因仮説とそれに基づく臨床治験

グルタミン酸拮抗剤	リルゾール（リルテック®）[*1], トピラマート, talampanel, セフトリアキソン
抗酸化剤	ビタミンE, クレアチン, CoQ10, エダラボン[*2]
神経栄養因子	CNTF, BDNF, GDNF, xaliproden, IGF-I
抗SOD1産生・蛋白凝集拮抗剤	anti-oligonucleotide[*2], arimoclomol[*2]
ミトコンドリア障害改善剤	CoQ10, olesoxime
細胞死拮抗剤	omigapil（TCH346）, インジナビル
神経抗炎症剤	セレコキシブ, ミノサイクリン, glatiramer acetate, NP001[*2]
自己貪食作用	炭酸リチウム
グルタミン酸ラムダ受容体拮抗剤	デキストロメトルファン/キニジン[*1]：偽性球麻痺による情動障害
ミオシン（Myosin）活性剤	CY4024[*2]：筋力増強
遺伝子発現促進剤	フェニル酪酸ナトリウム
その他の機序	pentoxifylline, ONO-2506（arundic acid）, タモキシフェン, methylcobalamin[*2]

現在までに行われた主な臨床治験を原因仮説に基づいて羅列した．
[*1] 治験から薬剤としてFDAに認可されたもの．
[*2] 現在治験が進行中あるいは進行中とされているもの．

良くしようとするのが目的である．

臨床研究と臨床治験

　効果的なALS治療薬を見出す唯一の方法は，二重盲検法による無作為化対照臨床治験であることに異論はない．しかも，臨床治験は患者に希望を与えることができ，臨床治験に要する頻回の検査・診察・相談は，ALSの治療上効果的でもあり，臨床治験に参加する患者は他の臨床研究にも興味をもち，前向きで，しかもわれわれのALS研究の助けとなる．したがって，臨床治験はいろいろな面で役に立つが，同時に臨床治験には山積みの問題がある[12]．どのような過程で治験薬剤が選択されるのか，SODのネズミモデルはALS薬剤選択にとって必須であるが，はたして信憑性のあるモデルなのか，その疑問は最近では，ますます大きくなってきている．

　6に最近の治験をあげる．詳細は最近のレビューを参照してほしいが[13]，幅広い種類の薬剤による数多くの臨床治験が現在進行中である．こうした動きは素晴らしいことである．しかし，多種類の病因論に対して数多くの薬剤が選ばれ，それらがすべて治験に向かうと，多数の患者を必要とすることになる．しかも第III相試験になると，さらに多数の患者を必要とすることもあって，臨床治験のあり方に新しい目を向ける傾向が出てきた．すなわち，比較的少数の患者による第II相試験を効果的に行い，多くの薬剤を調べ，第III相試験は成功の可能性のかなり高い薬剤に限って行おうというもので

7 ALSの運動神経細胞内で起こっていると考えられているさまざまな病態過程・病因仮説

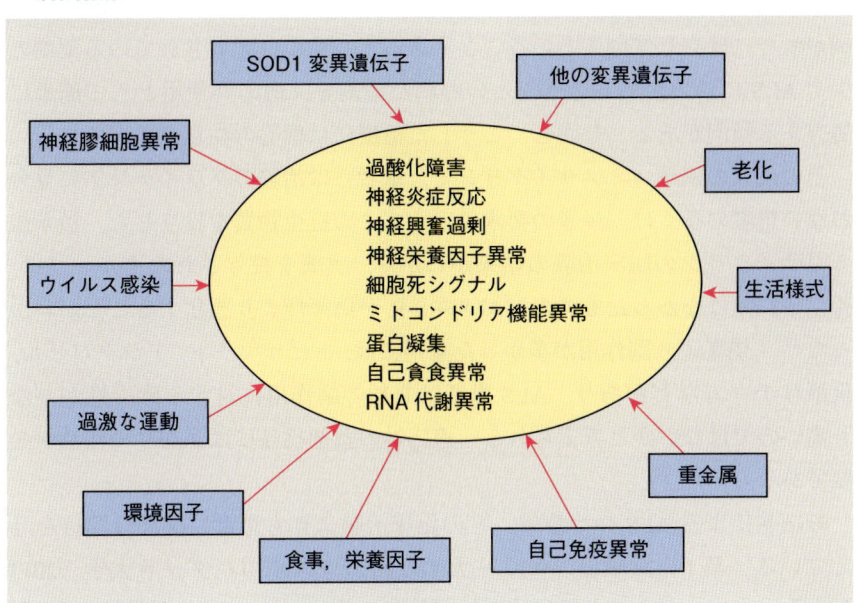

（図：中央の楕円に「過酸化障害／神経炎症反応／神経興奮過剰／神経栄養因子異常／細胞死シグナル／ミトコンドリア機能異常／蛋白凝集／自己貪食異常／RNA代謝異常」、周囲に「SOD1変異遺伝子／他の変異遺伝子／老化／生活様式／重金属／自己免疫異常／食事，栄養因子／環境因子／過激な運動／ウイルス感染／神経膠細胞異常」）

臨床治験は各仮説に対して単独に計画・施行されてきた．現在のところ，これらの病態過程が独立して起こるのか，いくつかの病態が連鎖的に作動して起こるのかわからない．すなわち，一つの病態過程をブロックすれば全体としての細胞変性をブロックできるか否かわからない．しかも，運動神経細胞外からのさまざまな病因因子が加わっていることが考えられ，ALSの運動神経細胞変性の病態・病因解明の過程を複雑にしている．

ある[14]*2．

現在の治療は，動物実験に基づいたALSの病態仮説を基になされてきたものが多く，筆者はALS患者自身による病態究明の研究にもっと目を向けなければならないと思っている．**7**にあげたように，ALS患者の運動神経細胞内の病態に対しては細胞外のさまざまな病因因子が加わっていることが考えられ，病態・病因解明の過程を複雑なものにしている．患者を対象にした臨床研究は難しいが，しかしこれなくしてはALSを解明することはさらに難しそうである．

現在進行中の臨床治験のうち，dexpramipexoleは第III相試験の最終結果が出されたが，残念ながら治療効果はなかった*3．

2008年に発表されたイタリアからのリチウム（リーマス®）の効果を検討した試験はALS患者・研究者をあっと言わせた．しかし最初に発表された治験の方法・結果を冷静に考察してみると，治験の方法には種々の問題があることがわかってきた．この報告から短期間に，イタリアの他のグループも含めて世界中でいくつかの追試が行われた．筆者らの施設では，患者の強い要望もあって，直ちにその副作用を目的とした偽薬なしの治療を行ったが，かなりの副作用があることがわかった．2年後，それらの追試はすべて無効と高率の副作用出現に終わった[16]．当然とはいえ，ALS community（医師，患者，患者団体などの共同グループ）がいかに新しい発表に飢えているかと

*2
数年前，ALSの治療を急速に開発する目的で，米国NIHは，セフトリアキソンの前臨床試験から直接第III相試験に進むという，異例の処置を行った．500人の患者がこの治験に加わったが，治験の終了数か月前にデータ・安全委員会は治験の中止を決定した．この治験は第II相試験がなされるべきであったことを明らかに示している．

*3
dexpramipexoleは今までに試みられたALS治験薬の中で唯一，第II相試験で投与量と効果（ALSFRS-R）の相関が陽性に出た薬剤で，第III相試験の良い結果が期待されていた[15]．

いうことを思い知らされた．

　副作用に関して一言付け加えると，FDAが承認した薬剤はその副作用形態がすでに確立しているということもあって，すでに認可されている薬剤の中でALSに効果がありそうだといわれた薬剤を，適応外使用として簡単に処方する傾向がある．しかし，こうした治療には細心の注意が必要である．

　その最大の例が，ミノサイクリンで，筆者らは治験のクライテリアに見合わない患者の多くに，患者の要求に応えてこの抗生物質を投与した．数年後ミノサイクリンの臨床治験の結果がわかり，実薬を投与されたグループは，死亡率に差はなかったものの，ALSFRS-Rが偽薬群より悪化することがわかった[17]．偽薬より副作用が多かった薬剤には，トピラマート，アシクロビル，炭酸リチウムなどがあり，ALS患者は薬剤の副作用に対する感受性がかなり高いのではないかと考えられる．適応外の薬剤投与にはかなりの注意が必要である．

　幹細胞によるALSの治療は，どの臨床治験よりも患者に絶大な期待を与えている．第I相試験はエモリー大学とイスラエルのハダッサ大学（2013年からハーバード大学が参加する）で行われている．しかし，幹細胞の種類，投与方法，その他もろもろの問題が不確定で，かなりの研究がなされないと，臨床効果を期待できる治験に至ることができないと思われる．

偽治療・似非治療の問題

　ALS患者・家族は，われわれ専門家が行う現在の治療法に満足してはいない．患者も家族も藁をもつかむ気持ちで何かもっと良いものを試みる方向に向かうのは当然といえるかもしれない．

　さまざまな栄養療法，ビタミン投与，鍼，漢方療法，瞑想などはごく普通で，極端に高価なわけでもなく，害もないので反対はしないが，解毒療法や抗酸化剤には毒性・副作用に注意を要する．世界のいくつかの場所で行われている"幹細胞治療"を売りにしている"治療"は，高価というだけでなく，明らかに偽治療・似非治療といわれるものである．

　米国では，Bedlack Rが中心になって，こうした明らかに患者にとって有害な偽治療・似非治療を見つけ，患者・家族を偽治療・似非治療から守ろうという努力がある[*4]．すでにThe ALS Untangled Groupは，多数の警告論文をALSジャーナルに発表している．患者・家族に藁をもつかむ気持ちがあるのはもちろんのことであるが，そうした傾向を防ぐほど治療可能性の高い臨床治験を早く開発することが望まれる．

*4
http://www.alsuntangled.com/

おわりに

　ここ数年ALSの研究は確実に大きな変化・進歩を遂げつつある．それは，本書の内容にも的確に現れている．われわれ神経内科医は，ますます積極的にこの神経難病に取り組み，臨床研究を通してALSの治療を今よりもさらに効果的にするための努力が必要である．現実的には，目前にいるALS患

者とその家族にできるだけのことをしようとする心構えが大切であろう．近い将来の解決を期待しつつ，このレビューを終えたい．

(三本　博)

文献

1) Miller RG, et al. Practice parameter update : The care of the patient with amyotrophic lateral sclerosis : Drug, nutritional, and respiratory therapies (an evidence-based review) : Report of the Quality Standards Subcommittee of the American Academy of Neurology. *Neurology* 2009 ; 73 : 1218-1226.
2) Miller RG, et al. Practice parameter update : The care of the patient with amyotrophic lateral sclerosis : Multidisciplinary care, symptom management, and cognitive / behavioral impairment (an evidence-based review) : Report of the Quality Standards Subcommittee of the American Academy of Neurology. *Neurology* 2009 ; 73 : 1227-1233.
3) Miller RG, et al. Practice parameter : The care of the patient with amyotrophic lateral sclerosis (an evidence-based review) : Report of the Quality Standards Subcommittee of the American Academy of Neurology : ALS Practice Parameters Task Force. *Neurology* 1999 ; 52 : 1311-1323.
4) Bradley WG, et al. Current management of ALS : Comparison of the ALS CARE Database and the AAN Practice Parameter. *Neurology* 2001 ; 57 : 500-504.
5) Miller RG, et al. Outcomes research in amyotrophic lateral sclerosis : Lessons learned from the amyotrophic lateral sclerosis clinical assessment, research, and education database. *Ann Neurol* 2009 ; 65 Suppl 1 : S24-S28.
6) Mitsumoto H, et al. Percutaneous endoscopic gastrostomy (PEG) in patients with ALS and bulbar dysfunction. *Amyotroph Lateral Scler Other Motor Neuron Disord* 2003 ; 4 : 177-185.
7) Atkeson AD, et al. Patient-ventilator asynchrony with nocturnal noninvasive ventilation in ALS. *Neurology* 2011 ; 77(6) : 549-555.
8) Pioro EP, et al : Safety, Tolerability, and Efficacy Results Trial of AVP-923 in PBA Investigators. Dextromethorphan plus ultra low-dose quinidine reduces pseudobulbar affect. *Ann Neurol* 2010 ; 68(5) : 693-702.
9) Rabkin JG, et al. Modafinil treatment of fatigue in patients with ALS : A placebo-controlled study. *Muscle Nerve* 2009 ; 39 : 297-303.
10) Bello-Haas VD, et al. A Randomized Controlled Trial of Resistance Exercise in Individuals with ALS. *Neurology* 2007 ; 68 : 2003-2007.
11) Scherer K, Bedlack RS. Diaphragm pacing in amyotrophic lateral sclerosis : A literature review. *Muscle Nerve* 2012 ; 46(1) : 1-8.
12) Mitsumoto H, et al. Randomized control trials in ALS : Lessons learned. *Amyotroph Lateral Scler and Other Motor Neuron Disord* 2004 ; 5(Suppl 1) : 8-13.
13) Habib AA, Mitsumoto H. Emerging drugs for amyotrophic lateral sclerosis. *Expert Opin Emerg Drugs* 2011 ; 16(3) : 537-558.
14) Cudkowicz ME, et al. Toward more efficient clinical trials for amyotrophic lateral sclerosis. *Amyotroph Lateral Scler* 2010 ; 11(3) : 259-265.
15) Cudkowicz M, et al. The effects of dexpramipexole (KNS-760704) in individuals with amyotrophic lateral sclerosis. *Nat Med* 2011 ; 17(12) : 1652-1656.
16) de Carvalho M, Pinto S. Lithium treatment in amyotrophic lateral sclerosis : Do we have enough trials? *Expert Rev Neurother* 2011 ; 11(12) : 1693-1698.
17) Gordon PH, et al. Efficacy of minocycline in patients with amyotrophic lateral sclerosis : A phase III randomised trial. *Lancet Neurol* 2007 ; 6 : 1045-1053.

ALSに対する緩和医療

> **Point**
> - 筋萎縮性側索硬化症（ALS）の終末期医療は，臨床において重要な位置を占める．
> - ALS患者はさまざまな苦痛を感じ，その原因もさまざまであるため，それぞれに対処法を検討する．
> - ALS患者の呼吸苦に対するモルヒネ塩酸塩およびモルヒネ硫酸塩が査定対象外として保険使用可能となった．

筋萎縮性側索硬化症における緩和医療について

Key words
非癌疾患の緩和医療
脳卒中，認知症，ALS，パーキンソン病などの神経難病，慢性閉塞性肺疾患，慢性心不全，慢性腎不全，肝不全など苦痛を生じるあらゆる疾患が対象になる．苦痛症状としては，呼吸困難，嚥下障害，食思不振，喀痰，疼痛などがあげられる．日本において，保険適用の問題を含め，この分野の医療はまだ確立していない点が多い．

緩和医療は治癒困難な疾病におけるあらゆる苦痛の緩和を意味するものである．筋萎縮性側索硬化症（amyotrophic lateral sclerosis：ALS）では病初期の段階から，症状のみでなく告知や疾患受容などへの苦悩があり，また経過中に現れる身体的・精神的苦痛へも対応することが必要である．そう考えると，ALS診療におけるすべてが緩和医療であると言い換えても過言ではない．また，患者だけでなく，介護者の身体面，精神面へのサポートやケアも重要である．医師のみで行えることは限られており，さまざまな職種（神経内科医，プライマリケア医，臨床心理士，作業療法士，言語聴覚士，理学療法士，栄養士，訪問看護師，ケアマネージャなど）と連携をとりながら進めていくことが重要である．

そのなかでも終末期における緩和医療は臨床家にとって重要な位置を占める．緩和医療は，単に身体的症状を緩和するのみならず，心理的，社会的およびスピリチュアルなサポートも含まれる．

Key words
終末期（ALSにおける）
癌患者と異なり，機能が低下した状態が長く持続するため[13]，予後予測がつきづらく，どの時期からを終末期と定義するかは困難である．

終末期にALS患者が感じる苦痛は多岐にわたる．呼吸筋筋力低下などのために呼吸苦を感じる患者は多い[1-3]．また，筋痙攣，筋緊張亢進や関節拘縮などから生じる四肢の痛みも問題となる．不眠，疲労感，うつや不安感も終末期には高頻度で認められる症状である．これらの症状を緩和するためには，まず原因の評価が重要である．

以下に緩和医療の対象となりうる症状8項目をあげた．そのなかでも，原因が同様であれば，生じる症状は異なっても治療法が類似するため，まとめて記載した．

緩和医療の対象となりうる症状について

1）筋緊張亢進，筋痙攣，2）痛み，3）呼吸困難，4）流涎・痰，5）倦怠感，

6) うつ病・うつ状態，不安，7) せん妄，不穏，8) 不眠，が主に現れやすい症状である．

まずは原因の評価，症状の詳細把握を行う．たとえば，不眠は抑うつ，不安，筋痙攣，痛み，呼吸困難などさまざまな原因で生じうる．また呼吸困難は，軽度の気道感染でも症状の増悪を自覚することがある．

原因を取り除いても症状が緩和されない場合に薬物治療を考慮する．または同時に緩和治療を開始する．

治療の実際

以下に症状に対する文献的・経験的治療を記載した[4-11]．しかし，一般的にエビデンスを有するものは少ない．また，オピオイドに関しては詳細を後述した（p.308，**Column**「その他オピオイドについて」参照）．なお，抗不安薬の一部など筋弛緩作用により呼吸状態が悪化する場合があり，症状をみながら作用強度の弱いものから選択する．

1）筋緊張亢進，筋痙攣

一次ニューロン症状に伴うことが多く，理学療法の併用は有用である．また，エビデンスはないものの，抗痙縮薬や筋弛緩薬の投与により改善することが多い．

■筋緊張亢進

難治性の痙性により痛みを伴うこともある．

抗痙縮薬としてバクロフェン（リオレサール®，ギャバロン®）：15〜30 mg／日，分 3，チザニジン（テルネリン®）：3〜9 mg／日，分 3，ダントロレン（ダントリウム®）：50〜150 mg／日を選択することが多い．

他に，ジアゼパム（セルシン®，ホリゾン®），クロナゼパム（リボトリール®），ガバペンチン（ガバペン®）などを使用することもある．重度な痙性には A 型ボツリヌス毒素（ボトックス®）の筋注やバクロフェン髄注が考慮されることもある．

■筋痙攣

夜間に生じることが多い．

レベチラセタム（イーケプラ®）が有効であったとの報告がある．他に，芍薬甘草湯，カルバマゼピン（テグレトール®），ジアゼパム，フェニトイン（アレビアチン®），ベラパミル（ワソラン®）などが選択される．

2）痛み

筋痙攣や痙縮，関節拘縮，仙骨部などの圧迫，不動による痛みなど，さまざまな原因がありうるが，原因が特定できないこともある．痛みは約 20〜90％に生じると報告されており，病状の進行により増加する．

- 物理的方法：体位変換，痛みを生じにくい姿勢の保持，関節の運動，マッサージ，鍼灸，温熱療法などを取り入れることもある．

その他オピオイドについて　　Column

　コデインリン酸塩（コデインリン酸塩®）は鎮咳作用を有するが，呼吸苦の緩和効果は弱い．

　トラマドール（トラマール®）は鎮痛作用は有するが，呼吸苦に対する効果の報告はない．

　オキシコドン（オキノーム®）は日本においてALSの呼吸困難に対する使用報告はない．癌性疼痛においてはモルヒネと効果は同等だが，副作用は同等またはそれ以下とされており，低用量の徐放剤（オキシコンチン®）が存在することや速効性のある散剤の存在による使い勝手の良さから，癌患者の緩和医療の現場においては，近年使用頻度はモルヒネ硫酸塩よりも増加している．また，癌患者の呼吸困難症状に対しても効果があったとの報告がある[14]．経鼻胃管または胃瘻からの投与時には散剤を用いることができるが，長時間型の散剤がないため頻回投与（1日4回以上）となる．力価は経口モルヒネ換算1.5である（生体内利用率が高いため）．腎排泄だが，代謝物はモルヒネと異なり蓄積しづらい．ALSの呼吸困難症状への保険適用はない．

　フェンタニルは鎮痛作用が強力であり（経口モルヒネの約100倍），貼付剤（デュロテップ®）があるため使用しやすい．しかし，呼吸苦への効果はモルヒネより劣るとされ，また呼吸抑制を来しやすいため推奨しづらい．癌以外の疼痛にも保険適用があるが，ALSの呼吸困難症状への保険適用はない．

- 薬物療法
  ①筋痙攣，痙縮：1）に準ずる．
  ②筋骨格系の痛み：非ステロイド抗炎症薬，アセトアミノフェン（ピリナジン®，カロナール®），効果がなければオピオイド（**Column**「その他オピオイドについて」参照）．
- 他に，心理的要因にも考慮する．抗うつ薬により痛みが軽減することもある．抗不安薬も使用することがあるが，1）同様，呼吸抑制に注意して選択する．

3）呼吸困難，呼吸苦

　呼吸筋麻痺から低換気となり，呼吸苦を生じる．また誤嚥による因子も加わる．この時期の患者は，何度か喀痰や唾液が気管内に落ち込むことにより窒息の症状を経験していることも多く，窒息への恐怖が目立つ場合もある．増加する不安や，不眠から生じることもある．なお，比較的病初期にみられる「のどの詰まった感じ」は喉頭部の緊張によることが多く，抗痙縮薬が有効である．

　以下の①～⑤による原因が多いため，まず，判明した原因に対し可能な限りの対処を行う．症状緩和が困難な場合，薬物療法（後述）を導入する．

　①感染症による低酸素化による呼吸苦：酸素投与（ただしCO_2ナルコーシスの惹起に注意が必要）．

　②無気肺に伴う呼吸苦：体位の工夫，無気肺の改善（intrapulmonary percussive ventilator〈IPV〉，カフアシスト®など理学療法の併用）．

　③排痰困難に伴う呼吸苦：排痰補助を行う．

- 去痰薬の使用，脱水の改善，非侵襲的陽圧呼吸（non-invasive positive pressure ventilation：NPPV）を使用している場合は，加湿の調整．
- 理学療法，機械的補助療法：呼吸リハビリテーション，カフアシスト®．

1 ALSにおけるモルヒネ使用について（当院での経験をもとに）

適応：呼吸苦，身の置き所のなさ，痛み，不安など
導入法
1. 有効1回量の決定 ・モルヒネ塩酸塩散 2.5 mg（$PaCO_2 > 60$ のときは 1.25 mg）を開始量として頓服で使用[*1]．10 mg／回まで増量可 ・30分〜1時間みて無効の場合は段階的に 10 mg／回まで増量 ・有効量が決まれば3時間ごとを目安に必要時追加投与 ・効果は自覚症状の他，呼吸回数，脈拍，発汗などを参考にする
2. 1日必要量の決定 ・モルヒネ塩酸塩散有効1回量×1日投与回数
3. 長時間作用型オピオイドに変更 ・10 mg／日を超える場合変更．例）モルヒネ硫酸塩（モルペス細粒®10 mg 分2）[*2] ・服用量が増えた際には分3としたほうが効果が持続しやすい
4. レスキュードーズ ・モルヒネ塩酸塩散を1日基本量の1／6〜1／10量追加 ・追加分を翌日の維持量に上乗せする
5. 注射剤への変更 ・必要に応じてモルヒネ塩酸塩持続注射（静注，皮下注）に変更（持続注射時のレスキューは1日注射量の1／24量追加）

[*1] 当院では，約30％が 1.25 mg／回で開始したが，初期有効量が 1.25 mg／回であった例は約10％であり，2.5 mg／回が約60％と最も多かった．
[*2] 国内のモルヒネ硫酸塩には，MSコンチン®，カディアン®，モルペス細粒®，ピーガード®，MSツワイスロン®がある．経鼻胃管や胃瘻から投与する症例が多いため，当院では最も粒子が細かいモルペス細粒®を使用している．

2 モルヒネの使用における当院での実際

使用状況	
使用期間	2日〜45か月（平均 4.3 ± 8.7 か月）
維持期の平均使用量	30〜60 mg／日
死亡時の使用量	5.0〜230 mg（平均 56.1 ± 71.2 mg）
効果	全例で症状軽減（1例に鎮静目的でミダゾラム〈ドルミカム®〉を使用）
開始量	1.25 mg：約30％，2.5 mg：約60％，5 mg：約7％
初期有効量	1.25 mg：約10％，2.5 mg：約65％，5 mg：約30％
投与早期の副作用	便秘，増量時の眠気，傾眠，呼吸抑制
未使用理由	意識障害の先行，拒否，苦痛なし，突然死など
患者背景	
死亡時年齢	40〜93歳
罹病期間	平均 35.6 ± 19.3 か月
発症から使用まで	30.6 ± 14.8 か月
NPPV使用について	使用例 23例，非使用例 10例（うち気管切開 4例）

モルヒネ使用 33例／全ALS　死亡 62例　（TV死亡 4症例を除き 56.9％）

④唾液の垂れ込みによる呼吸苦
- 誤嚥を避ける：体位の工夫（仰臥位は避ける），口腔内唾液低圧持続吸引．
- 唾液量を減少させる：薬物療法（抗コリン薬，三環系抗うつ薬，スコ

3 ALS患者への苦痛緩和に使用可能なモルヒネの種類

	製品例	剤形（散剤は粒子径 mm）	非経口投与	量の調節（最小処方単位）	Tmax	半減期（時）	投与回数	効力比経口モルヒネ塩酸塩
短時間型 モルヒネ塩酸塩	モルヒネ塩酸塩® 末	散剤	◎	◎	0.5±0.2	2.9±1.1	6回	1
	モルヒネ塩酸塩® 錠	錠剤	△	×	0.5±0.2	2.9±1.1	6回	1
	モルヒネ塩酸塩® 注	注射	◎	◎	静注4.8分	静注2.2±1	持続	2〜3
	オプソ® 内服液	液剤	◎	○*1	0.9±0.2	2.2±0.3	6回	1
	アンペック® 坐剤	坐剤	◎	△5 mg	1.5±0.3	4.2±0.6	4回	1.5
	パシーフ® カプセル*2	カプセル(0.6)	△*3	×	速:0.7±0.2 徐:9.8±3.5	11.3±1.1	1回	1
長時間型 モルヒネ硫酸塩徐放剤	MSコンチン® 錠	錠剤	×	×	2.7±0.8	2.6±0.9	2回	1
	MSツワイスロン® カプセル	カプセル(0.6〜1.0)	△*3	×	1.9±1.3	ND	2回	1
	カディアン® カプセル	カプセル(1〜1.7)	△*3	○*1	7.3±0.8	9.2±0.9	1回	1
	カディアン® スティック粒	散剤(1〜1.7)	○	◎*1				1
	モルペス細粒®	散剤(0.25)	◎	◎*1	2.4±1.5	8.7±5.1	2回	1
	ピーガード® 錠	錠剤	×	×	4.4±1.8	27.5±11.4	1回	1

*1 調剤薬局で分割調剤が可能な量があり，それぞれの施設で確認が必要である．
*2 パシーフ® は徐放剤と速放剤が組み合わされた製剤である．
*3 麻薬製剤のため脱カプセルは推奨できないが，実際に臨床では使用されている．
その他の注意点
・投与経路によっても鎮痛力価は異なり，おおよそ経口：経直腸：経静脈＝1：1.5：2〜3である．
・腎代謝であるため，腎機能低下症例には減量が必要である
（日本緩和医療学会緩和医療ガイドライン作成委員会〈編〉．がん疼痛の薬物療法に関するガイドライン2010年版，2010[12]より）

---

*1 侵襲的人工呼吸(tracheostomy invasive ventilation：TIV) を希望しない患者で，すでにNPPVを長時間使用している場合，気管切開後に呼吸器の使用が困難となるため，慎重な選択が必要である（体外式陽陰圧人工呼吸器を使用するという選択肢はあるが，高額のため普及していない）．

ポラミン軟膏，A型ボツリヌス毒素など），顎下腺除去術，放射線照射．
- 吸引のための手術的方法：輪状甲状間膜穿刺（たとえばミニトラック® など），気管切開*1．

⑤呼吸筋筋力低下に伴う呼吸不全の進行による呼吸苦
- 換気量の増加を図る：TIV，NPPVの導入．
- 消費酸素量を抑制する：負荷の強い運動を避ける．

● 薬物療法

呼吸苦の緩和を行う場合，癌患者に対する除痛ラダーと異なり，呼吸抑制を来しにくいという点で，最初からモルヒネを選択することが多い．導入方法 **1** に記載した．また，癌患者の痛みに用いる場合に比し，少量で有効なことが多く，開始時も過量投与にならないように留意すべきである（**2**, **3**）．

①モルヒネの導入方法（**1**）
②モルヒネ以外の薬剤の使用：抗うつ薬，抗精神病薬（興奮を伴うときなどに有効である），抗不安薬（呼吸抑制に注意）

4）流涎，喀痰

3）の④を参照．

5）倦怠感

しばしばみられる症状であり，うつ，不眠，筋力低下に見合わない運動負荷，筋のエネルギー需要量の亢進，栄養や呼吸状態の悪化などが背景にある可能性がある．モダフィニル（モディオダール®）（保険適用外）は倦怠感の減弱に効果があったと示されている．

6）うつ病・うつ状態，不安感

末期だけでなく，診断早期にもしばしば認められる症状である．三環系抗うつ薬，SSRI，SNRIが効果的である．また不安感に対し，呼吸機能が低下していない時期であれば，抗不安薬を通常量で使用することもあるが，進行期の使用は慎重にすべきである．

7）せん妄

終末期にはせん妄状態に陥ることがあり，非定型抗精神病薬，定型抗精神病薬を少量から症状をみながら使用する．たとえば，クエチアピン（セロクエル®）12.5～25 mg 分1～2，リスペリドン（リスパダール®）0.5～1.0 mg 分1～2，ハロペリドール（セレネース®）0.75～1.5 mg 分1～2，クロルプロマジン（コントミン®）12.5～25 mg 分1～2などの少量から開始し，症状をみながら適宜増量する．

8）不眠

末期によく認められる．うつ，筋痙攣，痛み，呼吸困難が背景にある場合，まずその治療を行う，あるいは優先する．ある程度呼吸機能が保たれた症例には，良好な睡眠を得ることを中心に投薬すべきであるが，呼吸不全の進行した例では，わずかな筋弛緩作用により舌根沈下や呼吸状態の悪化を呈することがある．アミトリプチリン（トリプタノール®），ミルタザピン（リフレックス®）などの抗うつ薬や，比較的呼吸抑制を来しにくいとされている，ゾルピデム（マイスリー®），ラメルテオン（ロゼレム®）などの睡眠薬を用いている．また，呼吸困難から不眠となっていると判断した際に，モルヒネの使用が効果がある場合がある．

当院でのモルヒネの使用経験について

2007年12月から2012年4月まで当科（北里大学東病院神経内科）に入院したALS全患者中（死亡62例），33例（TIV症例を除き56.9％）でモルヒネを使用した（**2**）．当院で使用しているモルヒネ導入プロトコールを使用し，1.25～2.5 mg／回の開始で安全に使用することができた．約45か月

Memo

モルヒネと保険適用について

2011年9月末にALS患者の「呼吸困難時の除痛」に対するモルヒネ塩酸塩［内服薬］・［注射薬］・［外用薬］およびモルヒネ硫酸塩［内服薬］が保険査定対象外（事実上保険で使用可能：保医発0928第1号平成23年9月28日）となった．モルヒネ類の在宅で注入ポンプを用いた持続注射は悪性腫瘍のみで認められている（在宅悪性腫瘍患者指導管理料）ため，ALSに対するモルヒネ塩酸塩の持続注射に関する加算は在宅では保険適用とならない．

Memo

呼吸困難に対するモルヒネの作用機序

作用機序は十分解明されておらず，また明確なエビデンスはない．鎮静作用により患者の不安，呼吸困難感を和らげ，呼吸数減少により頻呼吸による酸素需要の増加を軽減する．また大脳，脳幹に対して直接作用し大脳の感受性低下，呼吸抑制を行うことによるものと考えられている．また気道のオピオイド受容体を介して気道分泌抑制・喀痰抑制，中枢性鎮咳作用，鎮静効果があるといわれている．われわれの経験では多幸感がなくとも呼吸苦が緩和されることが多い．

> **terminal sedationについて**　　　　　　　　　　Column
>
> 　癌の領域では終末期に苦痛を和らげるための治療がすべて無効である場合，苦痛緩和を目的に鎮静が行われており，2010年にはガイドラインも作成されている[15]．欧米ではALSにおける終末期の苦痛緩和についても鎮静が行われることがあり，ALSガイドラインにも記載されている．一方，日本の神経疾患領域における終末期緩和ケアの歴史は浅く，鎮静についても抵抗感がある医師が多い．しかし，ALS終末期の呼吸苦はモルヒネを増量しても取れないことがまれながらあり，苦痛緩和のために鎮静が必要となることがある．
>
> 　ALS患者に鎮静を考える際の評価，意思確認に関しては，末期癌患者に行う鎮静と大きな相違はなく，「苦痛緩和のための鎮静に関するガイドライン」に準じて進めていくことが推奨される．重要なことは，苦痛を和らげるための他のすべての治療を十分試みても無効ということである．ただし，「苦痛緩和のための鎮静に関するガイドライン」に記載されている全身状態，生命予後の評価尺度に関しては，ADLが重視されている点でALS患者にあてはまらない．現時点では，ALS患者の末期の予後評価として，確立したものは存在しないので，呼吸状態を勘案しながら判断せざるをえない．苦痛緩和のためとはいえ，結果的に予後を短縮する可能性のある治療となるため，実際の導入にあたっては本人，家族，他の医療・介護スタッフの共通の理解のもと開始すべきである．
>
> 　持続的鎮静に用いる第一選択薬はミダゾラム（ドルミカム®）であるが，他にはフルニトラゼパム（サイレース®），プロポフォール（ディプリバン®），バルビツール酸系薬などが使用される．これら薬物を使用する際には，通常の使用量では呼吸抑制が強く現れる可能性が高く，より少量から開始する必要がある．

使用した症例や，最大で230 mgまで増量した症例もみられた．終末期には$PaCO_2$の貯留を認める症例が多いが，前後の$PaCO_2$が測定可能であった例では，モルヒネ開始後に約70%は$PaCO_2$の増加を認めなかった．

上記以外に留意すべきこと

　呼吸障害を有するALSにおいて緩和医療を行うにあたり，患者の呼吸苦の訴えに応じて，症状を緩和することが死期を早めることにつながるのではないか，と医療者が悩む場面は多い．呼吸不全が進行した最末期の状態では，わずかな筋弛緩作用を有する薬剤の選択でも呼吸抑制は頻繁に生じる問題である．また，酸素投与やterminal sedationも間接的に呼吸抑制を引き起こしやすい．病初期から患者の背景，精神状態，認知機能などを正しく把握し，最末期に対する考えを理解し，患者，家族だけでなく，関わる医療スタッフとも十分に話し合い，苦痛緩和を目的とした対応への理解を共有する必要がある．

　また，最終的に侵襲的人工呼吸器による延命治療を拒否し死を選ぶという意思決定を行っている患者でも，最期まで意思が変わる可能性があることに留意して臨む必要がある．またモルヒネなどを開始したことにより意思を変えてはならないということはなく，その機会を奪ってはならない．

〔宮川沙織，荻野美恵子〕

文献

1) O'Brien T, et al. Motor neurone disease：A hospice perspective. *BMJ* 1992；304：471-473.
2) Oliver D. Ethical issues in palliative care--An overview. *Palliat Med* 1993；7（4 suppl）：15-20.
3) Saunders C, et al. Hospice care in motor neuron disease. In：Saunders C, et al（editors）. Hospice：the Living Idea. London：Edward Arnold；1981, pp.126-147.
4) Blackhall LJ. Amyotrpphic lateral sclerosis and palliative care：Where we are, and the road ahead. *Muscle Nerve* 2012；45：311-318.
5) Miller RG, et al. Practice parameter：The care of the patient with amyotrophic lateral sclerosis（an evidence-based review）：Report of the Quality Standards Subcommittee of the American Academy of Neurology：ALS Practice Parameters Task Force. *Neurology* 1999；52：1311-1323.
6) Miller RG, et al. Practice parameter update：The care of the patient with amyotrophic lateral sclerosis：Multidisciplinary care, symptom management, and cognitive／behavioral impairment（an evidence-cased review）：Report of the Quality Standards Subcommittee of the American Academy of Neurology. *Neurology* 2009；73：1227-1233.
7) Bede P, et al. Palliative care in amyotrophic lateral sclerosis：A review of current international guidelines and initiatives. *J Neurol Neurosurg Psychiatry* 2011；82：413-418.
8) Phukan J, et al. The management of amyotrophic lateral sclerosis. *J Neurol* 2009；256：176-186.
9) EFNS Task Force on Diagnosis and Management of Amyotrophic Lateral Sclerosis；Andersen PM, et al. EFNS guidelines on the clinical management of amyotrophic lateral sclerosis（MALS）--Revised report of an EFNS task force. *Eur J Neurol* 2012；19：360-375.
10) Miller RG, et al. Phase III randomized trial of gabapentin in patients with amyotrophic lateral sclerosis. *Neurology* 2001；56：843-848.
11) 成田有吾（編）. 神経難病在宅療養ハンドブック―よりよい緩和ケア提供のために. 大阪：メディカルレビュー社；2011.
12) 日本緩和医療学会緩和医療ガイドライン作成委員会（編）. 国内で利用可能なオピオイドとその特徴, がん疼痛の薬物療法に関するガイドライン 2010 年版, 東京：金原出版；2010, pp.38-39.
13) Lynn L, et al. Perspectives on care at the close of life. Serving patients who may die soon and their families：The role of hospice and other services. *JAMA* 2001；285：925-932.
14) Kawabata M, Kaneishi K. Continuous Subcutaneous Infusion of Compound Oxycodone for the Relief of Dyspnea in Terminally Ill Cancer Patients：A Retrospective Study. *Am J Hosp Palliat Care* 2012 [Epub ahead of print].
15) 日本緩和医療学会緩和医療ガイドライン作成委員会（編）. 苦痛緩和のための鎮静に関するガイドライン 2010 年版, 東京：金原出版；2010.

Further reading

- 成田有吾（編）. 神経難病在宅療養ハンドブック―よりよい緩和ケア提供のために. 大阪：メディカルレビュー社；2011.
  コンパクトながら, 必要な知識が整理されている. 初学者にもお勧め.

- Maddocks I, et al. Palliative Neurology. Cambridge：Cambridge University Press；2005. 葛原茂樹, 大西和子（監訳）, 神経内科の緩和ケア―神経筋疾患への包括的緩和アプローチの導入. 大阪：メディカルレビュー社；2007.
  神経内科全般の緩和ケアについて学びたい人にお勧め（ただし, オーストラリアの本のため, 日本の実情に即していない部分もある）.

- Oliver D, et al. Palliative Care in Amyotrophic Lateral Sclerosis：From Diagnosis to Bereavement, 2nd edition. NewYork：Oxford University Press；2006.
  ALS の緩和ケアについて, 診断から遺族ケアまで網羅的に学びたい人にお勧め（ただし, ヨーロッパの実情で記載されている点に注意が必要）.

VI. ALS および関連運動ニューロン疾患の治療と介護

ALSの介護・呼吸器装着・栄養管理

Point
- 呼吸,栄養およびコミュニケーション障害への対応に介護者の負担感が高い.
- ALSの初期には代謝亢進,進行期には代謝低下が生じる.診断時における栄養障害は予後不良を示唆する.
- 「介護」関連の制度利用には,担当医が記載しなければならない書類が多い.適時,的確な記載が「介護」を支援する.
- 在宅療養を継続するためにこそレスパイト入院が必要だが,受け入れ可能施設は不足している.

Key words
介護
筋萎縮性側索硬化症(ALS)により,さまざまな機能障害が生じてきた患者に付き添って日常生活(ADL)の世話をすること.ALSの療養支援のほとんどが「介護」と関連している.

Memo
診断時の栄養障害は予後不良
本邦の多施設共同研究78例,受診までの期間:1.6±1.4年,受診時BMI:19.5±3.1 kg/m², BMI 変化率(reduction rate)/年:3.1±3.2/年を対象とした後方視的検討でBMI変化率の増大と生存期間(罹病期間)の短縮の間に非常に強い相関が確認された[1].

Key words
嚥下障害の症状
むせ,食事時間の延長,食事量の減少,食思不振,体重減少(従来体重の10%超の減少,BMI<18.5 kg/m²)などがある.受診時ごとに本人および介護者から症状を聴取し,体重測定を行う.

広範な介護の範囲と担当医の役割

　筋萎縮性側索硬化症(amyotrophic lateral sclerosis:ALS)では,進行すると四肢運動機能障害に加えて,呼吸,摂食・嚥下,コミュニケーション機能が障害される.現時点では治療による病態改善が期待できないことから,ALSの療養支援のほとんどが「介護」と関連する.なお,痰の吸引や経管栄養の対処も,家族が行えば「介護」ながら,第三者が施行する場合には「医療行為」と認識される.ALSのように機能喪失が連綿と続く疾患は,患者,家族および関係者の心理面を複雑かつ過酷なものにする.なかでも呼吸機能,摂食・嚥下機能,コミュニケーションの障害が,本人ばかりでなく介護者にも非常に深刻な問題となる.担当医には,介護領域や心理的支援を含めた多職種支援チームを形成・維持する役割が求められる.さらに「介護」領域ではさまざまな制度利用にあたって担当医が記載しなければならない書類が多い.これらの書類の適時,的確な記載が「介護」を支援するうえで欠かせない.

栄養と呼吸の両面から

　ALSの初期には代謝亢進が,進行期には代謝低下が生じ,経過中,耐糖能異常,脂質代謝異常,自律神経異常,特に交感神経機能亢進が相互に関連してみられる.ALS診断時における栄養障害は予後不良のリスクファクターである[1].

　また,呼吸筋麻痺と球麻痺は同時に出現しやすい.呼吸不全はエネルギー消費の増大をきたし,嚥下障害と呼吸障害は誤嚥と窒息の危険性があることから,呼吸補助と栄養療法は同時に進める場合が多い.呼吸機能だけでなく,定期的な(来院ごとなど)体重測定,栄養状態,嚥下機能の評価(問診,流

嚥下評価や水飲みテストなどスクリーニングテスト，必要によりビデオ嚥下造影など）を行う．障害に応じて，栄養士による栄養指導，補助栄養・嚥下調整食の指導，理学療法士・作業療法士による摂食時の体位指導，装具・食器の工夫などを試みる．

ALSでは病初期からの十分なエネルギー確保により，栄養状態の改善から生活の質（QOL）や生命予後の改善まで期待される．1日必要カロリーの目安としては，経口摂取可能で四肢麻痺が軽度な時期1,500 kcal，不完全四肢麻痺期1,000 kcal，完全四肢麻痺期900 kcal，完全閉じ込め状態（totally locked-in state：TLS）800 kcalとの報告がある[2]．経口摂取から経管栄養への移行により努力呼吸や疲労が減少して消費エネルギーが減ることで，栄養摂取過多となる場合がある．

経管栄養

経管栄養には，胃瘻・腸瘻，経鼻経管栄養，間欠的経口経管栄養，中心静脈栄養がある．気道クリアランスの維持，また鼻孔周囲の不快感や皮膚，上気道の障害を回避するため，長期の経鼻胃管は避ける．胃瘻・腸瘻は，エネルギーと水分のルートとして，また症状緩和のための安全な投薬路として有用で，在宅での対応が容易である．

胃瘻では，経皮内視鏡的胃瘻造設術（percutaneous endoscopic gastrostomy：PEG）による造設が多い．合併症は造設時とその後1か月以内に生じやすい．PEG造設時の呼吸機能はその後の予後決定因子で，CO_2貯留の始まる以前（$PCO_2 < 50$ mmHg），また%FVC > 50%の呼吸状態での造設が望ましい．一方で，気管切開と人工呼吸器を装着しての療養（TIV：tracheostomy invasive ventilation）を選択しつつも，経口摂取にこだわる例も存在する．経管栄養を拒否する事例の進行期には症状緩和の投薬にも困難を生じることになる．

経管栄養法を導入した医療機関において，担当医および看護職から家族や介護者へリスク管理を含めた十分な経管栄養法を指導する（p.316, Column参照）．

呼吸器装着後の療養

呼吸器装着後の生存期間について，国外からの報告はNIV（non-invasive ventilation）も含まれていてTIVだけのデータは乏しい．本邦の全国調査から，TIV例の全経過は平均49.1か月，TIV非施行群は平均35.8か月との報告がある[3]．

合併症について，呼吸器感染症，心疾患，自律神経障害からの突然死のほかに[4]，長期TIV例では気管カニューレの接触部位の潰瘍や瘻孔形成，肉芽形成，中耳炎，胆石症／胆囊炎の報告がある．

自律神経障害は，呼吸機能障害と関連を認めず，血漿ノルエピネフリン値上昇や代償的脈拍変化を伴わない血圧変動などが臨床的な指標となる[5]．

Keywords

胃瘻造設
合併症は，造設時とその後1か月以内に生じやすい．経皮内視鏡的胃瘻造設術（PEG）時の呼吸機能はその後の予後決定因子で，CO_2貯留の始まる以前（$PCO_2 < 50$ mmHg），また%FVC > 50%の呼吸状態での造設が望ましい．%FVCで50%以上は低リスク，30～50%は中リスク，30%以下はハイリスクとされる．呼吸不全進行例では，非侵襲的呼吸管理や機械的排痰補助の併用や経鼻内視鏡を用いて造設されることがある．

Memo

痰の自動吸引装置
山本真医師らは1999年より気管カニューレからの自動吸引装置の研究・開発を続け，2010年8月に吸引用の気管カニューレと低量持続吸引器を実用化（薬事承認）させた．この装置は，人工呼吸器を装着したままカニューレ内側吸引孔より低量持続吸引を行う．外部からの菌の持ち込みがなく，気管内の痰の吸引時に苦痛がない．一方で，限界や誤使用による危険性も留意する*1．

*1
山本真．自動吸引マニュアル1.
http://www3.coara.or.jp/~makoty/als/autosuc_manual_2010/autosuc_manual_01.htm (accessed 20th October, 2012) より．
商品名：気管カニューレ「ネオブレス ダブルサクション」（高研），低量持続吸引器「アモレSU1」（徳永装器研究所）．

制度の問題点と対応—介護職員等によるたんの吸引等

介護保険は介護の社会化を目指し，家族介護の負担軽減が期待された．しかし，利用にあたって，患者および家族の心理的な面から利用が進まない例がある．また，重症例，特に TIV 例や経管栄養管理例では，家族や看護師等の医療者を除き，ヘルパーなど介護者が痰の吸引や経管栄養を行うことができない問題が指摘されてきた．これは，口腔内，鼻腔内，気管カニューレ内部の痰の吸引や胃瘻，腸瘻，経鼻胃管からの経管栄養は医療行為とされ，痰の吸引は，医師，看護師，リハビリテーション関係職種（理学療法士，作業療法士，言語聴覚士），臨床工学技士などの医療者，および家族が可能で，経管栄養では，医師，看護師などの医療者と家族に限られてきた．介護職員等による痰の吸引は当面のやむを得ない措置として一定の要件（本人の文書による同意，適切な医学的管理等）でヘルパー等による実施を容認・運用（実質的違法性阻却）されてきた．

関係者の尽力で「介護サービスの基盤強化のための介護保険法等の一部を改正する法律」が 2012 年 4 月に施行．ヘルパー等による痰の吸引や経管栄養に向けて「不特定多数の者対象」および「特定の者対象」の研修コースを都道府県が開催する．「不特定多数の者対象」コースでは，基本研修が長く（講義 50 時間＋演習各 5 回以上），全般的な知識と一定の水準までの技術習得が必要である．「特定の者対象」コースでは，基本研修が比較的短く（講義・演習 9 時間＋現場演習），患者本人に応じた吸引等や介護・コミュニケーション方法を実地で習得する（**1**）．いずれかの研修を受けて認定特定行為業務従事者としての認定証を交付され，事業所は特定行為事業者として，都道府県の登録を受ける必要がある．しかし，事業所にとっては介護職員等の研修や登録などは事務作業が増えコストもかさむうえ，この行為が介護報酬に反映されないという経営的な問題がある．「特定の者対象」の資格は，登録申請に記載した特定の 1 人の患者だけに吸引等ができる制度で，患者と家族が主導して，体位変換，口腔ケア，移乗・移動，排泄などの身体ケアおよびコミュニケーション方法と併せて，吸引や経管栄養を介護事業所や介護職者に教えていく．「不特定多数の者対象」コース履修者でも，個々の患者に対応するためには患者と家族が主導した教育機会が必須であり，研修のコストと時間からも「特定の者対象」での利用拡大が期待される．

1 「不特定多数の者対象」と「特定の者対象」研修プロセス比較

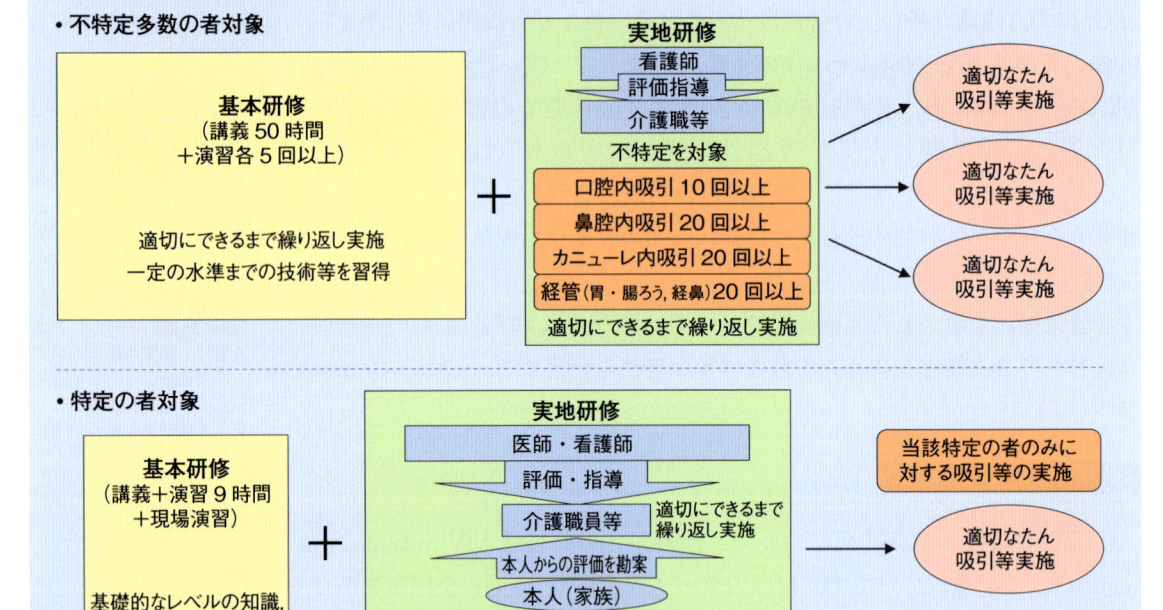

- 不特定多数の者対象

基本研修（講義 50 時間＋演習各 5 回以上）適切にできるまで繰り返し実施　一定の水準までの技術等を習得

＋

実地研修：看護師　評価指導　介護職等　不特定を対象
- 口腔内吸引 10 回以上
- 鼻腔内吸引 20 回以上
- カニューレ内吸引 20 回以上
- 経管（胃・腸ろう，経鼻）20 回以上

適切にできるまで繰り返し実施

→ 適切なたん吸引等実施（3 件）

- 特定の者対象

基本研修（講義＋演習 9 時間＋現場演習）基礎的なレベルの知識，手順等を習得

＋

実地研修：医師・看護師　評価・指導　介護職員等（適切にできるまで繰り返し実施）　本人からの評価を勘案　本人（家族）

実地研修重視：本人に応じたたんの吸引等や介護，コミュニケーション方法．実地でしか習得できない

→ 当該特定の者のみに対する吸引等の実施／適切なたん吸引等実施

不特定多数の者対象：基本研修が手厚く，一般的な知識技術の習得，不特定多数の者に吸引等の実施可能．
特定の者対象：基礎的なレベルの知識，手順等を中心に学習．実地研修の中で特定の者に応じた知識・技術を体得．
（厚生労働省「介護職員等によるたんの吸引等の実施のための制度の在り方に関する検討会」資料を参考に作成）

また，TIV 後のコミュニケーションの状況では本邦 70 例の後方視的検討がある．完全閉じ込め状態（TLS）と最小コミュニケーション状態（minimal communication state：MCS）に分けて集計し，TLS は全体の 11.4％，5 年以上 TIV 継続例の 18.2％，MCS は 33.3％と報告された[4]．この中で，5 年超 TIV でも，ほぼ半数の 48.5％は著しいコミュニケーション障害はきたしていなかったことが特筆される[4]．また，本邦の全国調査 TIV 709 例の検討では，TLS は 13％であった[6]．呼吸不全（TIV 開始）から TLS までの期間は 5 年以内が 70％で，平均 2 年 9 か月であった[6]．

　なお，呼吸器を装着した後，患者本人または家族が呼吸器離脱を希望する場合があるが，現状では，呼吸器離脱を可能とする法律や手順が定められておらず，困難であることを説明する必要がある．

介護に必要なコミュニケーションと総合的視点

　進行による ADL の障害とともに介護の必要度は増す．特に呼吸，栄養およびコミュニケーションの障害への対応が大きな問題となる時期に介護者の負担感が高い[7]．ALS 患者の多くは意識，感覚，認知機能が保たれていることから，介護の諸動作ごとに，本人に不快感や不具合がないかどうかを確認する．患者が自ら発信できる状況になければ，介護者から積極的に問いかけ，必要に応じて体位や環境の調整を行わなければならない．患者と介護者がコミュニケーションをとれない場合には介護の質や安全が確保できない．「介護」は ALS の療養支援の全般にわたるため，介護中に気づいた変化や疑問を，随時，多職種支援チームと議論できる関係性が必要である．

介護の現状と問題点—在宅介護を基本として

　患者は住み慣れた在宅での療養を希望する場合が多い．入院・入所では自宅のような個別対応は困難なこと，施設での看護・介護資源の相対的な不十分さ，また，病院や施設での人工呼吸器装着の療養は非常なコスト高となる[8]ことから，在宅での療養介護が推進されてきた．一方，いずれの地域・社会でも，在宅での介護では，家族，特に配偶者に大きな負担がかかる[9]．家族は通常の家事を行いつつ，患者の世話に時間を割かなければならない．社会的支援がないと精神的にも身体的にも家族介護は破綻する．本邦の ALS を含む難病介護の検討でも，家族介護の負担の大きさと家計収入の低さは介護者のうつ状態と関連していた[9]．介護においては家計としての収入確保や経済的負担の軽減にも配慮する必要がある．

介護を支援する諸制度

　本邦では，介護保険，障害者自立支援法に基づく自立支援給付，難病患者等居宅生活支援事業，その他，自治体によっては独自の対応が ALS 等神経難病の介護を支援している*2．これらの制度はサービス内容が一部重複しており，実際に利用する際には，介護保険の利用が優先される原則がある．

Memo

TIV 後の死因
気管支肺炎が最頻 27 / 47（57.4％）で，次いで，心原性突然死 9 / 47（19.1％），心不全 3 / 47（6.4％），腎不全 2 / 47（4.3％），呼吸器事故 2 / 47（4.3％），虚血性腸炎 1 / 47（2.1％），および原因不明 3 / 47（6.4％）との報告がある[4]．

*2
2013 年 4 月より難病患者等日常生活用具給付事業が障害者総合支援法における補装具・身体障害者の日常生活用具に統合された．

つまり，介護保険の利用限度額を使い切ってから，次に，障害者自立支援法に基づく自立支援給付，さらに，その後，難病患者等居宅生活支援事業へ，という優先順位である．制度は社会情勢により変化するため，担当医が制度改正の詳細や地域ごとのフォーマルおよびインフォーマルなサービスまで熟知しておくことは現実的には困難である．支援チームへの医療ソーシャル・ワーカー（MSW）の参画や患者会等との連携は欠かせない．

介護保険

わが国は2000年に，豪州およびドイツの制度を一部参考にして本邦独自の介護保険制度を開始した．2005年から地域包括支援センターが各地に設置され，広範に利用されるようになった．介護保険の申請や相談は居住地の市区町村担当窓口で受け付けている．現在，40歳未満は被保険者に該当しない．40歳以上65歳未満の第二号被保険者は16種の特定疾病のどれかに該当する場合にのみ給付を受けることができる．特定疾病には，脳血管障害と神経難病のうちALS，パーキンソン病および関連疾患（進行性核上性麻痺および皮質基底核変性症），脊髄小脳変性症，多系統萎縮症（multiple system atrophy：MSA）が含まれている．ALSで介護保険を利用できるのは40歳からになる．

主治医意見書の記載不備から要介護度が軽度に認定され，介護サービスが必要なだけ受けられなくなる場合がある．認知症をともなう事例等では，精神症状の記載は重要で，介護負担が生じる内容を記入しておく．

このほか，厚生労働省特定疾患治療研究事業の調査個人票では，要件の記載とともに，担当医が患者および家族に周知徹底する事項として，新規では診断確定後速やかに，また，更新では都道府県所定の期日内に提出する必要性がある．提出が遅れると，受理されても未提出期間の医療費は補助を受けられない．

また，傷病手当金，障害給付等により療養費用が確保できれば，介護にも有用である．健康保険の種類や加入状況の確認，また初診日の正確な記載等が手続きに求められる．個々の状況や初診日の確認はMSWや事務担当者と協調連携して行う．

身体障害者福祉法による身体障害者手帳の認定は都道府県知事の定める医師の診断書が必要で，障害部位によって診断書を記載できる医師の資格が異なることに留意する．

レスパイトの確保

ALSが進行し，呼吸器装着や経管栄養が必要な状態になると，介護負担は著しく増大する．しかし，在宅での介護力は不十分な場合が多い．不足分を，介護保険ほかの支援事業でもまかないきれない場合には，入院・入所での療養が期待される．入院・入所では，家族の負担は軽減されるが，受け入れ可能な施設は限られている．現状では呼吸器装着例が急性期病院で長期療

Keywords

レスパイト
本来は「一時休止」「休息」という意味で，在宅介護などで介護者が疲れきってしまうことを防ぐ，あるいは介護不能となったやむを得ない状況を回避するために，病院や施設に患者を一時的に移すこと．

養することは困難である．国立病院機構の病院が長期療養の受け入れ先となることが多い．しかし，入院待ちのリストは長い．むしろ在宅療養を継続するためにこそ，短期の入院（レスパイトケアあるいは入院でのレスパイト）が欠かせない．

　わが国の ALS 療養・介護の調査では，重症群での介護負担の大きさと，介護負担軽減のための受け皿の不足が指摘された[10]．特に利用可能なレスパイト入院施設は，身体的重症度が高くなるほど少なくなっていた．他の神経難病では重症群ほどショートステイ利用が進んでいることから，病院等施設側が ALS 患者のレスパイト利用へのサービス提供を敬遠している可能性が指摘されている[10]．また，保健所の難病担当保健師があげる対応困難事例にも，介護者の休息を目的としたレスパイト入院病床の確保の困難さがあげられている[11]．

　重症 ALS 患者の長期受け入れ病院としては，民間病院よりも国立病院機構に属する旧療養所が多い．しかし，政策医療の実践が期待される国立病院機構病院でも，障害者自立支援法の施行以降，障害程度区分認定により入院患者の重症化が進み，重症化した病棟をトラブルなく運営していくことの難しさに直面している[12]．緊急避難的入院やレスパイト入院等に支障が生じている[12]．

コミュニケーション支援の現状

　会話や書字が困難になると，文字盤が試みられることが多い．さまざまな形態や方法があるが，透明文字盤がよく用いられる．透明盤を挟んで視線を双方で合わせ，該当文字を絞り込む．文字盤の大きさ，文字配置や字のフォントサイズは個別に対応し，原版をパソコン（PC）で作成し，透明フィルムに印刷できる．また，唇の形等で読む文字盤（母音式）は双方が方法を理解すれば何も持たなくてもコミュニケーションが成立する．母音式の方法や透明文字盤の作製方法はウェブサイト*3 で紹介されており，個々の使いやすさに合わせて調整できる[13]．文字盤は，使い慣れると病状が進んだ段階でも，電源のないところ，航空機や列車の中などでも使える．ただし，患者と介護者双方の意欲と協力，および十分な時間の確保が必要である．また，国立病院機構宮城病院では IT 機器使用に習熟するため，ある期間，患者との相互理解のうえで，あえて文字盤を使用しない方針を立てた．PC 操作の練習を重ね，前もって伝えたいことを患者が PC 上に用意して，介護者に速く，正確に伝えることができるようになった．東日本大震災後に避難した病院においても，これら PC 操作に習熟した患者は，新しい環境でも非常に円滑なコミュニケーションを確保できた．

*3 http://www.jalsa-niigata.com/mojiban1.htm

IT 機器によるコミュニケーション障害支援の実際

　コミュニケーション支援の IT 機器として，現在，PC 形態の情報通信支援具，PC にインストールして用いる意思伝達装置ソフト，小型 PC にインス

2 重度障害者用意思伝達装置

文字など走査入力方式	以下の3タイプ（a, b, c）に分類	
形式	仕様	対象，要件および特徴
a. 意思伝達機能を有するソフトウェアが組み込まれた専用機器（簡易なもの）	「意思伝達機能を有するソフトウェア」は「ひらがななどの文字綴り選択による文章の表示や発声，要求項目やシンボルなどの選択による伝言の表示や発声などを行うソフトウェア」で，操作方法は「画面に表記された文字や単語が，一定時間間隔で点灯する中から，入力したい文字や単語が点灯したときに，操作スイッチを操作することでその文字や単語を選択する方式（走査入力方式，あるいは，スキャン入力方式）」により，その操作を繰り返すことで言葉を綴る	対象：操作が簡易であるため複雑な操作が苦手な人，あるいはモバイル使用を希望する人でも対象となる 特徴：PCを用いない専用機器である意思伝達装置の場合は，PCのような高機能な文章作成や通信機能を有していない反面，コミュニケーション機能に特化されていて操作が単純で，機器の苦手な利用者への導入も比較的容易．また，機器の起動・終了も簡単で安定性が高く取り扱いも容易．本人，支援者ともに導入後の負担軽減が期待
b. a.に通信機能が付加されたもの	a.の基本構造に付加される通信機能は，「生成した伝言を，メールなどを用いて，遠隔地の相手に対して伝達することができる専用ソフトウェア」	要件：通信機能を用いるためには，電話回線だけでなくインターネット回線の確保が必要．プロバイダー契約の手続きや，登録や設定，トラブル時の再設定，および利用にかかる費用については補装具費の対象外，申請者の自己負担
c. a.に環境制御機能が付加されたもの	a.の基本構造の付加機能にあたる通信機能は，「機器操作に関する要求項目を，インタフェースを通して機器に送信することで，当該機器を自ら操作することができるソフトウェア」（環境制御）	対象：独居などのため，日中に家族や介護者などが不在でも，家電などの機器操作が必要な人 要件：テレビのリモコン操作だけのために，環境制御装置を付加した意思伝達装置が必要という判断は不適切．また，リモコン設定にかかる費用については，補装具費の対象外であり，申請者の自己負担
生体現象方式		
生体信号の検出装置と解析装置で構成され，生体現象（脳波や脳の血液量など）を利用して「はい・いいえ」を判定する	対象：運動機能（筋活動：まばたきや呼気など）によるスイッチ操作が困難な人，つまり完全閉じ込め状態（TLS）を念頭 相手の呼びかけに対して反応するため，聴覚や認知に問題がある場合にも，反応できなくなる．脳波の出現が不確実な場合や，前頭葉障害がある場合などでは導入が困難	要件：生体現象方式の導入可否の見極めとして，相反する既知の課題を順に提示して，それぞれの結果がどう出るかの記録．生体現象では，必ずしも本人の「はい・いいえ」の意思が100％反映された回答が得られるものではなく，同一の質問を繰り返し，答えてもらうことで正答率を上げる 初回設定時：メーカーに十分な問い合わせを行う．質問の方法など，周囲の人的対応も含め，身体障害者更生相談所として導入可能と判断されると支給（公費負担）可能に
形式	商品名ほか	対象，要件および特徴
a. 脳波利用	「MCTOS（マクトス）」シリーズ（テクノスジャパン社）	理論的には，スキャン入力方式の文字など走査入力方式の機器操作スイッチと組み合わせて利用することも可能である．生活の場面で利用可能かどうかを確認してから導入されるもので，一定期間の試験導入を行っている県がある
b. 脳血流利用	「心語り（こころがたり）」（エクセル・オブ・メカトロニクス社）	1つの質問に対する「はい・いいえ」の判定結果が画面で表示されるだけで，周囲の人的対応についての可否の検討が必要

（日本リハビリテーション工学協会．http://www.resja.or.jp/com-gl/gl/index.html [14] より作成）

トールした意思伝達装置，視線入力方式意思伝達装置等の機器が実用に供されている．しかし，障害者に対する支援制度を利用して入手するには，現行法では補装具の一つ「重度障害者用意思伝達装置」や「携帯用会話補助装置」としての規定を受ける（2010〈平成22〉年3月31日厚生労働省告示124号）．独自に機器を購入できる経済的余裕のある療養者は少ない．現実的には制度

の補助が頼りで，法令の規定が機器支援に大きな影響を与えている（**2**）．
日本リハビリテーション工学協会の 2008・2009（平成 20・21）年度調査によれば，コミュニケーション障害 IT 機器支援の利用者は ALS が最も多い．意思伝達装置の支給状況からみると，本体支給全体における ALS 患者の割合は 62.0％で，（本体と同時ではない）修理基準のみの申請全体では ALS 患者が 90.6％を占めている．続く他疾患では，本体支給の場合，脳血管障害 10.63％，脳性麻痺 7.59％，筋ジストロフィー 4.05％，多系統萎縮症（MSA）2.78％で，ALS が他疾患をはるかに上回っている．「修理」という名目での関与は，病状の進行に合わせた入力装置の交換で ALS への継続的な対応と理解される．制度も含めた IT 機器支援対応に関して，日本リハビリテーション工学協会の「重度障害者用意思伝達装置」導入ガイドライン 2012-2013 のウェブサイトが詳しい[14]．

　随意運動が困難になると，脳波など生体現象方式の入力（BCI〈brain-computer interface〉，あるいは BMI〈brain-machine interface〉）に期待が膨らむ．しかし，現在，他の手段が使えなくなったあとで，生体現象方式（**2**）によるコミュニケーション機器を有効利用できている ALS 患者はまれである．欧米では侵襲的ではあるが，脳表面電極を用いた BCI の研究が進んでおり，近々，本邦でも治験が開始される．ただ，ALS の病態進行とともに運動機能以外の機能低下も念頭に置く必要がある．書字できているうちからの誤記と側頭葉の萎縮の関連を指摘する報告や[15]，比較的早期からの working memory の障害を呈する例も報告されている[16]．

発信しにくくなる前に

　コミュニケーション障害は構音障害と呼吸障害による音声での伝達障害，筋力障害による書字障害から始まる．進行性球麻痺型では病初期から構音が障害されるが，手指機能が保たれているうちは書字や PC 使用ができる．手指機能が低下してきても，随意運動の保たれている部分へのスイッチ適合ができればコミュニケーションの可能性は広がる．情報伝達に窮する前に，PC や他の IT 機器に慣れておくことが推奨されていても，多くの療養者は，その状態に至って初めて必要性に気づく．神経内科医は ALS の診断を伝えるときに，嚥下，呼吸，および，コミュニケーション障害について，個々の受け入れ可能状況を勘案しながら，正しい情報を療養者に伝える方策を持つ必要がある．患者と家族の側からは，医師の説明における助詞 1 つの使用によっても大きく受け止め方が変化し，その後の療養支援に影響する．コミュニケーションのもう一つの側面，医師がどう伝えるかの問題では，知識，技術の共有を目的とする難病緩和ケア研修研究会が 2011 年度より試行された．今後の発展・充実が期待される．

〈成田有吾〉

文献

1) Shimizu T, et al. Reduction rate of body mass index predicts prognosis for survival in amyotrophic lateral sclerosis : A multicenter study in Japan. *Amyotroph Lateral Scler* 2012 ; 13 : 363-366.
2) Dupuis L, et al. Energy metabolism in amyotrophic lateral sclerosis. *Lancet Neurol* 2011 ; 10 : 75-82.
3) 桃井浩樹ほか. 本邦における筋萎縮性側索硬化症の病勢経過—厚生省特定疾患神経変性疾患調査研究班調査より. 神経研究の進歩 2004 ; 48 : 133-144.
4) Hayashi H, Oppenheimer EA. ALS patients on TPPV : Totally locked-in state, neurologic findings and ethical implications. *Neurology* 2003 ; 61 : 135-137.
5) Shimizu T, et al. Circulatory collapse and sudden death in respirator-dependent amyotrophic lateral sclerosis. *J Neurol Sci* 1994 ; 124 : 45-55.
6) 川田明広ほか. Tracheostomy positive pressure ventilation（TPPV）を導入した ALS 患者の totally locked-in state（TLS）の全国実態調査. 臨床神経学 2008 ; 48 : 476-480.
7) 中川悠子ほか. 筋萎縮性側索硬化症患者における介護負担と QOL の検討. 臨床神経学 2010 ; 50 : 412-414.
8) 内田智久ほか. 筋萎縮性側索硬化症患者における療養形態別の経済的自己負担. 神経治療学 2011 ; 28 : 83-87.
9) Miyashita M, et al. Care burden and depression in caregivers caring for patients with intractable neurological diseases at home in Japan. *J Neurol Sci* 2009 ; 276 : 148-152.
10) 平野優子. 在宅人工呼吸療法を行う ALS 患者における身体的重症度別の医療・福祉サービスの利用状況. 日本公衆衛生雑誌 2010 ; 57 : 298-304.
11) 吉井絢子, 松田宣子. 保健所保健師に求められる筋萎縮性側索硬化症患者への支援のあり方に関する研究—保健師による支援の現状と課題，今後の展望に関する一考察. 厚生の指標 2010 ; 57 : 9-16.
12) 髙田博仁. 障害者自立支援法への対応—医師としての立場から現場における医療面の変化を検討. 医療 2010 ; 64 : 768-771.
13) 日本 ALS 協会新潟県支部. 文字盤入門. http://www.jalsa-niigata.com/mojiban1.htm （accessed 1st April, 2013）.
14) 日本リハビリテーション工学協会.「重度障害者用意思伝達装置」導入ガイドライン 2012-2013 速報版. http://www.resja.or.jp/com-gl/gl/index.html （accessed 10th May, 2013）.
15) Ichikawa H, et al. Writing error may be a predictive sign for impending brain atrophy progression in amyotrophic lateral sclerosis : A preliminary study using X-ray computed tomography. *Eur Neurol* 2011 ; 65 : 346-351.
16) Volpato C, et al. Working memory in amyotrophic lateral sclerosis: Auditory event-related potentials and neuropsychological evidence. *J Clin Neurophysiol* 2010 ; 27 : 198-206.

Further reading

- 吉良潤一（編）. 難病医療専門員による難病患者のための難病相談ガイドブック改訂 2 版. 福岡：九州大学出版会；2011.
  難病患者の支援のため，現在，39 都道府県に合計 56 名の難病医療専門員が設置されている（2012 年 2 月 1 日現在）. 専門員は，背景職種で看護職が 80％を占め，疾患の理解，受容，心理的支援に関する相談から医療資源の調整まで広範な業務に対応している. 専門員の多岐にわたる経験を連携する医師とともに読みやすくまとめている.

- 成田有吾（編著）. 神経難病在宅療養ハンドブック—よりよい緩和ケア提供のために. 大阪：メディカルレビュー社；2011.
  神経難病の緩和ケアについての文献は本邦には少ない. この領域に経験を有する神経内科医が在宅場面で，ALS 等に緩和ケアを提供することを念頭にまとめた小著.

VI. ALSおよび関連運動ニューロン疾患の治療と介護
ALSに対するリハビリテーション

> **Point**
> - 患者が充実した生活を維持していけるよう支援することがリハビリテーション治療の基本である.
> - 比較的急性に症状が悪化してくるため,障害の度合いに応じて迅速な対応が必要である.
> - 四肢の麻痺による運動障害,嚥下障害,呼吸器障害,コミュニケーション障害に対するサポートが主体となる.
> - 障害およびその支援は広範囲に及び,多専門職種による連携が重要である.

　筋萎縮性側索硬化症 (amyotrophic lateral sclerosis : ALS) では,リハビリテーションを行っても症状の進行を食い止めることは不可能であるが,患者の運動機能の低下を抑制させ[1,2], QOL (quality of life) を改善させることは期待できる[3]. 四肢の麻痺による運動障害,嚥下障害,呼吸器障害,コミュニケーション障害など,障害は多岐に及ぶ. 多専門職種ケア (multidisciplinary care) が重要とされ[4], その中において,リハビリテーションが果たす役割は大きい[3].

運動障害

　ALSの運動障害は,下位運動ニューロン症状としての筋の脱力,筋萎縮などに,上位運動ニューロン症状としての痙縮などの組み合わせから成る[3]. ALSの運動障害・ADL (activities of daily living : 日常生活動作) 低下に対しては,廃用予防と関節可動域の維持,補助具・自助具などを用いたADLの維持に主眼をおいたリハビリを行う.

評価

　神経学的所見による機能障害評価,個別動作機能評価,ADLの評価,社会生活活動性の評価がある. ALS患者の個別の運動障害の評価尺度としてModified Norris Scale[5], ALS患者の日常生活機能を把握するためにALS Functional Rating Scale-Revised (ALSFRS-R)[5] がある. 包括的重症度の判定には,厚生省 (現厚生労働省) 特定疾患調査研究班による重症度分類がある (**1**). ALS疾患特異的QOLスケールとして,ALSAQ-40 (ALS Assessment Questionnaires), SIP (Sickness Impact Profile) からALSのために19項目を抜粋したSIP/ALS19などがある[5,6]. その他SEIQOL-DW (The Schedule for the Evaluation of Individual Quality of life-Direct Weighting) が提唱されている[6].

Keywords

multidisciplinary care
医師 (神経内科,リハビリテーション科,呼吸器科,消化器科,精神科),看護師,リハビリ部門 (理学療法士,作業療法士,言語聴覚士),薬剤師,栄養士,ソーシャルワーカーなどから成る医療チーム. multidisciplinary careにより合併症低下,生存期間延長,QOL改善が期待される[4].

Modified Norris Scale[5]
ALSの運動障害の評価尺度として考案され,21項目の上肢および下肢の機能評価と13項目の球症状の評価の2つの評価尺度から成り,4段階で評価される. リルゾール (リルテック®) 治験の評価基準としても用いられた.

1 重症度分類

Stage1	1つの体肢の運動障害または球麻痺による構音障害がみられるが，日常生活，就労に支障はない
Stage2	各体肢の筋肉（4），体幹の筋肉（1），舌・顔面・口蓋・咽頭部（1）の6部位の筋肉のいずれか1つまたは2つの部位の明らかな運動障害のため，生活上の不自由があるが，日常生活，就労は独力で可能
Stage3	上記6部位の筋肉のうち3以上の部位の筋力低下のために，家事や就労などの社会的生活を継続できず，日常生活に介助を要する
Stage4	呼吸，嚥下，または座位保持のうちいずれかが不能となり，日常生活すべての面で常に介助を必要とする
Stage5	寝たきりで，全面的に生命維持装置が必要である

（「厚生省（現厚生労働省）特定疾患神経変性疾患調査研究対象10疾患の重症度分類」より）

2 ALSFRS 嚥下部分（ALSFRSsw）

4	正常な食生活
3	嚥下障害を自覚
2	食形態を変更しないと食べられない
1	補助的な経管栄養または点滴が必要
0	経口摂取不能

Keywords
ALSFRS-R [5]
ALS患者の日常生活機能を把握するために作成された臨床評価尺度であり，言語，唾液分泌，嚥下，書字，摂食動作，着衣・身の回りの動作，寝床での動作，歩行，階段登り，呼吸3項目の計12項目から成り，5段階で評価される．

Keywords
ALSAQ-40 [5]
physical mobility（10項目），ADL／Independence（10項目），eating and drinking（3項目），communication（7項目），emotional functioning（10項目）の5つのドメイン計40項目から構成され，5段階で評価される．疾患特異的QOLスケールとして標準的である[5]．さらに簡易版としてALSAQ-5も用いられている．

Keywords
SEIQOL-DW [5]
それぞれの患者が大切だと感じている項目5つを定義し，これに相対的な重要度で重みづけし，さらに各要素の満足度のレベルをかけてスコア化したものである．

理学療法・作業療法 [3,7-9]

初期の軽度の筋力低下のみの時期は，残存機能の維持，拘縮予防，自立した生活の維持を目標とする．日常生活では身体的な活動レベルを維持するようアドバイスする．ROM（range of motion）訓練と機能が残存している筋に対しての筋力強化訓練を行う．

中等度の筋力低下が出現し，たとえば下垂足や手内筋の筋力低下により巧緻運動が障害されてくる時期には，残存機能の維持や，拘縮予防に加えて，効率的な動作の指導，自助具・補装具を活用し，筋力低下による機能障害を補うことを目的とする．短下肢装具，スプリントは患者の安全性，mobilityを改善させる．筋力強化訓練を行う際にはoverwork weaknessに注意する（**Column**参照）．活動性の低下は，廃用性筋萎縮，心肺機能低下などをきたすことに注意する．

歩行障害が目立つ時期となれば，歩行器・杖などの歩行補助具，姿勢を保持するための頸椎装具，体幹装具などが用いられる．さらに動作が制限され，歩行が困難となれば，座位・移動手段の代償のために，座位保持装置，車椅子が必要となる．普通型・介助型の車椅子の他，進行期には介助型リクライニング車椅子，人工呼吸器搭載可能型を検討する．上肢障害には，肩挙上位保持を目的としたBFO（balanced forearm orthosis）が用いられる．

臥床期には，患者・介護者のニーズを把握し，苦痛の軽減と介護を含む総合的なQOLを改善することを目指す．ROMの維持は動作介助をスムーズに行うために必須である．介護者への指導も有効である．ALSの末期では疼痛がしばしば問題となる[6]．関節の硬直，筋痙攣，皮膚や関節の圧迫などが原因として考えられ，頻回の体位交換，ストレッチ，マッサージなどを行う．

ALSと運動負荷 Column

　ALS患者に対して運動負荷を勧めるべきか，避けるべきか，議論のあるところである．障害を受けた筋への過負荷はoverwork weaknessを生じさせる可能性が報告されている[17,18]．いくつかの疫学研究は過度な運動負荷がALSの発症率を増加させると報告しているが，身体活動レベルとALSの関連は否定的であるとする報告もある[19,20]．一方，身体活動レベルの低下は，廃用性筋萎縮，心肺機能の低下をきたすことが懸念される．Droryらは15分の中等度運動負荷を1日2回施行した群で3か月後のALSFRSと痙性スケールの悪化が抑制されたと報告している[1]．Bello-Haasらは，ストレッチと中等度の抵抗運動を実施した群で，6か月後の運動機能低下を抑制したと報告している[2]．適度な運動負荷についての基準は明らかではないが，症例ごとに疲労の具合を注意深く観察のうえ，積極的に運動療法を行うことにより運動機能の低下の抑制効果が期待される．

嚥下障害

　ALSの嚥下障害は，口腔期から障害される例，咽頭期から障害される例，両者が同時に進行する例などさまざまである．口腔期の障害では，咀嚼筋力が低下し，顔面筋力低下により食塊を口腔内で保持できず，舌運動障害により食塊の形成や咽頭への移送が困難となる．咽頭期障害では，口蓋・咽頭筋力低下により食塊の咽頭への移送困難や摂食時間延長がみられる．さらに，上肢機能障害，体幹機能障害，頸部筋力低下，呼吸機能障害などでも摂食障害が生じる点が，ALSの嚥下障害の特徴である．「ALS嚥下・栄養管理マニュアルおよびアルゴリズム」が作成されている[10]．

評価

　ALS嚥下・栄養管理マニュアル[10]は，ALSFRS嚥下部分（ALSFRS swallowing part：ALSFRSsw）（**2**）を嚥下障害の基準としている．検査としては，嚥下造影（videofluorography：VF）および嚥下内視鏡検査が一般的である．誤嚥のリスクの評価にはVFが有用で，口腔内の残留，奥舌への移動不良，喉頭挙上不全，鼻咽腔閉鎖不全，梨状窩の残留，食道入口部開大不全などを認める．

管理[10]

　嚥下障害の自覚症状が少ないALSFRSsw4では，嚥下・栄養・呼吸のモニタリングを開始し，摂食指導・嚥下食指導などの介入を行う．
　ALSFRSsw1～3段階では，各段階に応じた摂食・嚥下食指導，経管栄養方法の選択と導入時期の決定がポイントとなる．摂食に関しては頸部・体幹機能，代償嚥下などを考慮して援助する．ALS患者では，頸部突出，頸部前屈，複数回嚥下などの代償嚥下が多くみられる．しかし，頸部筋力低下や体幹機能障害により代償機構が破綻すると，重篤な誤嚥につながり急変の原因となるため注意が必要である．嚥下食に関しては，口腔期障害の進行に応じて軟らかく細かい形態にし，咽頭期障害の進行に応じて，とろみをつけるなどの工夫が必要である．

ALSの嚥下訓練として，他動的口腔期訓練および嚥下反射誘発部位アイスマッサージは，摂食時間の有意な短縮，嚥下反射持続時間と食道入口部開大時間の有意な延長を認めるなど，嚥下反射を増強させる効果が示唆されている[11]．

上肢機能障害，体幹機能障害，頸部筋力低下などによる摂食障害には，姿勢調整，上肢補助具の調整，食器・テーブルの工夫を行う．運動障害と嚥下障害の程度に応じて，90度座位，リクライニング車椅子，ベッドアップから選択する．頸部筋力低下がある場合では，頸椎カラー装着を考慮する．体幹機能低下が著しく，さらに頸部筋力低下が進行した場合はベッドアップを選択する[12]．

呼吸障害

ALSの呼吸障害は，呼吸筋障害による慢性の肺胞低換気（拘束性障害）であり，高炭酸ガス血症・低酸素血症を引き起こす．加えて，呼吸筋の障害により気道分泌物などの喀出が不十分となり，気道分泌物による通過障害（閉塞性障害）も出現する．併存する球麻痺は誤嚥性肺炎などの呼吸器合併症を引き起こす．ALS患者における呼吸理学療法の主な目的は，呼吸筋力の強化と維持，胸郭の柔軟性の維持・肺の弾性の維持，排痰，窒息・肺炎・無気肺などの合併症の予防である．ALSの呼吸理学療法の指針が作成されている[13]．

評価

肺活量は，呼吸筋力と肺コンプライアンスの指標となる．最大強制吸気量（maximum insufflation capacity：MIC）は強制的な肺容量の最大値である．MIC測定には，アンビューマスク，人工呼吸器，Mechanical In-Exsufflator（MI-E）を用いた計測方法がある．気道クリアランスの指標としては，最大呼気流速（peak cough flow：PCF）が重要である．日常生活機能の評価には，ALSFRS-Rなどが用いられる．

管理[13]

■ 呼吸筋訓練

呼吸筋力の強化訓練は，他の骨格筋と同様に有効である可能性がある[2,14]．四肢の筋力低下が先行している場合，呼吸筋力強化は呼吸筋の廃用性萎縮の予防に有効である．呼吸筋障害が進行した際にはオーバーワークに注意する．腹圧呼吸などが行われる．

■ 胸郭・呼吸補助筋の可動性，肺の弾性の維持

呼吸筋力の低下は胸郭の関節拘縮，肺の弾性低下を引き起こす．呼吸効率を維持するために，呼吸理学療法は重要であり，肩，肩甲帯，胸郭などの自動および他動関節可動域訓練，肋間の他動的ストレッチを行う．肺の弾性を維持するために強制的に吸気を行い，無気肺などの二次的障害の予防，呼吸

Keywords

Mechanical In-Exsufflator

マスクや気管チューブを介して，機械的に吸気に際して空気を送って胸を膨張させ，呼気に際して急激に陰圧をかけて，呼気流速を高める．咳嗽の代償として気道分泌物の移動・喀出，肺拡張の効果が期待される．

Keywords

peak cough flow

通常の咳嗽時のPCFは360～960 L/minであるが，270 L/min以下では気道感染時などに気道分泌物の喀出が困難となり，160 L/min以下では日常的に気道内分泌物の除去が困難となる[16]．

器感染時の予備能の維持，有効な排痰のための吸気量の維持を期待する．自発的な深呼吸，圧迫された胸郭が拡張する弾性を利用して換気の改善を得るスプリンギング，強制的に肺に空気を入れて溜め，他動的に拡張させる air stacking 訓練を行う．強制送気には，従量式人工呼吸器，アンビューバッグ®，MI-E を使用する方法，舌咽頭呼吸を用いて空気を肺に送り込む方法などがある．

■排痰法，咳の介助

体位排痰法と加湿が基本である．気道内の痰の移動は，大きく急速な空気の流れで起こる．気道分泌物の排出には十分な吸気量と呼気量が必要であるため，強制吸気と急速な呼気介助を組み合わせる．徒手的呼吸介助で呼気スピードを増すスクウィージング，蘇生バッグによる吸気介助，MI-E を用いた機械的な咳介助（mechanically assisted coughing：MAC）が行われる．

コミュニケーション障害[15]

ALS の構音障害は上位・下位運動ニューロン障害に由来し，球麻痺と偽性球麻痺が混在している．鼻声，擦れ声，発語緩慢，構音不能がみられる．発声は肺活量低下によっても障害される．

コミュニケーション障害には，簡便な方法としては，指差しまたは視線によって意思疎通をとる文字盤，携帯会話補助装置，携帯型意思伝達装置の利用を検討する．しかし，四肢筋力低下の進行により使用困難となる．言語障害が軽度であっても，上肢機能が損なわれていない時期は，パソコンを中心とした IT 機器を学習習得することが重要である．手指機能が低下すれば，前額や眼球運動など身体の一部をわずかに動かすだけで文字をパソコンに入力できるセンサーを利用する．重度障害者用意思伝達装置には通信機能やテレビ・照明・エアコンのスイッチなどの環境制御機能が付加されたものもある．ナースコールは，発声が難しく，四肢筋力が低下している場合，手指，足趾，口角，眼瞼，眉間等動きが残存している部位にセッティングして利用する．気管切開による人工呼吸器管理を導入された患者では，コミュニケーションが不可能になる完全閉じ込め状態（totally locked-in state：TLS）の時期がくる．TLS に至っても使用することを念頭に置かれた機器として，脳波，脳血流を利用した生体現象方式のコミュニケーション支援機器がある．

おわりに

ALS は進行性の疾患であり，障害レベルが刻々と変化する．リハビリテーションでは，疾患の進行程度を予測し，障害の程度と時期に応じて，目標と方法を検討し迅速な対応が必要とされる．患者およびその家族が充実した生活を維持していけるよう支援することがリハビリテーション治療の基本である．

（佐藤裕康，加藤丈夫）

Keywords

生体現象方式のコミュニケーション支援機器
脳波や脳血液量を利用して「はい・いいえ」を判定する．脳波を利用したものに「MCTOS（マクトス）」（テクノスジャパン），脳血流を利用したものに「心語り」（エクセル・オブ・メカトロニクス社）がある．

文献

1) Drory VE, et al. The value of muscle exercise in patients with amyotrophic lateral sclerosis. *J Neurol Sci* 2001；191：133-137.
2) Bello-Haas VD, et al. A randomized controlled trial of resistance exercise in individuals with ALS. *Neurology* 2007；68：2003-2007.
3) Francis K, et al. Evaluation and rehabilitation of patients with adult motor neuron disease. *Arch Phys Med Rehabil* 1999；80：951-963.
4) Andersen PM, et al. EFNS guidelines on the clinical management of amyotrophic lateral sclerosis（MALS）：Revised report of an EFNS task force. *Eur J Neurol* 2012；19：360-375.
5) 大生定義. リハビリテーションにおけるアウトカム評価尺度 Norris Scale, ALSFRS-R, ALSAQ-40. J Clin Rehabil 2006；15：364-371.
6) ALS治療ガイドライン作成小委員会. 日本神経学会治療ガイドライン ALS治療ガイドライン 2002. 臨床神経学 2002；42：669-719.
7) 中野恭一, 藤原誠. 筋萎縮性側索硬化症. 総合リハビリテーション 1997；25：1113-1117.
8) 望月廣. 筋萎縮性側索硬化症. 総合リハビリテーション 2005；33：721-726.
9) 藤本幹雄. リハビリテーション医の対応. Monthly Book Medical Rehabilitation 2009；113：25-29.
10) 野崎園子ほか. 政策医療ネットワークを基盤にした神経疾患の総合的研究 総括研究報告書（平成15年度〜17年度）. 湯浅班嚥下グループのまとめ, 厚生労働省精神・神経疾患研究委託費, 2006, pp.151-164.
11) 藤井正吾ほか. 政策医療ネットワークを基盤にした神経疾患の総合的研究 総括研究報告書（平成15年度〜17年度）. 筋萎縮性側索硬化症の嚥下障害に対する訓練効果, 厚生労働省精神・神経疾患研究委託費, 2006, pp.100-101.
12) 市原典子ほか. ALSにおける嚥下障害の特徴と食事援助法. 神経内科 2003；58：285-294.
13) 厚生労働省難治性疾患克服研究事業（平成17年度〜19年度）「特定疾患患者の生活の質（QOL）の向上に関する研究」班（主任研究者 中島孝）. 筋萎縮性側索硬化症の包括的呼吸ケア指針—呼吸理学療法と非侵襲陽圧換気療法（NPPV）. 2008.
14) Pinto S, et al. Respiratory exercise in amyotrophic lateral sclerosis. *Amyotroph Lateral Scler* 2012；13：33-43.
15) 成田有吾. ALS患者へのコミュニケーション支援. 脳21 2012；15：69-73.
16) Bach JR. Amyotrophic lateral sclerosis: Prolongation of life by noninvasive respiratory AIDS. *Chest* 2002；122：92-98.
17) Bennett RL, Knowlton GC. Overwork weakness in partially denervated skeletal muscle. *Clin Orthop* 1958；12：22-29.
18) Kurtzke JF. Risk factors in amyotrophic lateral sclerosis. *Adv Neurol* 1991；56：245-270.
19) Armon C, et al. Epidemiologic correlates of sporadic amyotrophic lateral sclerosis. *Neurology* 1991；41：1077-1084.
20) Longstreth WT, et al. Risk of amyotrophic lateral sclerosis and history of physical activity：A population-based case-control study. *Arch Neurol* 1998；55：201-206.

VI. ALS および関連運動ニューロン疾患の治療と介護

災害医療における難病対策

Point
- 難病患者の被災リスクを軽減するためには，疾患の特性に配慮した自助・共助の備えが重要であり，主治医はそれらを準備するよう指導することが必要である．
- 患者に具体的な対策を提示し，支援関係者とともに「災害時避難支援プラン」を作成する際に協力する．また，定期的に避難訓練を実施することが望ましい．
- 人工呼吸器など電源を必要とする医療機器を使用している場合は，停電に備え準備する．長時間の停電に対して，複数の外部バッテリーとインバーター発電機を準備できるとよい．

災害時における難病対策の必要性

　難病患者の災害対策については，阪神・淡路大震災（1995），新潟県中越地震（2004），そして東日本大震災（2011）などの経験から具体的な指摘がある．災害発生後の被災リスクを軽減するためには，平常時からの自助・共助の備えが重要である．公助の整備状況の確認も必要であるが，災害時には公助を提供する側（自治体，保健所，医療機関など）も被災する．難病患者にとっての災害対策は，災害時に避難することは主目的にならず，被災の直後からそれまでの医療を継続できるような備えをしておくことが主体となる．病状の重症度によって，避難所に行くのか医療機関に行くのか事前に決めておくことも必要であろう．また，災害の種類や被害状況によっては避難することが最善の方法とは限らず，災害後も自宅で過ごすのが望ましい場合もありうる．したがって，患者自身やご家族にこの点をよく理解してもらったうえで，必要な備えを平常時から奨めることが大切である．

　そして，避難移動の支援のみならず，ステロイドや抗パーキンソン病薬，抗てんかん薬などの断薬によって症状の増悪が予想される場合，また，電源を必要とする医療機器（人工呼吸器や吸引器など）を使用している場合などにおいては，疾患の特性に配慮した支援プランを作成しておくことが望まれる[1]．筋萎縮性側索硬化症（amyotrophic lateral sclerosis：ALS）の患者においては，症状の進行が早く，数か月たつと身体機能やADLに変化をきたす可能性が高いため，災害対策のプランについては定期的に見直す必要がある．特に人工呼吸器を使用している場合は，停電が生死に直結するため，電源確保を日頃から準備しておかなければならない．災害対策のプラン作成にあたっては「災害時難病患者支援計画を策定するための指針」[1]，「災害時要援護者の避難支援ガイドライン」[2]，「東京都在宅人工呼吸器使用者災害時支援指針」[3]，在宅人工呼吸器療法に特化した災害対策マニュアル[4,5]も公表

Memo
国では，災害時要援護者の避難支援ガイドライン（改訂版）を作成し，医療依存度の高い難病患者では早期に個別避難支援プランを作成することを促している[2]．主治医はその内容を確認し，不足な点は補足するとよい．

されているので，それらを参考にできる．

平常時から準備すべきこと（**1**, **2**）

患者や家族に平常時から下記のような項目について準備や確認をしておくように勧める．日頃から関わりのある自治体，保健所，訪問看護ステーション，介護保険事業所，居宅介護支援事業所などと安否確認の連絡方法や避難経路，支援者の確認をしておくように指導も必要である．

家屋の準備と対策

■家屋の耐震整備

家屋が頑丈であることによって，被害を最小限にとどめ，火災，水害，土砂崩れなどの災害で避難すべき状況以外は災害直後も自宅で過ごせるという選択肢が生まれる．特に，人工呼吸器を使用している患者においては，移動も難しく，避難した先が電源確保も含め適した環境であるか不明であるため，自宅にいるほうが安全であるよう，平常時から耐震診断を受け可能な限り耐震工事を行う．また，ガラスなどに飛散防止フィルムを貼り，被害はできるだけ最小限にとどめる工夫をするよう伝える．

■家具などの転倒防止対策

ベッド周囲には倒れそうな家具を置くことを避けると同時に，家具の転倒防止につとめるよう促す．特に，一人で移動ができない場合は，落下物が体の上に落ちてこないようにベッドや人工呼吸器の位置を工夫する．地震の揺れで，人工呼吸器が設置台から落下しないように，また，患者と人工呼吸器が離れて回路がはずれないようにする．

災害時の必需品の準備

難病患者の災害対策においては，一般的な日常必需品の他に，個々の状態に合わせた医療を継続するための準備をしておかなければならない．

■緊急時医療手帳

災害時はかかりつけ医療機関に受診できるとは限らないため，病名，病状，服薬内容（お薬手帳のコピーなど），禁忌薬やアレルギーの有無，通院している医療機関の連絡先などを記載したものを作成し，患者に持たせておくことが必要である[1,6]．特に人工呼吸器や胃瘻を使用している患者は，人工呼吸器の設定条件・使用時間，気管カニューレの種類・サイズ，経管栄養の種類や量，胃管チューブのサイズを記載しておくと，災害時にどこの医療機関を受診しても情報が迅速に受け入れ側に伝わる．手帳はいつも携帯させるか，人工呼吸器を使用している場合は人工呼吸器のそばに置いておくよう指導する．

■医薬品・経管栄養食・飲料水の備蓄

災害直後には医薬品が不足することも予想され，すぐには手に入らないこともあるため，処方された薬や経管栄養食は前もって数日分を避難バッグに

Memo
非常用バッグや持ち出し品は収納場所をわかりやすい所にしておく．非常用バッグ，人工呼吸器やベッドなどには「蛍光テープ」を貼っておくと暗い中でもわかりやすい．

❶ 災害対策チェックリスト（難病患者さん用）

ふりがな
氏名：　　　　　　　　　　　　　　生年月日：　　　　　　　年　　　月　　　日

住所　　　　　　　　　　　　　　　　　携帯番号，電話番号（　　　　　　　　）

病名：　　　　　　　　　　　　　　　　　　　血液型：　　　　型（Rh　　　）

1．一般的な災害時必需品の他に下記のものを準備しましょう．
☐飲料水（目安：1人1日3リットル，1週間分）・非常食（1週間分）
☐医薬品の備蓄（約1週間分）；災害時は提供される医療も滞る可能性があります．
　※難病患者さんは，薬の中断や脱水を機に体調が変わります．
☐緊急時医療手帳；医療情報を記載する（お薬手帳，酸素吸入・人工呼吸器・人工透析条件を記載したものなど）
　・薬：お薬手帳か，服薬内容を書いたものをご用意下さい．
　　　⇒重要な情報です！ 薬の名前，量は正確に記載が必要です．
　・注射が必要：[インスリン・インターフェロン・その他（　）]
　　　⇒使用している量を記載しておきましょう．
　・呼吸：[問題なし・酸素吸入中・人工呼吸器を使用]
　　　⇒酸素量，呼吸器の設定条件を記載したもの準備し，酸素ボンベや呼吸器に貼っておきましょう．
　・移動：自力で［できる・できない］
　・認知症：［ない・ある］
　・コミュニケーション：［とれる・とれない］・不自由な部位：［目・耳・言葉］
　・栄養：［口から食べられる・経管栄養・その他（　　　　　　　　　　　　）］
　・人工透析中⇒透析条件，透析可能な医療機関の連絡先を数か所確認しておきましょう．
　・薬のアレルギー：［なし・あり（薬の名前；　　　　　　　　　　　　　　　）］
☐保険証　　☐携帯電話（使い捨て充電器，電池），ラジオなど　　☐笛・ブザー（助けを求める為）
☐懐中電灯，外部バッテリー，自家発電機など
☐非常時持出し用必需品をバッグに詰め，蛍光テープを貼りましょう．
☐防災バッグの置き場所を家族で確認しましょう．

2．家屋の対策
☐家具の転倒・落下防止対策をし，ベッドと家具の間を離した
☐ガラスに飛散防止フィルムを貼った
☐自宅の耐震診断を受けて自宅の耐震工事ができればなおよい

3．避難する場合の対策
☐避難所・医療機関・避難経路の確認；ハザードマップを利用しましょう．インターネットからダウンロードできる地区もあります．
　・避難所あるいは医療機関への避難経路を，数通り，地図の上で確認しましょう．
　・色ペンでルートをなぞって下さい．（避難所；　　　　　　　　　　　　　　　　　　　）
☐避難する際の支援者を確保していますか
☐緊急搬送あるいは避難方法を確認しましたか

4．災害時の連絡先，連絡方法の確認 ⇒大地震の後は，電話がかかりにくい!!
☐安否確認にNTT災害用伝言ダイアル「171」を利用しましょう．使い方をチェックしましょう．事前契約不要．
☐携帯電話の「災害時伝言板」を利用しましょう．
☐電話が通じなくても携帯メールが使用できる場合があります．連絡したい相手のアドレスを事前に登録しましょう．
☐家族内での緊急時の連絡方法・集合場所の確認
　　　連絡相手；
　　　連絡方法・連絡先；
　　　集合場所；
☐かかりつけ医，専門医などの医療機関（病院名・連絡先；　　　　　　　　　　　　　　　　　　）
☐市町村役場（連絡先；　　　　　　　　　　　　　）・保健所（連絡先；　　　　　　　　　　　）
☐訪問看護ステーション・介護事業所（連絡先；　　　　　　　　　　　　　　　　　　　　　　）
☐町内会・自主防災組織・近隣住民・その他（　　　　　　　　　　　　　　　　　　　　　　　）

（国立病院機構あきた病院で実際に使用しているリスト）

2 患者さんの状態に合わせた確認リスト

寝たきりの方
- 紙おむつ・しびんなど
- ビニールシート（おむつ交換時に必要）
- タオルなど介護用品
- おんぶ紐など幅広い紐

目の不自由な方
- 防災袋の置き場所の確認
- 手袋（手探り用）
- 白杖（折りたたみ式）・点字器
- ラジオを身近に置く（予備の電池も）
- 携帯電話を活用

膀胱カテーテル使用の方
- 留置カテーテル
  （サイズ_____Fr._____週に1回交換）

経管栄養を使用中の方
- 経管チューブ
  （サイズ_____Fr._____週に1回交換）
- 経管栄養食（缶詰タイプを約2週間分）
- 経管栄養バッグ・チューブ（予備）
- 注射器の予備（水分や薬を注入する為）
- アルコール綿・ガーゼ

在宅酸素使用中の方（火気厳禁）
- 吸入量：_____L/分
- 吸入時間：_____時間/日
- 酸素ボンベの残量の確認
- 酸素ボンベ（予備）・切り替え方法の確認
- 酸素ボンベキャリー
- 医療機器会社の連絡先

気管切開している方
- 気管カニューレ
  （サイズ_____Fr._____週に1回交換）
- 吸引器（充電式・手動式・足踏み式）
- 吸引用チューブ
- アルコール綿
- 蒸留水
- 滅菌手袋
- 注射器（喀痰吸引やカフ調節に使用）

車椅子利用の方
- 車椅子でも使用できるカッパ
- パンク修理セット（ガラス破片でパンクのおそれあり）
- 電動車椅子の場合は使用後必ず充電

耳の不自由な方
- 補聴器用の電池
- 筆談の為のメモ用紙，筆記用具
- 笛・ブザー
- 携帯用照明（停電時でも手話で会話が可能なように）
- 枕元に補聴器を置きましょう（就寝時災害の為）
- 携帯電話のメール機能，災害用伝言板の利用の確認
- 「緊急時カード」の作成
  例；「私は耳が不自由です．情報を教えて下さい」
  　　「避難所へつれていって下さい」など

呼吸器使用中の方
- 人工呼吸器条件の確認・緊急時医療情報手帳への記載
  ；呼吸モード・1回喚気量・呼吸回数・酸素濃度など
- 環境整備
  - 患者さんと人工呼吸器に落下物がぶつからない位置に設置
  - 家具の転倒防止・人工呼吸器の転倒防止
  - 地震の揺れで回路が外れないような工夫
  - 停電時に人工呼吸器が見えやすいように蛍光テープを貼付
  - 患者さんの部屋に非常灯の設置
- 内部バッテリーの有無・駆動時間の確認
- 外部バッテリーの準備・駆動時間の確認
- 発電機・発電機の燃料の準備
- アンビューバッグ®の準備と使用方法の確認
- 予備回路一式・回路交換の方法の確認
- 吸引器（充電式・手動式・足踏み式）
- 吸引用カテーテル
- 滅菌手袋
- 人工鼻
- アルコール綿
- 蒸留水・滅菌水
- 注射器（50 mL）
- 延長コード
- 人工呼吸器会社の連絡先

（国立病院機構あきた病院で実際に使用しているリスト）

いれるか，見つけやすく安全な収納場所に備蓄しておくよう勧める．また，災害直後の特殊な環境では水分をとる余裕もなくなるが，水分制限されている病態がない限り，日頃の水分摂取量をできるだけ維持できるように指導し，飲料水も備蓄させる．

■医療に必要な機器・医療用品・電源確保の準備

災害時は，医療機器の破損や供給の遅れ，また，停電が予想される．計画停電もありうる．停電は，在宅人工呼吸器患者にとって生命の危機に直結するため，平常時から停電に備えた対策が必須である．使用中の人工呼吸器について内部バッテリーの有無，バッテリー駆動時間，外部バッテリーの準備・駆動時間・充電に必要な時間，電力会社や医療機器会社の連絡先と連絡方法

> **Memo**
> 2012年度診療報酬改定により，外部バッテリーは保険適用の「人工呼吸器加算」の対象になることが決定した．

を確認しておく．外部バッテリーは，順次，充電しなければならない事態も想定し複数準備する．長時間の停電が予想される場合は，外部バッテリーのみでは対応が困難なためインバーター発電機の使用が望ましい．また，電力復旧の遅れも想定し発電機の燃料も数日分備蓄しておく．人工呼吸器を使用している場合は，吸引器や電動ベッドなど，他にも電力が必要な医療機器を使用している場合が多いので，それらの電力をまかなえる発電機が必要である．バッテリーや発電機は，購入後も定期点検を忘れてはならない．患者個人で購入が困難な場合や長時間の停電が予想される場合は，医療機関へ移送することも事前に検討しておく．仮に電源を確保できず人工呼吸器が使用不能の場合は，アンビューバッグ®を使用しなければならないため，患者のそばに常備し，正しい使用方法を家族や支援関係者に指導しておく．また，回路はいつでも交換できるように予備を準備し，破損した場合は回路交換を行えるように指導する．吸引器は充電式の他，電源が確保できなくなった場合に備えて，手動式や足踏み式吸引器，注射器（注射器による吸引）も用意するとよい．加湿器は人工鼻で代用する．吸引カテーテル，滅菌手袋，滅菌水，消毒薬，注射器 50 mL（喀痰吸引やカフ調節に使用），人工鼻などの予備はひとまとめにして人工呼吸器のそばに置いておくよう指導する．

避難時の具体的対策

　病状によって，避難所と医療機関のどちらに避難すべきか事前に決めておく．その場所を地図の上で確認し，経路を何通りか確認しておくように指導する．かかりつけの医療機関へ避難入院ができないことも想定し，近隣の医療機関をいくつか選定しておき，どこの医療機関にかかっても迅速に医療情報が伝達できるように緊急医療手帳を持たせておく．また，避難の際は，必ずしも救急車で移動できるとは限らないため，他の移動方法も事前に決めておくよう指導する．車椅子やベッドで移動する場合は，まずは部屋から玄関まで，その状態で移動が可能であるかを確認するよう伝える．また，避難支援者を誰にするか支援スタッフと近隣住民で決めておくよう指導する．日頃から外出に慣れていると手際よく移動しやすいことも伝え，可能な限り外出を習慣化するようにする．

支援者・支援機関との連携体制

　個人情報に配慮したうえで，近隣・支援機関への事前の情報提供や緊急時の連絡方法の確認をしておくように促す．医療情報が書かれた緊急時医療手帳を患者に携帯させることは，災害時に適切な医療・看護を迅速に提供してもらうために役立つため，ぜひ，準備する．また，気管切開，人工呼吸器療法を行っている医療依存度の高い患者においては，使用中の医療機器の機能や正しい管理方法，緊急時の対応の仕方を平常時から患者，家族，支援スタッフに指導しておくことも必要である．特に電源が必要な機器の場合は，電源が断たれた場合を想定し，バッテリーの確認・準備，必要に応じて，アン

Memo
発電機については，厚生労働省が東日本大震災の後に，「重症難病患者拠点・協力病院が発電機を購入し，患者に原則無償で貸し出せるよう購入費の3分の2を国と都道府県で負担する」という新たな補助制度を導入した．

Memo
発電機は長時間の電源確保に有効であるが，定期的にメンテナンスや燃料の確認が必要である．また，一酸化炭素中毒に留意し，屋外で使用すること．そのため，延長ケーブルの準備，近隣への騒音に対する配慮も必要である．

ビューバッグ®，吸引器（手動式，足踏み式，バッテリー内蔵）などを準備し，その使用方法についても指導しておく必要がある．さらに，災害時に避難を円滑に行うためには，上記の備えをしたうえで，地域住民や支援機関とともに避難訓練を実際に行うことが重要である．訓練により，お互いの役割や情報の流れ，残された課題が確認でき，より現実的な備えに結びつく．

広域搬送について

災害の規模や被災地の医療状況によっては，電源確保の問題も含め，医療依存度の高い人工呼吸器患者に安定した医療や看護を提供できない場合がある．その場合は，いったん，患者を他の地域の医療機関に広域搬送しなければならないことも予想される．広域搬送時は陸路が原則である．やむを得ず特に空路を利用する際の人工呼吸器の電源確保や注意点については東日本大震災での経験が参考になる[7,8]．通常のヘリコプターには電源がないことが多く，電源があったとしても人工呼吸器に適した電源であるか確認が必要である．飛行時間をあらかじめ確認し，それに対応できるだけのバッテリーや代替器が必要となる．飛行高度によっては気圧低下が起こり，酸素飽和度や気管カニューレのカフ圧が変わることが予想され，また，機体の振動によって排痰量が増加することもあるため，それに対応できるようにカフ圧の調整や吸引器や酸素などを準備しておく．吸引器や輸注ポンプが必要な場合はそれぞれにバッテリーが必要となる．災害時患者受け入れ施設のマッチングや支援チームの派遣については，日本神経学会が災害医療支援プログラムを検討中である[9]．

（和田千鶴，豊島　至，青木正志）

文献

1) 災害時難病患者支援計画策定検討ワーキンググループ（グループリーダー　西澤正豊）．災害時難病患者支援計画を策定するための指針．厚生労働科学研究費補助金　難治性疾患克服研究事業　重症難病患者の地域医療体制の構築に関する研究班，2008.
2) 災害時要援護者の避難対策に関する検討会．災害時要援護者の避難支援ガイドライン（改訂版）．内閣府，2006.
3) 東京都福祉保健局保健政策部疾病対策課（編）．東京都在宅人工呼吸器使用者災害時支援指針．東京都福祉保健局，2012.
4) 兵庫県健康福祉部健康局疾病対策課（編）．在宅人工呼吸器装着難病患者災害時支援指針．兵庫県健康福祉部健康局，2006.
5) 厚生労働省精神・神経疾患研究委託費「筋ジストロフィーの療養と自立支援のシステム構築に関する研究」班（編）．神経筋難病災害時支援ガイドライン「在宅人工呼吸器装着患者の緊急避難体制」．2007.
6) 安田智美ほか．在宅神経難病の災害時支援―災害時対応の"常識"が通用しない大規模災害に備えて．訪問看護と介護 2011；16：750-761.
7) 今井尚志．人工呼吸器装着 ALS（筋萎縮性側索硬化症）患者の遠隔地避難．難病と在宅ケア 2011；17：17-20.
8) 中島孝．神経難病患者の災害時の対応―二回の地震と東日本大震災への支援経験から．神経治療学 2012；29：207-211.
9) 日本神経学会．http://www.neurology-jp.org/

Case Study

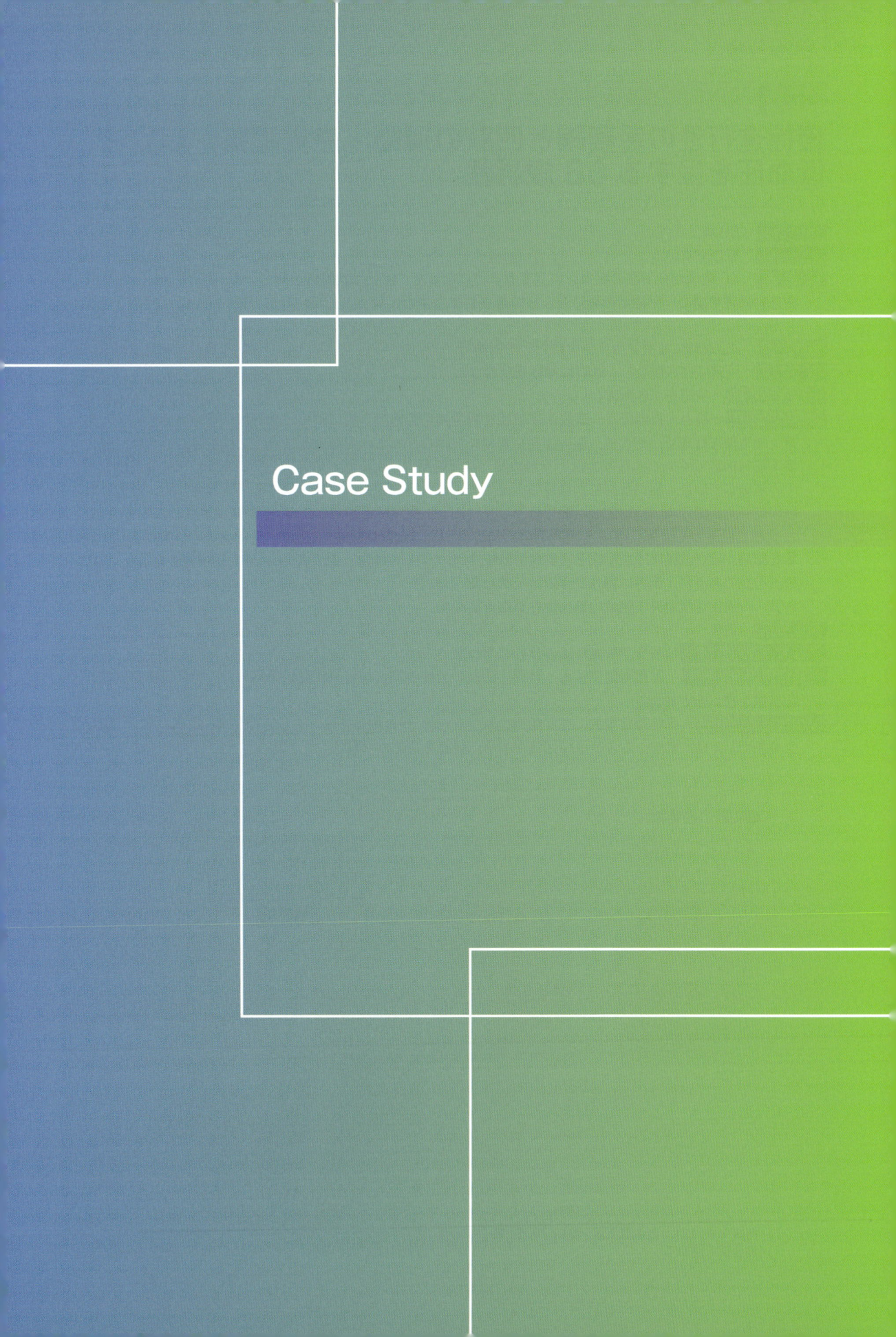

CASE 1

緩徐進行性の舌萎縮と四肢の運動・感覚障害，起立性低血圧を呈する68歳男性

症　　例	60歳，男性．
主　　訴	転びやすい．
現 病 歴	40歳頃から下肢の脱力を自覚するようになった．症状は次第に進行し，45歳頃には，手指の巧緻運動障害を認め，平地歩行時にもふらつきが目立つようになった．59歳時に精査目的にB病院を受診した．
既 往 歴	40歳時に食道アカラシアに対し手術施行．
家 族 歴	両親に血族婚なし．近親に神経筋疾患なし．
一般身体所見	特記すべき異常なし．
神経学的所見	視力・視野正常，眼底所見は視神経萎縮を認める．舌に萎縮・線維束性収縮がみられた．鼻声，嚥下障害はなく，その他，脳神経系に異常所見はなかった．四肢は遠位優位に筋萎縮がみられ(❶)，徒手筋力検査で4レベルの筋力低下を認めた．深部腱反射は上下肢とも亢進していたが，アキレス腱反射のみ消失していた．病的反射は両側陽性であった．錐体外路徴候，小脳失調はみられなかった．感覚系は触痛覚が両手関節および足関節以遠で低下していた．位置覚は正常だったが，振動覚は足踝部にて右5秒，左6秒と低下していた．ロンベルク徴候は陽性だった．自律神経系は，排尿・排便障害の自覚はなく，陰萎を認め，起立試験にて血圧低下（安静仰臥位105/74mmHg，立位後66/44mmHg）がみられた．独歩可能であるが，歩容は痙性で不安定であった．
	血算・一般生化学所見：軽度の鉄欠乏性貧血を認めた．
髄液所見	正常．
頭部および脊髄MRI	明らかな異常はみられなかった．
神経生理学検査所見	針筋電図では舌・体幹・四肢の全被検筋に神経原性変化を認めた．神経伝導速度検査の結果を❷にまとめた．
末梢神経病理所見	大径線維優位に有髄線維の脱落を認め，残存神経ではミエリンの菲薄化がみられた(❸)．全身筋CTでは，前腕，および下腿屈側を中心に萎縮を認めた(❹)．

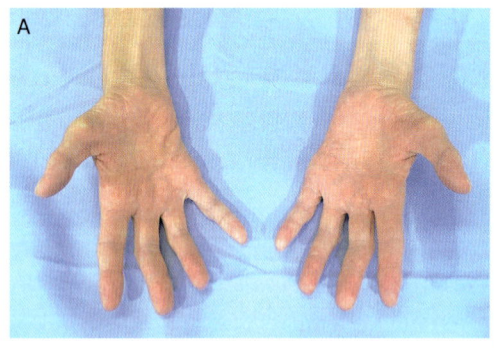

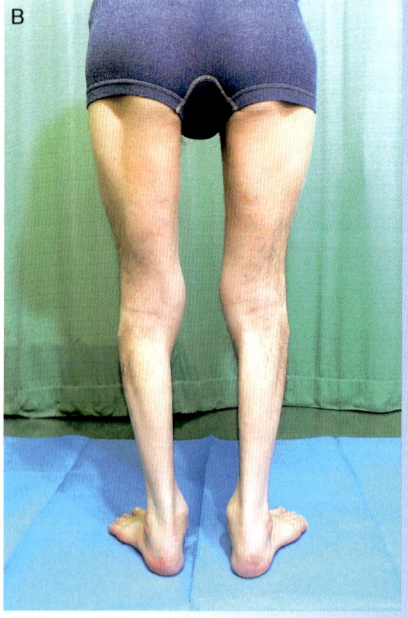

❶四肢の筋萎縮

前腕〜手（A），および下肢（B），特に下腿を中心に筋萎縮を認める．

❷ 神経生理学的所見

神経	MCV（運動神経伝導速度）			MEP（運動誘発電位）	SCV（感覚神経伝導速度）	
	遠位潜時 (ms)	複合筋活動電位 (mV)	伝導速度 (m/s)	中枢運動神経伝導時間 (ms)	感覚神経活動電位 (μV)	伝導速度 (m/s)
正中	4.7 (<3.8)	0.19 (>4.5)	31 (>50)	検出不能	1.0 (>7.0)	27 (>55)
脛骨	4.9 (<5.0)	0.01 (>6.2)	27 (>45)	35.5 (<14.6)	検出不能	
腓腹					検出不能	

（　）は正常値．

❸ 腓腹神経生検所見

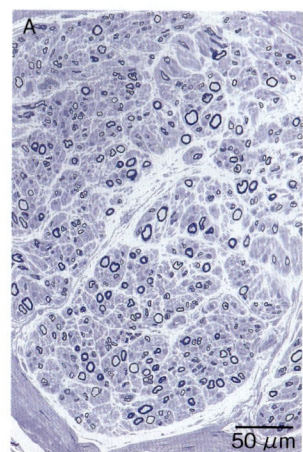

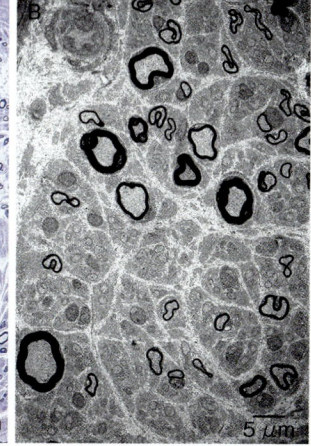

大径線維優位に有髄線維の脱落を認める．ミエリンは菲薄化し，残存線維にオニオンバルブ形成は認められない．
A：トルイジンブルー染色，B：電子顕微鏡所見．

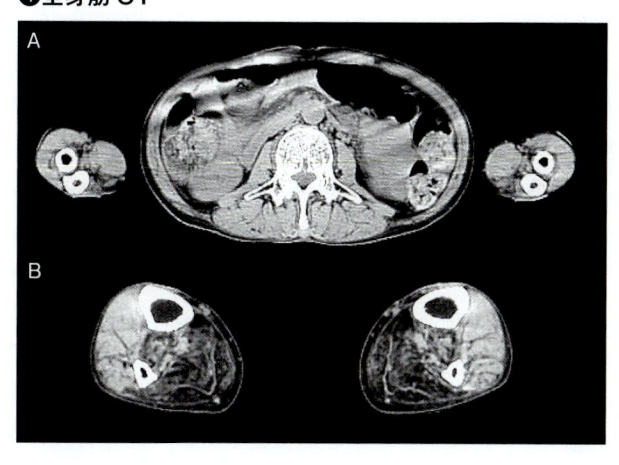

❹ 全身筋 CT

前腕（A）および下腿屈側（B）を中心に萎縮を認める．

Q1 この症例で筋萎縮性側索硬化症，あるいは球脊髄性筋萎縮症として矛盾する点はどこか？
Q2 この症例での診断のポイント，および診断に必要な検査は何か？
Q3 この症例の診断は何か？

A1 筋萎縮性側索硬化症（ALS），球脊髄性筋萎縮症（SBMA）との矛盾点

本例の神経学的特徴としては，緩徐進行性の全身の筋萎縮・筋力低下があげられる．神経学的および電気生理学的に上位・下位運動ニューロンの障害がみられるため，運動ニューロン疾患を念頭において鑑別診断を進めることが妥当である．ただし，発症後20年近く経過しても自力歩行が可能であり，明らかな嚥下・呼吸障害もみられない点は筋萎縮性側索硬化症（amyotrophic lateral sclerosis：ALS）の臨床経過とは異なる．また神経学的に視神経萎縮を伴うこと，手袋・靴下型感覚低下，振動覚低下を伴うこと，自律神経症状がみられることも，ALSとしては矛盾する．

一方，本例では舌萎縮が明らかであり，進行も緩徐であることから球脊髄性筋萎縮症（spinal and bulbar muscular atrophy：SBMA）との類似点もあったが，上位ニューロン障害を伴うこと，上記のように他覚的な感覚障害，自律神経障害，視神経萎縮などはSBMAとして矛盾する．

したがって本例では，非典型的な運動ニューロン疾患を中心に鑑別診断をすべきと考えた．

A2 診断のポイント，診断に必要な検査

本例では病歴を詳細に見直した結果，神経系以外の病変として，食道アカラシアの存在に注目した．食道アカラシアは，食道胃接合部内の筋層間神経叢細胞の変性の結果，食道の正常蠕動運動の低下や，括約筋の弛緩不全が生じ，機能的狭窄を来す疾患である．患者は中年に多く，年間発生率は10万人あたり1〜2人であり，症状としては嚥下困難や胸焼けなどを認める．本例では，運動ニューロン症状，食道アカラシア，自律神経障害の組み合わせから，triple A症候群を疑った．本症を疑った場合には，消化管造影検査，自律神経機能検査，シルマー試験，副腎皮質機能検査が必要である．本例では自覚的に涙液の減少はなかったが，シルマー試験を実施したところ右2 mm，左1 mmと涙液分泌が低下していた（無涙症）．さらに副腎機能を調べたところ，血漿ACTH（18.2 μg/dL），アルドステロン（61.4 pg/mL），テストステロン（7.09 ng/mL），血漿コルチゾール（18.2 μg/dL）および尿中コルチゾール（70.8 μg/日）は正常であったが，dehydroepiandrosterone sulfate（DHEA-S）は低値であった（74 μg/dL，正常範囲150〜2,400 μg/dL）．なお，迅速ACTH刺激試験は正常反応を示した．

A3 遺伝学的診断

本例の特徴は，無涙症，食道アカラシア，感覚・自律神経障害を伴った非典型的運動ニューロン疾患とまとめられる．高齢発症である点，副腎機能が正常であった点を除くと，上記の所見はtriple A症候群（Allgrove〈オルグロブ〉症候群）の特徴と一致する．そこで患者本人の同意を得て，triple A症候群の原因遺伝子である *AAAS* 遺伝子をPCR-直接シークエンス法にて検討した（❺）．その結果，エクソン6にホモ接合性の既知の変異（c.464G>A/p.Arg155His）を認めた．以上より，本例を成人発症triple A症候群と診断した．

診断

triple A症候群

---

triple A症候群は，Allgroveらにより1978年に初めて報告された常染色体劣性遺伝性疾患である[1]．食道アカラシア（achalasia），ACTH抵抗性副腎不全（ACTH-resistant adrenal insufficiency, addisonianism），無涙症（alacrima）を3主徴とすることから，その頭文字をとってtriple A症候群と呼ばれるが，自律神経障害（autonomic disturbance）を加えて4A症候群と呼ばれることもある．皮膚・骨格・眼など多臓器に障害を来し，神経系では緩徐進行性の運動ニューロン疾患，運動・感覚性ニューロパチー，視神経萎縮，小脳失調症など多彩な異常を呈する．典型的な経過は，乳幼児期に無涙症を気づかれ，10歳頃までに副腎不全を，10〜20歳台で食道アカラシアを呈するが，3徴すべてが揃

Lecture レクチャー

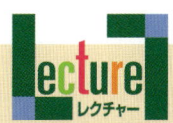

古典型triple A症候群と成人発症triple A症候群の違い

近年，成人後に発症する triple A 症候群が報告され，運動ニューロン障害を来す遺伝性疾患の一つとして注目されている．古典型の多くが幼児期に副腎不全で発症し，しばしば重篤な転帰を来すのに対し，成人発症型では，副腎機能障害を来すことが少なく，予後が良好である点が大きく異なる．神経症状は両病型とも運動ニューロン障害，運動・感覚性ニューロパチーを呈するが，成人発症型では進行がより緩徐で，障害度が軽い傾向がみられる[4]．

triple A 症候群では，各症状の重症度や出現の時期が症例ごとに多様であるが，成人発症型では，診断時に食道アカラシアや無涙症の自覚がないことがあっても，多くの症例では消化管造影やシルマー試験にてその存在が確認されている[4]．

古典型を呈する症例のAAAS遺伝子変異の多くはスプライス（フレームシフト）変異，ナンセンス変異であるが，成人発症例ではミスセンス変異のホモ接合体，または複合ヘテロ接合体を有していることから，古典型と成人発症型の間に，臨床徴候に差異が認められる要因の一つとして，AAAS遺伝子変異の違いが考えられる．以上の結果からは，ALADIN 蛋白の機能消失が本症の病態に深くかかわっていると考えられるが，triple A 症候群の発症に至る詳細な機序はいまだ不明である．

❺ AAAS 遺伝子の解析

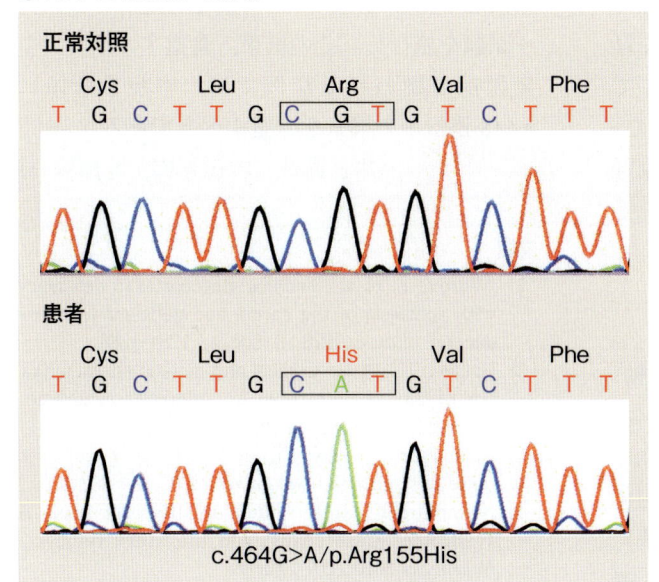

正常対照
Cys Leu Arg Val Phe
T G C T T G C G T G T C T T T

患者
Cys Leu His Val Phe
T G C T T G C A T G T C T T T

c.464G>A/p.Arg155His

PCR-直接シークエンス法によりエクソン6にc.464G>A/p.Arg155Hisの変異（ホモ接合体）を認めた．

わないこともある．感染などを契機に低血圧，低血糖など副腎クリーゼに至ると，予後不良である[2]．

原因遺伝子であるAAAS遺伝子は，12番染色体長腕（12q13.13）に位置し，546個のアミノ酸から構成されるALADIN（alacrima-achalasia-adrenal insufficiency neurologic disorder）蛋白をコードしている．ALADIN 蛋白はnuclear pore complex（NPC）を形成する蛋白であり，核と細胞質の間の蛋白輸送に関与していると推測されている[3]．

triple A 症候群の治療について

現在まで，triple A 症候群の根治療法は確立しておらず，各臓器障害に対する対症療法が治療の中心である．食道アカラシアに対しては内

❻ 内視鏡下バルーン拡張術

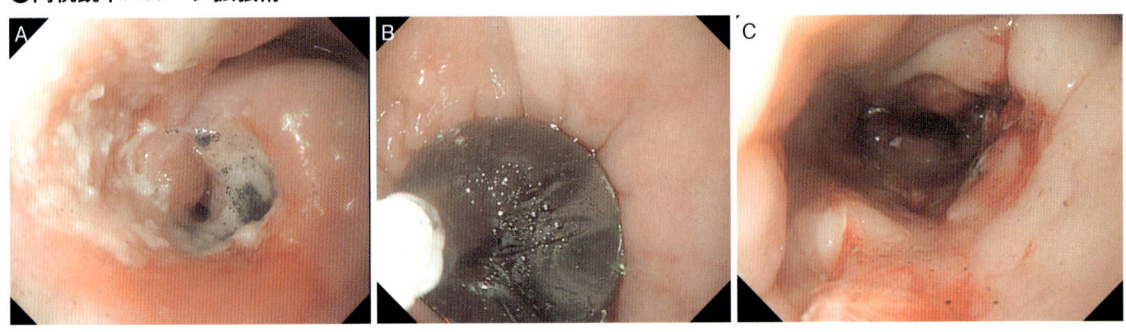

食道胃接合部に著しい狭窄を認める（A）．バルーン拡張術施行により（B），狭窄部位が拡張した（C）．

視鏡下バルーン拡張術や外科的治療の有効例が報告されている[5]．❻に自験例での内視鏡下バルーン拡張術の内視鏡所見を示した．無涙症に対しては，角膜保護目的で点眼薬を投与する．副腎機能不全に対しては，ヒドロコルチゾンによる補充療法が基本となる．triple A 症候群では，副腎クリーゼへの対応の遅れが致死的な経過を招くことがあり，副腎機能正常例であっても定期的な副腎機能の評価が重要である．また，感染症や手術などのストレス負荷時には，副腎クリーゼの予防目的でステロイド補充療法を考慮すべきである．

臨床診断へのフィードバック

神経内科の臨床現場では，緩徐進行性の運動・感覚性 w ニューロパチーと運動ニューロン疾患の特徴を併せ持つ症例を経験することが少なからずある．同様の症状を呈しうる疾患としては，amyotrophic lateral sclerosis 4（*SETX* 遺伝子），distal hereditary motor neuropathy 5B（*BSCL2* 遺伝子）などがあげられるが，本症と同様，いずれもきわめてまれな遺伝性疾患であり，遺伝学的に確定診断に至る症例は少ないのが実情である．

成人発症 triple A 症候群は，嚥下障害や涙液分泌不全の自覚症状の乏しい症例であっても，subclinical に食道アカラシアや無涙症が認められる症例が多い．このことから，感覚障害および自律神経障害を伴う非典型的な運動ニューロン疾患を呈した症例では，消化管造影やシルマー試験を施行し，その結果，食道アカラシアや無涙症が疑われる症例では，本症を念頭に *AAAS* 遺伝子の検索を考慮すべきである．

（中村勝哉，吉田邦広，池田修一）

文献

1) Allgrove J, et al. Familial glucocorticoid deficiency with achalasia of the cardia and deficient tear production. *Lancet* 1978；1(8077)：1284-1286.
2) Houlden H, et al. Clinical and genetic characterization of families with triple A (Allgrove) syndrome. *Brain* 2002；125：2681-2690.
3) Tullio-Pelet A, et al. Mutant WD-repeat protein in triple-A syndrome. *Nat Genet* 2000；26：332-335.
4) Nakamura K, et al. Adult or late-onset triple A syndrome：Case report and literature review. *J Neurol Sci* 2010；297：85-88.
5) Buderus S, et al. Dysphagia due to triple A syndrome：Successful treatment of achalasia by balloon dilatation. *Exp Clin Endocrinol Diabetes* 2007；115：533-536.

CASE 2

進行性の構音・嚥下障害，失語および書字障害を呈する70歳女性

症　例	70歳，女性．右手利き．
主　訴	ものが喋れない，物が飲み込みにくい，字が書けない．
現病歴	1年半前からものが喋りにくくなった．1年前から大きな固形物が飲み込みにくくなってきた．半年前から電話での会話が困難となり，ペットボトルの蓋もあけにくくなってきた．4か月前からほとんどものが喋れなくなり，口から唾液がもれるようになった．2か月前から漢字の書き間違いが増え，思ったように書くことができなくなってきた．食事量も減って，1年間で15kgの体重減少も認めたことから，近医受診．「認知症ではないか」と言われ，当院紹介受診．
生活歴	喫煙：なし，飲酒：なし，職業：無職，スポーツ：特になし．
既往歴	子宮筋腫（42歳；手術）．
家族歴	父：脚気，母：脳出血．
初診時現症	

一般身体所見：身長143cm，体重38kg，体温36.2℃，血圧119/78mmHg，脈拍66/分・整．腹部：臍下部正中に術痕，胸部・四肢・リンパ節：異常なし．

神経学的所見：

[高次脳機能]　「うん」，「あー」といった発語のみ，復唱不可能だが言語理解はほぼ良好，保続あり，失行なし，失認なし．

[脳神経系]　眼球運動：異常なし．舌萎縮および線維束性収縮あり

[運動系]　徒手筋力検査：三角筋3＋/3＋，上腕二頭筋4＋/4＋，手根屈筋・伸筋5/5，腸腰筋・大殿筋4/5－，大腿四頭筋・大腿屈筋群4/4，前頸骨筋・下腿屈筋群5/5．四肢筋萎縮なし，左上腕に線維束性収縮あり，筋トーヌス正常．安静時振戦なし，姿勢時振戦なし，動作緩慢なし．

[協調運動]　回内回外試験・指鼻指試験・膝踵試験：異常なし

[立位・歩行]　正常，姿勢反射障害なし．

[深部腱反射]　四肢で亢進，下顎反射亢進．

[病的反射]　バビンスキー徴候＋/＋，チャドック徴候＋/＋．

[感覚系]　異常なし．

[自律神経系]　膀胱直腸障害なし．

Q1 診察で見落としてはいけないポイントは？
Q2 診断に必要な検査は？
Q3 この症例の診断は？　鑑別すべき疾患は？
Q4 治療方針は？

A1 高次脳機能障害と運動ニューロン疾患の可能性

本例で重要なのは，①1年半の間に症状全体が進行していること，②嚥下障害および構音障害といった球麻痺症状が急速に増悪していること，③構音障害からさらに発語障害，記憶障害，書字障害といった高次脳機能障害も同時に進行してきていることである．舌の萎縮や線維束性収縮，四肢近位筋優位の筋力低下と腱反射亢進およびバビンスキー徴候陽性から，運動ニューロン疾患をまず疑う．1年間で15kgという体重減少も，悪性腫瘍などの内科疾患ももちろん念頭におかなければならないが，嚥下障害の進行に伴う摂取不足の可能性が高い．また高次脳機能障害に関しては，治療可能な認知症（treatable dementia）の可能性を考慮しつつ，アルツハイマー病などの他の認知症や，運動ニューロン疾患との合併も考える必要がある．

A2 ALSの診断と高次脳機能の評価

筋萎縮性側索硬化症（amyotrophic lateral sclerosis：ALS）の診断の詳細については他稿に譲るが，頸椎症性脊髄症や多巣性運動性ニューロパチーなど治療可能な疾患を除外したうえで，El Escolial 改訂診断基準やAwaji 基準を用いて診断する．本例では球麻痺，身体3部位での上位・下位運動ニューロン徴候が揃っており，末梢神経伝導検査において，上下肢ともにCMAP 振幅の著明な低下を認め，針筋電図においては，脳神経・頸髄・胸髄・腰髄領域に髄節レベル・末梢神経支配によらず広範囲に脱神経電位や線維束電位を認め，最大干渉も不良であり，慢性神経原性変化の所見であった．

尿検査は異常なく，血液検査ではCre 0.66 mg／dL，CK 144 IU／Lとクレアチニン値低下や筋逸脱酵素上昇はなく，Na 142 mEq／L，K 3.8 mEq／L，Cl 104 mEq／Lと電解質異常は認めず，抗Jo-1抗体や抗アセチルコリンレセプター抗体も陰性で，T-Chol 254 mg／L，LDL-Chol 162 mg／dLと脂質異常症以外の異常所見は認めなかった．また髄液検査では，細胞数＜1／mm³，TP 18 mg／dL，IgG index 0.763と異常所見は認めなかった．

画像所見では，脊髄MRIは特に異常を認めなかったが，脳MRIでは海馬の萎縮はそれほど目立たないものの，前頭葉から側頭葉にかけての著明な萎縮を認め（❶），また脳血流シンチグラフィーでは同部位の血流低下を認めた（❷）．

高次脳機能に関しては，ベッドサイドでの簡易な失語・失行・失認の評価以外に，改訂長谷川式認知症スケール（HDS-R），Mini-Mental State Examination（MMSE）や，可能であればWAB 失語症検査，ウェクスラー記憶検査改訂版（WMS-R）などの検査が参考になる．

本例ではHDS-R：14点（失点箇所は日時の見当識：−2点，計算：−2点，逆唱：−2点，遅延再生：−6点，物品記銘：−3点，言語の流暢性：−1点），MMSE：17点（失点箇所は見当識〈場所〉：−3点，単語記銘：−1点，Serial 7：−5点，復唱：−1点，3段階命令：−1点，遅延再生：−1点），WABでは，Ⅰ自発語：B流暢性，Ⅲ復唱，Ⅳ呼称すべて0点であり，仮名単語と絵の対応，話し言葉の単語と仮名単語の対応で失点し，さらに漢字の構造の回答では漢字で回答できるものの読み方で不

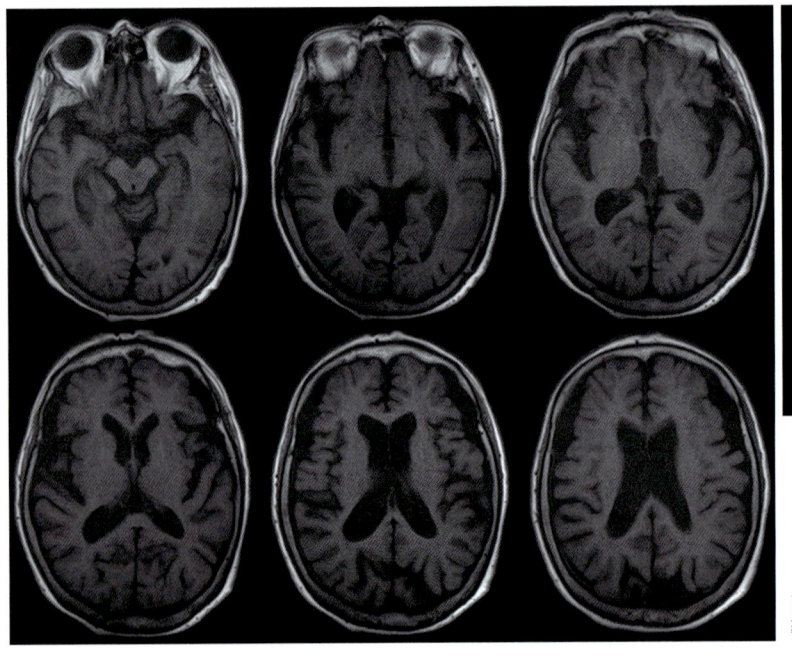

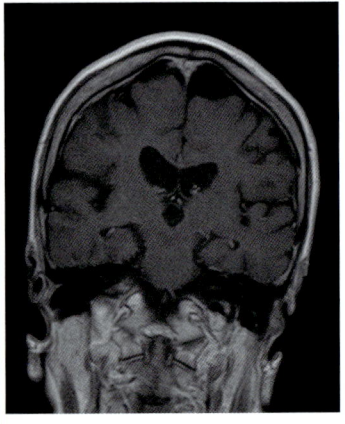

❶ 脳 MRI

前頭葉から側頭葉にかけての著明な萎縮を認める．

❷脳血流シンチグラフィー

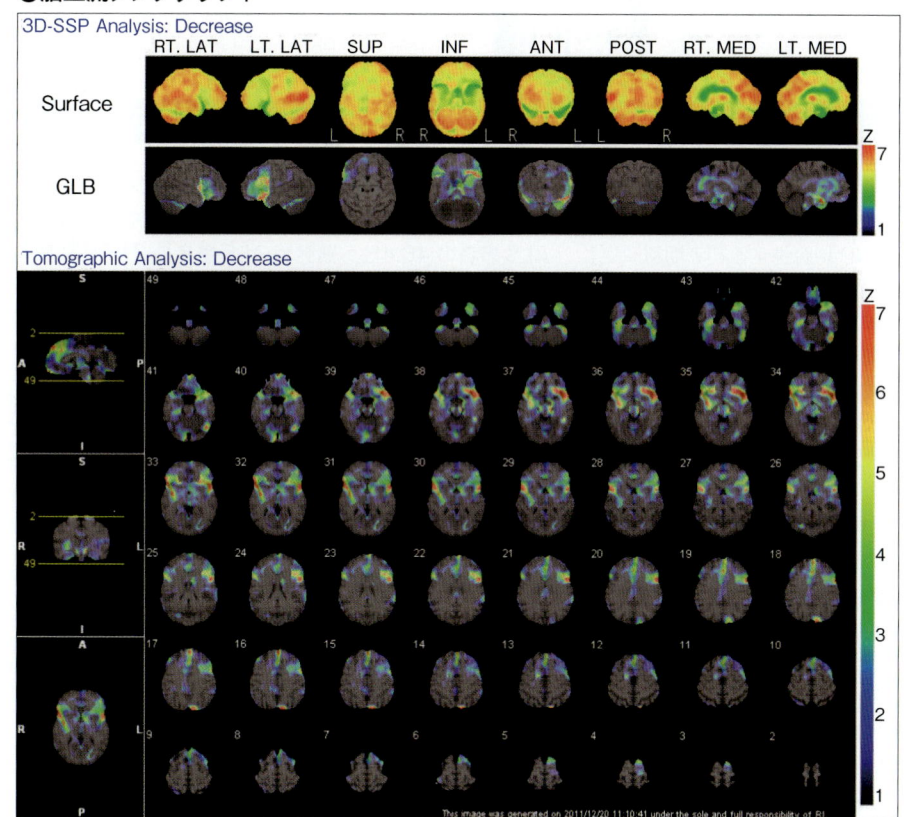

❶の萎縮の部位に血流低下を認める．

正解，50音書字を誤るなど，仮名の書字や理解に関する失点が目立った．文章の理解や文字による命令についても失語症患者平均以下の低い得点で，視覚的な文章理解能力も低下していた．下位検査のレーヴン色彩マトリシス検査では，15/37点と低い得点であった．

A3 診断および鑑別すべき疾患

本例は1年半の経過で進行する球麻痺症状があり，その半年後から近位筋を主体とする四肢筋力低下と，失語および書字障害を主体とする高次脳機能障害が進行している高齢女性である．高次脳機能障害を別とすれば，高齢発症の重症筋無力症や他の運動ニューロン疾患も鑑別にあがるが，臨床経過と神経学的所見，電気生理学的所見からはclinically definite ALSとして矛盾しない．

運動ニューロン疾患（motor neuron disease：MND）と認知機能障害の観点からすれば，ALSとアルツハイマー病（Alzheimer disease：AD）の合併，前頭側頭葉変性症（frontotemporal lobar degeneration：FTLD）に運動ニューロン疾患を合併するFTLD-MNDが鑑別としてあがる．臨床的にADでは記憶障害が主体であり，FTLDでは人格変化・感情障害・行動障害あるいは言語機能障害が多く，記憶障害は比較的軽度であることが多い．FTLDは臨床的には，行動異常や人格変化を主体とする前頭側頭型認知症（behavioral variant of frontotemporal dementia：bvFTD），言葉の意味や対象物の同定が障害される意味性認知症（semantic dementia：SD），発話障害を主体とする進行性非流暢性失語（progressive non-fluent aphasia：PNFA）の3つの亜型に分類される．

本例の場合，人格変化，感情障害や行動異常のエピソードはそれほど顕著ではなかったが，進行性の失語および書字障害を主体とする特徴的な高次脳機能障害を認め，PNFAに近い病態

ALSとFTD

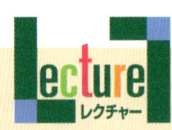

認知症を伴うALSに関しては、1964年に湯浅が「痴呆を伴うALS」として邦文で最初に報告し[1]、その後三山らが1979年に「MNDに合併する初老期認知症」として欧文報告し、独立した疾患群であることを提唱した[2]。その後2006年にNeumannら、新井らにより前頭側頭葉変性症（FTLD）とALSに共通して出現する封入体の主要構成成分としてTDP-43が同定され、また2008年には家族性および孤発性ALSにおいてTDP-43の原因遺伝子である*TARDBP*遺伝子変異が見つかったことで、両者の病態が共通の病理基盤に基づくものであると想定されるようになり、昨今ALSの基礎研究が大きく前進している。

上述の通り、FTLDは臨床的にbvFTD, SD, PNFAの3つの亜型に分類され、ALSを合併するのは多くがFTDであることが知られているが、SDやPNFAに合併するALSの報告もある[3]。FTD-ALSの変異遺伝子型としては2008年の*TARDBP*の報告以前にも*SOD1*, *NEFH*, *DCTN1*, *CHMP2B*, *ANG*で報告があり、その後も2009年の*FUS*, *OPTN*, 2010年の*VCP*, *SPG11*, 2011年の*UBQLN2*, *SIGMAR1*と少数ながら次々に同定されている[4]。

2011年10月の*Neuron*誌には同時に2つの研究グループから報告がなされ、FTD-ALSの家系において9番染色体短腕の*C9ORF72*遺伝子第1エクソンの63塩基セントロメア側イントロン内にGGGGCC6塩基反復配列が同定された。フィンランドのALS患者の28.1%に認められ、ALS患者の中では家族性ALS患者の46.4%、孤発性ALS患者の21.0%に認められた。その後の論文でも北欧で多いことがわかっているが、その他ヨーロッパや米国の白人では7%、ヒスパニックでは8%、黒人では4%程度にリピート異常伸長がみられ、日本人では3.4%であった。この遺伝子変異の浸透率は、35歳以下でほぼ0%、58歳で約50%、80歳ではほぼ100%と年齢依存性があり、何らかの遺伝素因や年齢依存性の遺伝子座のメチル化などが原因として考えられている。

*C9ORF72*遺伝子変異保因者はやや女性に多く、家族性で、球麻痺型であることが臨床的な特徴とされているが、実際には精神病状態、記憶障害、小脳症状、錐体外路症状など症状は多彩で、同一家系内でも臨床像が異なることが特徴ともいわれている。

病理像はTDP-43の広範な蓄積、海馬錐体細胞や小脳顆粒細胞におけるユビキチン陽性かつTDP-43陰性の封入体が存在することが特徴とされる。

*C9ORF72*遺伝子変異が神経変性を起こす病態機序に関してはまだ明らかではないが、変異例では異常伸長したリピートの転写産物が前頭葉や脊髄の神経細胞の核内に蓄積していること（gain of function）、*C9ORF72*の転写効率が50%以下に低下していること（loss of function）が証明されている。

が想定される。ADとFTLDを早期から鑑別できるよいバイオマーカーはいまだ知られていないが、髄液中のリン酸化タウ／Aβ42比や、MRIとSPECT、FDG-PETなどの画像検査は有用である。

本例では、脳MRIで海馬萎縮がないことや脳血流シンチグラフィーの血流低下パターンが異なることからADは否定的であるが、脳MRIでの前頭葉および側頭葉の萎縮、脳血流シンチでの同部位の血流低下からはFTLDに分類されるものと思われる。

> **診断**
> **前頭側頭葉変性症を伴う孤発性ALS**
> **（FTLD-ALS）**

A4 認知症を伴うALSの治療

通常のALS同様リルゾール（リルテック®）の投与を検討する。%VCが60%以上という

Memo

ALSにおける書字障害

ALSのなかでもFTD合併例は臨床的には失語や書字障害を伴う症例が多く、市川・河村らは球麻痺型ALS 19例のうち15例に書字障害を認めると報告している[5]。FTD-ALSにおける失語や書字障害の責任病巣は明らかではないが、書字中枢として知られるエクスナー中枢の障害が想定されている。

条件があるが，認知症を伴うALSの場合は球麻痺型が多いため，呼吸機能検査自体がうまくできずに正確な評価ができない場合も多い．また，早期から胃瘻を導入するなど栄養管理は重要である．

行動異常に対しては選択的セロトニン再取り込み阻害薬（selective serotonin reuptake inhibitor：SSRI）の有効性が報告されているが，アセチルコリンエステラーゼ阻害薬（acetylcholine esterase〈AChE〉inhibitor）は脱抑制の増悪をもたらす可能性もあり，一定した見解は得られていない．その他，向精神薬を使用する場合もあるが，錐体外路症状の出現などの副作用に注意が必要である．

通常のALSと異なり，認知症の合併で意思疎通がうまくとれないことが多いため，周囲のサポートが必要であり，介護に携わる患者家族の教育や社会福祉支援サービスの提供，環境整備が重要である．

（大久保卓哉，水澤英洋）

文献

1) 湯浅亮一．痴呆を伴う筋萎縮性側索硬化症について．臨床神経 1964；4：529-533.
2) Mitsuyama Y, et al. Presenile dementia with motor neuron disease in Japan：A new entity? *Arch Neurol* 1979；36：592-593.
3) Rademakers R, et al. Advances in understanding the molecular basis of frontotemporal dementia. *Nat Rev Neurol* 2012；8：423-434.
4) Al-Chalabi A, et al. The genetics and neuropathology of amyotrophic lateral sclerosis. *Acta Neuropathol* 2012；124：339-352.
5) 市川博雄ほか．筋萎縮性側索硬化症と言語障害．BRAIN and NERVE 2010；62：435-440.

CASE 3

2か月前から飲み込みにくさ，呂律困難が出現した35歳男性

症　　例	35歳，男性．
主　　訴	嚥下障害，呂律困難．
現 病 歴	半年前まで造園業の仕事をしており，特に自覚症状はなかった．2か月前から飲み込みにくさを自覚し，近医内科で胃内視鏡検査などを受けるも異常がなく，耳鼻咽喉科の診察で，梨状窩に唾液貯留が著明であることを指摘されたが，下咽頭造影では異常がなかった．1か月前から鼻声となり，呂律困難，流涎，臥位での首の挙上困難，左上肢や胸腹部に力が入りにくく，息がしづらい，痰がからむ，動作時の手のふるえ，などが出現し，朝よりも夜のほうが症状が悪化することを主訴に，D病院神経内科を初診した．
既 往 歴	幼少時の虫垂炎以外特記すべきものなし．
家 族 歴	特記すべきものなし．

初診時現症

一般身体所見：身長180 cm，体重60 kg（以前は80 kg），血圧136/96mmHg，脈拍64/分，体温37.0℃，女性化乳房なし．

神経学的所見：意識は清明，眼球運動異常や眼振はなく，顔面の軽度筋力低下，舌の萎縮と線維束性収縮，軽度の構音障害を認めた．筋力は，頸部前屈の筋力低下（MMT：3），上肢近位部は左優位に低下（MMT：3），上下肢遠位部の筋力はほぼ正常だが，ガワーズ徴候陽性を認め，頸部や四肢の線維束性収縮や筋萎縮は明瞭ではなかった．四肢腱反射は全般性に低下，バビンスキー徴候陰性，感覚障害や運動失調，自律神経障害はなかった．

検査所見：血算，生化学に異常はない．

Q1 臨床経過，神経学的所見からどのような疾患が疑われるか？
Q2 診断確定のためにどのような検査が必要か？
Q3 どのような病理像が予想されるか？

A1 臨床経過，神経学的所見から疑われる疾患

本例は，比較的急速に進行する嚥下障害，構音障害，四肢の筋力低下の鑑別診断が問題となる症例である．球麻痺や筋力低下をきたす病態は，多岐にわたる．病歴と神経学的所見から，症候の責任病巣を推測し，必要な検査を進めていく．球麻痺，筋萎縮や筋力低下が，筋原性か神経原性か，あるいはそれ以外なのかを見極めることが重要である．

球麻痺や筋力低下をきたす病態は，筋炎を含む筋疾患，末梢神経障害，神経筋接合部障害，運動ニューロン疾患，悪性腫瘍による傍腫瘍性症候群や神経リンパ腫症，頸椎症，脳・脊髄腫瘍などが鑑別疾患となる．

神経学的所見からは，顔面筋や舌筋，頸筋，四肢近位筋優位の筋力低下を認め，舌筋には萎縮と線維束性収縮を認めるが，四肢の筋萎縮や線維束性収縮は明瞭ではない．四肢腱反射は全般性に低下，バビンスキー徴候陰性，頭蓋内の局在病変や脊髄の髄節性病変を疑う徴候はなく，筋肉痛や炎症所見がみられず，また感覚障害や小脳失調，自律神経障害を欠いている．これらの症候から，下位運動ニューロンが障害されて，筋力低下，筋萎縮をきたしている可能性が疑われるが，上位運動ニューロン徴候は認められず，直ちには筋萎縮性側索硬化症（amyotrophic lateral sclerosis：ALS）の診断基準にはあてはまらない（本巻 II.「ALSの診断基準と疫学，自然歴」〈p.23〉参照）．症状の日内変動を疑うような訴えもみられる．一方，本邦のALSの平均発症年齢は，2000年以降の調査では65.3歳であり，本例は35歳という若年発

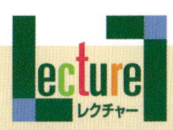

専門医ならここまで知っておくべき

ALS は，孤発性，家族性，また，紀伊半島やグアム島などに多発する地域集積性のものに大きく分類される．2006 年に，ALS とユビキチン陽性神経細胞質内封入体を伴う前頭側頭葉変性症（frontotemporal lobar degeneration：FTLD）に認めるユビキチン陽性神経細胞質内封入体の構成成分が TAR DNA-binding protein 43kD（TDP-43）であることが同定され，TDP-43 の遺伝子変異が ALS や FTLD を起こすことも確認された．大部分の孤発性 ALS は，病理学的に TDP-43 陽性封入体を伴うことが確認され（❶），現在では病理学的に神経細胞質内に TDP-43 蛋白が異常蓄積する孤発性 ALS，家族性 ALS，FTLD などの疾患群を TDP-43 proteinopathy と総称している．

一方，ALS の中には好塩基性封入体を伴う一群が以前から報告されていた[1,2]．好塩基性封入体を伴う ALS は，10〜30 歳代に若年発症し，急速に進行する特異な臨床経過をたどり，病理学的には運動系を越えて広範に中枢神経系に好塩基性封入体がみられることが特徴である．2009 年に fused in sarcoma / translated in liposarcoma（FUS / TLS）が家族性 ALS の責任遺伝子（ALS6）であることが報告された[3,4]．FUS / TLS は，RNA 結合蛋白で，核と細胞質の両方に局在をもち，細胞増殖，転写制御，RNA およびマイクロ RNA のプロセッシングなどの細胞内プロセッシングにかかわると考えられている．FUS / TLS は FTLD の原因となる点でも TDP-43 proteinopathy と共通点がある．FUS / TLS 遺伝子変異を伴う家族性 ALS では，若年発症で，急速に進行し，多系統にわたり好塩基性封入体，FUS 陽性封入体を認める[5]．症例の蓄積により，好塩基性封入体を伴う ALS は，若年発症以外の ALS にもみられ，また家族歴のない症例，遺伝子変異の確認されない症例も存在しており，さらに検討が必要である．

❶ ALS の下位運動ニューロンの TDP-43 陽性封入体

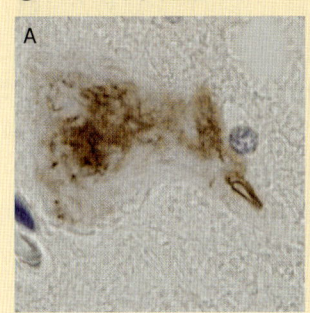

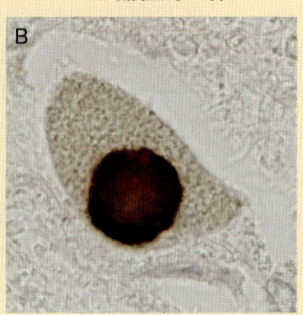

ALS の下位運動ニューロンの胞体内には糸かせ様封入体（skein-like inclusion, A）や round inclusion（B）を認める．
A，B：リン酸化 TDP-43 免疫染色．

症である点も，通常の ALS とは異なる点である．

病歴上見逃せない点は，本例は短期間に 20 kg の体重減少をきたしていることである．ALS では，筋力低下や筋萎縮が明瞭となる時期に先行あるいは並行して，短期間に比較的急速に体重減少をきたす場合があり，病歴聴取において注意が必要である．四肢の筋力低下が目立たず，呼吸筋麻痺が先行する ALS の場合にも，「短期間の急激な体重減少」は参考にする所見と考えられる．

A2 検査の進め方

筋疾患，末梢神経疾患，神経筋接合部障害，運動ニューロン疾患，悪性腫瘍による傍腫瘍性症候群や神経リンパ腫症，頚椎症，脳腫瘍などの鑑別のため，筋電図，自己免疫疾患に関連する自己抗体，抗アセチルコリン受容体抗体などの測定が必要である．

血液・生化学では CK，LDH，甲状腺機能，抗核抗体，可溶性 IL-2 受容体，血清アンジオテンシン変換酵素，免疫電気泳動，抗 Hu 抗体，抗アセチルコリン受容体抗体は陰性であった．

❷ 脊髄横断面

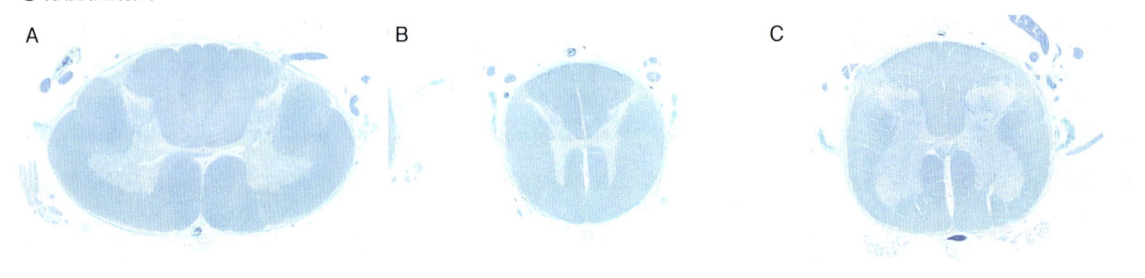

頸髄（A），胸髄（B），腰髄（C）の錐体路変性は不明瞭で，頸髄後索の軽度淡明化を認める．KB 染色．

頭蓋・頸椎・胸部 X 線では異常はなかった．髄液検査では，細胞数 4/3，蛋白 48 mg/dL，糖 56 mg/dL，IgG index 0.52 と著変なかった．頭部 MRI，脊髄 MRI は著変なく，末梢神経伝導速度は，左正中神経，尺骨神経，脛骨神経，腓腹神経の運動神経および感覚神経伝導速度は著変なく，伝導ブロック（−），右正中神経の反復刺激試験では漸減（−），漸増（−）であった．左上腕二頭筋，大腿直筋，前脛骨筋の針筋電図は，fibrillation，positive sharp wave がわずかに出現し，収縮時では long duration，high amplitude で神経原性のパターンと考えられた．

初診時のスパイログラムは，%VC 37.0 %，FEV 1.0 % 106.8 と拘束性換気障害を認め，血液ガスでは，pH 7.347，PCO_2 45.8 torr，PO_2 77.8 torr，BE −0.6 mEq/L と PO_2 低下を示し，すでに呼吸不全の状態にあることが判明した．

急速な球麻痺の進行，舌萎縮，呼吸不全は ALS を強く疑わせるが，若年発症で，上位運動ニューロン徴候が認められず，通常の ALS とは異なる非典型的な経過である．食事指導を行い，本人に ALS の可能性を説明し，経過観察となったが，2 か月後に誤嚥をきっかけに呼吸困難が増悪し，再入院となった．再度行った針筋電図なども前回と著変なく，進行性の球麻痺と下位運動ニューロン障害は ALS に矛盾しないとの結論に達した．呼吸困難はあるものの歩行可能であったが，CO_2 ナルコーシスが急速に進行し，全経過 5 か月で死亡した．ご遺族の同意を得て病理解剖が施行された．

A3 予想される病理像

神経疾患では，治療や介護の甲斐なく亡くなられた患者の病理診断を確認することは，必須といっても過言ではない．

神経病理学的所見としては，脳重 1,350 g，大脳，脳幹，小脳は外表からは著変なく，脊髄前根の萎縮を認めた．脊髄横断面では，錐体路変性は不明瞭で，頸髄後索に軽度の淡明化を認めた（❷）．脊髄前角，舌下神経核は著明な細胞脱落を認め（❸），ヘマトキシリン・エオジン（HE）染色では，前角細胞の central chromatolysis（中心染色質溶解），神経細胞脱落後のマクロファージの集簇像，グリオーシス，neuronophagia（神経食作用）を認めた（❹）．残存する神経細胞には，HE 染色，クリューヴァー・バレラ（KB）染色で好塩基性を示す封入体を認め，ブニナ小体はみられなかった．好塩基性封入体は，FUS 免疫染色で陽性を示し（❺），TDP-43 免疫染色では陰性であった．中心前回のベッツ巨細胞は比較的保たれ，少数のマクロファージの集簇像を認めるのみで（❻），脊髄錐体路の変性はきわめて軽く，後索の軽度変性を認めた（❼）．

病理学的には下位運動ニューロン障害が高度で上位運動ニューロンの変性はきわめて軽微であり，臨床像と合致していた．脊髄前角には，孤発性 ALS で最も高頻度に認める TDP-43 陽性封入体はみられず，好塩基性封入体を認め，免疫組織学的に FUS 陽性であった．FUS 陽性封入体は運動系を越えて広い範囲に認めた．

以上より，本例は好塩基性封入体を伴う ALS，ALS-FUS であることが病理学的に確認された．

❸ 下位運動ニューロン

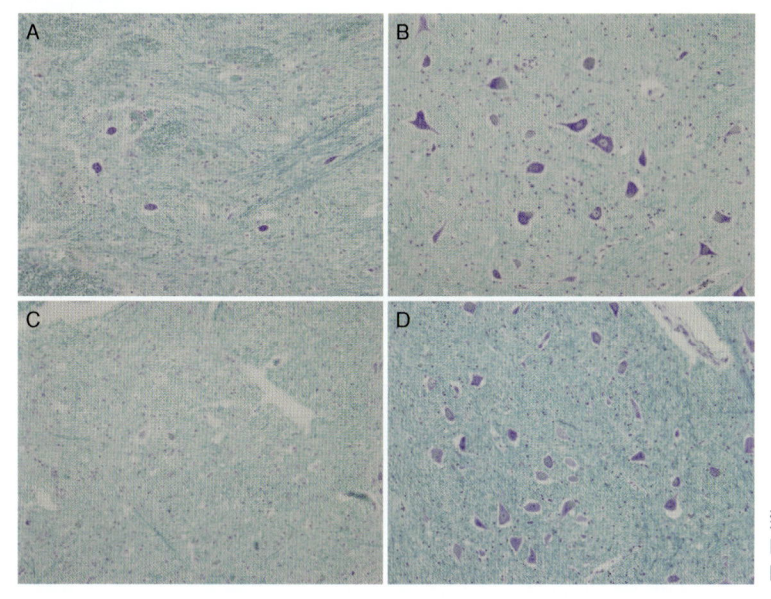

頸髄前角（A, B〈対照〉），舌下神経核（C, D〈対照〉）には高度な細胞脱落を認める．KB 染色．

❹ 腰髄前角

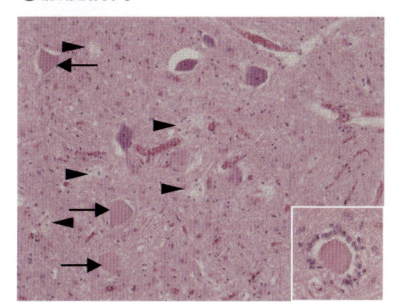

前角細胞の central chromatolysis（中心染色質溶解）（→），神経細胞脱落後のマクロファージの集簇像（▶），グリオーシス，neuronophagia（神経食作用）（挿入図）を認めた．HE 染色．

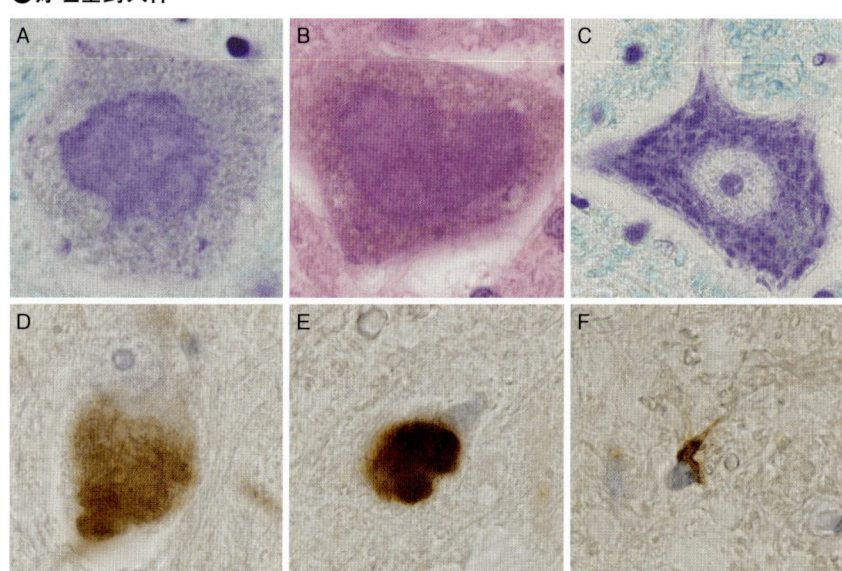

❺ 好塩基封入体

神経細胞質内好塩基性封入体は KB 染色では網状の線維構造（A）がみられ，HE 染色では好塩基性を示す（B, C〈対照〉）．FUS 免疫染色では，網状の線維構造（D），より強い凝集体（E）を示すものがあり，グリア細胞にも封入体（F）を認める．
A, C：KB 染色，B：HE 染色，D～F：FUS 免疫染色．

❻ 中心前回

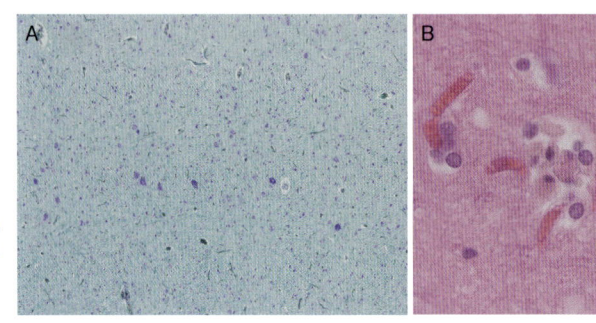

中心前回のベッツ巨細胞は比較的よく保たれ(A), マクロファージの集簇像を少数認める(B).
A：KB 染色, B：HE 染色.

❼ 錐体路と後索変性

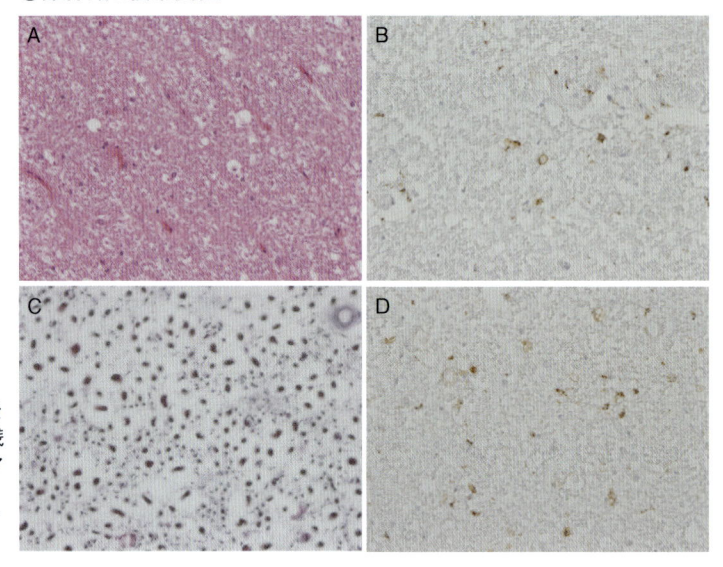

脊髄錐体路は少数のマクロファージの出現を認めるのみで (A, B), 軸索は比較的よく残存し (C), 変性はきわめて軽い. 後索にはマクロファージの出現を認めた (D).
A：HE 染色, B, D：CD68 免疫染色, C：ボディアン染色.

診断
好塩基性封入体を伴う ALS

ALS-FUS は家族性 ALS のなかで SOD1 に次いで頻度が高く, いくつかの遺伝子異常が確認されている. 孤発性 ALS に比して発症年齢が若く, 急速に進行する例が多い (本巻 IV. 「FUS／TLS」〈p.173〉参照). しかし ALS-FUS の病理像を示す症例の中には, 家族歴が確認されない症例や FUS の遺伝子異常が確認されない症例も存在する. 臨床, 遺伝子, 病理を含めた今後の症例の蓄積と解析が待たれる. 若年発症, 急速進行型, 下位運動ニューロン障害優位を示す非典型的 ALS では, 好塩基性封入体を伴う ALS, ALS-FUS を疑い, 家族歴を含めた病歴の聴取, 呼吸不全に対する対応, 遺伝子検索, 病理像の確認などが重要である.

(吉田眞理)

文献
1) Oda M, et al. A sporadic juvenile case of the amyotrophic lateral sclerosis with neuronal intracytoplasmic inclusions. *Acta Neuropathol* 1978；44：211-216.
2) Kusaka H, et al. An adult-onset case of sporadic motor neuron disease with basophilic inclusions. *Acta Neuropathol* 1990；80：660-665.
3) Kwiatkowski TJ, et al. Mutations in the *FUS／TLS* gene on chromosome 16 cause familial amyotrophic lateral sclerosis. *Science* 2009；323：1205-1208.
4) Vance C, et al. Mutations in FUS, an RNA processing protein, cause familial amyotrophic lateral sclerosis type 6. *Science* 2009；323：1208-1211.
5) Tateishi T, et al. Multiple system degeneration with basophilic inclusions in Japanese ALS patients with *FUS* mutation. *Acta Neuropathol* 2010；119：355-364.

CASE 4

頸椎症とALSの鑑別診断が問題の両上肢筋力低下の69歳女性

症　例	69歳，女性．
主　訴	両上肢筋力低下．
現病歴	半年前から次第に両手の指に力が入りにくくなってきた．両肩関節での上肢挙上も困難になってきた．両上肢にしびれはなく，下肢には異常を感じなかった．3か月前から軽度の呂律困難を自覚するようになった．排尿排便障害はない．1年前には56 kgあった体重が49 kgに減少した．
既往歴	高血圧と糖尿病で内服治療中．
家族歴	家族に神経疾患はない．
初診時現症	意識清明．脳神経では軽度の構音障害を認めた．舌の線維束性収縮は明瞭でなかったが，挺舌は不十分であった．両上肢にび漫性の筋萎縮と筋力低下を認めた（❶）．小手筋では，第一背側骨間筋および短母指外転筋に萎縮を認めた（❷）．四肢，体幹に線維束性収縮は認めなかった．頸部屈筋にも筋力低下を認めた（❸）．両下肢の筋力は正常．感覚障害は上肢下肢ともに認めなかった．腱反射は両側上腕二頭筋および上腕三頭筋で低下，両側のPTRおよびATRは正常で，バビンスキー徴候は両側背屈であった．
検査所見	頸椎単純X線にて，C3/4，C4/5，C5/6に頸椎症性変化を認めた．頸椎MRIではC3/4，C4/5，C5/6椎間で脊髄圧迫と髄内高信号を認めた（❹）．頭部MRIでは両側の基底核，大脳白質にラクナ梗塞が散在していた．電気生理学的検査では，上肢の神経伝導検査は正常であった．筋電図（左側のみ施行）では，随意収縮で左上腕二頭筋，左上腕三頭筋に運動単位電位の巨大化と動員パターンの減少を認めた．安静時では，左僧帽筋にfasciculation potentialを認め，左総指伸筋，第一背側骨間筋，前脛骨筋にpositive sharp waveおよびfibrillation potentialを認めた．

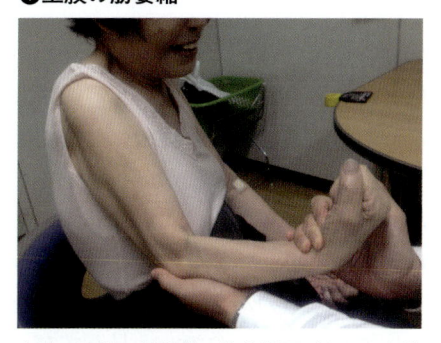

❶ 上肢の筋萎縮

上腕二頭筋に筋萎縮・筋力低下があり，上腕三頭筋，前腕にも筋萎縮を認める．

❸ 頸部屈筋力の低下

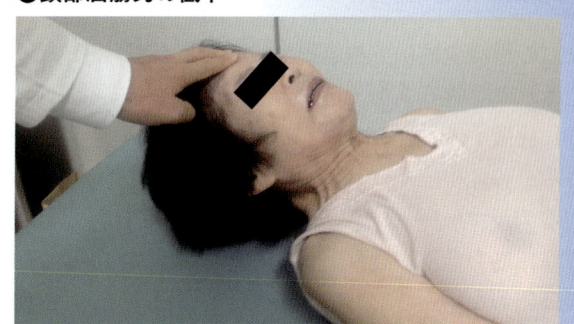

❷ 小手筋の筋萎縮

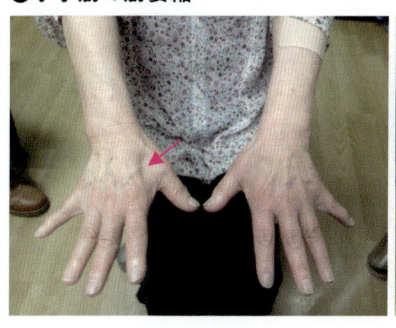

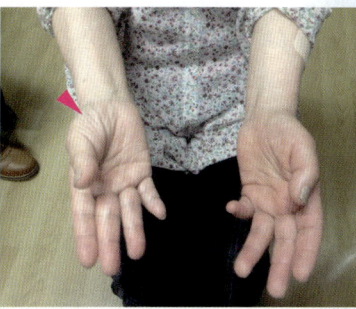

第一背側骨間筋の筋萎縮（→）と短母指外転筋の筋萎縮（▶）を認める．

❹頸椎単純X線とMRI

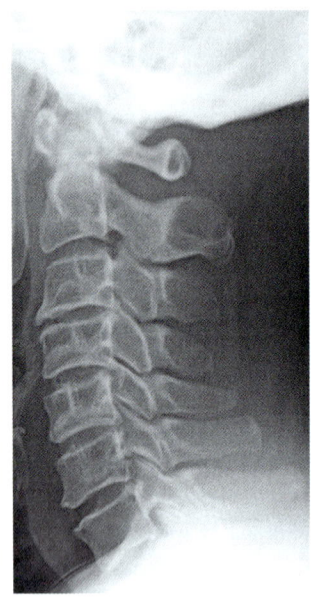

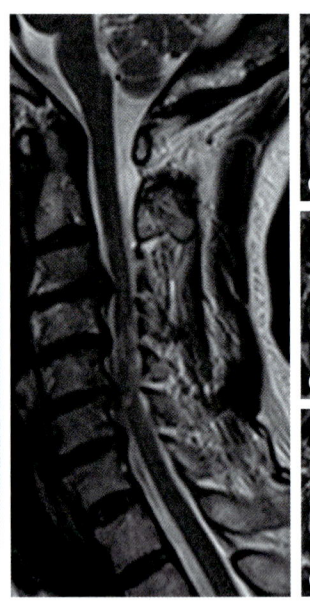

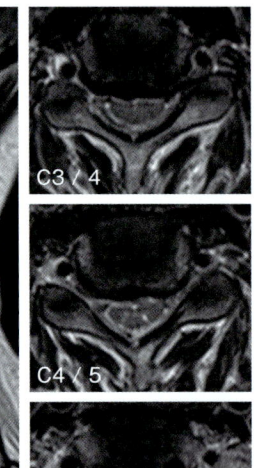

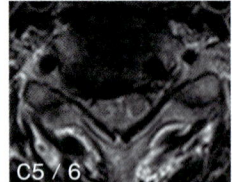

頸椎単純X線でC3／4，C4／5，C5／6椎間に頸椎症性変化を認める．頸椎MRI（T2強調画像）でC3／4，C4／5，C5／6椎間に脊髄圧迫を認め，C4／5，C5／6椎間では髄内高信号を中心灰白質に認める．

C3／4
C4／5
C5／6

Q1 一般的に頸椎症はどのように診断するか？
Q2 本症例の診断は何か？
Q3 本症例の治療はどうするか？

A1 上肢の神経症候から高位診断をして画像所見と対比する

　頸椎症の神経症候は，神経根症候と脊髄症候に大別される．神経痛様の刺すような激痛が支配領域に放散する神経根痛は，神経根症に特徴的である．神経根症では，障害された神経根の支配するデルマトームに感覚障害が起こり，支配する筋に筋力低下，腱反射低下が起きる．索路症候は伴わない．

　脊髄圧迫により起きる脊髄症候は髄節症候，索路症候の2つに分けられる．一般に頸髄が圧迫された場合，白質より中心灰白質のほうが障害されやすいので，髄節症候である上肢の感覚障害（後角障害）や運動障害（前角障害）が，索路症候である体幹下肢の症候よりも出現しやすい．そのため髄節症候のみの脊髄症の場合には，神経根症との鑑別診断が問題になる．

　神経根症と脊髄症のどちらの病型も，上肢の症候は障害レベルに沿った分布をとるので，上肢の神経症候のレベル診断をして，それが画像所見と対比してレベルが合致していれば，それ

を責任病変と考えることができる．神経症候に一致しない脊髄圧迫は，無症候性の可能性がある[1]．

　障害高位を画像と対比するときに重要なことは，脊椎と脊髄の高位がおよそ1.5髄節ずれていることである．神経根症の場合には，たとえばC5／6椎間ではC6神経根が障害されることが多いが，脊髄症の場合には，脊椎脊髄の高位差のために，C7髄節の障害となることが多い（❺）．多椎間に圧迫のある脊髄症では，多髄節にわたる症候が出現するので，一見してび漫性の筋力低下，筋萎縮があるようにみえることがある．その場合も詳細な診察によって，障害髄節と非障害髄節の段差や髄節ごとの障害程度の差を見出す必要がある．

　頸椎症の診断では頸部を前後屈および側屈して，しびれや痛みが強く誘発されるかどうかを調べることが有用である．多くの症例では後屈にて，症候が悪化する．神経根症の場合は強い神経根痛が誘発されることがあり，脊髄症の場合には上肢のしびれがじわりと増強することがある．

A2 頸椎症とALSの合併

頸椎症は中年以降では高頻度の疾患なので、筋萎縮性側索硬化症（amyotrophic lateral sclerosis：ALS）の患者はしばしば頸椎症を合併している。したがって、頸椎症があってもALSの存在は否定できない。頸椎症とALSの鑑別診断の臨床的意義は、頸椎症の患者で、早期にALSの存在を見抜くことにある。ALSに特徴的な症候と、頸椎症に特徴的な症候を❼に

❺ 脊髄圧迫の高位と上肢の症候

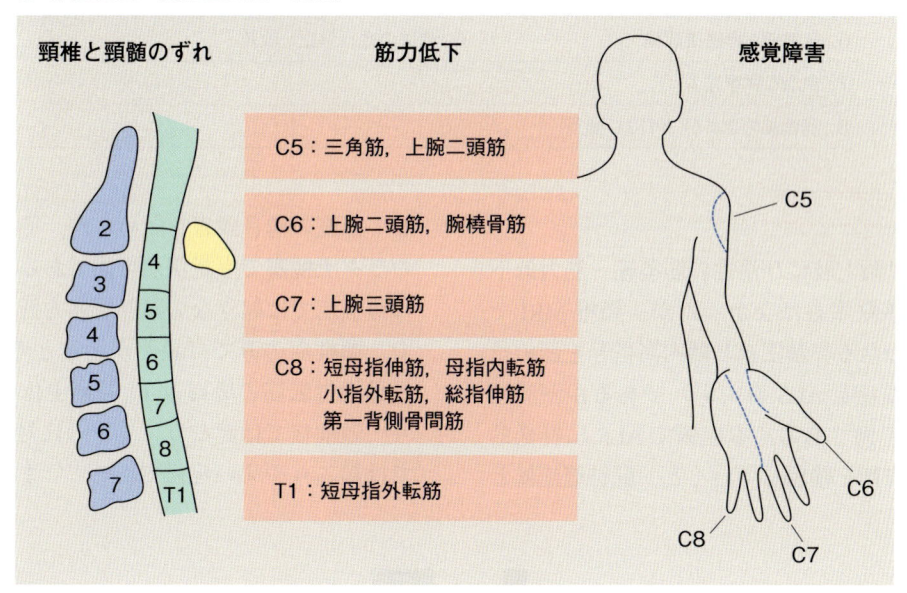

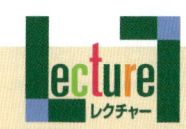

頸椎と頸髄のずれ	筋力低下	感覚障害
	C5：三角筋，上腕二頭筋	C5
	C6：上腕二頭筋，腕橈骨筋	C6
	C7：上腕三頭筋	C7
	C8：短母指伸筋，母指内転筋 小指外転筋，総指伸筋 第一背側骨間筋	C8
	T1：短母指外転筋	

Lecture レクチャー

頸椎症性筋萎縮症

頸椎症により上肢の髄節性の筋力低下・筋萎縮を主症候として、感覚障害がないか軽微な病型は、頸椎症性筋萎縮と呼ばれる。上肢から発症するALSとの鑑別が問題になる（❻）。この症候を呈する頸椎症はKeegan（キーガン）型頸椎症と呼ばれる場合もあるが、Keeganの原著[6]は、下肢の上位運動ニューロン障害を伴わず上肢の下位運動ニューロン障害を呈した症例の報告であり、感覚障害を伴っていた。したがって頸椎症性筋萎縮は、Keeganの報告例とは異なる病態である。頸椎症性筋萎縮症の症候が起きる機序は、前根の選択的障害と前角の選択的障害の両者がある。前角障害例の場合には、MRIで髄内高信号として前角の選択的病変が確認されることがある。

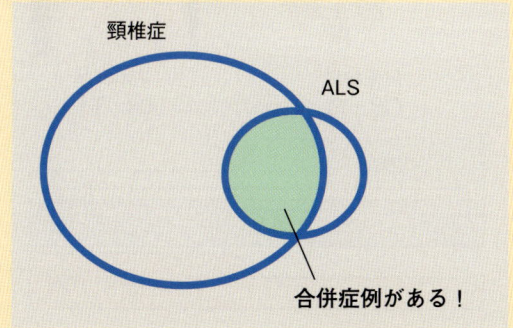

頸椎症性筋萎縮においては、C5、6髄節の障害では、三角筋、上腕二頭筋、腕橈骨筋に筋萎縮を認める。C7髄節の障害では上腕三頭筋に筋萎縮を認め、翼状肩甲を伴うことが多い。C8髄節の障害では第一背側骨間筋の萎縮が観察しやすく、総指伸筋の障害のために垂れ指になりやすい。T1髄節は頸椎症で障害されることはまれなので、この髄節支配の短母指外転筋は障害されにくい[7]。

❻ 頸椎症とALSの鑑別

合併症例がある！

❼ ALSに特徴的な症候と頸椎症に特徴的な症候

ALSに特徴的な症候	頸椎症に特徴的な症候
1. 脳神経症候（球麻痺，舌萎縮など）	1. 明瞭な他覚的感覚障害（特に髄節性のとき）
2. 頸部屈筋力低下	2. 筋萎縮，筋力低下の明瞭な髄節性分布
3. 短母指外転筋の萎縮	3. 短母指外転筋が障害を免れる
4. 傍脊柱筋の萎縮	4. 上肢反射の明瞭な髄節性
5. 萎縮筋での腱反射の残存・亢進	5. 頸部の後屈によるしびれ・痛みの誘発
6. 広範囲な線維束収縮	6. 症候の進行停止・改善
7. 急激な体重減少	
8. 筋萎縮の止まることのない進行	

示した[2]．

本症例は両上肢にび漫性の筋萎縮・筋力低下を認め，感覚障害はなかったが，頸椎MRIで多椎間にわたる脊髄圧迫と髄内高信号を認めたため，頸椎症とALSのいずれであるかが問題になった症例である．本症例でALSに特徴的な症候の有無を確認していくと，脳神経症候として軽度の構音障害を認めるが，それは多発性のラクナ梗塞でも説明が可能である．本症例では頸椎症では起きない頸部屈筋力低下があるので，頸椎症のみでは説明が困難と考えられる．短母指外転筋の萎縮はT1髄節主体の症候であり，頸椎症では起こりにくいのに対して，ALSでは起こりやすい症候である[3]．また，本症例

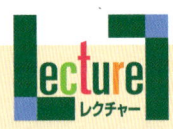

Lecture レクチャー

小手筋萎縮の鑑別診断

小手筋の萎縮の診断において，第一背側骨間筋と短母指外転筋の萎縮の程度を比較することが役立つ（❽）．第一背側骨間筋は，C8髄節が主体で尺骨神経支配である．それに対して短母指外転筋は，T1髄節が主体で正中神経支配である．ALSでは両者がともに障害される[3]．頸椎症ではT1髄節が障害されることはまれなので，短母指外転筋は障害を免れることが多い．下神経幹を障害するtrue neurogenic thoracic outlet syndrome（TOS）では両者が障害され，短母指外転筋の障害が優位である[8]．

脊髄障害でも，平山病や脊髄空洞症などでT1髄節が障害される場合には，短母指外転筋の萎縮が起こる[9]．

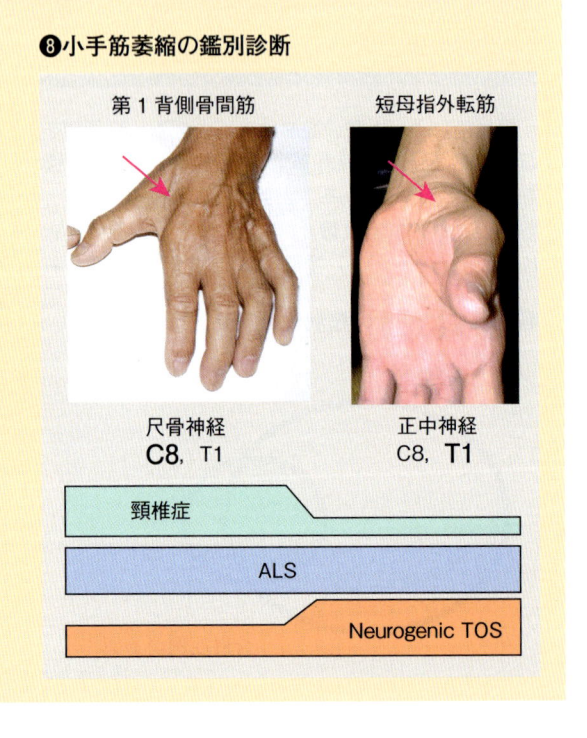

❽小手筋萎縮の鑑別診断

第1背側骨間筋　短母指外転筋

尺骨神経　正中神経
C8, T1　　C8, T1

頸椎症
ALS
Neurogenic TOS

は1年間で7kgの体重減少を認めており，悪性腫瘍などの体重減少を説明できる病態がなければ，ALSを疑う病歴である．

さらに筋電図所見で，頸髄節で支配されない僧帽筋や前脛骨筋に神経原性変化，脱神経所見を認めたことは，頸椎症だけでは説明できず，ALSを示唆する所見である[4]．一方で，左上腕二頭筋，左上腕三頭筋に運動単位電位の巨大化と動員パターンの減少を認めたことは，慢性的な神経原性変化を示唆しており，上肢神経症候に頸椎症の関与も一部あると推測された．

診断
頸椎症を合併したALS

A3 ALSの合併が疑われる場合は頸椎症の手術をすべきでない

ALSは進行性の病態であり，継続的に全身の筋萎縮が進行していき，発症から平均5年程度で呼吸筋麻痺となる．ALS患者に合併している頸椎症の手術を行うと，手術の侵襲により通常の病気の進行以上に全身の衰弱が進んでしまうことが知られている[5]．したがって，ALSを併発した頸椎症の手術はすべきでない．頸椎症の症候の経過は間欠的悪化期のある固定性のことが多く，緊急で手術を要することはほとんどない．したがって，頸椎症の患者でALSの併発が疑われるが確定診断ができない場合には，頸椎症の手術をせずに数か月くらい経過観察するのがよい．

（安藤哲朗，稲垣智則）

文献

1) 安藤哲朗．頸椎症の診療．臨床神経 2012；52：469-479．
2) 亀山隆ほか．ALSと脊椎脊髄疾患の鑑別—症候学から．脊椎脊髄ジャーナル 2010；23：1060-1067．
3) Kuwabara S, et al. Dissociated small hand muscle atrophy in amyotrophic lateral sclerosis：Frequency, extent, and specificity. *Muscle Nerve* 2008；37：426-430.
4) 角谷彰子ほか．神経筋電気診断学．Clinical Neuroscience 2012；30：1123-1127．
5) Yamada M, et al. Amyotrophic lateral sclerosis：Frequent complications by cervical spondylosis. *J Orthop Sci* 2003；8：878-881.
6) Keegan JJ. The cause of dissociated motor loss in the upper extremity with cervical spondylosis. *J Neurosurg* 1965；23：528-536.
7) 安藤哲朗．頸椎症性筋萎縮症の症候．脊椎脊髄ジャーナル 2009；22：1104-1109．
8) 園生雅弘ほか．True neurogenic thoracic outlet syndrome（TOS）の臨床的・電気生理学的特徴．臨床神経生理学 2012；40：131-139．
9) 安藤哲朗ほか．Gilliatt-Sumner handを呈した神経性胸郭出口症候群—症例報告と考察．脊椎脊髄ジャーナル 2012；25：601-606．

CASE 5
幼少時から凹足があり，その後，四肢筋力低下，感覚障害，排尿障害が出現し，緩徐進行性の経過を示した41歳男性

症　例	41歳，男性．
主　訴	四肢筋力低下，感覚障害，排尿障害．
現病歴	正常分娩にて出生．処女歩行は1歳5か月．幼少時から凹足で，走るのは遅く，易転倒性であった．35歳から両下肢筋力低下が出現し，36歳から両手脱力，排尿障害が出現．左右非対称性の末梢神経伝導速度の低下を認め，慢性炎症性脱髄性多発根ニューロパチー（chronic inflammatory demyelinating polyradiculoneuropathy：CIDP）が疑われた．その後，四肢筋力低下が増悪し，右前腕外側に表在覚低下が出現した．ステロイドパルス療法を施行され，症状は改善した．以後，症状の進行・増悪を認めたが，ステロイドパルス療法にて四肢筋力低下，感覚低下，排尿障害ともに軽減していた．40歳時から再発予防目的にシクロスポリン（ネオーラル®）225 mg／日内服を開始された．今回，歩行障害，両上肢筋力低下，排尿障害の増悪を認め入院となった．
生活歴	喫煙：20本／日，飲酒なし．
既往歴	尿路狭窄症の手術（11歳頃）．
家族歴	父：脳動静脈奇形に伴う脳出血，パーキンソン病．
現　症	全身理学所見としては四肢が長く，右手が下垂気味で両側下肢に凹足がみられた（❶）．神経学的には四肢の線維束性収縮，遠位優位の筋萎縮・筋力低下，四肢腱反射亢進，下肢病的反射，右優位の四肢触覚・痛覚低下，T9レベル以下両側の痛覚低下，排尿障害を認めたが，構音・嚥下障害，舌萎縮，舌線維束性収縮は認めなかった．

❶本症例の全身写真

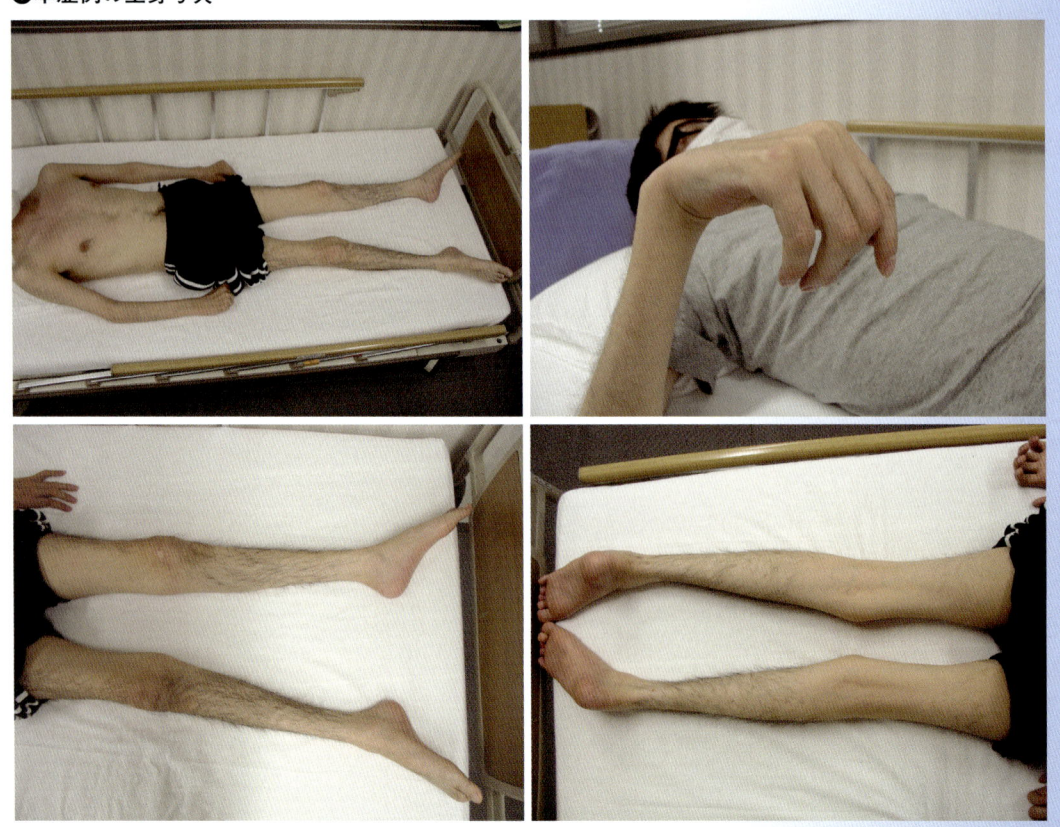

（Saiga T, et al. *J Neurol Neurosurg Psychiatry* 2012[5]）より）

Q1 鑑別すべき疾患は何か？
Q2 鑑別のために必要な検査は何か？
Q3 治療方針はどのように立てるべきか？

A1 鑑別すべき疾患

慢性の経過で四肢筋力低下，感覚障害，排尿障害といった症状が出現しうる疾患としては慢性炎症性脱髄性多発根ニューロパチー（CIDP），多巣性運動性ニューロパチー（multifocal motor neuropathy：MMN），MGUS（monoclonal gammopathy of undetermined significance），サルコイドーシス，シェーグレン症候群，傍腫瘍性神経症候群，シャルコー・マリー・トゥース病，家族性痙性対麻痺（familial spastic paraplegia：FSP）／遺伝性痙性対麻痺（hereditary spastic paraplegia：HSP），家族性アミロイド多発ニューロパチー（familial amyloid polyneuropathy：FAP）などがあげられる．

A2 鑑別のために必要な検査

本症例の検査所見は以下の通りであった．

髄液検査では髄液細胞数・蛋白とも正常で，末梢神経伝導検査では脱髄性ニューロパチーの所見を認め（❷），針筋電図検査では，び漫性に脱神経・神経再支配所見を認めた．運動誘発電位検査（motor evoked potential：MEP）では末梢の潜時の延長，中枢伝導時間の遅延を認め，体性感覚誘発電位検査（somatosensory evoked potential：SEP）では末梢の潜時の延長を認めた（❷）．脊髄 MRI 検査では，両側頸髄，仙髄神経根の腫大，造影効果がみられた（❸）．腓腹神経生検では，軽度の有髄線維の脱落，髄鞘の菲薄化，神経内膜へのリンパ球浸潤を認めた（❹）．

上記鑑別疾患のうち，CIDP については，四肢腱反射亢進，下肢病的反射，排尿障害がみられ，腓腹神経生検にて多巣性変化がみられていないことから，非典型的と考えられた．MMN については，神経伝導検査での感覚神経の障害，抗ガングリオシド抗体陰性より否定的と考えた．MGUS については M 蛋白陰性であり，サルコイドーシスについては ACE 値の上昇，胸部 X 線写真での両側肺門リンパ節腫大がみられないことから否定的と考えた．シェーグレン症候群は抗 SS-A／SS-B 抗体陰性であり，傍腫瘍性神経症候群については腫瘍マーカーの上昇なく，幼少時からの長期にわたる病歴から否定的と考えられた．シャルコー・マリー・トゥース病は遺伝子検査にて否定した．FSP については，感覚障害があり，神経伝導検査での脱髄所見より可能性は低いと考えられた．FAP については，腓腹神経生検にてアミロイド沈着がみられないことから否定した．

上記疾患が除外され遺伝子検査により ALS4（amyotrophic lateral sclerosis 4）原因遺伝子 *senataxin*（*SETX*）の新規ヘテロ変異（R2136C）を認めたことから ALS4 と診断した（❺）．

診断
ALS4

ALS4 とは

ALS4 は，**若年発症，緩徐進行性**の，常染色体優性遺伝性疾患である．10 歳代までに発症し，左右対称性の**遠位筋の筋萎縮・筋力低下**と

Key words

senataxin（SETX）
SETX は，ユビキタスに発現している DNA-RNA ヘリカーゼで，DNA 修復・複製，転写，RNA プロセシングに関与することが報告されている．

Key words

ヘリカーゼ
ヘリカーゼは DNA／DNA や DNA／RNA の二本鎖構造あるいは RNA の二次構造を，水素結合を切断することによりときほぐして一本鎖にする活性をもつ酵素である．

❷ 本症例の電気生理学的所見

神経伝導検査	右/左	遠位潜時 (ms)	運動神経伝導速度 (m/s)	複合筋活動電位 (mV)	F波潜時 (ms)	感覚神経伝導速度 (m/s)	感覚神経活動電位 (mV)
正中神経	右	5.55 (正常値<4.2)	27 (正常値>38)	0.47 (正常値>3.5)	誘発不能 (正常値<31)	59.1 (正常値>47)	13.5 (正常値>10)
	左	5.61	30.1	0.81	128.8	53.7	20.7
尺骨神経	右	4.25 (正常値<3.4)	32.1 (正常値>49)	4.74 (正常値>2.8)	35.65 (正常値<27)	47.8 (正常値>44)	6.33 (正常値>10)
	左	3.9	39.2	2.27	42.3	48.7	15.79
脛骨神経	右	7.5 (正常値<6.0)	35 (正常値>41)	9.18 (正常値>2.9)	66.4 (正常値<56)		
	左	7.25	32.6	3.57	66.6		
腓腹神経	右					38 (正常値>40)	4.65 (正常値>15)
	左					36.8	5.38

MEP (正中神経記録)	頭部刺激 (ms)	頸部刺激 (ms)	エルブ点刺激 (ms)
右	誘発不能	誘発不能	24.90 (正常値<13.60)
左	誘発不能	誘発不能	20.35

MEP (脛骨神経記録)	頭部刺激 (ms)	腰部刺激 (ms)	中枢運動伝導時間 (ms)
右	78.40 (正常値<44.07)	32.50 (正常値<26.27)	45.90 (正常値<21.04)
左	83	39.1	43.9

SEP (正中神経刺激)	エルブ点 (N9) (ms)	頸部 (N13) (ms)	頭部 (N20) (ms)	中枢感覚伝導時間 (N13-N20) (ms)
右	11.60 (正常値<11.03)	16.85 (正常値<15.04)	23.75 (正常値<21.45)	6.90 (正常値<7.33)
左	11.6	16.4	23.05	6.65

SEP (脛骨刺激)	腰部 (N20) (ms)	頭部 (P37) (ms)	中枢感覚伝導時間 (N20-P37) (ms)
右	29.70 (正常値<24.37)	52.50 (正常値<44.35)	22.80 (正常値<21.83)
左	誘発不能	52.7	

(Saiga T, et al. *J Neurol Neurosurg Psychiatry* 2012[5] より)

病的反射を伴う腱反射の亢進が特徴である．通常，感覚障害はみられず，嚥下障害，呼吸筋麻痺は来さないため経過が長い[1-3]．

本疾患の原因遺伝子は長らく不明であったが2004年，ChenらはSETXのミスセンス変異が原因であることを報告した[4]．ALS4について

Key words

ミスセンス変異とナンセンス変異

ミスセンス変異とは，コドン内の塩基の置換によって異なったアミノ酸が合成中のポリペプチド鎖に入り，異常蛋白質が産生される変異である．一方ナンセンス変異は，コドン内の塩基の置換により，アミノ酸のコドンを終止コドンに変える変異をいう．

Lecture レクチャー

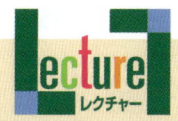

ALS4とAOA2

　ALS4は*SETX*のミスセンス変異で発症するが，興味深いことに，*SETX*遺伝子のナンセンス変異によりAOA2（ataxia with oculomotor apraxia type 2）という小脳失調，眼球運動失行，末梢神経障害を呈するまったく異なった常染色体劣性遺伝性疾患を発症する．AOA2は，遺伝子変異により，SETX蛋白質の機能が低下することにより発症する（loss of function）と考えられ，ALS4は遺伝子変異により，本来の機能とは無関係の未知の毒性を発揮する（gain of toxic function）ことにより発症すると考えられている．

❸ 本症例の頸髄（A, B, C），腰・仙髄（D）MRI写真

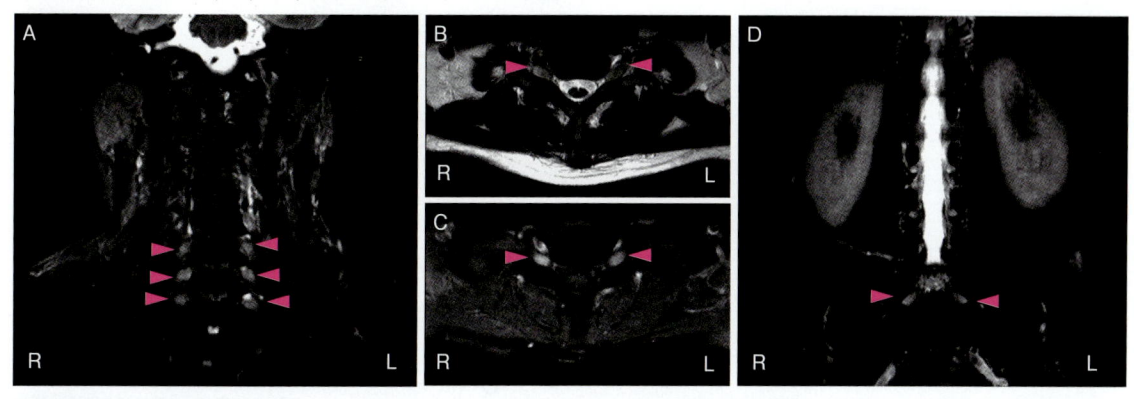

頸髄MRIのT2強調画像冠状断（A），水平断（B）にてそれぞれC6～8, C7神経根の腫大（▶）がみられ，造影T1強調画像（C）にて腫大した神経根には造影効果がみられる（▶）．腰・仙髄MRI（D）でも両側の腫大したS1神経根がみられる（▶）．
（Saiga T, et al. *J Neurol Neurosurg Psychiatry* 2012 [5] より）

❹ 本症例の腓腹神経生検

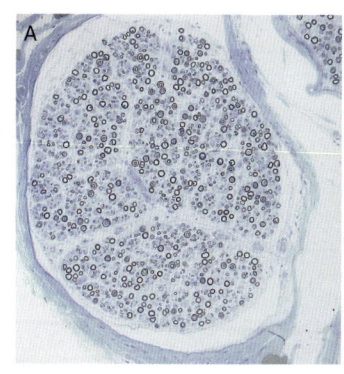

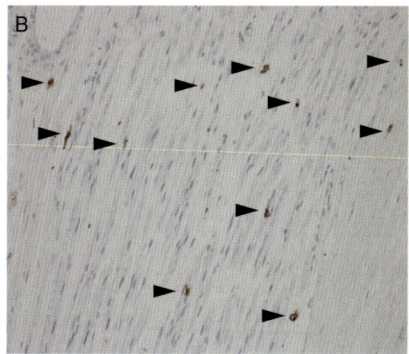

トルイジンブルー染色で軽度の有髄線維の脱落，髄鞘の菲薄化を認め（A），白血球共通抗原（LCA）染色では神経内膜へのリンパ球浸潤がみられた（B，▶）．
（Saiga T, et al. *J Neurol Neurosurg Psychiatry* 2012 [5] より）

は，これまで米国，ベルギー，オーストリア，イタリアから4種類の遺伝子変異が報告されているのみであり，アジアでの発症の報告はなく，本症例がアジア初の発症の報告となった[2-5]．

A3 本症例に対しての治療方針

　既報告ALS4症例に対しては，神経変性が主な病態と考えられており，確立された治療の報告はない．本症例においては，脊髄MRIにおける神経根の腫大・造影効果，腓腹神経生検でのリンパ球浸潤，免疫療法に対する反応性から，発症に**免疫学的機序が関与**している可能性が示唆された．したがって，CIDPなどの**炎症性脱髄性ニューロパチーに準じた治療**を行った．以

Lecture

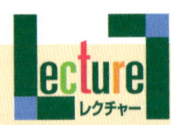

ALSよりむしろシャルコー・マリー・トゥース病に類似していた本ALS4症例

　既報告ALS4症例では，他の神経変性疾患同様，通常，緩徐進行性の経過を示す．しかし本症例では，症状が一定期間安定したあと，亜急性に症状が増悪する，階段状増悪の経過をとった．また発症早期には，運動神経の障害に，多巣性，非対称性がみられていた．さらに本症例は，免疫療法に対する反応性がみられ，電気生理学的検査，画像検査，神経生検での病理所見より，上位および下位運動ニューロン障害に加え，炎症性脱髄性ニューロパチーが併存していることが示唆された．本症例の臨床像は，ALSよりむしろ，一部の症例で神経根の腫大や免疫療法の反応性が報告されている，シャルコー・マリー・トゥース病に類似していた．

❺ senataxin（SETX）遺伝子検査

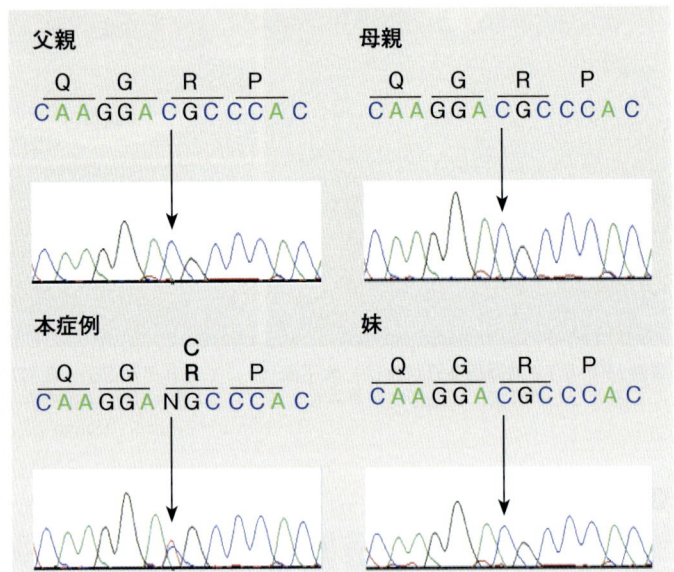

本症例においてはSETX遺伝子の片側のアレルの6,406番目のシトシンがチミンに変異しており，これによりSETX蛋白質の2,136番目のアルギニンがシステインに置換されていた（→）．一方，父，母，妹では同様の遺伝子変異はみられなかった（→）．
(Saiga T, et al. *J Neurol Neurosurg Psychiatry* 2012[5] より)

前に免疫グロブリン大量静注療法（intravenous immunoglobulin：IVIg）を施行されたが，副作用にて中止となっており，血漿交換療法も施行された既往があるが，明らかな効果は認められなかった．このため，今回の入院においてもシクロスポリン内服継続下でステロイド治療を施行した．ステロイドパルス療法施行後，プレドニゾロン（PSL，プレドニン®）50 mg／日内服の後療法を施行したところ，四肢筋力低下は改善し，ステロイドパルス療法前に訴えていた両上肢の痛みは軽減し，排尿障害も改善を認めた．

　　　　　　　　　　　　　（雑賀　徹，吉良潤一）

文献

1) Chance PF, et al. Linkage of the gene for an autosomal dominant form of juvenile amyotrophic lateral sclerosis to chromosome 9q34. *Am J Hum Genet* 1998；62：633-640.
2) Rabin BA, et al. Autosomal dominant juvenile amyotrophic lateral sclerosis. *Brain* 1999；122(Pt 8)：1539-1550.
3) De Jonghe P, et al. Autosomal dominant juvenile amyotrophic lateral sclerosis and distal hereditary motor neuronopathy with pyramidal tract signs：Synonyms for the same disorder? *Brain* 2002；125：1320-1325.
4) Chen YZ, et al. DNA／RNA helicase gene mutations in a form of juvenile amyotrophic lateral sclerosis（ALS4）. *Am J Hum Genet* 2004；74：1128-1135.
5) Saiga T, et al. Inflammatory radiculoneuropathy in an ALS4 patient with a novel *SETX* mutation. *J Neurol Neurosurg Psychiatry* 2012；83：763-764.

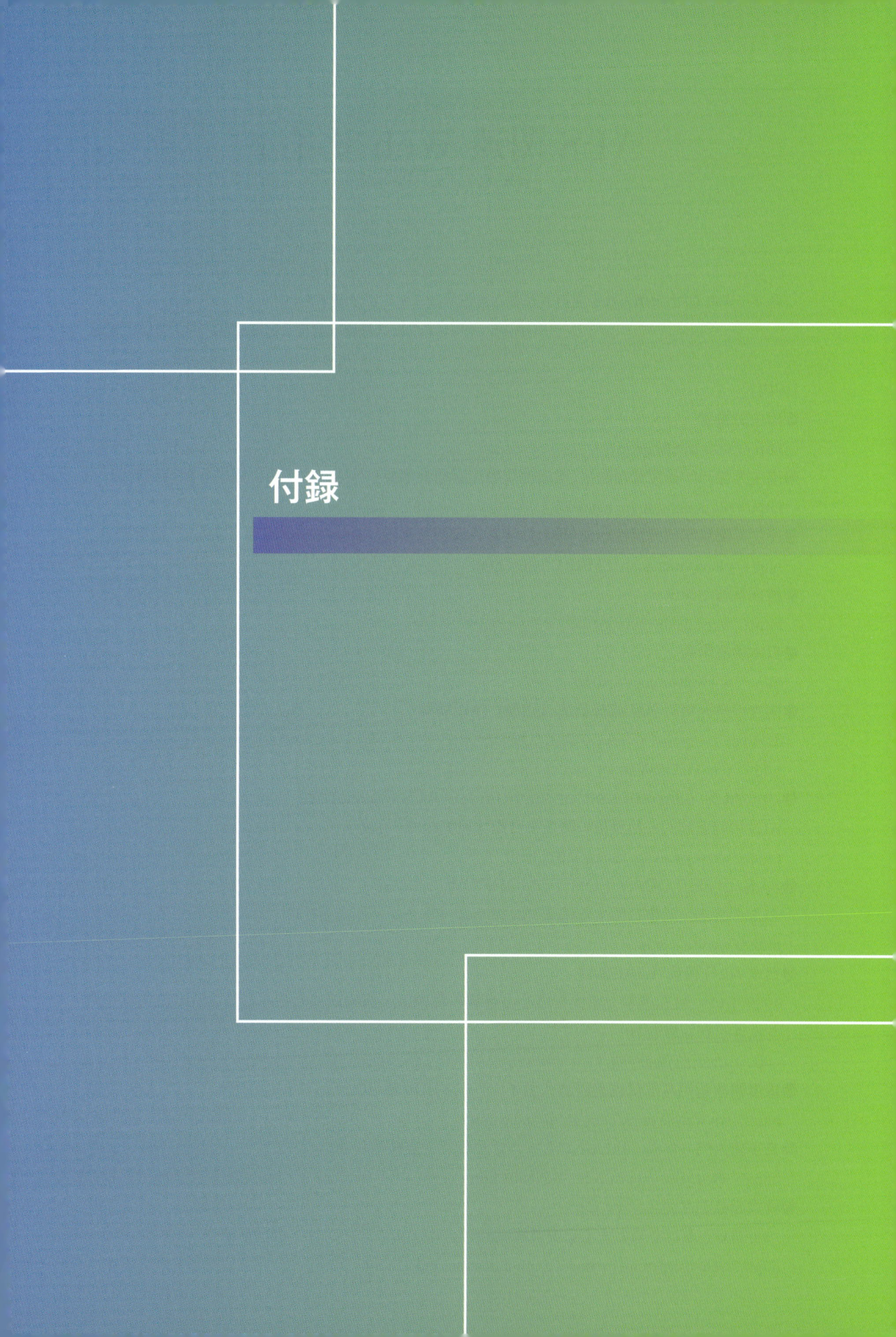

付録

付録
ALS 関連 Web サイト
(監修 祖父江元・熱田直樹)

各サイトの URL は予告なく変更されることがあります．ご了承下さい
(web サイトアクセス最終確認日 2013.5.10/ 中山書店編集部)

[国内]
- **厚生労働省**
  http://www.mhlw.go.jp/
- **厚生労働科学研究費補助金(難治性疾患克服研究事業) 神経変性疾患に関する調査研究班**
  http://plaza.umin.ac.jp/neuro2/
- **厚生労働科学研究費補助金(難治性疾患克服研究事業) 脊髄性筋萎縮症(SMA)研究班**
  http://plaza.umin.ac.jp/SMART/index.html
- **難病情報センター**
  http://www.nanbyou.or.jp/
- **日本神経学会**
  http://www.neurology-jp.org/
- **国立保健医療科学院 臨床研究(試験)情報検索**
  日本国内で実施されている臨床試験の検索ができる
  http://rctportal.niph.go.jp/
- **JaCALS (Japanese Consortium for ALS Research)**
  ALS の病態解明と治療法の開発を目指す研究組織の HP
  http://www.jacals.jp/jacals/index.html
- **ALS/LIVE TODAY FOR TOMORROW**
  ALS の疾患・治療に関する情報プログラム(サノフィ株式会社)
  http://www.als.gr.jp/
- **日本 ALS 協会(JALSA)**
  1986 年に，ALS 患者・家族を中心に遺族・専門医・医療関係者や一般有志が集まり設立された非営利組織の HP
  http://www.alsjapan.org/
- **重度障害者用意思伝達装置導入ガイドライン 2012-2013**(日本リハビリテーション工学協会)
  http://www.resja.or.jp/com-gl/gl/index.html
- **文字盤入門**(作成：JALSA コミュニケーション支援委員会)
  http://www.jalsa-niigata.com/mojiban1.htm
- **株式会社テクノスジャパン**
  「MCTOS」をはじめとする重度障害者向けのコミュニケーション機器を紹介
  http://technosjapan.jp/product/communication/index.html

- ●エクセル・オブ・メカトロニクス株式会社
  ALS患者意思伝達装置「心語り」の製品情報など
  http://www.excel-mechatronics.com/medical.html

[海外]
- ●American Academy of Neurology　アメリカ神経学会のHP
  http://www.aan.com/
- ●The ALS Association　アメリカALS協会のHP
  http://www.alsa.org/
- ●ALSoD（ALS Online Genetics Database）
  ALSに関連した遺伝子情報のデータベース
  http://alsod.iop.kcl.ac.uk
- ●ALS Newsmagazine
  アメリカ筋ジストロフィー協会（MDA）によるALSのニュースマガジン
  http://alsn.mda.org/
- ●International Alliance of ALS/MND Associations
  ALS/MND協会国際同盟のHP
  http://www.alsmndalliance.org/
- ●Neuromuscular Disease Center
  ワシントン大学Neuromuscular Disease CenterのHP．家族性ALSの原因遺伝子が一眸できる
  http://neuromuscular.wustl.edu/synmot.html
- ●OMIM（online mendelian inheritance in man）
  ヒト遺伝性疾患に関する遺伝子情報データベース
  http://www.ncbi.nlm.nih.gov/omim
- ●The HGV　Human Genome Variation Societyによるヒトの遺伝子変異の表記についてのガイドラインを掲載
  http://www.hgvs.org/rec.html
- ●GWAS Catalog
  これまでに報告されたGWAS（genome wide association study：ゲノムワイド関連解析）の結果を入手できるNIH（National Institutes of Health：アメリカ国立衛生研究所）のHP
  http://www.genome.gov/GWAStudies/
- ●1,000 Genomes Project　2008年に，アメリカ，イギリス，中国を中心に開始されたプロジェクトのHP．1%以上の頻度で存在するゲノム多型を見出し，網羅的な遺伝子多型のリソースを構築することを目的としている
  http://www.1000genomes.org/
- ●国際HapMapプロジェクト　2002年に発足した，ヒトの病気や薬に対する反応性に関わる遺伝子を発見するための基盤を整備する国際プロジェクトのHP（日本語ページ）
  http://hapmap.ncbi.nlm.nih.gov/index.html.ja
- ●Clinical Trials.gov　NIHが提供する臨床試験検索サイト
  http://clinicaltrials.gov/

索引

太字のページは詳述箇所を示す

和文索引

あ

アイザークス症候群	42
アクチン	99, 162, 163, 214
アシクロビル	304
アストロサイトーシス	233, 236
アセチルコリンエステラーゼ阻害薬	345
アセトアミノフェン	308
アマージ®	292
アミトリプチリン	311
アラン・デュシェンヌの手	15
アルツハイマー神経原線維変化	125
アルツハイマー病(AD)	70, 73, 78, 125, 129, 131, 164, 166, 204, 210, 212, 239, 248, 261, 262, 275, 277, 287, 343
アレビアチン®	307
アンチセンスオリゴヌクレオチド	122
アンドロゲン受容体	109, 111
アンドロゲン不応症状	110
アンフィソーム	162
アンペック®	310

い

イーケプラ®	307
閾値追跡法	39
一塩基多型	182, 188, 200
遺伝性ALS	218
遺伝性運動ニューロン疾患	109
遺伝性痙性対麻痺(HSP)	94, 96, 103, 214, 357
糸かせ様封入体	128, 185, 347
糸束様封入体	70-72
異方性拡散	52
意味性認知症(SD)	58, 59, 62, 78, 239, 343
胃瘻造設	297, 298, 315

う

ウェルドニッヒ・ホフマン病	106, 114, 118
運動推定単位数	39
運動ニューロン	**2-12**, 206, 208, 210, 226
――筋局在	5
――定義	2
――背腹パターン化	9
――反射路	5
――プールの分化	11
――吻尾パターン化	11
――分類	4
――変性	234
運動ニューロン死	31, 41, 45, 46, 70
運動ニューロン疾患(MND)	66, 100, 105, 206, 214-219, 221, 222, 288, 338
――再生医療	268-273
――を伴うFTLD	17, 69, 211, 239, 343
運動誘発電位(MEP)	35, 36, 357

え

エダラボン	230
エリル®	287
円形封入体	70, 72
エンドサイトーシス	161, 162, 246
エンドライソソーム	161, 162

お

横隔膜ペーシング	300
オートファゴソーム	162, 246-248
オートファジー	162, 164, 229, 230, **245-250**, 258, 291
――活性化因子	257
オートファジー－ライソソーム系	245, 248
オートファジー－ライソソーム経路	163, 164
オートライソソーム	246, 248, 249
オキシコンチン®	308
オピオイド	308, 309
オプソ®	310
折りたたみ異常	288
オルガネラ	161, 163, 164, 218
オルグロブ症候群	338

か

下位運動ニューロン(LMN)	3, 100, 204
下位運動ニューロン疾患	118, 214, 216
下位運動ニューロン障害	19, 31, 32, 36, 37, 96, 109, 141, 327, 348, 350, 353, 360
――型運動ニューロン疾患	**105-108**
下位運動ニューロン症候[症状]	5, 16, 20, 21, 24, 67, 105, 106, 117, 323
改訂ALS Functional Rating Scale (ALSFRS-R)	29, 250, 262-264, 298, 304, 323, 324, 326
改訂El Escorial基準	23, 36-39, 105
―― clinically probable-laboratory-supported ALS	23, 36
解離性運動障害	20
解離性小手筋萎縮	15, **44**, 45
拡散テンソル画像	51, 52
拡散テンソルトラクトグラフィー	52, 53
家族性ALS(FALS)	66, 75, 79, **94-99**, 150, 166, 167, 173-175, 185, 194, 196, 204, 208, 212, 240, 252, 258, 278, 279, 350
――遺伝子座	151
――原因遺伝子	95, 151, 198
――臨床像	151
――臨床的特徴	97
家族性FTLD	258
家族性筋萎縮性側索硬化症2型	157
家族性痙性対麻痺(FSP)	94, 103, 214, 216, 221, 357
活動性脱神経所見	36, 37
カディアン®	310
ガバペン®	307
ガバペンチン	307
カフアシスト®	308
カルバマゼピン	307
カロナール®	308

き

キアリI型奇形	21
紀伊ALS／PDC	132
キーガン型頸椎症	353
紀伊・グアムのALS	**125-133**
偽性球麻痺	81, 157
キネシン	214, 215
キネシン1	216
機能喪失説	171
ギャップ結合阻害薬	284

ギャバロン®	307
球状封入体	239
球脊髄性筋萎縮症(SBMA)	19, 21, 107, **109-115**, 206, 214, 219-221, 288-293, 338
——診断基準	112
球麻痺	15-18, 21, 28, 66, 81, 96, 99, 109, 110, 204, 298, 299, 314, 326, 327, 342, 346, 348
球麻痺症状	14-16, 18, 20, 21, 62, 98, 141, 169, 199, 341, 343
凝集アミロイドベータワクチン	275
筋萎縮性側索硬化症(ALS)	
——K電流の低下	43
——MRI画像	**49, 50**
——ヴュルピアン型	18
——疫学	23, **24-26**
——鑑別診断	20
——緩和医療	**306-312**
——偽多発神経炎型	19, 69, 108
——高次脳機能障害	**57-63**
——酸化ストレス	**224-232**
——軸索イオンチャネル異常	**42-44**
——持続性Na電流の増大	42
——診断基準	**23-25**
——多系統病変型	19, 20
——電気診断基準	**35-39**
——電気生理学的異常	**32-35**
——動物モデル	**252-258**
——脳萎縮	**50-52**
——バイオマーカー	**260-264**
——片麻痺型	19
——免疫療法	**277-280**
——モルヒネ使用	309
——予後	**26-29**
——リハビリテーション	**323-327**
家族性——(FALS)	66, 75, 79, **94-99**, 150, 166, 167, 173-175, 185, 194, 196, 204, 208, 212, 240, 252, 258, 278, 279, 350
球麻痺型——	18, 19, 61, 127, 199, 321, 344, 345
好塩基性封入体を伴う——	347, 348
後索型——	75
広範型——	17-20
広汎性——	**83-93**
古典型——	15, 18, 19, 66, 91-93, 127
孤発性——(sALS)	**66-74**, 75, 80, 83, 150, 166, 167, 169, 174, 185, 188, 189, 191, 192, 194, 196, 205, 206, 208, 210-212, 218, 235, 237, 252, 278, 279, 350
認知症を伴う——	14, 17, 50, 53, 56, 68, 92, 211, 344, 345
湯浅・三山型——	77, 78, 92, 93
筋インピーダンス	40
筋伸張反射	5, 8

く

グアニンヌクレオチド交換因子	160, 161
クーゲルベルク・ウェランダー病	106, 114, 119
クエチアピン	311
苦痛緩和のための鎮静に関するガイドライン	312
屈曲反射	8
グリア細胞	10, 177, 178, 233-235, 237, 239, 243, 260, 268, 270, 273, 278, 282
グリア細胞(質)内封入体	176, 178, 239, 242
グリオーシス	50, 76, 77, 84, 90, 137, 252, 255, 275, 282, 348, 349
グリシンリッチドメイン	253
グルタミナーゼ阻害薬	284
クロナゼパム	307
クロルプロマジン	311

け

痙性対麻痺(SPG)	94, 96, 97, 100, 103, 157, 214, 216, 221, 357
頸椎症	15, 20, 34, 346, 347, 353, 354
頸椎症性筋萎縮症	15, 19, 20, 353
頸部カラー治療法	138
欠失変異	158-160, 179
ケネディ病	109, 110
ケネディ・オルター・ソン[スン]症候群	19, 21, 110
ゲノムワイド関連解析	152, 188-192, 200
原発性側索硬化症(PLS)	15, 18, 76, 92, **100-103**
——新しい診断基準	102
——診断基準	101

こ

コイル小体対	256
抗うつ薬	308-310, 311
好塩基性封入体	176, 177, 347, 348, 350
——を伴うALS	347, 348
抗コリン薬	309
後索型ALS	75
高次脳機能障害	57, 58, 61, 341, 343
厚生労働省特定疾患治療研究事業ALS認定基準	25
広汎性ALS	**83-93**
国際HapMapプロジェクト	189
古座川	25, 127, 131, 199
コデインリン酸塩	308
古典型ALS	15, 18, 19, 66, 91-93, 127
語の流暢性	61, 63

孤発性ALS	**66-74**, 75, 80, 83, 150, 166, 167, 169, 174, 185, 188, 189, 191, 192, 194, 196, 204-206, 208, 210-212, 218, 235, 237, 252, 278, 279, 350
コミュニケーション支援	**319-321**
孤立性失書	63
コントミン®	311
コンフォメーション病	275

さ

サイレース®	312
サリドマイド	283
サレド®	283
猿手	15
酸化ストレス軽減療法	230
酸化ストレス障害	226
酸化ストレスセンサーシステム	226, 227
三環系抗うつ薬	309, 311

し

ジアゼパム	307
軸索輸送障害	**214-222**
歯状回顆粒細胞層	83, 87, 90-92
歯状核赤核淡蒼球ルイ体萎縮症	109, 142
シスタチンC	261, **264**
次世代シークエンサー	179, 192, 198, 200, 201
若年性一側上肢筋萎縮症→平山病	
芍薬甘草湯	307
シャペロン	99, 152, 164, 245, 289
——介在性オートファジー	245
シャルコー病	66
シャルコー・マリー・トゥース病	94, 357, 360
重度障害者用意思伝達装置	320
上位運動ニューロン(UMN)	3, 100, 204
上位運動ニューロン症候[症状]	15, 16, 20, 21, 24, 67, 106, 108, 117, 323
小手筋萎縮	354
初期エンドソーム	161-163
食道アカラシア	338, 340
書字障害	61-63
自律性神経細胞死	282
神経膠細胞	268
神経再支配	31, 32, 34, 35, 37, 39, 40, 43, 136, 208, 357
神経再生所見	34, 36, 37
神経細胞脱落	74, 77, 81, 129, 176
神経細胞質内封入体	79, 81, 176, 178
進行性球麻痺(PBP)	15, 21, 204
進行性筋萎縮症(PMA)	15, 19, 20, 107, 121, 206

索引

進行性非流暢性失語(PNFA)　58, 59, 78, 81, 343
人工多能性幹細胞　269

す

スーパーオキシド　150, 152, 233, 278
スケイン様封入体　239, 242
スコポラミン軟膏　309
ステロイドパルス療法　360
スフェロイド　73, 155

せ

生体現象方式　321, 327
脊髄小脳失調症(SCA)　98, 109, 142, 197, 288
脊髄性筋萎縮症(SMA)　105, 114, **116-123**, 214, 221, 270
　——Ⅰ型　118
　——Ⅱ型　118
　——Ⅲ型　118
　——Ⅳ型　118
　——診断基準　117
　——特定疾患診断基準　117
　——認定基準　106
　——分類　118
脊髄性進行性筋萎縮症(SPMA)　15, 105, 106, 116
セルシン®　307
セレネース®　311
セロクエル®　311
線維束性収縮　14-16, 18-21, 34, 37, 41, 42, 84, 88, 89, 103, 110, 118, 140, 157, 208, 341, 346
　——電位　34, 36-39
　——発生機序　**42**
選択的スプライシング　122, 166, 253
選択的セロトニン再取り込み阻害薬　345
前頭側頭型認知症(FTD)　59, 76, 78, 169, 177, 204, 211, 344
　　行動異常型——　78
前頭側頭葉変性症(FTLD)　58, 59, 68, 78, 81, 166, 177, 211, 239, 240, 242, 243, 260, 261, 278, 343, 344, 347
前頭葉機能検査　61, 63

そ

創始者効果　198, 199
臓性運動ニューロン　2, 9
挿入変異　175
ゾルピデム　311

た

体性運動ニューロン　2, 3, 9
ダイナクチン　214, 215
ダイニン　214-216
タウ蛋白異常症　125, 129
多巣性運動性ニューロパチー(MMN)　21, 33, 42
脱神経電位　33
垂れ手　118
淡蒼球・視床下核・黒質萎縮症　87
ダントリウム®　307
ダントロレン　307
痰の自動吸引装置　315

ち

チザニジン　307
中心染色質溶解　348
中枢神経伝導時間　35

つ

つまみ徴候　15
強さ・時間曲線時定数　42, 43, 46

て

ディプリバン®　312
低分子量G蛋白質　161
デキストロメトルファン／キニジン合剤　299, 300
テグレトール®　307
デパケン®　122
デュボヴィッツ病　114, 118
デュロテップ®　308
テルネリン®　307
電位依存性Naチャネル　42

と

等方性拡散　52, 53
特殊臓性運動ニューロン　3
トピラマート　304
トラマール®　308
トラマドール　308
トリプタノール®　311
ドルミカム®　312
トル様受容体　283

な

ナラトリプタン　292
軟口蓋反射　16
ナンセンス変異　159, 170, 183, 358, 359
　——依存mRNA分解機構　183

に

西太平洋ALS高集積地　125
ニューロフィラメント　216-219, 221
認知機能障害　14, 17, 56, 145, 211, 343
認知症を伴うALS　14, 17, 50, 53, 56, 68, 92, 211, 344, 345
認知症を伴うALS／MND　57

は

パーキンソン病(PD)　70, 73, 92, 131, 164, 212, 239, 240, 248, 262, 275, 276, 318
パーキンソン認知症複合　92, 125, 126, 128
バクロフェン　307
パシーフ®　310
針筋電図　23-25, 33, 34, 36, 38, 39, 101, 103, 107, 136
バルビツール酸系薬　312
バルプロ酸　122
バレリン®　122
ハロペリドール　311
ハンチントン病(HD)　73, 109, 248, 288

ひ

ピーガード®　310
非(細胞)自律神経細胞死　153, 282
非細胞自律性神経変性　234, 292
非侵襲的呼吸補助器　297-299
非ステロイド抗炎症薬　308
ヒストン脱アセチル化酵素阻害剤　122, 123
平山病　**135-139**
ピリナジン®　308
微量元素起因説　129

ふ

ファスジル塩酸塩水和物　287
封入体筋炎　20, 21, 31, 81, 98
フェニトイン　307
フェンタニル　308
不均一核リボ核蛋白　170
複合ヘテロ接合体　161
副腎クリーゼ　340
腹壁反射　16
ブニナ小体　70, 71, 75-77, 84, 85, 93, 102, 128, 154, 155, 185, 248, 252, 264
プリオノパチー仮説　92
プリオン病　92, 127
フルニトラゼパム　312
フレームシフト　183
プレドニゾロン　360

プレドニン®	360	ミスフォールディング	275, 279	**り**	
フロッピーインファント	118	ミスフォールド蛋白質	275, 291		
プロテアソーム	152, 164, 226, 245, 247, 289, 291	ミダゾラム	312	リーマス®	303
プロポフォール	312	ミトコンドリア障害	227	リオレサール®	307
		未編集型 GluA2	206, 208, 210	リスパダール®	311
へ		ミノサイクリン	283, 304	リスペリドン	311
		ミノマイシン®	283	リチウム	250, 303, 304
米国 ALS ガイドライン	296-299, 301	ミルタザピン	311	リフレックス®	311
ベッツ細胞	8, 74, 86, 88, 90-92, 348, 350			リポキシゲナーゼ阻害薬	283
		む		リボトリール®	307
ベラパミル	307			リポフスチン®	69
ペリー症候群	166	無涙症	338, 340	リュープリン®	114
ヘリカーゼ	357	牟婁(むろ)郡	126-128	リュープロレリン酢酸塩	114
変異 SOD1	227-229, 233, 234, 275-279			リルゾール	27, 46, 47, 156, 230, 235, 250, 284, 295, 297, 301, 344
——トランスジェニック動物		**め**			
	152, 153			リルテック®	27, 46, 156, 230, 235, 284, 295, 297, 344
——マウス	234, 235	メンブレンラッフル	163		
変形性頸椎症	20			リン酸化ニューロフィラメント H	264
編集型 GluA2	208	**も**			
				れ	
ほ		モダフィニル	300, 311		
		モディオダール®	311	レスパイト	318, 319
ポジショナルクローニング	199	モルヒネ	309, 311	レベチラセタム	307
保続	58-60	モルヒネ塩酸塩	310	連鎖不平衡	188
ボトックス®	297, 300, 307	モルヒネ硫酸塩徐放剤	310	レンショウ細胞	7
ホメオボックス	10, 11	モルペス細粒®	310		
ポリグルタミン病	78, 109, 110, 288, 291	モーター蛋白質	215, 217	**ろ**	
ホリゾン®	307	——複合体	214	ロゼレム®	311
		ゆ・よ			
ま				**わ**	
		湯浅・三山型 ALS	77, 78, 92, 93		
マイクロ RNA	291	ユビキチン化	245, 247, 255	鷲手	15
マイスリー®	311	ユビキチン-プロテアソーム系		ワソラン®	307
マクロオートファジー	245		226, 245, 291		
マクロピノサイトーシス	162	ユビキチン陽性封入体	75, 77, 78, 80, 102, 177, 248, 255, 260		
マクロピノソーム	162-164	葉状仮足	163		
み		**ら**			
ミクロオートファジー	245	酪酸ナトリウム	122		
ミスセンス変異	161, 170, 174, 175, 183, 243, 358, 359	ラジカット®	230		
		ラメルテオン	311		

数字・欧文索引

数字

Ia 求心線維	5, 8
Ia 抑制ニューロン	8

A

α 運動ニューロン	4-8
α シヌクレイン	239, 276
——異常症	129
α-γ 連関	7
α-synucleinopathy	129
A 型ボツリヌス毒素	297, 300, 307, 310
AAAS 遺伝子	338, 339
acetylcholine esterase (AChE) inhibitor	345
achalasia	338
ACTH-resistant adrenal insufficiency	338
ADAR2 (adenosine deaminase acting on RNA 2)	205, 207, 208, 210, 212
——活性	209
ADAR2-GluA2 仮説	207, 208
addisonianism	338
Airlie House 基準	23, 36
alacrima	338
ALADIN 蛋白	339
Allgrove 症候群	338
ALS (amyotrophic lateral sclerosis)	
ALS1	214
ALS2	**157-164**
ALS3	95
ALS4	96, 357-359
ALS5	96
ALS6	173
ALS7	96
ALS8	96
ALS9	96
ALS10	166-169, 173
——変異	170
ALS11	98
ALS12	183
ALS13	98
ALS14	98
ALS15	98
ALS16	98
ALS17	99
ALS18	99
ALSAQ-40	324
ALS-D	50, 68, 74, 76, 78
ALSFRS-R	29, 250, 262-264, 298, 304, 323, 324, 326
ALS / FTD	92, 99, 166, 197, 199
ALS-FTLD	51, 92, 253
Alsin	**157-164**
ALS / MND	61, 63, 92
——書字障害	62
ALS / PDC	125, 127, 128, 132
Alzheimer disease (AD)	70, 73, 78, 125, 129, 131, 164, 166, 204, 210, 212, 239, 248, 261, 262, 275, 277, 287, 343
amphisome	162
ANG	96
angiogenin	96
Asidan	
——認知機能障害	**145, 146**
——臨床的特徴	**140-146**
ataxia with oculomotor apraxia type 2 (AOA2)	359
ataxin 2	98
ATX2	78
ATXN2	98
autolysosome	246, 248, 249
autophagosome	162, 246-248
autophagy	162, 164, 229, 230, **245-250**, 258
Avodart®	290
Awaji 基準	24, 37, 38, 39

B

β 運動ニューロン	4
β-methylamino-L-alanine 説	130
basophilic inclusion body disease (BIBD)	178
behavioral variant of frontotemporal dementia (bvFTD)	78, 81, 343
BMAA 説	130
brachial amyotrophic diplegia (BAD)	108
bulbospinal muscular atrophy (BSMA)	110

C

c9ALS / FTD	92
C9ORF72	66, 81, 99, 131, 169, 189, 198, 199, 211, 253, 344
CAG の異常延長	109
cell autonomous neuronal cell death	282
central chromatolysis	348
CHMP2B	99
chromatin modifying protein	99
CMCT	35
common disease-common variant 仮説	190
common disease-multiple rare variant 仮説	201
contraction fasciculation	34, 110
Copaxone®	277
cortical silent period (CSP)	35
CTH 抵抗性副腎不全	338

D

dentato-rubro-pallido-luysian atrophy (DRPLA)	109, 142
dexpramipexole	303
diaphragm pacing (DP)	300
diffusion tensor imaging (DTI)	52
diffusion tensor tractography (DTT)	52
dissociated motor loss	20
Dubowitz 病	114, 118
dutasteride	290
dynactin	214, 215
dynactin-1	216, 218-220, 221
dynactin-1 遺伝子	218
dynein	214-216
dynein / dynactin 複合体	215, 216

E

ephrin type-A receptor 4 (EPHA4)	256
epistasis	201

F

familial ALS (FALS)	66, 75, 79, **94-99**, 150, 166, 167, 173-175, 185, 194, 196, 204, 208, 212, 240, 252, 258, 278, 279, 350
familial spastic paraplegia (FSP)	103, 214, 216, 221
fasciculation	20, 34, 41, 45, 101, 141
fasciculation potential	34, 38
fast-fatigable motor neurons	209
FIG4	98
flail arm syndrome	18, 108
flail leg syndrome	18, 19, 108
frontotemporal dementia (FTD)	59, 76, 78, 169, 177, 204, 211, 344
frontotemporal lobar degeneration (FTLD)	58, 59, 68, 78, 81, 166, 177, 211, 239, 240, 242, 243, 260, 261, 278, 343, 344, 347
FTLD-ALS	344
FTLD-FUS	79
FTLD-FUS / TLS	178
FTLD-MND	17, 69, 211, 239, 343
FTLD-tau	78
FTLD-TDP	79, 81, 103
FTLD-U	78, 79, 257, 260
FTLD-UPS	79
FUS	198, 199, 253
FUS / TLS	79, **173-180**, 240, 243, 347

―― proteinopathy **177-179**
FUS／TLS 遺伝子　174, 175, 177, 240
FUS／TLS 関連 ALS　211, 212
FUS 陽性封入体　212

G

γ運動ニューロン　4-6
gain of function　171, 179, 253, 254, 288, 344, 359
gemini of coiled bodies（GEMs）　256
gene-environment interaction　201
genome-wide association study（GWAS）　152, 188-192, 200
geranylgeranylacetone　291
GGCCTG リピート　144
GGGGCC リピート　66, 81, 131, 189, 253, 344
glatiramer acetate　277
glial cytoplasmic inclusion（GCI）　239
GluA2 RNA 編集異常　205
glycine rich domain　167
guanine nucleotide exchange factor（GEF）　160, 161

H

hereditary spastic paraplegia（HSP）　94, 96, 103, 214, 357
heritability　196
heterogeneous nuclear ribonucleoprotein（hnRNP）　170
Hox（homeobox）遺伝子　9, 11
HSP70 誘導剤　291
Huntington disease（HD）　73, 109, 248, 288

I

induced pluripotent stem cells（iPS 細胞）　269

K

Keegan 型頸椎症　353
KIF5A　216
kinesin　214, 215
kinesin1　216, 219
Kugerberg-Welander 病　106, 114, 119

L

λs　196
Lambert 基準　35
lamelipodia　163
LC3　247, 248
LH-RH アゴニスト　114

liability threshold model　196
loss of function　171, 179, 253, 254, 288, 344, 359

M

M1／M2 ミクログリア　235
man-in-the-barrel syndrome　18
Mechanical In-Exsufflator（MI-E）　326
membrane ruffle　164
mi［micro］RNA　170, 291
missense mutation　161, 170, 174, 175, 183, 243, 358, 359
missing heritability　191, 192, 200
Modified Norris Scale　323
modifier gene　201
motor evoked potential（MEP）　35, 36, 357
motor neuron disease（MND）　66, 100, 105, 206, 214-219, 221, 222, 338
MS コンチン　310
MS ツワイスロン　310
multifocal motor neuropathy（MMN）　21, 33, 42
Multiplex Ligation-dependent Probe Amplification（MLPA）　121
MUNE　39

N

NAIP（neuronal apoptosis inhibitory protein）遺伝子　119, 120, 123
neurofibrillary tangle（NFT）　125, 129
neuronal intermediate filament inclusion disease（NIFID）　178
NMDA 型グルタミン酸受容体阻害薬　46
non-cell autonomous neurodegeneration　234
non-cell autonomous neuronal death　153
non-invasive ventilator（NIV）　297-299
nonsense-mediated mRNA decay　183
nonsense mutation　159, 170, 183, 358, 359
NOP56（nucleolar protein 56）　143
nuclear factor kappaB（NF-κB）essential modulator（NEMO）　181

O

optineurin　179, **181-186**
optineurin（*OPTN*）遺伝子変異 **182-184**

P

p62　247, 248

p97　98
Parkinson disease（PD）　70, 73, 92, 131, 164, 212, 239, 240, 248, 262, 275, 276, 318
parkinsonism-dementia complex（PDC）　92, 125, 126, 128
peak cough flow（PCF）　326
Perry 症候群　166
PFN1　99
phagophore　245
phosphoinositide 5-phosphatase　98
phosphorylated neurofilament heavy chain（pNF-H）　264
p.R521C 変異　175-177, 179
primary lateral sclerosis（PLS）　15, 18, 76, 92, **100-103**
prionoid 仮説　73
profilin 1　99
progressive bulbar palsy（PBP）　15, 21, 204
progressive muscular atrophy（PMA）　15, 19, 20, 107, 121, 206
progressive nonfluent aphasia（PNFA）　58, 59, 78, 81, 343
proof-of-concept　289
p.S513P 変異　175
pTDP-43　102, 103

Q

quality measure　301

R

Rab5　161-163
Rac1　163, 164
Rho キナーゼ阻害薬　287
RNA 結合蛋白質　**239-244**
RNA 編集異常　205, 206

S

SEIQOL-DW　324
selective serotonin reuptake inhibitor（SSRI）　345
semantic dementia（SD）　58, 59, 62, 78, 239, 343
senataxin　96, 357
SETX　96, 357-359
sigma non-opioid intracellular receptor 1　98
SIGMAR1　98
single nucleotide polymorphism（SNP）　182, 188, 189-192, 200
skein-like inclusion　75, 128, 129, 185, 239, 248, 249, 347
small G proteins　161

SOD1(Cu / Zn superoxide dismutase 1)　**150-156**, 166, 175, 185, 198, 199, 214, 218, 227-229, 233, 252, 270, 276, 278, 279, 350
SOD1 関連 ALS　211
sonic hedgehog(SHH)　9
spatacsin　96
SPG10　216
SPG11　96
spheroid　73
spinal and bulbar muscular atrophy (SBMA)　19, 21, 107, **109-115**, 206, 214, 219-221, 288-293, 338
spinal muscular atrophy(SMA)　105, 114, **116-123**, 214, 221, 270
spinal progressive muscular atrophy (SPMA)　15, 105, 106, 116
spinocerebellar ataxia(SCA)　98, 109, 142, 197, 288
spinocerebellar ataxia type 2(SCA 2)　78
spinocerebellar ataxia type 36 (SCA36)　144
split hand　**44-45**
sporadic ALS(sALS)　**66-74**, 75, 80, 83, 150, 166, 167, 169, 174, 185, 188, 189, 191, 192, 194, 196, 204-206, 208, 210-212, 218, 235, 237, 252, 278, 279, 350
survival motor neuron(*SMN*)遺伝子　114, 116, 118, 122, 123
survival motor neuron 1(*SMN1*)遺伝子　105, 119-121, 221
survival motor neuron 2(*SMN2*)遺伝子　119-121

T

TARDBP　**166-168**, 170, 173, 174, 198, 199, 344
TARDBP 関連 ALS　211, 212
tauopathy　129
TDP-43(TAR DNA-binding protein 43)　79-81, **166-171**, 173, 174, 179, 205, 210, 239, 240, 242, 243, 252, 254-258, 260-262, 273, 278-280
　——蛋白異常症　129
　——病理　205, 208, 210-212, 262
　——封入体　74
　——プロテイノパチー(proteinopathy)　69, 103, 129, 257, 347
　——陽性封入体　70, 76, 83, 107, 129, 166, 260
terminal sedation　312
Toll-like Receptor(TLR)　283
totally locked-in state(TLS)　327
tracheostomy invasive ventilation (TIV)　315
triple A 症候群　338, 340
　——古典型　339
　——成人発症型　339
triple stimulation 法　35

U

ubiquilin 2　92, 98, 278
UBQLN2　98

V

valosin-containing protein　98
VAPB　96
VCP　98
vesicle-associated membrane protein associated protein B　96
voxel-based morphometry(VBM)　51

W

Werdnig-Hoffmann 病　106, 114, 118
western Pacific ALS focus　125
wrist-drop　118

アクチュアル 脳・神経疾患の臨床

すべてがわかるALS（筋萎縮性側索硬化症）・運動ニューロン疾患

2013年6月10日　初版第1刷発行 ©〔検印省略〕

シリーズ総編集	辻　省次
専門編集	祖父江 元
発行者	平田　直
発行所	株式会社 中山書店 〒113-8666　東京都文京区白山1-25-14 TEL 03-3813-1100（代表）　振替 00130-5-196565 http://www.nakayamashoten.co.jp/
本文デザイン	藤岡雅史（プロジェクト・エス）
編集協力	株式会社学樹書院
DTP作成	有限会社ブルーインク
装丁	花本浩一（麒麟三隻館）
印刷・製本	図書印刷株式会社

Published by Nakayama Shoten Co., Ltd.　　　　　　　Printed in Japan
ISBN 978-4-521-73443-9
落丁・乱丁の場合はお取り替えいたします

・本書の複製権・上映権・譲渡権・公衆送信権（送信可能化権を含む）は株式会社中山書店が保有します．

・ JCOPY ＜（社）出版者著作権管理機構 委託出版物＞
本書の無断複写は著作権法上での例外を除き禁じられています．複写される場合は，そのつど事前に，（社）出版者著作権管理機構（電話 03-3513-6969，FAX 03-3513-6979，e-mail: info@jcopy.or.jp）の許諾を得てください．

本書をスキャン・デジタルデータ化するなどの複製を無許諾で行う行為は，著作権法上での限られた例外（「私的使用のための複製」など）を除き著作権法違反となります．なお，大学・病院・企業などにおいて，内部的に業務上使用する目的で上記の行為を行うことは，私的使用には該当せず違法です．また私的使用のためであっても，代行業者等の第三者に依頼して使用する本人以外の者が上記の行為を行うことは違法です．